TREINAMENTO PARA O TÍTULO DE MEDICINA INTENSIVA

GUIA DE ESTUDO

Fernando Sabia Tallo
Letícia Sandre Vendrame

Copyright © Editora Manole Ltda., 2021, por meio de contrato com os autores.

Produção editorial: Juliana Waku
Projeto gráfico: Departamento de Arte da Editora Manole
Editoração eletrônica e ilustrações: Formato
Capa: Ricardo Yoshiaki Nitta Rodrigues
Ilustração da capa: istockphoto.com

CIP-BRASIL. CATALOGAÇÃO NA PUBLICAÇÃO
SINDICATO NACIONAL DOS EDITORES DE LIVROS, RJ

T152t

Tallo, Fernando Sabia
Treinamento para o título de medicina intensiva : guia de estudo / Fernando Sabia Tallo, Letícia Sandre Vendrame. - 1. ed. - Santana de Parnaíba [SP] : Manole, 2021.
; 24 cm.

Inclui bibliografia
ISBN 978-65-5576-981-4

1. Medicina de emergência - Manuais, guias, etc. 2. Residentes (Medicina) - Manuais, guias, etc. 3. Tratamento intensivo - Manuais, guias, etc. I. Vendrame, Letícia Sandre. II. Título.

| 21-71319 | CDD: 616.025 |
| | CDU: 616-083.98 |

Meri Gleice Rodrigues de Souza - Bibliotecária - CRB-7/6439

Todos os direitos reservados.
Nenhuma parte deste livro poderá ser reproduzida,
por qualquer processo, sem a permissão expressa dos editores.
É proibida a reprodução por fotocópia.

A Editora Manole é filiada à ABDR – Associação Brasileira de Direitos Reprográficos.

Editora Manole Ltda.
Alameda América, 876
Tamboré – Santana de Parnaíba – SP – Brasil
CEP: 06543-315
Fone: (11) 4196-6000
www.manole.com.br | https://atendimento.manole.com.br/

Impresso no Brasil | *Printed in Brazil*

Autores

Fernando Sabia Tallo

Mestre e Doutor em Ciências Médicas pela Escola Paulista de Medicina da Universidade Federal de São Paulo (EPM-UNIFESP). Especialista em Terapia Intensiva Adulto pela Associação de Medicina Intensiva Brasileira (AMIB). Presidente do Comitê de Cardiointensivismo da AMIB (gestão 2012-2013). Presidente da Associação Brasileira de Medicina de Urgência e Emergência (ABRAMURGEM) (gestão 2019-2021). Coordenador do Programa de Residência Médica do terceiro ano de Clínica Médica da EPM-UNIFESP.

Letícia Sandre Vendrame

Médica intensivista coordenadora da Unidade de Terapia Intensiva de Clínica Médica do Hospital São Paulo/Hospital Universitário. Médica assistente da Disciplina de Clínica Médica da Escola Paulista de Medicina da Universidade Federal de São Paulo (EPM-UNIFESP). Médica coordenadora da Unidade de Terapia Intensiva Adulto do Hospital Estadual Diadema/SPDM. Título de especialista em Terapia Intensiva pela Associação Médica Brasileira (AMB) e Associação de Medicina Intensiva Brasileira (AMIB). Título de especialista em Clínica Médica pela AMB e Sociedade Brasileira de Clínica Médica (SBCM).

Colaboradores

André Luciano Baittelo
Cirurgião geral assistente do Departamento de Cirurgia da Fundação Faculdade Regional de Medicina (FUNFARME). Mestre pela Escola Paulista de Medicina da Universidade Federal de São Paulo (EPM-UNIFESP) e Doutor pela Faculdade de Medicina de São José do Rio Preto (FAMERP). Titular do Colégio Brasileiro de Cirurgiões. Membro da Sociedade Brasileira de Atendimento Integrado ao Traumatizado (SBAIT). Especialista em Terapia Intensiva pela Associação de Medicina Intensiva Brasileira (AMIB). Assessor especial do gabinete da Secretaria Municipal de Saúde de São José do Rio Preto. Instrutor do ATLS (*Advanced Trauma Life Support*), coordenador do Serviço de Atendimento Móvel de Urgência (SAMU). Presidente da Regional de São Paulo da Associação Brasileira de Medicina de Urgência e Emergência (ABRAMURGEM).

Bianca Ribeiro Rodrigues
Cirurgiã torácica pela Faculdade de Ciências Médicas da Santa Casa de São Paulo. Cirurgiã Torácica do Hospital Alemão Oswaldo Cruz.

Carlos Alberto Caldeira Mendes
Médico especialista em Clínica Médica, Medicina Intensiva e Emergência. Mestre em Ciências da Saúde pela Faculdade de Medicina de São José do Rio Preto (FAMERP). Médico Assistente do Serviço de Emergências Clínicas do Hospital de Base de São José do Rio Preto. Coordenador da UTI da Emergência Clínica do 5º andar do Hospital de Base de São José do Rio Preto. Coordenador do Centro de Assistência Toxicológica de São José do Rio Preto.

Daniel Damas Guardanapo
Enfermeiro formado pela Escola de Enfermagem Anna Nery da Universidade Federal do Rio de Janeiro (UFRJ). Especialista em Cardiologia pela Escola de Enfermagem Anna Nery – UFRJ. Coordenador dos cursos da American Heart Association do Centro de Treinamento Berkeley. *Faculty* das disciplinas de BLS e ACLS da American Heart Association do Centro de Treinamento Berkeley desde março de 2016. Instrutor do Suporte Avançado de Vida (ACLS) e Suporte Básico de Vida (BLS) da American Heart Association (AHA).

Fatima Dumas Cintra
Livre-Docente em Cardiologia pela Universidade Federal de São Paulo (UNIFESP). Orientadora do Programa de Pós-graduação em Cardiologia da UNIFESP. Título de Especialista em Cardiologia pela Sociedade Brasileira de Cardiologia (SBC). Título de Especialista em Arritmias Cardíacas pela Sociedade Brasileira de Arritmias Cardíacas (SOBRAC).

Fernando Conrado Abrao
Cirurgião torácico pela Faculdade de Medicina da Universidade de São Paulo (FMUSP). Doutorado em Cirurgia Torácica pela FMUSP. Membro Titular do Colégio Brasileiro de Cirurgiões. Cirurgião Torácico do Hospital Alemão Oswaldo Cruz.

Guilherme Orfali
Graduado em Medicina pela Universidade São Francisco, onde foi aluno bolsista PIBIC/CNPq. Especialista em Clínica Médica e Medicina Interna pela Escola Paulista de Medicina da Universidade Federal de São Paulo (EPM-UNIFESP). Residente da disciplina de Anestesiologia, Dor e Medicina Intensiva da EPM-Unifesp. Preceptor Didático da Residência de Clínica Médica da EPM-UNIFESP e Chefe de Plantão do Pronto-Socorro da Clínica Médica do Hospital São Paulo (HU-UNIFESP). Participa da Gestão da Associação dos Médicos Residentes da EPM (AMEREPAM). Instrutor de Suporte Avançado de Vida Cardiovascular (SAVC/ACLS) e Suporte Avançado de Vida em Pediatria (SAVP/PALS) no Centro de Treinamento, Ensino e Simulação do Hospital do Coração (CETES-HCor) e Berkeley (RJ) desde 2017.

Lygia Schandert Matos
Médica infectologista pela Escola Paulista de Medicina da Universidade Federal de São Paulo (EPM-UNIFESP). Médica diarista da UTI Adulto do Hospital Estadual Diadema/SPDM. Título de especialista em Clínica Médica pela Associação Médica Brasileira (AMB) e Sociedade Brasileira de Clínica Médica (SBCM).

Maria Rita de Souza Mesquita
Mestrado e Doutorado em Ciências pelo Departamento de Obstetrícia da Escola Paulista de Medicina da Universidade Federal de São Paulo (EPM-UNIFESP).

Matheus Merlin Felizola
Graduando em Medicina na Escola Paulista de Medicina da Universidade Federal de São Paulo (EPM-UNIFESP).

Paulo Sérgio Massabki
Graduação em Medicina pela Universidade de Passo Fundo – RS. Mestrado em Reumatologia pela Universidade Federal de São Paulo (UNIFESP) e Doutorado em Medicina pela UNIFESP. Professor do Departamento de Ciências Médicas da Universidade Nove de Julho e Professor Assistente da UNIFESP.

Reiby Caetano Mustafá
Graduado em Medicina pela Universidade do Vale do Itajaí. Especialização em Cardiologia Clínica no Hospital Beneficência Portuguesa de São Paulo-SP. Especialização em Cardiologia Integrada no Instituto Dante Pazzanese de Cardiologia. Título de Especialista em Cardiologia pela Sociedade Brasileira de Cardiologia (SBC). Pós-graduação *latu sensu* em Ecocardiografia do Adulto no Hospital Beneficência Portuguesa, São Paulo-SP. Título de Especialista em Ecocardiografia pelo Departamento de Imagem Cardiovascular da SBC. Pós-graduado em Terapia Intensiva do Adulto pelo Instituto Israelita de Ensino e Pesquisa Albert Einstein. Instrutor do ACLS pela American Heart Association (AHA) em parceria com o Centro de treinamento – Berkeley.

Rodrigo Paashaus de Andrade
Coordenador dos Programas de Residência Médica de Clínica Médica e Cardiologia do Hospital Santa Casa de Misericórdia de Goiânia. Título de Especialista em Clínica Médica, Cardiologia e área de atuação em estimulação cardíaca eletrônica implantável pelas respectivas sociedades e Associação Médica Brasileira (AMB).

Tiago Bruno Carneiro de Farias
Médico pela Universidade Federal da Paraíba. Professor de Cardiologia do Centro Universitário de Patos – PB/UNIFIP. Preceptor da Residência em Clínica Médica da UNIFIP. Especialista em Clínica Médica pela Sociedade Brasileira de Clínica Médica (SBCM).

Sumário

Apresentação XI

PARTE I – TEMAS GERAIS EM MEDICINA INTENSIVA

1   Cuidados paliativos 2

2   Índices prognósticos e temas gerais . . 11

3   Alergologia e toxicologia 18

4   Legislação e resoluções de UTI 30

5   Gestante na UTI 34

PARTE II – CHOQUE

6   Estados de choque e monitorização hemodinâmica 44

7   Reposição volêmica 67

PARTE III – CARDIOINTENSIVISMO

8   Abordagem das arritmias para o intensivista 76

9   Emergências cardíacas valvares 85

10 Síndrome coronariana aguda 90

11 Insuficiência cardíaca 102

12 Reanimação cardiopulmonar 117

13 Emergências da aorta 125

PARTE IV – DISTÚRBIOS RESPIRATÓRIOS

14 Síndrome do desconforto respiratório agudo 134

15 Ventilação mecânica básica 140

16 Interação paciente-ventilador 154

17 Ventilação mecânica e acesso à via aérea 160

18 Tromboembolismo pulmonar 179

19 Hemoptise e hemorragia alveolar . . . 185

20 Doença pulmonar obstrutiva crônica e asma 190

21 Covid-19 202

PARTE V – DISTÚRBIOS GASTROINTESTINAIS NA UTI

22 Distúrbios gastrointestinais na UTI . . 218

PARTE VI – NUTRIÇÃO DO PACIENTE GRAVE

23 Nutrição do paciente grave 258

PARTE VII – DISTÚRBIOS ENDOCRINOLÓGICOS NA UTI

24 Cetoacidose diabética e estado hiperglicêmico hiperosmolar 276

25 Crise tireotóxica 286

26 Insuficiência adrenal 292

PARTE VIII – DISTÚRBIOS RENAIS E METABÓLICOS

27 Injúria renal aguda e terapia renal substitutiva na UTI............... 296

28 Distúrbios acidobásicos e hidroeletrolíticos................ 304

PARTE IX – NEUROINTENSIVISMO

29 Acidentes vasculares encefálicos.... 324

30 Abordagem da hemorragia intracerebral na UTI.............. 327

31 Estado de mal epiléptico.......... 329

32 *Delirium* e estados confusionais 334

33 Hemorragia subaracnoide......... 337

34 Monitorização neurológica 341

PARTE X – DISTÚRBIOS INFECCIOSOS NA UTI

35 Sepse grave e choque séptico 348

36 Pneumonias 373

PARTE XI – TRAUMAS

37 Trauma abdominal.............. 390

38 Trauma torácico................. 396

39 Traumatismo cranioencefálico 408

40 Queimaduras................... 414

PARTE XII – SEDOANALGESIA

41 Analgesia, sedação e bloqueio neuromuscular na UTI e manuseio da via aérea.................... 422

PARTE XIII – DISTÚRBIOS HEMATOLÓGICOS

42 Abordagem dos distúrbios hematológicos na UTI............ 438

PARTE XIV – ONCOLOGIA

43 Oncologia 454

PARTE XV – DISTÚRBIOS REUMATOLÓGICOS

44 Distúrbios reumatológicos......... 466

PARTE XVI – RADIOLOGIA

45 Ultrassom *point-of-care* (POCUS) ... 476

Apresentação

Neste momento histórico em que vivemos uma especialidade médica mostrou-se essencial para a defesa da vida. Intensivistas de todo o mundo dedicaram-se nos últimos meses para aumentar a sobrevida do paciente grave vítima da Covid-19.

A busca pela especialização é um objetivo de todo médico que pratica a terapia intensiva adulto. Esta obra, com mais de 700 questões, auxiliará o candidato ao título de especialista em temas relevantes e comentários atualizados.

Nosso objetivo foi proporcionar ao candidato uma dinâmica de treinamento similar à avaliação que enfrentará para a obtenção do título. As questões foram divididas em módulos e elaboradas por especialistas em cada tema com vasta experiência em terapia intensiva adulto, contribuindo para o desenvolvimento da educação continuada.

Fernando Sabia Tallo

A Medicina é uma área do conhecimento em constante evolução. Os protocolos de segurança devem ser seguidos, porém novas pesquisas e testes clínicos podem merecer análises e revisões, inclusive de regulação, normas técnicas e regras do órgão de classe, como códigos de ética, aplicáveis à matéria. Alterações em tratamentos medicamentosos ou decorrentes de procedimentos tornam-se necessárias e adequadas. Os leitores, profissionais da saúde que se sirvam desta obra como apoio ao conhecimento, são aconselhados a conferir as informações fornecidas pelo fabricante de cada medicamento a ser administrado, verificando as condições clínicas e de saúde do paciente, dose recomendada, o modo e a duração da administração, bem como as contraindicações e os efeitos adversos. Da mesma forma, são aconselhados a verificar também as informações fornecidas sobre a utilização de equipamentos médicos e/ou a interpretação de seus resultados em respectivos manuais do fabricante. É responsabilidade do médico, com base na sua experiência e na avaliação clínica do paciente e de suas condições de saúde e de eventuais comorbidades, determinar as dosagens e o melhor tratamento aplicável a cada situação. As linhas de pesquisa ou de argumentação do autor, assim como suas opiniões, não são necessariamente as da Editora.

Esta obra serve apenas de apoio complementar a estudantes e à prática médica, mas não substitui a avaliação clínica e de saúde de pacientes, sendo do leitor – estudante ou profissional da saúde – a responsabilidade pelo uso da obra como instrumento complementar à sua experiência e ao seu conhecimento próprio e individual.

Do mesmo modo, foram empregados todos os esforços para garantir a proteção dos direitos de autor envolvidos na obra, inclusive quanto às obras de terceiros e imagens e ilustrações aqui reproduzidas. Caso algum autor se sinta prejudicado, favor entrar em contato com a Editora.

Finalmente, cabe orientar o leitor que a citação de passagens desta obra com o objetivo de debate ou exemplificação ou ainda a reprodução de pequenos trechos desta obra para uso privado, sem intuito comercial e desde que não prejudique a normal exploração da obra, são, por um lado, permitidas pela Lei de Direitos Autorais, art. 46, incisos II e III. Por outro, a mesma Lei de Direitos Autorais, no art. 29, incisos I, VI e VII, proíbe a reprodução parcial ou integral desta obra, sem prévia autorização, para uso coletivo, bem como o compartilhamento indiscriminado de cópias não autorizadas, inclusive em grupos de grande audiência em redes sociais e aplicativos de mensagens instantâneas. Essa prática prejudica a normal exploração da obra pelo seu autor, ameaçando a edição técnica e universitária de livros científicos e didáticos e a produção de novas obras de qualquer autor.

PARTE I

TEMAS GERAIS EM MEDICINA INTENSIVA

1

Cuidados paliativos

1. Sobre os princípios fundamentais dos cuidados paliativos na UTI, assinale a alternativa correta:
   a) Devem-se realizar exames de rotina da unidade, mesmo para os pacientes terminais e a decisão é exclusivamente médica.
   b) Deve-se garantir o conceito de que a manutenção da vida é o objetivo maior do cuidado dos pacientes internados na UTI.
   c) Deve-se avaliar o custo-benefício de cada atitude médica assumida.
   d) Podem-se utilizar métodos que encurtem a vida ou que prolonguem o processo de morte, dependendo da autonomia do paciente ou de seu representante legal.

2. Assinale a alternativa correta quanto aos cuidados paliativos oferecidos nas unidades de terapia intensiva:
   a) Avaliações sobre o prognóstico do paciente não devem ser registradas em prontuário.
   b) O paciente só pode ser informado do seu prognóstico se a família assim o permitir.
   c) A sedação paliativa não deve ser oferecida a pacientes que não recebem suporte ventilatório devido ao risco de apneia.
   d) Podem ser oferecidos a todos os pacientes críticos e os objetivos incluem controle de sintomas, acolhimento familiar e planejamento de final de vida.

3. Sobre os aspectos éticos em medicina intensiva no Brasil, pode-se dizer que:
   a) É vedada a suspensão de tratamentos já iniciados, responsáveis por manter a vida de um doente terminal. Exemplo: noradrenalina.
   b) É permitida a suspensão de procedimentos já iniciados, responsáveis por manter a vida de um doente terminal. Exemplo: ventilação pulmonar artificial.
   c) A decisão da limitação de tratamentos ou de procedimentos é do médico e tem de ser fundamentada e registrada em prontuário junto do consentimento informado por escrito do paciente ou de seu representante legal.
   d) Ao paciente ou seu representante legal deve ser garantido o direito de uma segunda opinião médica, exceto nos casos de morte encefálica.
   e) Um paciente terminal não deve ser tratado fora do hospital, sendo preferencialmente monitorado na UTI para si-

nais de desconforto, garantindo, assim, assistência integral.

4. Homem de 75 anos, com *diabetes mellitus* e hipertensão arterial, é internado por quadro de icterícia há uma semana. Apresenta perda de 9 kg nos últimos cinco meses (peso atual de 46 kg). Exame clínico: descorado 3+/4+, ictérico 4+/4+, emagrecido, fígado doloroso e palpável a 5 cm do rebordo costal direito. ECOG 4 (precisa de ajuda para se alimentar e só consegue tomar banho no leito). Exames laboratoriais: creatinina = 2,6 mg/dL; Hb = 8,0 g/dL; CA 19-9 = 11.300 u/mL; bilirrubina total = 14,8 mg/dL (bilirrubina direta = 15,5 mg/dL). Tomografia computadorizada de abdome mostrou uma neoplasia maligna em cabeça de pâncreas de 2,8 cm e dilatação da via biliar à montante, biópsia de um dos nódulos hepáticos foi compatível com adenocarcinoma metastático com sítio primário em pâncreas. A conduta mais adequada é:
   a) Drenagem biliar endoscópica.
   b) Cuidados paliativos exclusivos.
   c) Quimioterapia paliativa.
   d) Drenagem biliar transparieto-hepática.

Texto para as questões 5 e 6:

Homem de 88 anos com demência avançada encontra-se institucionalizado. Ele não contactua e tem incontinência fecal e urinária. O paciente apresenta emagrecimento progressivo nos últimos três anos. Faz uso regular de captopril para hipertensão arterial. Exame clínico: pressão arterial = 120 × 80 mmHg; FC = 72 ipm, T = 36,5°C. Caquético, desorientado no tempo e no espaço. Hidratado, corado, acianótico, anictérico e eupneico. Ele não parece ter nenhuma dor. Há contraturas em seus tornozelos e nos membros superiores.

5. A melhor abordagem para prevenção de úlcera de pressão nesse paciente é:
   a) Colchão de ar.
   b) Nutrição enteral.
   c) Reposicionamento frequente.
   d) Fisioterapia motora.

6. Em relação ao reposicionamento do paciente para prevenção de úlcera de pressão:
   a) Incentivar o indivíduo a dormir em posição lateral a 90 graus, desde que haja elevação da cabeceira.
   b) Utilizar uma inclinação de 30° para posições laterais (alternadamente para o lado direito, para o lado dorsal e para o lado esquerdo).
   c) A frequência de reposicionamento é a mesma para todos os indivíduos acamados.
   d) Sempre arrastar o paciente para reposicioná-lo a cada duas horas.

7. Sobre suporte paliativo em pacientes críticos, assinale a alternativa correta.
   a) O opioide é útil no manejo de vários sintomas clínicos, mas está associado a maior risco de depressão respiratória, entretanto em pacientes terminais optamos por iniciar com doses elevadas, reduzindo posteriormente essa dose se necessário, mesmo que isso possa gerar apneia, a qual será justificada devido ao duplo efeito da droga.
   b) Náusea, vômitos e constipação são queixas frequentes, mas, no contexto de paliatividade, justifica-se manter o paciente em jejum já que "se sente pior após comer"; ajuste da dose do opioide não é uma alternativa e, se necessário, pequenas doses de sedativos podem ser úteis.
   c) No manejo do *delirium*, opta-se, como primeira estratégia, pelo uso de neuro-

lépticos como Haldol® IM até o paciente não apresentar mais agitação psicomotora, associado com propofol ou midazolam para controle e tratamento do *delirium* nos pacientes paliativos.

d) A retirada de um suporte avançado de vida apresenta a mesma responsabilidade ética do que não iniciar o suporte avançado de vida, assim, quando não está claro o estado terminal na assistência inicial de um paciente, pode-se iniciar o suporte, o qual poderá ser retirado novamente se o paciente for avaliado como terminal, posteriormente.

8. Homem, 78 anos, portador de neoplasia de cólon avançada em fase terminal, com metástases para fígado e pulmão, em cuidado paliativo exclusivo. Interna devido a dor abdominal difusa associada a náuseas e vômitos persistentes e parada de eliminação de flatos e fezes pela bolsa de colostomia. Exame físico: MEG, consciente e orientado, emagrecido, desidratado 2+/4+. Abdome hipertimpânico, RHA aumentados, distendido e doloroso à palpação difusa, ausência de ar ou fezes na bolsa de colostomia.
Para controle das náuseas e vômitos, qual é a conduta inicial mais adequada?
a) Haloperidol.
b) Metoclopramida.
c) Bromoprida.
d) Midazolam.

9. Mulher, 48 anos, dá entrada em sala de emergência com dispneia. Acompanhada por osteossarcoma com metástases pulmonares há 4 anos, realizou 4 linhas de quimioterapia, suspensa há 3 meses por progressão de doença. Refere dispneia e tosse progressivas há alguns meses, com piora importante há 4 semanas.

ECOG atual = 3. Exame físico: REG, taquidispneica, afebril, sonolenta, saturação O_2 = 84% (com O_2 nasal), FR = 28 ipm, PA = 78 x 48 mmHg. Ausculta respiratória: murmúrio vesicular reduzido globalmente e abolido em base direita.
Qual a conduta mais adequada neste momento?
a) Toracocentese de alívio.
b) Administração de opioide.
c) Antibioticoterapia.
d) Intubação orotraqueal.

10. Sobre os cuidados paliativos e o Sistema Único de Saúde:
a) Ainda não há diretrizes de organização dos cuidados paliativos no âmbito do SUS.
b) Não há a organização prevista em nível domiciliar, o que dificulta muito o atendimento de pacientes e familiares.
c) Atenção hospitalar: voltada para o controle de sintomas que não sejam passíveis de controle em outro nível de assistência.
d) Não é permitida a realização de qualquer tipo de assistência de especialistas, a distância, por meio de tecnologias.

11. Um homem de 87 anos em cuidados paliativos exclusivos evolui com hipersecreção de vias aéreas. O tratamento mais adequado inicialmente é:
a) Aspirações frequentes de vias aéreas; atropina.
b) Posicionamento do paciente em decúbito lateral; hioscina.
c) Aspirações frequentes de vias aéreas; furosemida.
d) Posicionamento do paciente em decúbito lateral; N-acetilcisteína.

⊕ GABARITO COMENTADO

1. Resposta: c

Exames de rotina são considerados fúteis nessa situação. Obviamente preservar a vida é um grande objetivo do médico intensivista. No entanto, o que parece implícito na afirmação é que essa deve ser preservada a qualquer custo, inclusive com a obstinação terapêutica. Não é permitido ao médico realizar nem a eutanásia, nem a distanásia (afirmação *d*). A discussão deve ser ampliada no aspecto multidisciplinar da equipe de cuidados paliativos.

Bibliografia

1. Metaxa V, Anagnostou D, Vlachos S, Arulkumaran N, van Dusseldorp I, Bensemmane S, et al. Palliative care interventions in intensive care unit patients: a systematic review protocol. Syst Rev. 2019;8(1):148.

2. Resposta: d

Utilizando o conceito de cuidado paliativo, segundo a definição da Organização Mundial da Saúde (OMS), revista em 2002, "cuidado paliativo é uma abordagem que promove a qualidade de vida de pacientes e seus familiares, que enfrentam doenças que ameacem a continuidade da vida, através da prevenção e alívio do sofrimento. Requer a identificação precoce, avaliação e tratamento da dor e outros problemas de natureza física, psicossocial e espiritual".

Bibliografia

1. Evangelista CB, Lopes ME, Costa SF, Batista PS, Batista JB, Oliveira AM. Palliative care and spirituality: an integrative literature review. Rev Bras Enferm. 2016;69(3):591-601.
2. Metaxa V, Anagnostou D, Vlachos S, Arulkumaran N, van Dusseldorp I, Bensemmane S, et al. Palliative care interventions in intensive care unit patients: a systematic review protocol. Syst Rev. 2019;8(1):148.

3. Resposta: b

A norma da Resolução n. 1.805/2006 do Conselho Federal de Medicina (CFM) prevê a suspensão de tratamentos desde que estes sejam considerados fúteis. Ou seja, caso o tratamento esteja promovendo o sofrimento do paciente, prolongando sua vida e não trazendo nenhum benefício em relação à terminalidade determinada, a suspensão deve ser amplamente debatida com equipes e família ou com o próprio paciente e devidamente registrada em prontuário médico sem a necessidade de testemunhas desse ato.

Um dos objetivos dos cuidados paliativos é, sempre que possível e sendo respeitada a vontade do doente e familiares, evitar as frequentes internações dos pacientes terminais sem benefício direto ao seu tratamento.

Pela Resolução n. 1.995/2012 do CFM, o registro da diretiva antecipada de vontade pode ser feito pelo médico assistente em sua ficha médica ou no prontuário do paciente, desde que expressamente autorizado por ele. Não são exigidas testemunhas ou assinaturas, pois o médico – pela sua profissão – possui fé pública e seus atos têm efeito legal e jurídico. O registro em prontuário não poderá ser cobrado, fazendo parte do atendimento.

No texto, o objetivo deverá ser mencionado pelo médico de forma minuciosa e que o paciente está lúcido, plenamente consciente de seus atos e que compreende a decisão tomada. Também dará o limite da ação terapêutica estabelecido pelo paciente. Neste registro, se considerar necessário, o paciente poderá nomear um representante legal para garantir o cumprimento de seu desejo.

Caso o paciente manifeste interesse, ele poderá registrar sua diretiva antecipada de vontade também em cartório. Contudo, este documento não será exigido pelo médico de sua confiança para cumprir sua vontade, visto que o registro no prontuário será suficiente. Independentemente da forma – se em cartório ou no prontuário –, essa vontade não poderá ser contestada por familiares. O único que pode alterá-la é o próprio paciente.

Bibliografia

1. Conselho Federal de Medicina. Resolução CFM 1995/2012. Dispõe sobre as diretivas antecipadas de vontade dos pacientes. D.O.U. 31 ago. 2012; Seção I, p. 269-70.

4. Resposta: b

A questão se refere a um paciente que necessita de cuidados paliativos exclusivos. Podemos dividir a assistência ao paciente em cuidados paliativos em: cuidado paliativo precoce, cuidado paliativo complementar, cuidado paliativo predominante e cuidados paliativos exclusivos.

Cuidado paliativo exclusivo (cuidados de fim de vida): são critérios de elegibilidade quando um paciente é portador de doença que ameaça a vida, com baixo *status* funcional (KPS ou PPS < 40%) e declínio rápido e irreversível do estado geral. Esta piora acentuada pode ser evidenciada pelo comprometimento do nível da consciência e instabilidade cardiopulmonar. Suspender todas as terapias fúteis, focando exclusivamente no controle de sintomas. Não deve ser encaminhado para UTI, respeitando o desejo do paciente ou de seus representantes legais. Prognóstico estimado em horas a poucos dias. Em todas as fases, deve ser prestado apoio aos pacientes e familiares, abordando os diagnósticos, condutas e prognóstico, além do controle rígido da dor e outros sintomas desconfortáveis e assistência psicossocial e espiritual.

Existem várias escalas de performance utilizadas pela oncologia e cuidados paliativos para avaliar o paciente.

Bibliografia

1. Lee S, Smith A. Survival estimates in advanced terminal câncer. Morrison RS, Savarese DMF (eds.). UpToDate. Waltham: UpToDate, 2019. Disponível em: https://www.uptodate.com/contents/survivalestimates-in-advanced-terminal-cancer#subscribeMessage. Acesso em: 6 abr. 2021.

5. Resposta c

6. Resposta b

Algumas intervenções para prevenção de úlcera de pressão devem ser realizadas no paciente.

Uma avaliação nutricional deve ser realizada já que há relatos de perda de peso e caquexia. O rastreio da condição nutricional está indicado:

- No momento de admissão numa instituição de saúde;
- Em cada alteração significativa da condição clínica; e/ou
- Quando não se verificam progressos em termos de cicatrização da úlcera por pressão.

A avaliação do estado nutricional deve conter:

- O peso de cada indivíduo para determinar o respectivo historial de peso e as perdas de peso relevantes ($\geq$ 5% em 30 dias ou $\geq$ 10% em 180 dias). Nível de evidência = C; força da recomendação = X. Não está claro na questão como foi essa perda.
- Avaliar a capacidade de o indivíduo comer de forma independente. Nível de evidência = C; força da recomendação= provavelmente fazer. O paciente parece ter capacidade própria de alimentação. Não há menção dessa impossibilidade.
- Avaliar a adequação da ingestão total de nutrientes (ou seja, alimentos, líquidos, suplementos orais e nutrição entérica/parentérica). Nível de evidência = C; força da recomendação = provavelmente fazer.

Em relação ao planejamento de ingestão energética:

- Fornecer uma ingestão energética individualizada com base na condição médica e no nível de atividade subjacentes. Nível de evidência = B; força da recomendação = provavelmente fazer.
- Fornecer 30 a 35 quilocalorias por quilo de peso corporal a adultos em risco de desenvolver úlceras por pressão avaliados como estando em risco de desnutrição. Nível de evidência = C; força da recomendação = provavelmente fazer.

Outra questão muito importante para a prevenção da úlcera de pressão é o reposicionamento geral para todos os indivíduos:
- Reposicionar todos os indivíduos que estejam em risco de desenvolver ou que já tenham desenvolvido úlceras por pressão, a menos que contraindicado (nível de evidência = A; força da recomendação = definitivamente fazer). O reposicionamento visa reduzir a duração e a magnitude da pressão exercida sobre áreas vulneráveis do corpo e contribuir para o conforto, a higiene, a dignidade e a capacidade funcional do indivíduo.
- Ter em conta a condição clínica do indivíduo e a superfície de apoio de redistribuição da pressão em uso no momento de decidir se o reposicionamento deve ser implementado como estratégia de prevenção. Nível de evidência = C; força da recomendação = provavelmente fazer.
- Alguns indivíduos não podem ser reposicionados com regularidade devido à sua condição clínica. Nesses casos, deve ser considerada uma estratégia de prevenção alternativa, como a disponibilização de um colchão ou de uma cama de alta especificidade.

Sobre a frequência de reposicionamento:
- Determinar a frequência do reposicionamento tendo em conta os seguintes aspectos do indivíduo: tolerância tecidular, nível de atividade e mobilidade, condição clínica geral, objetivos gerais do tratamento, condição da pele, conforto. Nível de evidência = C; força da recomendação = definitivamente fazer.

Sobre a técnica de reposicionamento:
- Utilizar ajudas de transferência manual para reduzir a fricção e o cisalhamento. Levante – não arraste – o indivíduo enquanto o reposiciona. Nível de evidência = C; força da recomendação = definitivamente fazer.
- Incentivar os indivíduos capazes de se reposicionar a dormirem deitados de lado entre 30° e 40° ou na horizontal se tal não for contraindicado. Nível de evidência = C; força da recomendação = provavelmente fazer.
- Utilizar uma inclinação de 30° para posições laterais (alternadamente para o lado direito, para o lado dorsal e para o lado esquerdo) ou para a posição de pronação se o indivíduo assim o tolerar e a condição clínica o permitir. Nível de evidência = C; força da recomendação = provavelmente fazer.

Bibliografia

1. Kottner J, Cuddigan J, Carville K, Balzer K, Berlowitz D, Law S, et al. Prevention and treatment of pressure ulcers/injuries: the protocol for the second update of the International Clinical Practice Guideline 2019. J Tissue Viability. 2019; 28(2):51-58.
2. Mervis JS, Phillips TJ. Pressure ulcers: pathophysiology, epidemiology, risk factors, and presentation. J Am Acad Dermatol. 2019;81(4):881-90.

7. Resposta: d

Embora seja correta a suposição de que a dor em pacientes críticos é bastante prevalente e intensa, a titulação do opioide escolhido deve ser cuidadosa, assim como em qualquer outro contexto, especialmente em pacientes virgens de opioides, idosos e portadores de disfunções orgânicas. O uso de doses desnecessariamente elevadas de opioides, especialmente fentanil, aumentam o risco de seus efeitos colaterais, incluindo sedação excessiva e prolongada, prolongamento do desmame ventilatório, efeitos hemodinâmicos indesejáveis, íleo paralítico, estase gástrica, toxicidade (incluindo convulsões e *delirium*) e síndrome de abstinência após sua suspensão.

Nos cuidados paliativos o jejum não se justifica, porém um aconselhamento nutricional: fracionar as dietas; respeitar a vontade, os gostos alimentares e os horários do paciente; preferir alimentos frios e livres de condimentos. Realizar refeições em pequenas quantidades e aumentar o intervalo entre elas, oferecer alimentos que sejam da preferência do paciente, manter ambiente tranquilo e sentar o paciente à mesa durante as refeições sempre que possível, dar as medicações após as refeições (exceto os antieméticos), manter higiene oral adequada, evitar frituras, alimentos gordurosos e com odor forte.

Sobre o manejo do *delirium*, a primeira etapa é o tratamento não farmacológico, que deve ser aplicado a todo paciente acometido por *delirium*. Nessa fase podem ser usadas estratégias de reorientação e intervenção comportamental como permitir a presença de familiares como acompanhantes, orientações ao paciente e transferência de paciente para quarto privado, mais calmo ou mais próximo à equipe de enfermagem para melhor supervisão e suporte. Contato pessoal e comunicação são fundamentais, utilizando-se instruções verbais simples, orientações e contato ocular. Uso de acessórios para audição e visão deve ser encorajado. Estimular a mobilidade, o autocuidado e a independência para atividades são importantes.

Bibliografia

1. Boesch JM. Advances in pain management: palliative care applications. Vet Clin North Am Small Anim Pract. 2019;49(3):445-61.

8. **Resposta: a**
   Obstrução intestinal:
   - Situação na qual o trânsito através do trato gastrointestinal é retardado ou obstruído.
   - A maior causa é carcinomatose peritoneal.
   - É mais frequente no tumor de ovário (40%), seguido de tumor de cólon e retal (20%) e pâncreas, estômago e colo de útero. 30% dos pacientes têm patologia obstrutiva benigna.
   - Sintomas: vômitos; dor; distensão abdominal; peristalse aumentada; parada de eliminação de gases e fezes.
   - Conduta sintomática: observar indicação do haloperidol 0,5 mg, 3x dia.

A bromoprida aumenta o tônus e a amplitude das concentrações gástricas e relaxa o esfíncter pilórico, resultando no esvaziamento gástrico e aumento do trânsito intestinal; bloqueia os receptores da dopamina-2 (D2) no sistema nervoso central e no trato gastrointestinal; estimula o TGI mediado, pelo menos em parte, por sua atividade colinérgica indireta parcialmente dependente de suas propriedades anticolinesterásicas. Não estaria indicada para esse paciente.

A metoclopramida aumenta o tônus e a amplitude das contrações gástricas (especialmente antral), relaxa o esfíncter pilórico, duodeno e jejuno, resultando no esvaziamento gástrico e no trânsito intestinal acelerados. Aumenta o tônus de repouso do esfíncter esofágico inferior. Também não estaria indicada no paciente.

Bibliografia

1. Simon ST, Pralong A, Radbruch L, Bausewein C, Voltz R. The palliative care of patients with

incurable cancer. Dtsch Arztebl Int. 2020;116(7): 108-15.

2. Dahal A, Neupane R, Boddu SH, Renukuntla J, Khupse R, Dudley R. Percutaneous absorption of lorazepam, diphenhydramine hydrochloride, and haloperidol from ABH Gel. Int J Pharm Compd. 2020;24(2):168-75.

9. Resposta: b

Trata-se de uma condição de cuidado paliativo exclusivo (cuidados de fim de vida). A paciente é portadora de doença que ameaça a vida, com baixo *status* funcional (KPS ou PPS < 40%) e declínio rápido e irreversível do estado geral.

Esta piora acentuada pode ser evidenciada pelo comprometimento do nível da consciência e instabilidade cardiopulmonar. Suspender todas as terapias fúteis, focando exclusivamente no controle de sintomas. Não deve ser encaminhada para UTI, respeitando o desejo da paciente ou de seus representantes legais. Prognóstico estimado em horas a poucos dias. Em todas as fases, deve ser prestado apoio aos pacientes e familiares, abordando os diagnósticos, condutas e prognóstico, além do controle rígido da dor e outros sintomas desconfortáveis e assistência psicossocial e espiritual. No caso poderia ser utilizada medicação para alívio da sensação de dispneia do paciente.

Para o controle da dispneia, afastadas as possíveis causas reversíveis (derrames pleurais, infecções respiratórias ou desconforto causado por ascite, por exemplo), o medicamento de escolha é a morfina em baixas doses (10 mg, EV ou SC/24 horas), associada ou não a benzodiazepínicos, como o midazolam (iniciar com 0,5 a 1 mg/hora), ambos em infusão contínua parenteral (via venosa ou subcutânea).

Bibliografia

1. Ferrell BR, Temel JS, Temin S, Alesi ER, Balboni TA, Basch EM, et al. Integration of palliative care into standard oncology care: American Society of Clinical Oncology Clinical Practice Guideline Update. J Clin Oncol. 2017;35(1):96-112.

10. Resposta: c

Comentários. A Resolução n. 41, de 31 de outubro de 2018, dispõe sobre as diretrizes dos cuidados paliativos no SUS.

Atenção domiciliar: as equipes de atenção domiciliar, cuja modalidade será definida a partir da intensidade do cuidado, observando-se o plano terapêutico singular, deverão contribuir para que o domicílio esteja preparado e seja o principal *locus* de cuidado no período de terminalidade de vida, sempre que desejado e possível. Será indicada para pessoas que necessitarem de cuidados paliativos em situação de restrição ao leito ou ao domicílio, sempre que esta for considerada a oferta de cuidado mais oportuna.

> Art. 6º Os especialistas em cuidados paliativos atuantes na RAS poderão ser referência e potenciais matriciadores dos demais serviços da rede, podendo isso ser feito in loco ou por tecnologias de comunicação à distância.
> Art. 5º
> [...] V – Atenção hospitalar: voltada para o controle de sintomas que não sejam passíveis de controle em outro nível de assistência.

Bibliografia

1. Brasil. Ministério da Saúde/Comissão Intergestores Tripartite (CIT). Resolução n. 41, de 31 de outubro de 2018. Dispõe sobre as diretrizes para a organização dos cuidados paliativos, à luz dos cuidados continuados integrados, no âmbito do Sistema Único de Saúde (SUS). 2018.

11. Resposta: b

A hioscina age bloqueando os receptores muscarínicos da acetilcolina (antagonista muscarínico) da musculatura lisa, impedindo a sua contração, diminuindo dor e desconforto gástrico. Por possuir efeito semelhante à atropina (beladona), apresenta efeitos antidismenorreico, antiarrítmico (parenteral), antiemético e antivertiginoso.

A hioscina se diferencia da atropina por deprimir o SNC mesmo em doses terapêuticas, sem, contudo, estimular os centros medulares, não interferindo na frequência respiratória e pressão arterial. O efeito da hioscina sobre os músculos ciliares do cristalino, esfíncter do olho, glândulas salivares, bronquiais e sudoríparas é mais intenso em relação à atropina. Sua eliminação é renal.

Bibliografia

1. Grześkowiak T, Zgoła-Grześkowiak A, Rusińska-Roszak D, Zaporowska-Stachowiak I, Jeszka-Skowron M. Fragmentation studies of selected drugs utilized in palliative care. Eur J Mass Spectrom (Chichester). 2018;24(6):420-36.

2

Índices prognósticos e temas gerais

1. Quais índices prognósticos podem ser utilizados para avaliação de morbidade diária, entre pacientes graves internados em UTI?
   a) SAPS III, APACHE II, SOFA.
   b) APACHE II, SAPS III, LODS.
   c) SOFA, LODS, MODS.
   d) LODS, APACHE IV, MPM 24.

2. O índice prognóstico APACHE II utiliza os seguintes critérios:
   a) Idade, 12 variáveis fisiológicas e doença preexistente.
   b) Idade, 12 variáveis fisiológicas e doença crônica.
   c) Intervenções terapêuticas, 10 variáveis fisiológicas e doença crônica.
   d) Idade, variáveis laboratoriais e 12 variáveis clínicas.

3. Qual o tipo de análise em que não é possível o emprego dos índices de gravidade?
   a) Estratificar os pacientes de acordo com a gravidade.
   b) Avaliar o desempenho da UTI.
   c) Comparar a evolução de pacientes semelhantes.
   d) Comparar o desempenho de diferentes UTI.
   e) Avaliar critérios de admissão e alta da UTI.

4. O ciclo PDCA é uma ferramenta utilizada para melhoria da qualidade e consiste em:
   a) Planejar – executar – checar – agir.
   b) Planejar – fazer – modificar – medir.
   c) Planejar – ajustar – medir – implantar.
   d) Planejar – medir – ajustar – refazer.

5. No processo de gestão da qualidade em UTI, pode-se assegurar:
   a) A aplicabilidade de protocolos, consensos ou guias clínicos impacta positivamente na qualidade dos serviços, mas produz resultados modestos no desempenho global da instituição.
   b) O emprego de indicadores de qualidade, pareando-se a gravidade com indicadores genéricos, constitui um poderoso instrumento para a comparação entre hospitais e UTIs.
   c) O desenho organizacional exerce importante papel na definição do processo decisório, mas não essencialmente na orientação do serviço ao atendimento das necessidades de seus clientes.
   d) Indicadores devem servir como oportunidades de melhorias nos processos e resultados, não sendo necessariamente medições diretas da qualidade.

6. Em relação a medidas de qualidade e desempenho em terapia intensiva, pode-se dizer que:
   a) A segurança não pode ser medida pela adesão a protocolos assistenciais baseados em evidências.
   b) O relato de incidentes e eventos adversos deve ter efeito corretivo e punitivo tanto para o sistema quanto para o profissional.
   c) A taxa de readmissão na UTI é uma medida fiel, mas inespecífica, de qualidade dos processos de cuidados na UTI, dos critérios de alta e de cuidados pós-UTI.
   d) Um exemplo de erro latente seria um número insuficiente de enfermeiros em uma UTI.
   e) Erros médicos podem ser de ação, mas não de omissão.

7. Qual dos elementos a seguir não é um atributo relativo à qualidade em saúde?
   a) Baixo custo.
   b) Eficácia.
   c) Efetividade.
   d) Otimização.

8. Qual das alternativas a seguir está incorreta em relação à abordagem da família pelo intensivista?
   a) Exacerbar a gravidade do quadro para reduzir o risco de conflitos.
   b) Expor os riscos e benefícios das opções terapêuticas.
   c) Tolerância com as incertezas das decisões tomadas.
   d) Clareza e objetividade na comunicação.

9. A organização de serviços de terapia intensiva pode sofrer mudanças durante eventos de massa, como catástrofes e epidemias. Indique qual a alternativa correta a respeito deste tema:
   a) Exemplos de mudanças durante um evento de massa são: cancelamento de cirurgias eletivas, exceto transplantes e cirurgia cardíaca; altas, transferências ou limitação de esforços terapêuticos, assim que possível; abertura de novos leitos de terapia intensiva em outras áreas do hospital, principalmente na urgência.
   b) Em um evento de massa, as crianças normalmente têm prioridade pela maior recuperabilidade, expectativa de vida, menor número de doenças crônicas e menor mortalidade geral.
   c) A coordenação de eventos de massa que necessitem de grande atenção em ambiente de terapia intensiva deve ser feita por indivíduos capacitados em Medicina Intensiva, triagem e organização de sistemas de saúde, tanto local quanto regionalmente, dependendo da extensão do evento.
   d) Mesmo que todas as medidas possíveis para evitar o afluxo de pacientes críticos ao hospital tenham sido feitas e todas as áreas potencialmente utilizáveis estejam ocupadas, não se deve modificar o padrão individual de cuidados aos pacientes gravemente enfermos já internados.

10. Assinale a alternativa correta em relação à síndrome pós-tratamento intensivo.
   a) A duração do *delirium* é fator de risco independente para comprometimento cognitivo.
   b) O uso de corticoides está associado a maior risco de estresse pós-traumático.
   c) Sobreviventes de sepse grave apresentam menor risco de comprometimento cognitivo que sobreviventes de pós-operatórios de cirurgia cardíaca.
   d) A sedação prolongada aumenta o risco de comprometimento cognitivo e

funcional, mas não de transtornos psiquiátricos.

11. Homem, 80 anos, cardiopata com arritmia cardíaca controlada com medicamentos, apresentou quadro gripal com coriza, tosse, febre, cefaleia e dor no corpo. Após 6 dias a tosse e a febre pioraram e apresentou dor torácica e dispneia aos esforços. Na internação, exame físico: regular estado geral, FR = 30 irpm, FC = 98 bpm, PA = 100 x 60 mmHg; Pulmões: estertores em base direita; Coração: bulhas arrítmicas normofonéticas, sem sopros. Radiograma de tórax: opacidade em base direita; Hemograma: leucocitose com desvio à esquerda. Eletrocardiograma: extrassístoles esporádicas. Chega a ser internado na UTI mas vai a óbito. Os diagnósticos a serem preenchidos na declaração de óbito deste paciente são respectivamente:

a) Na Parte I, linha a: insuficiência respiratória; linha b: pneumonia; linha c: gripe e na Parte II: cardiopatia.
b) Na Parte I, linha a: gripe; linha b: pneumonia; linha c: insuficiência respiratória e na Parte II: arritmia.
c) Na Parte I, linha a: insuficiência cardíaca; linha b: insuficiência respiratória; linha c: pneumonia e na Parte II: gripe.
d) Na Parte I, linha a: insuficiência cardíaca; linha b: insuficiência respiratória; linha c: arritmia e na Parte II: pneumonia.

 GABARITO COMENTADO

1. **Resposta: c**

Os índices de avaliação de morbidade diária são o (*Sequential Sepsis-related Organ Failure Assessment*) SOFA, o *Logistic Organ Dysfunction System* (LODS) e o *Multiple Organ Dysfunction* (MODS).

O LODS é um sistema de avaliação semelhante ao SOFA, ou MODS, desenvolvido para

Escore SOFA (*Sequential Sepsis-related Organ Failure Assessment*)

	0	1 ponto	2 pontos	3 pontos	4 pontos
Respiração PaO$_2$/FIO$_2$	≥ 400	< 400	< 300	< 200 com suporte respiratório	< 100 com suporte respiratório
Coagulação Plaquetas/mm³	≥ 150 mil	< 150 mil	< 100 mil	< 50 mil	< 20 mil
Fígado Bilirrubina (mg/dL)	< 1,2	1,2-1,9	2,0-5,9	6,0-11,9	> 12,0
Cardiovascular Drogas (mcg/kg/min)	PAM ≥ 70 mmHg	PAM < 70 mmHg	Dopamina < 5 ou dobutamina (qualquer dose)	Dopamina 5,1-15 ou adrenalina ≤ 0,1 ou noradrenalina ≤ 0,1	Dopamina > 15 ou adrenalina > 0,1 ou noradrenalina > 0,1
Sistema nervoso central Escala de Glasgow	15	13-14	10-12	6-9	3-5
Renal Creatinina (mg/dL) ou débito urinário	< 1,2	1,2-1,9	2,0-3,4	3,5-4,9 ou < 500 mL/dia	≥ 5,0 < 200 mL/dia

Fonte: Vincent et al., 1996.

projetar um método objetivo para avaliar disfunções orgânicas em pacientes de UTI, no primeiro dia de internação. Neste caso com uma formulação logística, embora em documentos conhecidos não apareçam os coeficientes beta habitualmente utilizados neste tipo de formulações, são utilizadas equações exponenciais num logit calculado com base na pontuação obtida. Foi preparado por Le Gall e seu grupo em 1996, estudando 14.745 pacientes de 137 UTIs, tanto médicas quanto cirúrgicas, de 12 países. Os queimados, coronários e pacientes de cirurgia cardíaca foram excluídos.

Pode ser usado nas primeiras 24 horas, com pelo menos uma medida das constantes usadas. Se eles não puderem ser medidos, os valores normais devem ser usados. Se houver várias medidas, o pior valor delas deve ser usado.

Outro escore é o SOFA, que avalia disfunção de seis sistemas do corpo por meio de exames laboratoriais.

O MODS é outro índice também utilizado na UTI.

Bibliografia

1. Khwannimit B, Bhurayanontachai R, Vattanavanit V. Comparison of the accuracy of three early warning scores with SOFA score for predicting mortality in adult sepsis and septic shock patients admitted to intensive care unit. Heart Lung. 2019;48(3):240-4.
2. Vincent JL, Moreno R, Takala J, Willatts S, Mendonça A, Bruining H, et al. The SOFA (Sepsis--related Organ Failure Assessment) score to describe organ dysfunction/failure. On behalf of the Working Group on Sepsis-Related Problems of the European Society of Intensive Care Medicine. Intensive Care Med. 1996;22(7):707-10.

2. Resposta: b

O índice prognóstico APACHE II contém 14 variáveis: idade, presença de doença crô-

nica e 12 variáveis fisiológicas. Ele, que já está em sua quarta versão, é calculado considerando os piores valores observados nas primeiras 24 horas de internação, ou seja, é calculado após o paciente ficar 24 horas na UTI.

Esse índice apresenta várias limitações:

- Tem limitada acurácia para diversos subgrupos de pacientes, por exemplo, com sepse, insuficiência hepática ou cardíacos;
- O risco predito, em média, costuma ser maior do que o observado, em parte em função de que o modelo é bem antigo e a evolução da medicina intensiva produziu reduções na mortalidade dos pacientes graves; e
- O risco predito é superestimado em particular para pacientes transferidos para a UTI a partir de enfermaria, unidade semi-intensiva ou outros hospitais.

Em função das limitações, recomenda-se a adoção de índices prognósticos com melhor discriminação e calibração, como o SAPS III ou o APACHE IV. A Associação de Medicina Intensiva Brasileira (AMIB) recomenda o uso do modelo SAPS III.

Bibliografia

1. Godinjak A, Iglica A, Rama A, Tančica I, Jusufović S, Ajanović A, et al. Predictive value of SAPS II and APACHE II scoring systems for patient outcome in a medical intensive care unit. Acta Med Acad. 2016;45(2):97-103.

3. Resposta: e

Os índices de gravidade, como SAPS III, APACHE IV ou MPM0 III são capazes de estimar a probabilidade de óbito hospitalar de pacientes internados em UTI. Portanto, são úteis principalmente para avaliar o desempenho de UTI comparando os valores de mortalidade observados em um determinado período com a mortalidade predita pelo índicador. Esta avaliação é feita pela razão de mortalidade padronizada (RMP), que é a razão da mortalidade hospitalar observada pela predita. O RMP acima de 1 indica que o desempenho da UTI está abaixo do esperado, próximo a 1 indica que o desempenho está de acordo com o esperado para a gravidade do paciente e inferior a 1 indica que os resultados são melhores do que a expectativa em função da gravidade dos pacientes.

A análise do RMP permite avaliar a evolução de uma UTI ao longo do tempo, ou seja, comparar os resultados da mesma UTI, ou, então, comparar os resultados de uma UTI com outras.

Além disso, os índices de gravidade podem ser usados em pesquisas para estratificar pacientes de acordo com a gravidade ou com parar a evolução de pacientes similares.

Os índices de gravidade são inúteis para avaliação de critérios de admissão e alta da UTI.

Bibliografia

1. Nates JL, Nunnally M, Kleinpell R, Blosser S, Goldner J, Birriel B, et al. ICU Admission, discharge, and triage guidelines: a framework to enhance clinical operations, development of institutional policies, and further research. Crit Care Med. 2016;44(8):1553-602.

4. Resposta: a

O ciclo PDCA, acrônimo do inglês "plan, do, check, act", consiste em planejar, executar, checar e agir. É um método de gestão interativo usado para o controle e melhoria contínua de processos e produtos. Pode ser muito útil como método de melhoria de qualidade em saúde, particularmente em terapia intensiva.

- *Plan* (Planejar): nesta etapa, estabelecem-se os objetivos e processos necessários para elaborar o produto/processo de forma a atingir as metas. Ou seja, é necessário estabelecer objetivos, definir metas e especificar as ações.

- *Do* (Executar): implantar o plano e coletar dados que permitam análises para os próximos passos "*Check*" e "*Act*".
- *Check* (Checar): analisar os resultados observados considerando os dados (indicadores) coletados em "*Do*" e comparar com os resultados esperados (as metas definidas em "*Plan*").
- *Act* (Agir): encaminhar ações para corrigir eventuais diferenças relevantes entre resultados observados e esperados (metas). Envolve buscar as causas (raízes) das diferenças. Determinar quais processos/produtos necessitam de modificações/melhorias. Na sequência, iniciar um novo ciclo de PDCA.

Bibliografia

1. Mayr VD, Dunser MW, Greil V, Jochberger S, Luckner G, Ulmer H, et al. Causes of death and determinants of outcome in critically ill patients. Crit Care. 2006;10(6):R154.

5. Resposta: d

Os indicadores servem como oportunidades de melhorias nos processos e resultados. Alguns indicadores refletem a qualidade do serviço, embora não sejam medidas perfeitas da qualidade. Por permitirem o cálculo da razão de mortalidade padronizada, os índices de gravidade auxiliam na realização de comparações entre UTIs. No entanto, deve-se ter cautela nestas comparações, pois a calibração dos diversos modelos é apenas razoável. Isso implica, por exemplo, que as mudanças de perfil de UTI (cirúrgica *versus* clínica, por exemplo) limitem comparações entre UTIs.

Bibliografia

1. Higgins T, Steinbrug JS. Organização e gerenciamento da unidade de tratamento intensivo. In: Irwin R, Rippe J (eds.). Terapia intensiva, 6. ed. Rio de Janeiro: Guanabara Koogan; 2010. p. 1989-95.

6. Resposta: d

O erro latente é a ação ou ato evitável existente dentro do sistema e surge a partir de decisões feitas pelos gestores. São erros da estrutura ou organização. A sobrecarga de trabalho em função do número insuficiente de profissionais de saúde é um exemplo de erro latente.

Erros ativos são atos inseguros cometidos pelos prestadores diretos de serviço. Por exemplo, troca de medicação.

Bibliografia

1. Higgins T, Steinbrug JS. Organização e gerenciamento da unidade de tratamento intensivo. In: Irwin R, Rippe J (eds.). Terapia intensiva, 6. ed. Rio de Janeiro: Guanabara Koogan; 2010. p. 1989-95.

7. Resposta: a

Segundo um importante estudioso de gestão e qualidade, Donabedian, o conceito de qualidade emsaúde tem sete atributos: 1) eficácia; 2) efetividade; 3) eficiência; 4) otimização; 5) aceitabilidade da assistência; 6) legitimidade; e 7) equidade.

Seguem explicações sobre estes conceitos:
- Eficácia: capacidade da assistência em atingir os melhores resultados, ou seja, benefícios clínicos como aumento da sobrevida e qualidade de vida.
- Efetividade: é o grau em medidas comprovadamente eficazes que, de fato, são incorporadas à prática rotineira, beneficiando todos os usuários.
- Eficiência: quanto maior a efetividade e menor o custo, mais eficiente é uma ação.
- Otimização: é o esforço em obter os melhores resultados em saúde, mas considerando a razão entre incremento de custo pelo incremento de efetividade, ou seja, a custo-efetividade.
- Aceitabilidade da assistência: é o grau de conformidade da assistência com as ex-

pectativas, desejos e valores de pacientes e familiares.
- Legitimidade: grau de adequação da assistência às necessidades de bem-estar da sociedade ou comunidade.
- Equidade: é relacionada com a justiça na distribuição da assistência prestada em função das necessidades de uma determinada população. Baixo custo, isolado de outros componentes como a relação entre custo e efetividade, não é um atributo da qualidade em saúde.

Bibliografia

1. Mahmoudian-Dehkordi A, Sadat S. Sustaining critical care: using evidence-based simulation to evaluate ICU management policies. Health Care Manag Sci. 2017;20(4):532-547.

8. Resposta: a

A comunicação entre a equipe de saúde e a família frequentemente é apontada como um problema em UTI. Alguns estudos mostram que as dificuldades substanciais de compreensão em relação ao diagnóstico, tratamento e prognóstico ocorrem na maioria das famílias de pacientes internados em UTI.

A facilidade de acesso à comunicação com a equipe de saúde, aliada a clareza, honestidade, objetividade, linguagem adequada ao nível de entendimento do familiar e empatia, é necessária para reduzir as insatisfações de familiares com a assistência prestada e isso envolve explicações sobre o diagnóstico e prognóstico. O envolvimento de familiares nas decisões terapêuticas é fundamental e depende da apresentação das vantagens, riscos e desconfortos potenciais das alternativas terapêuticas, em particular quando a força da recomendação para uma determinada intervenção é fraca. É necessária também a compreensão em relação a eventuais incertezas e auxiliar os familiares na tomada de decisão.

Informações prognósticas devem ser corretas, sendo inadequado falsear a gravidade dos problemas, seja para minimizar ou exagerar o risco.

Bibliografia

1. Mayland CR, Gerlach C, Sigurdardottir K, Hansen MIT, Leppert W, Stachowiak A, et al. Assessing quality of care for the dying from the bereaved relatives' perspective: using pre-testing survey methods across seven countries to develop an international outcome measure. Palliat Med. 2019;33(3):357-68.

9. Resposta: c

A coordenação em eventos de massa deve ser realizada por um profissional com experiência no atendimento ao doente grave, triagem e organização de sistemas de saúde.

A prioridade é dada a pacientes que necessitam de cuidados imediatos, independentemente da idade. São pacientes com lesões moderadas a graves que, se não tratados prontamente, podem sofrer risco de morte ou perda de membro.

Pacientes extremamente graves com poucas chances de sobrevida ficam em segundo plano, assim como pacientes com lesões menos graves que podem aguardar algumas horas para serem atendidos.

Bibliografia

1. Christian MD, Sprung CL, King MA, Dichter JR, Kissoon N, Devereaux AV, et al.; Task Force for Mass Critical Care. Triage: care of the critically ill and injured during pandemics and disasters: CHEST consensus statement. Chest. 2014;146(4 Suppl):e61S-74S.

10. Resposta: a

A síndrome pós cuidados intensivos (PICS – *post intensive care syndrome*) caracteriza-se por alterações físicas, cognitivas e psiquiátricas, que têm o potencial de levar à redução da qualidade de vida dos pacientes e, muitas vezes, também de seus familiares. Cerca de 60% dos pacientes que sobrevivem a UTI vão evoluir com perdas cognitivas: memória, atenção e raciocínio lógico.

Os sobreviventes de UTI têm frequentemente sequelas cognitivas a longo prazo. A duração do *delirium* durante o internamento na UTI está associada, de forma independente, a um compromisso cognitivo após ajuste a várias covariáveis. Em uma amostra de 1.291 sobreviventes da UTI, foi aplicado um questionário sobre a qualidade de vida, enviado aos 18 meses após a alta. Apesar de não existir diferença estatisticamente significativa na qualidade de vida entre os doentes que tiveram *delirium* e os que não tiveram, determinou-se uma falência cognitiva mais pronunciada no primeiro grupo, após ajuste para covariáveis.

11. Resposta: a

O médico da UTI deve preencher corretamente o atestado de óbito.

Parte I

- Causa da morte: doença ou estado que causou diretamente a morte.
- Causas antecedentes: estados mórbidos que produziram a causa registrada na linha acima, mencionando-se em último lugar a causa básica.

Parte II

Outras condições significativas que contribuíram para a morte e que não entraram, porém, na cadeia preenchida na Parte I.

Bibliografia

1. Brasil. Ministério da Saúde/Fundação Nacional de Saúde (Funasa). Manual de instruções para o preenchimento da declaração de óbito, 3. ed. Brasília: Funasa; 2001. Disponível em: https://bvsms.saude.gov.br/bvs/publicacoes/manual_declaracao_obitos.pdf.

3
Alergologia e toxicologia

1. Mulher de 29 anos praticava ginástica na academia quando apresentou eritema generalizado com intenso prurido cutâneo, rouquidão, dispneia progressiva e hipotensão arterial. Foi encaminhada ao pronto atendimento onde foi diagnosticada anafilaxia. Nega alergias. Histórico das quatro horas que antecederam o episódio: ingestão de um copo de leite, salada de frutas e diclofenaco antes do início da prática esportiva.
A causa mais provável para a anafilaxia deste paciente é:
   a) Síndrome látex-fruta.
   b) Alergia à proteína do leite.
   c) Uso de diclofenaco.
   d) Idiopática.

2. Homem, 19 anos de idade, com diagnóstico de psoríase, apresentou infecção de vias aéreas superiores. Foram administrados hidrocortisona, amoxicilina e diclofenaco. Quatorze dias depois, apresentou piora do quadro cutâneo, com lesões eritematodescamativas acometendo mais de 85-90% da superfície corpórea. Qual o diagnóstico mais provável:
   a) Síndrome de Stevens-Johnson, por reação à droga.
   b) Eritrodermia esfoliativa, por exacerbação da doença.
   c) Síndrome da pele escaldada, por toxina bacteriana.
   d) Necrólise epidérmica tóxica, por reação à droga.

3. Uma paciente do sexo feminino, 47 anos de idade, que recorreu ao Serviço de Urgência devido a um quadro de eritema generalizado e lesões arredondadas em forma de alvo dispostas nas extremidades, pescoço, face, orelhas e períneo, sendo proeminente o envolvimento da face e do tronco. além de hiperemia conjuntival severa e conjuntivite catarral bilateral, de modo a dificultar a abertura ocular. Refere uso de amoxicilina, tendo utilizado o medicamento para tratamento de infecção orofaríngea anterior ao aparecimento das lesões. Conforme imagem abaixo.

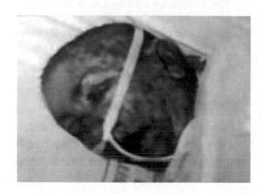

a) O uso de corticosteroide prolongado é a base do tratamento dessa síndrome

b) O sinal de Nikolsky esta sempre presente na síndrome de Stevens Johnson

c) A necrolise epidérmica tóxica é menos grave e tem mortalidade menor que a SSJ

d) a síndrome de Stevens-Johnson tem <10% de envolvimento da área total de superfície corporal

4. Homem, 24 anos, marceneiro, queixa de dor intensa (10/10) em mão direita após sentir picada de animal não identificado, acompanhada por vômitos profusos, tremores, diaforese e piloereção. Exame físico: REG, agitação psicomotora, PA = 190 x 110 mmHg, presença de estertores crepitantes bilateralmente. Qual é o acidente mais provável?

a) Botrópico.

b) Escorpiônico.

c) Loxoscélico.

d) Laquético.

5. Em um paciente com intoxicação aguda grave por antidepressivo tricíclico, assinale a alternativa incorreta:

a) Uma onda R dominante> 3 mm é frequentemente observada na derivação aVR.

b) O prolongamento do QRS representa um fator prognóstico útil e deve ser medido rotineiramente.

c) O tratamento de primeira linha para arritmia aguda deve incluir uma dose de 2-4 g bolus de sulfato de magnésio.

d) O Intralipid® pode ser usado como medida de resgate.

6. Paciente com suspeita de overdose de ferro. Assinale a alternativa correta:

a) O raio-X abdominal é uma investigação que não está indicada.

b) O carvão ativado deve ser oferecido se o paciente se apresentar dentro de 1 hora após a sobredosagem.

c) A recuperação endoscópica é recomendada como uma opção terapêutica no caso de uma grande sobredosagem e apresentação precoce.

d) A terapia de quelação com desferrioxamina deve ser iniciada imediatamente para pacientes com características sistêmicas de toxicidade.

7. Uma mulher de 17 anos é levada para a emergência pelo SAMU. Ela foi encontrada em casa por seus pais e admitiu tomar 15 g de paracetamol 10 horas antes. Carvão ativado foi administrado, uma infusão de N-acetilcisteína iniciada e 2 L de cristaloide infundido. Vinte e quatro horas após a admissão, seu GCS cai para 14 e o sangue mostrou: pH = 7,30, INR = 5,7, potássio sérico = 4,4 mmol/L, creatinina sérica = 2,9 g/dL e lactato = 2,8 mmol/L. Ela não está sangrando ativamente. Nas próximas, a etapa de gerenciamento deve ser:

a) Infusão de bicarbonato.

b) Plasma fresco congelado.

c) Colocação imediata no esquema de transplante de fígado super-urgente.

d) Terapia de substituição renal.

e) Administração de vitamina K.

8. Em relação à rabdomiólise:

a) Pode ser causado por envenenamento por monóxido de carbono.

b) O manitol reduz o risco de insuficiência renal.

c) A alcanização da urina aumenta a formação de gesso.

d) A hipocalcemia deve ser corrigida agressivamente.

9. Uma mulher de 54 anos deu entrada no hospital após ingestão de uma substância desconhecida 14 horas antes. Ela está agindo de forma estranha e reclamando de distúrbios visuais, náuseas e dores abdominais. No exame, suas observações foram as seguintes: GCS = 14, FC = 118 bpm, PA = 89/54 mmHg, frequência respiratória = 30/min. A toxicologia da urina é negativa para anfetaminas, barbitúricos, benzodiazepínicos e opiáceos. Resultados de sangue: soro Na^+ = 139 mmol/L, soro K^+ = 4,3 mmol/L, soro ureia = 6,5 mmol/L, creatinina sérica = 105 µmol/L, Cl^- = 106 mmol/L, glicose no sangue = 5,8 mmol/L, osmolaridade sérica = 312 mOsm/L. Níveis de paracetamol e salicilato são aguardados. Gasometria arterial (no ar): pH = 7,15, pO_2 = 13,1 kPa, pCO_2 = 2,1 kPa, HCO_3^- = 7 mmol/L. Nenhuma anormalidade é observada na radiografia de tórax. ECG mostra taquicardia sinusal, duração QRS de 100 ms. Qual é o agente tóxico mais provável?
   a) Etilenoglicol.
   b) Salicilatos.
   c) Antidepressivos tricíclicos.
   d) Cianeto.
   e) Paraquat.

10. Quais das seguintes são características comuns da toxicidade de 3,4-metileno-dioximetanfetamina (MDMA ou ecstasy)?
   a) Hepatotoxicidade.
   b) Hipernatremia.
   c) Hipotermia.
   d) Hipotensão postural.

11. Quais das seguintes opções são esperadas após uma overdose significativa de amitriptilina?
   a) Acidose metabólica.
   b) O bicarbonato sempre deve ser utilizado apenas na presença de acidose metabólica grave.

   c) Hipertermia.
   d) Hipocapnia.

12. Homem, 55 anos de idade, chegou ao PS com quadro de rebaixamento do nível de consciência, ataxia e evoluiu com lesão renal aguda. Refere que este quadro iniciou após tomar cerveja de fabricação caseira. Em relação a este quadro clínico, é correto afirmar que:
   a) Esta intoxicação responde a hemodiálise.
   b) Ocorre acidose metabólica com ânion gap normal.
   c) O antídoto deste quadro é álcool associado a vitamina C e ácido fólico.
   d) O choque refratário é comum desta intoxicação.

13. Paciente de 20 anos é atendida na emergência inconsciente (ECG: 6), com pupilas mióticas, FR = 8 mrm, FC = 92 bpm, PA = 90/50 mmHg, $SatO_2$ = 86% (ar ambiente) e ausculta pulmonar com creptos em base direita. Um familiar refere que a viu há 3 horas e que estava muito triste por causa do término de relacionamento amoroso. Quando retornou ao domicílio a encontrou já inconsciente e não responsiva a estímulos verbais. Informa que a paciente é portadora de epilepsia e faz uso de fenobarbital diariamente, mas não sabe se a mesma ingeriu grande quantidade da medicação pois não encontrou as caixas que mantinha guardada. A paciente foi prontamente entubada para proteção da via aérea e encaminhada para a UTI.
   Frente a esse quadro, assinale a alternativa errada.
   a) A paciente provavelmente apresenta overdose por fenobarbital, e está indicada hemodiálise.

b) Intoxicação por fenobarbital não está descartada, e naloxone deve ser imediatamente administrado.

c) Pelo fato de ter sido encontrada com nível de consciência bastante rebaixado e com creptos na base do pulmão direito à ausculta, é possível que a paciente apresente pneumonia aspirativa.

d) O uso de carvão ativado em múltiplas doses está bem indicado nesses casos, principalmente se não houver hemodiálise disponível.

14. Um homem de 48 anos foi atendido no serviço de emergência encaminhado pelo SAMU com história de ter sido encontrado pela esposa no domicílio com alteração do nível de consciência. Apresentava agitação alternada com inconsciência e tremores musculares, salivava muito, não conseguia responder aos chamados e respirava com dificuldade e ruidosamente. Quando o SAMU chegou ao local, o paciente apresentava franca dispneia e evoluiu com convulsão tônico clônica, sendo administrado diazepam 10 mg EV com interrupção da crise. Foi prontamente intubado e levado ao hospital e logo após para a UTI. Ao exame clínico apresentava PA = 120/60 mmHg, FC = 60 bpm, estava sedado com midazolam e sob ventilação mecânica, mas apresentava sialorreia e sudorese importante, suas pupilas estavam acentuadamente mióticas, fasciculações musculares generalizadas e estertores disseminados em ambos os pulmões, além de saída de grande quantidade de secreção clara pelo TOT. Apresentava diarreia com liberação esfincteriana.

Frente a esse quadro, assinale a alternativa errada.

a) É uma síndrome colinérgica, ocasionada por pesticidas inibidores da colinesterase, sendo que em ambiente urbano o aldicarb, pesticida carbamato utilizado como raticida ilegal de nome "chumbinho", é o principal agente.

b) O uso de atropina em altas doses (2 mg EV a cada 15 minutos inicialmente) é o pilar principal do tratamento desse tipo de envenenamento.

c) O uso de pralidoxima, um regenerador de colinesterase, é o principal antídoto a ser administrado, já que reverte os efeitos muscarínicos desses agentes tóxicos.

d) No caso de pesticidas carbamatos como o aldicarb, espera-se que a acetilcolinesterase se desligue espontaneamente da molécula tóxica em até 24 horas.

15. Quanto ao uso de métodos dialíticos para tratamento de intoxicações, avalie as afirmações abaixo e depois assinale a alternativa correta.

I. Para uma substância ser dialisável, precisa ter um pequeno volume de distribuição (< 1 L/kg).

II. Uma droga hidrofóbica e lipofílica é passível de ter sua meia-vida reduzida com o uso de hemodiálise.

III. Substâncias com maiores pesos moleculares e com alta ligação proteica não são retiradas adequadamente do plasma através de métodos dialíticos.

a) Somente a I está correta.

b) II e III estão erradas.

c) I e III corretas.

d) Todas estão corretas.

GABARITO COMENTADO

1. **Resposta: c**

A paciente preenche critérios para a hipótese de anafilaxia. Qualquer um dos três abaixo:

- Doença de início agudo (minutos a várias horas) com envolvimento da pele, tecido mucoso ou ambos (ex.: urticária generalizada, prurido ou rubor facial, edema de lábios, língua e úvula) e pelo menos um dos seguintes:
  - Comprometimento respiratório (ex.: dispneia, sibilância, broncoespasmo, estridor, redução do pico de fluxo expiratório [PFE], hipoxemia).
  - Redução da pressão arterial ou sintomas associados de disfunção terminal de órgão (ex.: hipotonia [colapso], síncope, incontinência).
- Dois ou mais dos seguintes que ocorrem rapidamente após a exposição a provável alérgeno para um determinado paciente (minutos ou várias horas):
  - Envolvimento de pele-mucosa (urticária generalizada, prurido e rubor, edema de lábio-língua-úvula).
  - Comprometimento respiratório (dispneia, sibilância-broncoespasmo, estridor, redução do PFE, hipoxemia).
  - Redução da pressão sanguínea ou sintomas associados (ex.: hipotonia [colapso], síncope, incontinência).
  - Sintomas gastrintestinais persistentes (ex.: cólicas abdominais, vômitos).
- Redução da pressão sanguínea após exposição a alérgeno conhecido para determinado paciente (minutos ou várias horas):
  - Lactentes e crianças: pressão sistólica baixa (idade específica) ou maior do que 30% de queda na pressão sistólica.
  - Adultos: pressão sistólica abaixo de 90 mmHg ou queda maior do que 30% do seu basal.

Em crianças, a pressão sistólica baixa é definida como inferior a 70 mmHg para a idade de 1 mês a 1 ano, menor do que (70 mmHg + [2 × idade]) para os de 1 a 10 anos e abaixo de 90 mmHg para os entre 11 e 17 anos.

Mediada por IgE

A produção de anticorpos IgE e consequente sensibilização de mastócitos e basófilos é o mecanismo clássico da anafilaxia. Antígenos completos e haptenos ligados a proteínas atuam por este mecanismo. Desta forma, a formação de IgE para alimentos (como leite, clara de ovo, crustáceos, legumes, nozes, frutas), látex e certas drogas fornece a base imunológica para reações a estes agentes.

Outro mecanismo da anafilaxia é através dos moduladores do ácido araquidônico.

A interferência no metabolismo do ácido araquidônico é o mecanismo responsável pelas reações associadas a analgésicos e aos antiinflamatórios não hormonais, como ácido acetilsalicílico, dipirona, diclofenaco, nimesulida, naproxeno, etc. Em nosso meio, representam a causa mais frequente de reações alérgicas agudas graves e anafiláticas em pacientes ambulatoriais.

A alergia à proteína do leite de vaca (APLV) é o tipo de alergia alimentar mais comum nas crianças até 24 meses e é caracterizada pela reação do sistema imunológico às proteínas do leite, principalmente à caseína (proteína do coalho) e às proteínas do soro (alfa-lactoalbumina e betalactoglobulina). É muito raro o seu diagnóstico em indivíduos acima dessa idade, visto que há tolerância oral progressiva à proteína do leite de vaca.

A anafilaxia idiopática (IA) é definida como anafilaxia sem qualquer agente precipitante ou evento identificável. As manifestações clínicas da IA são as mesmas da anafilaxia associada a alérgenos (imunológica) e incluem urticária, angioedema, hipotensão, taquicardia, sibilância, estridor, prurido, náusea, vômito, rubor, diarreia, disfagia, tontura e perda de consciência .

Bibliografia

1. Reber LL, Hernandez JD, Galli SJ. The pathophysiology of anaphylaxis. J Allergy Clin Immunol. 2017;140(2):335-48.
2. Watts MM, Marie Ditto A. Anaphylaxis. Allergy Asthma Proc. 2019;40(6):453-6.

2. Resposta: b

No caso, o paciente se encaixa mais no quadro compatível com eritrodermia esfoliativa. Eritrodermia é um termo usado para descrever uma variedade de diagnósticos dermatológicos que se apresentam como uma dermatite eritematosa, com descamação, que envolvem mais de 80% da área de superfície corporal. A principal causa de eritrodermia é uma dermatose preexistente (60% dos casos), sendo as principais envolvidas psoríase e eczema.

O padrão observado são manchas eritematosas, que aumentam em tamanho e coalescem para formar extensas áreas de eritema, envolvendo a maior parte da superfície da pele. No grupo das dermatites esfoliativas desencadeadas por reações a drogas, os medicamentos mais relatados são alopurinol, carbamazepina, penicilina, ouro e isoniazida, porém várias classes de medicamentos podem ser responsáveis pelo quadro.

Bibliografia

1. PINOL AGUADE. Eritrodermia psoriásica en psoríasis, artropático [Psoriatic erythroderma in psoriatic, arthropathic]. Actas Dermosifiliogr. 1946;38(3):297.
2. Arellano J, Yagnam M, Vidal M, Corredoira Y. Eritrodermia psoriática en un hombre joven: sospechar infección por VIH [Erythrodermic psoriasis in young man: suspect HIV infection]. Rev Chilena Infectol. 2017;34(6):603-6.

3. Resposta: d
Síndrome de Stevens Johnson

A síndrome pode se manifestar por meio de erosões mucosas, máculas purpúricas e bolhas difusamente distribuídas ou lesões arredondadas em forma de alvo dispostas nas extremidades, pescoço, face, orelhas e períneo, sendo proeminente o envolvimento da face e do tronco. A erupção bolhosa inflamatória pode envolver a mucosa orofaríngea, pálpebras, conjuntivas, genitais e vísceras. A incidência da SSJ é estimada em cerca de um a seis casos por milhão de habitantes ao ano. No caso da NET, ocorre deslocamento da pele, com o chamado sinal de Nikolsky, quando a pressão digital causa descolamento da pele e o envolvimento de pelo menos 30% da pele e a dimensão do envolvimento cutâneo é na verdade o diferencial entre as duas condições. A maioria dos pacientes com síndrome de Stevens-Johnson se recupera (mortalidade de 1 a 5%). Pode haver recidiva da síndrome de Stevens-Johnson com o mesmo medicamento ou com outro medicamento. A necrólise epidérmica tóxica tem uma mortalidade maior (25 a 30%). A síndrome de Stevens-Johnson tem <10% de envolvimento da área total de superfície corporal (ATSC); a sobreposição síndrome de Stevens-Johnson/necrólise epidérmica tóxica abrange de 10 a 30% de envolvimento da ATSC.

Bibliografia

1. Woolum JA, Bailey AM, Baum RA, Metts EL. A review of the management of stevens-johnson syndrome and toxic epidermal necrolysis. Adv Emerg Nurs J. 2019;41(1):56-64.

4. Resposta: b

O veneno escorpiônico, ao estimular terminações nervosas sensitivas, motoras e do sistema nervoso autônomo, pode provocar efeitos que surgem na região da picada e/ou a distância. Caracteriza-se por dor de intensidade variável, com sinais inflamatórios pouco evidentes, sendo incomum a visualização da marca do ferrão. De evolução benigna na maioria dos casos, tem duração de algumas horas e não requer soroterapia. Representa a grande parte dos acidentes escorpiônicos, principalmente em adultos. Por outro lado, é o desbalanço entre os sistemas nervosos simpático e parassimpático o responsável pelas formas graves do escorpionismo que se manifestam inicialmente com sudorese profusa, agitação psicomotora, hipertensão e taquicardia. Podem se seguir alternadamente com manifestações de excitação vagal ou colinérgica, nos quais sonolência, náuseas e vômitos constituem sinais premonitórios de evolução para gravidade e consequente indicação de soroterapia. Os óbitos, quando ocorrem, têm rápida evolução e estão associados à hipotensão ou choque, disfunção e lesão cardíaca, bem como edema pulmonar agudo. Esse é o quadro clínico do paciente da questão.

Nos pacientes com acidentes por serpentes do gênero Bothrops (botrópico) o quadro clínico local predomina, com edema, dor, calor local, observação dos pontos de inoculação com sangramento, sangramentos distantes do local da picada, principalmente de pele e mucosas. O quadro é semelhante ao do acidente por serpentes do gênero Laquesis (laquético – surucucu), que pode ser diferenciado pela região geográfica do local onde o acidente ocorreu (se na região amazônica ou mata atlântica nordestina ou não) e por quadro associado de manifestações vagais, como bradicardia, diarreia, hipotensão.

No acidente laquético (surucucu): o veneno laquético tem ação proteolítica, coagulante, hemorrágica e neurológica (vagal) e os acidentes (pequeno número de acidentes realmente documentados) podem ser classificados em:

- Acidentes leves: edema discreto (peripicada) ou ausente e manifestações hemorrágicas leves ou ausentes. Ausência de manifestações vagais. TC normal ou alterado.
- Acidentes moderados: edema evidente e manifestações hemorrágicas discretas a distância (gengivorragia, epistaxe). Ausência de manifestações vagais. TC normal ou alterado.
- Acidentes graves: edema intenso e manifestações sistêmicas como hemorragia franca. Presença de manifestações vagais (diarreia, bradicardia, hipotensão ou choque). TC normal ou alterado.

Acidentes com aranhas

Loxoscelismo cutâneo:

A mordida da Loxosceles inicialmente é relativamente indolor e o paciente muitas vezes não percebe que foi mordido. Após 2-8 horas, há a presença de dor em queimação, variando de leve a intensa, podendo estar associada a eritema localizado, com prurido, edema e sensibilidade leve a grave. Isto é seguido pelo aparecimento de uma vesícula ou bolha (12-24 horas) que pode tornar-se hemorrágica, circundada por um halo de tecido isquêmico, por efeito da vasoconstrição induzida pelo veneno.

Pode evoluir com febres leves e artralgias, sinais ocasionalmente observados na forma cutânea da mordida. No entanto, a doença sistêmica logo avança, com diarreia, vômitos, coagulopatias, coagulação intravascular disseminada, hemólise, petéquias, trombocitopenia e urticária. Costuma ocorrer de 48 a 72 horas após a picada, embora possa ocorrer com apenas 24 horas de evolução. Oligúria e urina escura são sugestivos de hemólise intravascular e rabdomiólise, que podem causar profunda anemia e insuficiência renal aguda.

Bibliografia

1. Reis MB, Zoccal KF, Gardinassi LG, Faccioli LH. Scorpion envenomation and inflammation: Beyond neurotoxic effects. Toxicon. 2019;167:174-9.
2. Mamede CCN, de Sousa Simamoto BB, da Cunha Pereira DF, de Oliveira Costa J, Ribeiro MSM, et al. Edema, hyperalgesia and myonecrosis induced by Brazilian bothropic venoms: overview of the last decade. Toxicon. 2020;187:10-18.

5. Resposta: c

Uma duração de QRS > 120 ms está associada a uma maior probabilidade de convulsões, enquanto um QRS > 160 ms é preditivo de arritmias agudas. Como tal, qualquer prolongamento deve ser administrado agressivamente. O bicarbonato é a base do tratamento, embora o sentimento atual sugira que pode ser o sódio contido que é realmente vantajoso e, portanto, a solução salina hipertônica pode ter o mesmo benefício. Isso ainda não foi comprovado em estudos humanos.

O Intralipid® tem uma base de evidências emergente e pode ser considerado caso a caso. A normalização do pH é mais bem tentada por meio de tratamentos metabólicos, em vez do ventilador, devido ao efeito adicional do sódio na estabilidade dos canais de condução.

Bibliografia

1. Campion GH, Wang JJ, Hoffman RS, Cormier M, Lavergne V, Mowry JB, et al. Extracorporeal treatments in poisonings from four non-traditionally dialysed toxins (acetaminophen, digoxin, opioids and tricyclic antidepressants): a combined single-centre and national study. Basic Clin Pharmacol Toxicol. 2019;124(3):341-7.

6. Resposta: d

A overdose de ferro costuma ser fatal e requer tratamento precoce agressivo. Os comprimidos são radiopacos e, portanto, no caso de overdose de polifarmácia ou uma história duvidosa, uma radiografia torácica e abdominal pode confirmar a ingestão. O ferro não se liga ao carvão ativado e, portanto, a administração é inútil.

A transição através do trato gástrico e a absorção da corrente sanguínea podem ser retardadas, entretanto, e como tal a apresentação precoce às vezes pode ser tratada por meios mecânicos. Atualmente, o National Venons Information Service (NPIS) recomenda a consideração da irrigação de todo o intestino como um meio primário de reduzir a absorção do comprimido, em vez da recuperação endoscópica direta.

A terapia de quelação é recomendada para todos aqueles com sintomas de toxicidade grave, independentemente do nível de ferro sérico. Após uma fase inicial de gastroenterite grave, os pacientes com ingestão significativa podem desenvolver acidose metabólica, instabilidade cardiovascular, sintomas do sistema nervoso central, como coma e disfunção hepática. Em outros pacientes, o tratamento com desferrioxamina deve ser adiado, dependendo das medições do nível de ferro sérico em 4-6 horas. Um nível de 90 μmol/L deve levar à consideração do tratamento, assim como uma deterioração do estado clínico ou um nível mais baixo aumentando em ensaios seriados. O cuidado é devido aos efeitos colaterais da desferrioxamina, que incluem hipotensão, SDRA e trombocitopenia. Os inibidores da bomba de prótons não são uma característica da maioria das diretrizes de tratamento, embora, em geral, os medicamentos que aumentam o pH do estômago reduzam a absorção de ferro.

Bibliografia

1. Bateman DN, Victoria E, Sandilands EA, Jackson G, Bradberry SM, Thompson JP, et al. Iron overdose: response. Clin Toxicol (Phila). 2019;57(1):72-3.

7. Resposta: e

Este paciente tomou uma quantidade significativa de paracetamol com apresentação tardia ao hospital. Apesar do tratamento inicial correto, ela desenvolveu insuficiência hepática. Não há indicação de terapia de substituição renal ou bicarbonato neste estágio. O INR deve ser monitorado para avaliar a progressão da insuficiência hepática; O FFP não é necessário, a menos que haja sangramento ativo ou uma intervenção cirúrgica seja planejada. A vitamina K deve, entretanto, ser administrada para garantir que a deficiência de vitamina K não seja a causa de sua coagulopatia. Ela não atende aos critérios para o esquema de transplante de fígado superurgente pós-envenenamento por paracetamol, mas como ela está se deteriorando clinicamente, seu caso deve ser discutido com uma unidade de fígado.

Bibliografia

1. Fisher ES, Curry SC. Evaluation and treatment of acetaminophen toxicity. Adv Pharmacol. 2019;85:263-72.

8. **Resposta: a**

O envenenamento por monóxido de carbono pode levar à produção insuficiente de energia muscular, causando rabdomiólise. Conforme os músculos são quebrados, a mioglobina é liberada. Estes podem formar cilindros e causar obstrução nos glomérulos. Isso pode ser reduzido pela alcalinização da urina para manter o pH acima de 7. Os níveis de cálcio podem cair na fase aguda, mas depois podem ser sequestrados nos músculos, portanto, os níveis baixos idealmente não devem ser substituídos, a menos que o paciente seja sintomático. Embora o manitol às vezes seja recomendado para promover a diurese e eliminar a mioglobina precipitada dos rins, não há evidências de alta qualidade de que ele reduza a incidência de insuficiência renal devido à rabdomiólise.

Bibliografia

1. Cabral BMI, Edding SN, Portocarrero JP, Lerma EV. Rhabdomyolysis. Dis Mon. 2020;66(8):101015.

9. **Resposta: a**

O etilenoglicol é um líquido límpido e inodoro com um sabor adocicado. É usado comercialmente como anticongelante e descongelante. Quando ingerido, é rapidamente absorvido e os metabólitos tóxicos causam toxicidade ocular, acidose metabólica e insuficiência renal. As características da intoxicação incluem tontura, sonolência, náusea e vômito, e dor abdominal até acidose metabólica, coma e convulsões. A intoxicação com etilenoglicol produz uma elevada acidose metabólica de *anion gap* e hiperosmolalidade. O tratamento específico da intoxicação por etilenoglicol envolve a administração de fomepizol e, se não estiver disponível, etanol para prevenir a continuação do metabolismo do etilenoglicol em metabólitos tóxicos. Pode ser necessária a administração de bicarbonato e terapia de substituição renal.

Bibliografia

1. Krasowski MD. Educational case: ethylene glycol poisoning. Acad Pathol. 2020;7: 2374289519900330.

10. **Resposta: a**

O MDMA é uma anfetamina que pode causar toxicidade devido à estimulação excessiva do sistema nervoso central. A hepatotoxicidade secundária ao MDMA pode variar de hepatite aguda a insuficiência hepática fulminante. Isso pode ocorrer como resultado de isquemia hepática aguda; no entanto, os efeitos diretos do MDMA também podem contribuir. Pode ocorrer hiponatremia devido à liberação de hormônio antidiurético, intoxicação por água e perda de sódio por suor excessivo. Hipernatremia e edema pul monar não cardiogênico são raros. A hipertensão é comum como efeito colateral simpatomimético e pode resultar em hemorragia intracerebral em casos raros. O AVC, seja isquêmico ou hemorrágico, também é uma complicação rara. A toxicidade do MDMA também está associada à hipertermia com evidências de que é dependente da temperatura ambiente, com risco aumentado de toxicidade quanto mais quente a temperatura ambiente. A associação entre hipertermia e rabdomiólise, como resultado da atividade muscular excessiva em eventos sociais combinada com a ingestão inadequada de líquidos, pode levar à disfunção de múltiplos órgãos.

Bibliografia

1. Davies N, English W, Grundlingh J. MDMA toxicity: management of acute and life-threatening presentations. Br J Nurs. 2018;27(11):616-22.

11. Resposta: a

Os efeitos da sobredosagem com amitriptilina são principalmente decorrentes de efeitos anticolinérgicos (semelhantes à atropina) nas terminações nervosas autonômicas e no cérebro. Os sintomas periféricos, portanto, incluem taquicardia sinusal, pele seca e quente, boca e língua secas, pupilas dilatadas e retenção urinária. A característica eletrocardiográfica (ECG) mais importante de toxicidade é o prolongamento do intervalo QRS, que indica alto risco de progressão para taquicardia ventricular e outras arritmias malignas, incluindo *torsades de pointes*.

As taquiarritmias são tratadas mais apropriadamente pela correção da hipóxia e acidose. Pacientes com prolongamento do complexo QRS, hipotensão ou taquiarritmias devem ser tratados com bicarbonato de sódio intravenoso, mesmo na ausência de acidose. A alcalinização promove a dissociação do fármaco tricíclico dos canais de sódio do miocárdio e, portanto, reduz seus efeitos cardiotóxicos.

Bibliografia

1. Wu PF, Zhou TY, Zhang JS. Severe amitriptyline poisoning treated successfully with combined hemoperfusion and hemodialysis. Rev Assoc Med Bras. 2020;66(3):248-9.

12. Resposta: a [H3]

Etilenoglicol pode ser consumido intencionalmente por etilistas crônicos como um substituto do álcool, ou acidentalmente por crianças, devido tanto à sua cor chamativa como ao seu sabor adocicado.

Manifestações clínicas

Inicialmente, os pacientes apresentam sinais de intoxicação alcoólica comuns, como ataxia, sedação, desinibição e náuseas;

- Após um período de 4 a12 horas da exposição, ocorre acidose metabólica com ânion gap aumentado (> 12), hiperventilação, convulsões, coma e arritmias cardíacas.
- Pode ocorrer também edema agudo pulmonar e edema cerebral.
- A insuficiência renal é comum, porém habitualmente reversível.
- As alterações visuais que podem estar presentes na intoxicação por metanol aqui estão ausentes e o exame de fundo de olho é normal.
- A urina encontra-se fluorescente e é possível encontrar cristais de oxalato de cálcio. A paralisia de nervos cranianos pode ocorrer de 5 a 20 dias após a ingestão.

O *gap* osmolar (GO) e o ânion *gap* (AG) são úteis na intoxicação por álcoois tóxicos. Diagnóstico da ingestão de álcool tóxico: GO > 10 mOsm com AG > 12 sugerem a ingesta de álcool tóxico.

Fórmulas:

- $AG = (Na + K) - (HCO_3 + Cl)$
- $GO = OM - OC$
  (GO = osmolaridade medida – osmolaridade calculada).
- $OC = 1,86 \times Na$ (mEq/L) + Glicose (mg/dL)/18 + Ureia (mg/dL)/2,8 (osmolaridade calculada)

Medidas de eliminação

A hemodiálise está indicada em pacientes com:

- Suspeita de intoxicação por etilenoglicol com acidose metabólica grave que não responde à terapia; Intoxicação por etilenoglicol acompanhada por insuficiência renal.
- Concentração sérica de etilenoglicol superior a 50 mg/dL.

Deve-se manter o uso do antídoto – etanol ou fomepizol – e a tiamina e piridoxina durante a hemodiálise.

Bibliografia

1. Prefeitura de São Paulo. Manual de toxicologia clínica: orientações para assistência e vigilância das intoxicações agudas. São Paulo: Secretaria Municipal da Saúde; 2017. Disponível em: http://www.cvs.saude.sp.gov.br/up/MANUAL%20DE%20TOXICOLOGIA%20CL%C3%8DNICA%20-%20COVISA%202017.pdf.

13. Resposta: b

O quadro clínico apresentado, com inconsciência importante e o fato da paciente ter acesso a esse medicamento praticamente fecha o diagnóstico de intoxicação por fenobarbital, sendo que nos casos de necessidade de suporte ventilatório a hemodiálise está plenamente justificada. O naloxone é antídoto de opioides, não havendo indicação em caso de intoxicação por barbitúricos. Pelo fato do paciente ter sido encontrado inconsciente (ECG = 6), associado à ausculta de creptos no pulmão, a suspeita de pneumonia aspirativa é grande. O carvão ativado em múltiplas doses aumenta significativamente o *clearance* de fenobarbital (7 a 8 vezes), portanto sua indicação na intoxicação por essa substância está correta.

Bibliografia

1. Mactier R, Laliberte M, Mardini J, Ghannoum M, Lavergne V, Gosselin S, et al. Extracorporeal treatment for barbiturate poisoning: recommendations from the EXTRIP Workgroup. Am J Kidney Dis. 2014;64(3):347-58.

14. Resposta: c

O quadro clínico é típico da síndrome colinérgica (miose, fasciculação muscular, tremores musculares, alteração do nível de consciência, convulsões, hipersalivação, hipersecreção brônquica, cólicas abdominais, diarreia, liberação esfincteriana e outros), e os inseticidas organofosforados (OF) e carbamatos são os principais agentes que provocam essas manifestações clínicas sendo o aldicarb, um carbamato de alto potencial tóxico, o principal agente no meio urbano, uma vez que é comumente encontrado nos domicílios sendo utilizado como raticida ilegal.

O tratamento tanto para OF quanto para carbamatos é o uso de atropina, que vai bloquear as manifestações muscarínicas. As oximas, entre elas a pralidoxima, é indicada somente para intoxicações por OF, porém não tem se observado benefício no seu uso a despeito de reverter a ligação do OF à molécula de acetilcolinesterase, e pode reverter as manifestações de hiperestímulo tanto dos receptores muscarínicos quanto nicotínicos, diferente da atropina que inibe somente as manifestações provenientes do estímulo de receptores muscarínicos. Os carbamatos, diferente dos OF desligam-se espontaneamente da acetilcolinesterase após algumas horas, no máximo 24 horas.

Bibliografia

1. Blumenberg A, Benabbas R, Souza IS, Conigliaro A, Paladino L, Warman E, et al. Utility of 2-pyridine aldoxime methyl chloride (2-PAM) for acute organophosphate poisoning: a systematic review and meta-analysis. J. Med. Toxicol. 2018;14:91-8.
2. Hulse EJ, Davies JOJ, Simpson AJ, Sciuto AM, Eddleston M. Respiratory complications of organophosphorus nerve agent and insecticide poisoning implications for respiratory and critical care. AJRCCM. 2014;190(12).
3. King AM, Aaron CK. Organophosphate and carbamate poisoning. Emerg Med Clin N Am. 2015; 33:133-51.

15. Resposta: a

Para uma droga ser dialisável, são necessárias algumas propriedades: baixo volume de distribuição (< 1-2 litro/kg), que seja hidrossolúvel, com baixo peso molecular (< 1.000 daltons) e baixa ligação proteica.

Bibliografia

1. King JD, Kern MH, Bernard, Jaar BG. Extracorporeal removal of poisons and toxins. CJASN. 2019;14:1408-15.

4
Legislação e resoluções de UTI

1. De acordo com a resolução para o funcionamento de UTIs, podemos afirmar que:
   I. Evento adverso: qualquer ocorrência esperada e indesejável com a associação ao uso de produtos submetidos ao controle e fiscalização sanitária, sem necessariamente possuir uma relação causal com a intervenção.
   II. Microrganismos multirresistentes são sempre bactérias, resistentes a um ou mais classes de agentes antimicrobianos.
   III. Paciente grave é todo paciente com comprometimento de um ou mais dos principais sistemas fisiológicos e que necessita de assistência contínua.
   IV. As manutenções preventivas e corretivas nos equipamentos em uso ou de reserva devem ser realizadas de acordo com a periodicidade estabelecida pelo fabricante ou pelo serviço de engenharia clínica da instituição.

   a) I e III estão corretas.
   b) I, II e III estão corretas.
   c) II e IV estão corretas.
   d) III e IV estão corretas.

2. Sobre a assistência segura e efetiva ao paciente na UTI, assinale a alternativa correta.
   a) Os casos de intoxicação por monóxido de carbono, como COHb e HbO_2, apresentam a mesma faixa de absorção da luz vermelha, e o oxímetro de pulso mostrará erroneamente valores elevados de SpO_2.
   b) Enquanto a SpO_2 de 95% é necessária para garantir a adequada oxigenação de pacientes com pele branca, em negros o valor de apenas 90% será suficiente devido ao padrão diferente de condução da luz vermelha do oxímetro.
   c) A capnografia ganhou foco com as atuais diretrizes do ACLS durante a ressuscitação para avaliar o posicionamento do tubo endotraqueal e a qualidade das manobras de compressão torácica, mas, devido à baixa correlação entre a variação da $PaCO_2$ e a variação da $PETCO_2$ (CO_2 no final da expiração), praticamente seu uso fica restrito a essas situações apenas.
   d) O sistema *mainstream* de capnografia apresenta respostas quase instan-

tâneas na medição do CO_2, mas, por aumentar o espaço-morto do sistema e assim prejudicar a ventilação do paciente, o local ótimo para ser instalado será a via inspiratória vinda do ventilador mecânico antes da junção em Y, onde o tubo endotraqueal será conectado.

3. Como deve ser definida uma UTI:
   a) Área crítica destinada à internação de pacientes que requerem atenção profissional especializada de forma contínua, com materiais específicos e tecnologias necessárias para a terapia.
   b) Área específica destinada a internação somente de pacientes crônicos que requerem atenção profissional especializada de maneira contínua, materiais específicos e tecnologias necessárias para a terapia.
   c) Área crítica destinada a internação de pacientes graves que requerem atenção profissional especializada de forma contínua, materiais específicos e tecnologias necessárias ao diagnóstico, monitorização e terapia.
   d) Área destinada a internação de pacientes que requerem materiais específicos e tecnologias necessárias ao diagnóstico, monitorização e terapia.

4. Assinale a alternativa INCORRETA em relação à RDC n. 7 da Agência Nacional de Vigilância Sanitária e suas determinações de funcionamento de unidade de terapia intensiva (UTI) em relação aos recursos humanos:
   a) O médico plantonista é responsável pelo atendimento integral na UTI diurnamente, presente na área física da UTI e responsável pela implantação do plano e planejamento terapêuticos as-

sim como atendimento das intercorrências, com medidas e cuidados necessários, para resolução e prevenção de eventos adversos ou que coloque em risco a integridade dos pacientes.
   b) O médico diarista/rotina exerce a função de elaboração e supervisão da condução do plano e planejamento diagnóstico e terapêutico dos pacientes internados em UTI garantindo a implementação e monitoração dos processos. É o líder na assistência multiprofissional na UTI.
   c) O coordenador médico e/ou responsável técnico deve ter título de especialista em Medicina Intensiva para responder por UTI adulto. É responsável em assessorar a direção do hospital/empresa nos assuntos referentes à sua área de atuação; planejar, coordenar e supervisionar as atividades de assistência ao paciente; promover a implantação e avaliação da execução de rotinas médicas.
   d) O responsável técnico pode assumir até três unidades de terapia intensiva e sua jornada de trabalho mínima seria de 2 horas diárias

5. Em relação a uma unidade de terapia intensiva adulto, podemos afirmar:
   a) A idade deve ser igual ou superior a 18 anos para assistência. Pacientes entre 15 e 17 anos podem ser admitidos conforme normas da instituição.
   b) A assistência deve ser prestada a todos os pacientes com mais de 14 anos.
   c) A assistência só pode ser prestada a pacientes com mais de 18 anos.
   d) Os pacientes não são classificados por idade.

GABARITO COMENTADO

1. Resposta: d

Eventos adversos (EA) são definidos como complicações indesejadas decorrentes do cuidado prestado aos pacientes, não atribuídas à evolução natural da doença de base. Afetando em média 10% das admissões hospitalares, constituem atualmente um dos maiores desafios para o aprimoramento da qualidade na área da saúde: a sua presença reflete o marcante distanciamento entre o cuidado ideal e o cuidado real. Quando decorrentes de erros, são denominados EA evitáveis. Eventos adversos cirúrgicos e aqueles relacionados ao uso de drogas correspondem às categorias mais frequentes. Estima-se que 1.000.000 de EA evitáveis ocorram anualmente nos Estados Unidos, contribuindo para a morte de 98.000 pessoas.

Os microrganismos multirresistentes em geral são definidos como aqueles resistentes a pelo menos um agente de três ou mais classes de antimicrobianos. Embora o nome de certos microrganismos descreva a resistência a um único agente antimicrobiano (p. ex.: enterococos resistentes à vancomicina – ERV), estes patógenos são frequentemente resistentes à maioria dos antimicrobianos disponíveis. Os microrganismos extensamente resistentes (XDR – *extensively drug resistant*) são aqueles resistentes a pelo menos um agente de praticamente todas as categorias de antimicrobianos, exceto duas ou menos categorias (p. ex.: *Klebsiella pneumoniae* KPC positiva, sensível somente à tigeciclina e à colistina). Já os pan-resistentes são considerados aqueles com resistência comprovada *in vitro* a todos os antimicrobianos de todas as categorias existentes.

Bibliografia

1. Gallotti RMD. Eventos adversos: o que são? Rev Assoc Med Bras. [internet] 2004;50(2):114.

2. Álvarez-Maldonado P, Reding-Bernal A, Hernández-Solís A, Cicero-Sabido R. Impact of strategic planning, organizational culture imprint and care bundles to reduce adverse events in the ICU. Int J Qual Health Care. 2019;31(6):480-4.

2. Resposta: a

A alternativa *a* é verdadeira.

A quantidade de CO_2 que alcança os espaços alveolares é proporcional ao débito cardíaco e ao fluxo sanguíneo pulmonar. A eliminação deste gás para o ambiente depende da eficácia da ventilação. Assim, a medida do CO_2 ao final da expiração ($ETCO_2$) permite a monitorização contínua e não invasiva do gás alveolar, indiretamente refletindo seus níveis circulantes. A capnometria é a medida da pressão parcial de CO_2 na mistura gasosa expirada. A representação gráfica da curva da pressão parcial de CO_2 na mistura gasosa expirada, em relação ao tempo, é denominada capnografia. A pressão parcial de CO_2 em alvéolos normalmente perfundidos aproxima-se daquela do sangue capilar ($PaCO_2$ ideal). Entretanto, alguns territórios alveolares são menos perfundidos, constituindo o "espaço morto" alveolar. Terá, portanto, efeito diluidor sobre a pressão parcial de CO_2 dos alvéolos perfundidos, determinando a D(a-A) CO_2. Em condições normais ("espaço morto" em torno de 2%) a $PETCO_2$ encontra-se entre 1 e 3 mmHg abaixo da $PaCO_2$.

O *mainstream* incorpora o sensor infravermelho ao circuito, muito próximo ao tubo endotraqueal. Assim elimina-se o problema da amostragem de ar expirado e do tempo de resposta prolongado. Usa-se na população pediátrica.

Bibliografia

1. Long B, Koyfman A, Vivirito MA. Capnography in the emergency department: a review of uses, waveforms, and limitations. J Emerg Med. 2017;53(6):829-42.

2. Sandroni C, De Santis P, D'Arrigo S. Capnography during cardiac arrest. Resuscitation. 2018;132:73-7.

3. Resposta: c

A terapia intensiva é um ramo especializado da medicina que lida com o diagnóstico, tratamento e acompanhamento de pacientes gravemente enfermos ou gravemente feridos. Requer contribuições de outros ramos da medicina em vários assuntos. Um especialista em cuidados intensivos tem experiência no gerenciamento de tais pacientes 24 horas por dia.

Bibliografia

1. Chowdhury D, Duggal AK. Intensive care unit models: do you want them to be open or closed? A critical review. Neurol India. 2017;65(1):39-45.
2. Kelly FE, Fong K, Hirsch N, Nolan JP. Intensive care medicine is 60 years old: the history and future of the intensive care unit. Clin Med (Lond). 2014;14(4):376-9.

4. Resposta: d

Conforme a RDC n. 7, cujo artigo 13, parágrafo 3 transcrevemos *ipsis litteris*: "§ 3º – É permitido assumir responsabilidade técnica ou coordenação em, no máximo, 02 (duas) UTI. Considerando-se que a Portaria n. 895/MS, de 31 de março de 2017, que dispõe, em seu Capítulo III, seção II, subseção II, item 9.I., que: "01 (um) médico responsável técnico com jornada mínima de 4 horas diárias, [...]".

Em seu Capítulo II, item 2.1. dispõe: "Unidade de Terapia Intensiva – UTI é um serviço hospitalar destinado a usuários em situação clínica grave ou de risco, clínico ou cirúrgico, necessitando de cuidados intensivos, assistência médica, de enfermagem e fisioterapia, ininterruptos, monitorização contínua durante as 24 (vinte e quatro) horas do dia, além de equipamentos e equipe multidisciplinar especializada."

Bibliografia

1. Brasil. Ministério da Saúde. Agência Nacional de Vigilância Sanitária. RDC n. 7 de 24 de fevereiro de 2010. Dispõe sobre os requisitos mínimos para funcionamento de Unidades de Terapia Intensiva e dá outras providências. Diário Oficial República Federativa do Brasil, Poder Executivo, Brasília, 24 fev. 2010.

5. Resposta: a

Artigo 4 inciso XXVII da Resolução n. 7: "Unidade de Terapia Intensiva – Adulto (UTI-A): UTI destinada à assistência de pacientes com idade igual ou superior a 18 anos, podendo admitir pacientes de 15 a 17 anos, se definido nas normas da instituição."

Bibliografia

1. Brasil. Ministério da Saúde. Agência Nacional de Vigilância Sanitária. RDC n. 7 de 24 de fevereiro de 2010. Dispõe sobre os requisitos mínimos para funcionamento de Unidades de Terapia Intensiva e dá outras providências. Diário Oficial República Federativa do Brasil, Poder Executivo, Brasília, 24 fev. 2010.

5

Gestante na UTI

1. Primigesta, na 33ª semana de gestação chega em unidade de pronto atendimento referindo "dor de cabeça" há 2 dias, alega estar vendo "pontinhos brilhantes" há um dia e forte "dor de estômago" há algumas horas. Refere ainda que sua pressão sempre esteve normal até há duas semanas, quando foi na consulta do pré-natal e a pressão tinha aumentado. O exame físico revela: regular estado geral, mucosas coradas, edema de mãos e tornozelos. Pressão arterial de 140 x 90 mmHg. Altura uterina compatível com a idade gestacional, feto único, cefálico, BCF de 136 bpm, dinâmica ausente e relação proteinúria/creatinúria igual a 0,9 mg/dL. A hipótese diagnóstica é:
   a) Hipertensão gestacional sem sinais de gravidade.
   b) Hipertensão gestacional com sinais de gravidade.
   c) Pré-eclâmpsia sem sinais de gravidade.
   d) Pré-eclâmpsia com sinais de gravidade.

2. Após 6 horas do parto normal, uma puérpera de 28 anos apresenta cefaleia holocraniana e turvação visual. A enfermagem informa que desde a admissão há 12 horas, a PAS oscila entre 160 e 170mmHg,

e que o colega que o antecedeu atribuiu à reação a dor do trabalho de parto. No momento a paciente se encontrava estável, eupneica, afebril e com PA = 170 x 110 mmHg. Repentinamente apresenta três convulsões tônico-clônicas generalizadas, com intervalo de aproximadamente 10 minutos. Assinale o diagnóstico correto:
   a) Pré-eclâmpsia grave.
   b) Eclâmpsia.
   c) Hipertensão crônica com pré-eclâmpsia.
   d) Epilepsia.

3. Ainda sobre o caso clínico da questão anterior, assinale a alternativa que contempla a sequência mais correta na assistência emergencial:
   a) Transferência para UTI, benzodiazepínico como anticonvulsivante, hidralazina como hipotensor de ação rápida.
   b) Hipotensor de ação rápida, sulfato de magnésio como anticonvulsivante, medidas gerais como acesso calibroso, cânula de Guedel e oxigenioterapia.
   c) Medidas gerais como acesso calibroso, cânula de Guedel e oxigenioterapia, sulfato de magnésio como anticon-

vulsivante, hidralazina como hipotensor de ação rápida, transferência para UTI

d) Sulfato de magnésio como anticonvulsivante, nitroprussiato de sódio como hipotensor de ação rápida, transferência para UTI.

4. Paciente trazida à emergência obstétrica de hospital terciário, apresentando quadro de febre, taquicardia, hipotensão, dispneia, oligúria e confusão mental. Acompanhante refere abortamento provocado em ambiente não hospitalar com manipulação uterina. Qual a conduta inicial correta?
   a) Coleta de lactato sérico e homocultura, antibióticos de largo espectro, reposição volêmica e agressiva e curetagem uterina.
   b) Vasopressores, antibioticoterapia, reavaliação da volemia e perfusão tecidual, coleta de lactato sérico e curetagem uterina.
   c) Misoprostol 800 mcg, via vaginal, antibioticoterapia, curetagem uterina e confirmar esvaziamento uterino por ultrassom.
   d) Acesso venoso, solicitar: ABO/Rh, VDRL, anti-HIV, hemograma completo e curetagem uterina 6 horas após misoprostol 400 mcg.

5. Uma jovem de 28 anos apresenta 30 semanas de sua segunda gravidez sentindo-se mal, com dores nas costas, febre e calafrios. Ela tem uma temperatura de 39,5°C. O exame de urina mostra leucócitos ++ e proteína +++. Pressão arterial é 80/50 mmHg, a frequência cardíaca é 110 batimentos por minuto e seu ECG mostra taquicardia sinusal. Qual ação é mais apropriada?

a) Admitir em cuidados intensivos e administrar intravenoso de amplo espectro de antibióticos imediatamente.
b) Providenciar ultrassom urgente do trato renal.
c) Antibióticos orais e admissão na unidade de pré-natal.
d) Seção cesariana urgente.
e) Enviar uma amostra de urina para avaliação microbiológica e iniciar antibióticos com base na contagem de leucócitos e bacteriologia.

6. Uma senhora de 23 anos está grávida de 32 semanas com vômitos intensos. No sangue dela a pressão é 168/110 mmHg. Ela não tem dor de cabeça nem distúrbios visuais. Testes de função hepática revelam bilirrubina = 165 μmol/L, aspartato aminotransferase = 700 IU/L, fibrinogênio = 0,5 g/L e um tempo de protrombina = 29 segundos. Sua glicose plasmática é 2,3 mmol/L. Qual dos seguintes é o diagnóstico mais provável?
   a) Esteatose hepática aguda da gravidez.
   b) Hematoma de fígado.
   c) Doença veno-oclusiva.
   d) Colestase da gravidez.
   e) Hepatite viral.

7. Uma mulher de 41 anos apresenta dor abdominal, náuseas e vômitos e diarreia. O exame físico mostra que ela está levemente ictérica, em fibrilação atrial, e agitada, com estertores crepitantes à ausculta torácica e edema periférico. As observações incluem: frequência cardíaca = 134 bpm, PA = 76/45mmHg, frequência respiratória = 28, SaO_2 = 93% no ar, temperatura 39,6°C. Ela tem testes de função hepática levemente alterados, contagem normal de leucócitos e proteína C-reativa (PCR).

Um teste β-HCG sugere que ela está grávida. Qual é o diagnóstico mais provável?
a) Tempestade tireoidiana.
b) Doença hepática alcoólica descompensada.
c) Sepse.
d) Malária.
e) Gravidez ectópica.

8. Mulher, 23 anos, grávida de 21 semanas, vem ao pronto-socorro queixando-se de dor em quadrante inferior direito há 3 dias acompanhada de febre (38,5°C), refere diarreia e vômitos após o início do quadro doloroso. Sua urina I mostra 32.000 leucócitos por mm³. Tem leucograma de 13.000 cel/mm³ sem desvio à esquerda. Seu score de Alvarado é de 6 pontos. A conduta mais indicada a seguir é:
a) Ultrassonografia de abdome.
b) Exploração cirúrgica com incisão de McBurney.
c) Laparoscopia diagnóstica.
d) Colher cultura de urina, administrar quinolona e observar.

9. Paciente, 20 anos, dá entrada no pronto-socorro com quadro de hemorragia vaginal, referindo parto domiciliar há 3 horas. Ao exame físico paciente confusa, dispneica, descorada 3+, pulso: 120, PA = 80 x 60 mmHg. Qual o diagnóstico provável?
a) Atonia uterina.
b) Restos placentários
c) Laceração de colo uterino e/ou paredes vaginais.
d) Coagulopatia.
e) Todas as alternativas.

 GABARITO COMENTADO

1. **Resposta: d**

Considera-se hipertensão gestacional a identificação de hipertensão arterial em gestante previamente normotensa, porém sem proteinúria ou manifestação de outros sinais/sintomas relacionados a pré-eclâmpsia. Essa forma de hipertensão deve desaparecer até 12 semanas após o parto. Assim, diante da persistência dos níveis pressóricos elevados, deve ser reclassificada como hipertensão arterial crônica, que provavelmente teve suas manifestações pormenorizadas em decorrência dos efeitos das modificações fisiológicas da primeira metade da gestação.

Já a pré-eclâmpsia é identificada pela elevação dos níveis pressóricos após a 20ª semana de gestação, associada a proteinúria significativa. Ainda que essa apresentação seja classicamente considerada, a presença de proteinúria não é mandatória para o diagnóstico de pré-eclâmpsia. Assim, deve se admitir o diagnóstico da doença se a manifestação de hipertensão após a 20ª semana estiver acompanhada de comprometimento sistêmico ou disfunção de órgãos-alvo (trombocitopenia, disfunção hepática, insuficiência renal, edema pulmonar, iminência de eclâmpsia ou eclâmpsia), mesmo na ausência de proteinúria. Além disso, a associação de hipertensão arterial com sinais de disfunção placentária, como restrição de crescimento fetal e/ou alterações de dopplervelocimetria, também deve chamar atenção para o diagnóstico de pré-eclâmpsia, mesmo na ausência de proteinúria.

Bibliografia
1. Brown MA, Magee LA, Kenny LC, Karumanchi SA, McCarthy FP, Saito S, et al.; International Society for the Study of Hypertension in Pregnancy (ISSHP). Hypertensive disorders of regnancy: ISSHP classification, diagnosis, and management

recommendations for international practice [Review]. Hypertension. 2018;72(1):24-43.

2. Peraçoli JC, Ramos JGL, Sass N, Martins-Costa SH, de Oliveira LG, Costa ML, et al. Pré-eclâmpsia/eclâmpsia – Protocolo no. 01 - Rede Brasileira de Estudos sobre Hipertensão e Gravidez (RBEHG), 2020. https://congressorbehg.webnode.com.

2. Resposta: b

A eclâmpsia deve ser sempre a primeira hipótese de convulsão durante a gestação após a 20ª semana até 10 dias pós-parto. A classificação mais difundida estabelece a possibilidade de quatro formas de síndromes hipertensivas na gestação: hipertensão arterial crônica, hipertensão gestacional, pré-eclâmpsia/eclâmpsia e hipertensão arterial crônica sobreposta por pré-eclâmpsia. Assim, as características individuais de cada uma são:

- Hipertensão arterial crônica: presença de hipertensão reportada pela gestante ou identificada antes de 20 semanas de gestação.
- Pré-eclâmpsia/eclâmpsia: manifestação de hipertensão arterial identificada após a 20ª semana de gestação, associada a proteinúria significativa. Ainda que essa apresentação seja classicamente considerada, a presença de proteinúria não é mandatória para o diagnóstico de pré-eclâmpsia. Assim, deve-se admitir o diagnóstico da doença se a manifestação de hipertensão após a 20ª semana estiver acompanhada de comprometimento sistêmico ou disfunção de órgãos-alvo (trombocitopenia, disfunção hepática, insuficiência renal, edema pulmonar, iminência de eclâmpsia ou eclâmpsia), mesmo na ausência de proteinúria. Além disso, a associação de hipertensão arterial com sinais de disfunção placentária, como restrição de crescimento fetal e/ou alterações de dopplervelocimetria, também deve chamar atenção para o diagnóstico de pré-eclâmpsia, mesmo na ausência de proteinúria.

- Pré-eclâmpsia sobreposta a hipertensão arterial crônica: esse diagnóstico deve ser estabelecido em algumas situações específicas: 1) quando, após 20 semanas de gestação, ocorre o aparecimento ou piora da proteinúria já detectada na primeira metade da gravidez (sugere-se atenção se o aumento for superior a três vezes o valor inicial); 2) quando gestantes portadoras de hipertensão arterial crônica necessitam de incremento das doses terapêuticas iniciais ou associação de anti-hipertensivos; 3) na ocorrência de disfunção de órgãos-alvo.

- Hipertensão gestacional: refere-se a identificação de hipertensão arterial, em gestante previamente normotensa, porém sem proteinúria ou manifestação de outros sinais/sintomas relacionados a pré-eclâmpsia. Essa forma de hipertensão deve desaparecer até 12 semanas após o parto. Assim, diante da persistência dos níveis pressóricos elevados, deve ser reclassificada como hipertensão arterial crônica, que provavelmente teve suas manifestações pormenorizadas em decorrência dos efeitos das modificações fisiológicas da primeira metade da gestação. Diante dos conceitos atuais sobre o diagnóstico de pré-eclâmpsia, mesmo na ausência de proteinúria, é preciso estar sempre atento à possibilidade de evolução desfavorável de casos inicialmente diagnosticados como hipertensão gestacional, pois até 25% dessas pacientes apresentarão sinais e/ou sintomas relacionados a pré-eclâmpsia, alterando-se, portanto, o seu diagnóstico.

Bibliografia

1. Brown MA, Magee LA, Kenny LC, Karumanchi SA, McCarthy FP, Saito S, et al.; International Society for the Study of Hypertension in Pregnancy (ISSHP). Hypertensive disorders of regnancy: ISSHP classification, diagnosis, and management

recommendations for international practice [Review]. Hypertension. 2018;72(1):24-43.

2. Peraçoli JC, Ramos JGL, Sass N, Martins-Costa SH, de Oliveira LG, Costa ML, et al. Pré-eclâmpsia/eclâmpsia – Protocolo no. 01 - Rede Brasileira de Estudos sobre Hipertensão e Gravidez (RBEHG), 2020. https://congressorbehg.webnode.com.

3. Resposta: c

Frente a uma paciente gestante ou puérpera com diagnóstico de eclâmpsia, os primeiros cuidados devem estar relacionados às medidas gerais iniciais dentro do que for possível, seguidas da proteção do sistema nervoso central através da administração de sulfato de magnésio e, em seguida, o uso de drogas para o controle da crise hipertensiva. Não há necessidade de transferir a paciente para UTI como prioridade e, sim, após os cuidados acima citados.

Entre as medidas gerais iniciais destacamos a cateterização de dois acessos calibrosos (Jelco 14 ou 16), a proteção das vias aéreas com cânula de Guedel ou compressas, o deslocamento lateral da cabeça para evitar aspiração, oxigenioterapia em máscara facial (8-10 L/minuto), monitorização materna contínua, coleta de exames laboratoriais como plaquetas, enzimas hepáticas, bilirrubinas, relação proteína/creatinina urinária em amostra isolada e, por fim, sondagem vesical de demora para monitorização da diurese.

Em relação à prevenção e ao tratamento da eclâmpsia, a droga de eleição é o sulfato de magnésio ($MgSO_4$) e a equipe assistencial não deve ter receio quanto ao uso do sulfato de magnésio, uma vez que as chances de complicações relacionadas a essa medicação são raras e deixar de administrá-la é mais temerário do que a ocorrência de qualquer risco. Na tabela a seguir estão os esquemas de $MgSO_4$ utilizados na prevenção e no tratamento de eclâmpsia.

A dose inicial, adequadamente administrada, não oferece riscos de intoxicação, sendo necessário durante a administração das doses de manutenção (intravenosa ou intramuscular) a monitorização dos seguintes parâmetros: reflexo patelar presente, frequência respiratória $\geq$ 16 irpm e diurese $\geq$ 25 mL/h. Diante de alterações nesses parâmetros, recomenda-se a redução ou parada da infusão intravenosa ou a não realização da dose in-

Esquemas de sulfato de magnésio ($MgSO_4$) para prevenção e tratamento da eclâmpsia

Esquema de sulfato de magnésio	Dose inicial	Dose de manutenção
"Esquema de Pritchard" Intravenoso e intramuscular	4 g por via intravenosa (*bolus*), administrados lentamente* + 10 g intramuscular (5 g em cada nádega)**	5 g por via intramuscular profunda a cada 4 horas**
"Esquema de Zuspan" Intravenoso exclusivo	4 g por via intravenosa (*bolus*), administrados lentamente*	1 g por via intravenosa por hora em bomba de infusão contínua (BIC)***

* Preparação da dose de ataque intravenosa: $MgSO_4$ 50% – 1 ampola contém 10 mL com 5 g de $MgSO_4$. Diluir 8 mL de $MgSO_4$ 50% (4 g) em 12 mL de água destilada ou soro fisiológico. A concentração final terá 4 g/20 mL. Infundir a solução por via intravenosa lentamente (15-20 minutos). Outra possibilidade: diluir 8 mL em 100 de soro fisiológico a 0,9%. Infundir em bomba de infusão contínua a 300 mL/h. Assim, o volume total será infundido em torno de 20 minutos.
** Preparação da dose de manutenção no esquema de Pritchard: utilizar 10 mL da ampola de $MgSO_4$ 50%. Outras apresentações não devem ser utilizadas para esse esquema devido ao volume excessivo delas.
*** Preparação da dose de manutenção no esquema de Zuspan: diluir 10 mL de $MgSO_4$ 50% (1 ampola) em 490 mL de soro fisiológico a 0,9%. A concentração final terá 1 g/100 mL. Infundir a solução por via intravenosa na velocidade de 100 mL por hora. Esta infusão pode ser aumentada para 2 g/hora para os casos de pacientes que permanecem sintomáticas após o início da dose de manutenção. Para tanto, prepara-se uma solução com 20 mL de $MgSO_4$ 50% (2 ampolas) em 480 mL de soro fisiológico a 0,9% e mantém-se a infusão de 100 mL por hora.

Agentes hipotensores para o tratamento da crise hipertensiva

Agente	Dose	Dose máxima
Hidralazina* Ampola de 20 mg/mL	5 mg, via intravenosa Repetir a cada 20 minutos, se necessário	30 mg
Nifedipina Comprimido de 10 mg	10 mg via oral Repetir a cada 20-30 minutos, se necessário	30 mg
Hidralazina em infusão contínua	5 mg/hora Diluir 80 mg (4 mL de hidralazina) em 500 mL de soro fisiológico e manter infusão de 30 mL/hora	–
Nitroprussiato de sódio** Ampola 50 mg/2 mL	0,5 a 10 mcg/kg/min infusão intravenosa contínua	–

* Ampola de hidralazina contém 1 mL, na concentração de 20 mg/mL. Diluir uma ampola (1 mL) em 19 mL de água destilada, assim, obtém-se a concentração de 1 mg/mL.
** Ampola de nitroprussiato de sódio contém 2 mL, na concentração de 50 mg/2 mL. Diluir uma ampola (2 mL) em 248 mL de soro glicosado 5%, assim teremos a concentração de 200 mcg/mL.

tramuscular. Procede-se, então, a avaliação dos níveis de $MgSO_4$ e da função renal. Diante de valores dentro dos limites de normalidade, deve-se reiniciar o tratamento. O gluconato de cálcio (1 g por via endovenosa – 10 mL a 10% – administrado lentamente) deve ser utilizado nos casos de sinais de intoxicação pelo magnésio.

O tratamento da crise hipertensiva objetiva a redução da pressão arterial em 15 a 25%, atingindo-se valores da PA sistólica entre 140 e 150 mmHg e da PA diastólica entre 90 e 100 mmHg. Qualquer que seja o anti-hipertensivo utilizado deve-se evitar quedas bruscas da PA, pelos riscos maternos (acidente vascular cerebral, infarto) e de se reduzir em demasia a perfusão uteroplacentária, potencializando-se, assim, os efeitos negativos sobre o bem estar fetal. Uma vez obtidas as reduções desejadas nas pressões sistólica e diastólica, inicia-se ou otimiza-se rapidamente a utilização dos anti-hipertensivos de manutenção por via oral. Na tabela acima, são descritos os medicamentos mais utilizados.

Bibliografia

1. Magee LA, Pels A, Helewa M, Rey E, von Dadelszen P, Magee LA, et al.; Canadian Hypertensive Disorders of Pregnancy Working Group. Diagnosis, evaluation, and management of the hypertensive disorders of pregnancy: executive summary. J Obstet Gynaecol Can. 2014;36(5):416-41.

2. Peraçoli JC, Ramos JGL, Sass N, Martins-Costa SH, de Oliveira LG, Costa ML, et al. Pré-eclâmpsia/eclâmpsia – Protocolo no. 01 - Rede Brasileira de Estudos sobre Hipertensão e Gravidez (RBEHG), 2020. https://congressorbehg.webnode.com.

4. **Resposta: a**

Aborto infectado: situação em que há restos intrauterinos e infecção. Na maioria das vezes é resultado de abortamentos provocados de forma ilegal. A paciente apresenta quadro clínico de aborto incompleto associado a sinais de infecção, como dor local importante, útero amolecido, eliminação de material com odor fétido, comprometimento do estado geral, febre e taquicardia.

Nos casos não complicados a infecção está restrita ao útero. Nos casos complicados, a infecção pode se estender aos anexos, peritônio ou se generalizar e evoluir para septicemia. Geralmente são infecções polimicrobianas a partir da ascensão de germes que fazem parte da flora vaginal e intestinal, como cocos anaeróbios, Gram-negativos, bacterioides e *Clostriduim perfringens* (ou *welchii*). Neste último caso, a paciente evolui rapidamente com quadro de icterícia cianótica e hemoglobinúria. Os índices de mortalidade são altos.

O tratamento deve ser iniciado pela internação da paciente, tentativa de isolar o agente etiológico pela coleta de material cervical e hemocultura, correção do estado hemodinâmico, administração de ocitocina e antibioticoterapia endovenosa. Os esquemas propostos são: (1) ampicilina + gentamicina + clindamicina ou penicilina cristalina + gentamicina + metronidazol. Após a instituição da antibioticoterapia, deve-se proceder ao esvaziamento uterino, sempre com administração de ocitocina antes e durante o procedimento, para diminuir o risco de perfuração. Caso haja abcessos, estes devem ser drenados.

Em casos graves sem melhora após 48 horas e com comprometimento dos tecidos uterinos, pode ser necessária a histerectomia.

Bibliografia

1. Dempsey A. Serious infection associated with induced abortion in the United States. Clin Obstet Gynecol. 2012;55(4):888-92.
2. Shannon C, Brothers LP, Philip NM, Winikoff B. Infection after medical abortion: a review of the literature. Contraception. 2004;70(3):183-90.

5. Resposta: a

Os sinais e sintomas de sepse em mulheres grávidas podem ser menos distintos do que na população não grávida e não estão necessariamente presentes em todos os casos; portanto, um alto índice de suspeita é necessário. Todos os profissionais de saúde devem estar cientes dos sintomas e sinais de sepse materna e doença crítica, e do curso rápido e potencialmente letal da sepse grave e choque séptico. Os sinais clínicos de sepse incluem um ou mais dos seguintes: pirexia, hipotermia, taquicardia, taquipneia, hipóxia, hipotensão, oligúria, consciência prejudicada e falha em responder ao tratamento. Esses sinais, incluindo febre, podem nem sempre estar presentes

e não estão necessariamente relacionados à gravidade da sepse. As observações regulares de todos os sinais vitais (incluindo temperatura, frequência cardíaca, pressão arterial e frequência respiratória) devem ser registradas em um gráfico de Pontuação de Alerta Obstétrico Precoce Modificado (MEOWS) ou similar. Um gráfico MEOWS deve ser usado para todas as pacientes internadas na maternidade para identificar mulheres gravemente doentes e encaminhá-las a colegas de cuidados intensivos e anestesistas obstétricos de acordo com as diretrizes locais.

Bibliografia

1. Bridwell RE, Carius BM, Long B, Oliver JJ, Schmitz G. Sepsis in pregnancy: recognition and resuscitation. West J Emerg Med. 2019;20(5):822-32.

6. Resposta: a

Esteatose hepática aguda da gravidez (AFLP) é um diagnóstico relativamente raro, mas está associada a uma alta mortalidade. A mortalidade materna estimada é de cerca de 10-20% e uma mortalidade perinatal de 20-30%. Esses números melhoraram muito em relação a quase 20 anos atrás, à medida que o reconhecimento e a gestão iniciais melhoraram. Tende a ocorrer no terceiro trimestre. AFLP é histológica e clinicamente semelhante à síndrome de Reye, ambas doenças de infiltração gordurosa microvesicular. Acredita-se que seja causada pela oxidação anormal dos ácidos graxos mitocondriais, embora a fisiopatologia exata permaneça obscura. Pode coexistir com a pré-eclâmpsia. É caracterizada por um início insidioso de icterícia, distúrbio de coagulação (predominantemente aumento do tempo de protrombina e diminuição do nível de fibrinogênio) e uma transaminite (geralmente não excedendo 1000 UI/L). Em decorrência do comprometimento do armazenamento de glicogênio hepático ou problemas com glicogenólise, a hipoglicemia é comumente observada e pode haver encefalopatia hepática.

Bibliografia

1. Mikolasevic I, Filipec-Kanizaj T, Jakopcic I, Majurec I, Brncic-Fischer A, Sobocan N, et al. Liver disease during pregnancy: a challenging clinical issue. Med Sci Monit. 2018;24:4080-90.

7. Resposta: a

A combinação de sintomas observada nesta paciente é altamente sugestiva de tempestade tireoidiana. A febre geralmente não é uma característica da doença hepática alcoólica descompensada e a sepse é improvável por causa da contagem normal de leucócitos e marcadores inflamatórios. Pacientes com malária geralmente apresentam febre, dor de cabeça e mal-estar, e podem ser vistos sintomas gastrointestinais, icterícia e respiratórios; entretanto, taquiarritmias e insuficiência cardíaca normalmente não estão presentes. A tempestade tireoidiana representa o extremo no espectro da tireotoxicose, em que pode ocorrer a descompensação das funções orgânicas. A transição para o estado de tempestade tireoidiana geralmente requer um segundo insulto sobreposto: mais comumente infecção, embora trauma, cirurgia, infarto do miocárdio, cetoacidose diabética, gravidez e parto também possam precipitar a condição. Qualquer um dos sinais e sintomas clássicos do estado tireotóxico podem ser vistos. A pirexia é quase universal (> 39°C) e, quando presente em um paciente com tireotoxicose conhecida, deve levar à consideração imediata de tempestade tireoidiana.

Bibliografia

1. Ylli D, Klubo-Gwiezdzinska J, Wartofsky L. Thyroid emergencies. Pol Arch Intern Med. 2019;129(7-8):526-34. Erratum in: Pol Arch Intern Med. 2019;129(9):653.

8. Resposta: a

O escore de Alvarado é um procedimento pouco invasivo, simples, rápido, validado no Brasil, que, tomando o ponto de corte maior ou igual a 5, tem sensibilidade de 92,6%, especificidade de 63,6%, valor preditivo positivo de 86,2% e valor preditivo negativo de 77,8% para o diagnóstico de apendicite aguda na criança e no adulto jovem imunocompetente.

No caso de escore acima de 7, a intervenção cirúrgica já estaria indicada.

Frente a um quadro clínico sugestivo na gestante, o exame a ser solicitado deve ser a ultrassonografia de abdome, pelo fato de não emitir radiação e não ser invasivo.

O próximo exame deve ser a ressonância magnética (RM). A RM não apenas pode mostrar o apêndice normal, mas também pode reconhecer um apêndice aumentado, líquido periapendicular e inflamação local.

Escore de Alvarado modificado

Sintomas	Migração da dor	1
	Anorexia	1
	Náuseas e/ou vômito	1
Sinais	Defesa de parede no quadrante inferior do abdome	2
	Dor a descompressão	1
	Elevação de temperatura	1
Laboratório	Leucocitose	2
	Desvio à esquerda	1
Total		10

Bibliografia

1. Tinoco-González J, Rubio-Manzanares-Dorado M, Senent-Boza A, Durán-Muñoz-Cruzado V, Tallón-Aguilar L, Pareja-Ciuró F, et al. Acute appendicitis during pregnancy: differences in clinical presentation, management, and outcome. Emergencias. 2018;30(4):261-4.

9. Resposta: e

As causas de hemorragia pós-parto incluem atonia uterina, presença de restos placentários, lacerações do canal de parto (colo uterino, vagina) e distúrbios de coagulação. Além de solicitar ajuda ao médico obstetra, a sequência do atendimento da hemorragia pós-parto deve priorizar:

- Medidas gerais iniciais: cateterização de dois acessos calibrosos, iniciar a infusão de soro fisiológico 0,9%, oxigenioterapia em máscara facial, elevação dos membros inferiores, monitorização materna contínua, avaliar a necessidade de antibioticoterapia e solicitação de exames: hemograma, ionograma, coagulograma, fibrinogênio, prova cruzada e, nos casos mais graves, lactato e gasometria.
- Controle da volemia e reposição volêmica: estimar a gravidade da perda sanguínea (IC ≥ a 0,9 – avaliar a necessidade de transfusão e reavaliar clinicamente a cada 500 mL de cristaloide infundido.
- Determinar a etiologia: tônus (palpação uterina), revisão da cavidade (restos placentários), trajeto de parto (lesão, hematoma) e coagulação.
- Tratamento da causa específica do sangramento e, como coadjuvante, ácido tranexâmico 1 g, EV, lento, em 10 minutos.

Bibliografia

1. Organização Pan-americana da Saúde. Manual de orientação para o curso de prevenção de manejo obstétrico da hemorragia: Zero morte materna por hemorragia. Brasília: OPAS; 2018.

PARTE II

CHOQUE

6
Estados de choque e monitorização hemodinâmica

1. No pós-operatório de cirurgia cardíaca, a administração de qual medicação geraria alteração hemodinâmica capaz de fazer o paciente sair do ponto A para o ponto B?

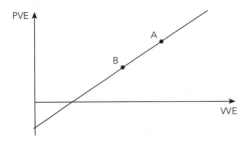

PVE: Pressão venosa em coração esquerdo; VVE: Volume do ventrículo esquerdo
   a) Norepinefrina – aumento da pós-carga.
   b) Dobutamina – redução da complacência do ventrículo esquerdo.
   c) Administração endovenosa de cristaloides – aumento da pré-carga.
   d) Óxido nítrico inalatório – redução da resistência vascular pulmonar.
   e) Nitroprussiato de sódio – aumento do DC.

2. A figura a seguir mostra o traçado da pressão coronariana. Indique em qual ponto da curva a pressão atrial corresponde à pressão diastólica final do ventrículo:

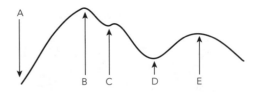

   a) 1.
   b) 2.
   c) 3.
   d) 4.
   e) 5.

3. Sobre a monitorização com Doppler transesofágico, quais variáveis se relacionam ao estado inotrópico e à pré-carga, respectivamente?
   a) Fração de ejeção de ventrículo direito e índice de volume diastólico de ventrículo direito.
   b) Velocidade de pico e tempo de fluxo corrigido pelo tempo.
   c) Índice de volume diastólico final de ventrículo direito e fração de ejeção de ventrículo direito.
   d) Tempo de fluxo corrigido pelo tempo e velocidade de pico.
   e) Fração de ejeção de ventrículo direito e tempo de fluxo corrigido pelo tempo.

4. Em qual situação a curva a seguir corresponde à curva de pressão de átrio direito?

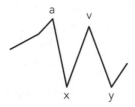

a) Pericardite constritiva.
b) Hipertensão pulmonar.
c) Hipovolemia.
d) Bloqueio atrioventricular.
e) Fibrilação atrial.

5. Considerando as figuras a seguir como representações de complacência de sistemas de transdução de pressão invasiva, as letras A, B e C demonstram, respectivamente, situações nas quais o sistema está:

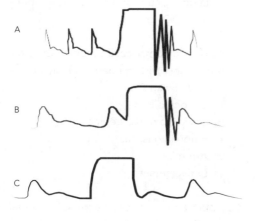

a) A: muito amortecido (*overdamping*); B: pouco amortecido (*underdamping*); C: com amortecimento adequado.
b) A: com amortecimento adequado; B: pouco amortecido (*underdamping*); C: muito amortecido (*overdamping*).
c) A: pouco amortecido (*underdamping*); B: muito amortecido (*overdamping*); C: com amortecimento adequado.
d) A: pouco amortecido (*underdamping*); B: com amortecimento adequado; C: muito amortecido (*overdamping*).
e) A: muito amortecido (*overdamping*); B: com amortecimento adequado; C: pouco amortecido (*underdamping*).

6. Quando posicionamos o cateter de Swan-Ganz, com o balonete insuflado, até um ramo menor da artéria pulmonar, obtemos a pressão de oclusão da artéria pulmonar (POAP). Para que a medida seja fidedigna, a extremidade do cateter deve estar na zona III de West, que corresponde a:
a) Pressão venosa menor do que pressão alveolar.
b) Pressão venosa maior do que pressão alveolar.
c) Pressão arterial maior do que pressão venosa.
d) Pressão alveolar maior do que pressão arterial.

7. Assinale a alternativa correta em relação ao manejo de um paciente com cateter de Swan-Ganz, levando em consideração a inserção e a manutenção apropriadas para a boa acurácia da avaliação:
a) As determinações das pressões devem ser feitas, todas, ao final da expiração.
b) Quando as oscilações na POAP são iguais ao número de oscilações respiratórias, o cateter está na posição correta.
c) Um valor da POAP maior do que o da pressão diastólica final do ventrículo esquerdo é compatível com o aumento do leito vascular pulmonar.
d) Uma vez encravado na artéria pulmonar, desinsuflar o balonete do cateter não deve modificar a morfologia da curva.

8. Assinale a alternativa correta em relação aos métodos de monitorização hemodinâmica pouco invasivos:
   a) Em pacientes com edema pulmonar, a bioimpedância torácica tem excelente acurácia na determinação do débito cardíaco.
   b) Por não possuir contraindicações, o Doppler esofágico vem sendo largamente utilizado para monitorização.
   c) A técnica de análise de contorno de pulso guarda excelente correlação com o método de termodiluição para a determinação do débito cardíaco.
   d) A determinação do débito cardíaco por meio da técnica de reinalação de CO_2 tem como grande vantagem sua utilização em pacientes com graves alterações nas trocas gasosas.

9. A diferença entre as pressões sistólica e diastólica observada em um traçado de pressão arterial sistêmica, durante um ciclo respiratório, é denominada pressão de pulso, e sua variação, que ocorre em pacientes sob ventilação mecânica, é chamada ΔPP. Em pacientes com choque séptico, sob ventilação mecânica controlada, sedados e paralisados, com volume corrente de 8 mL/kg e PEEP abaixo de 10 cmH_2O, qual seria o valor correspondente à fluidorresponsividade (aumento do débito cardíaco acima de 15% após infusão de volume)?
   a) 23%.
   b) 17%.
   c) 13%.
   d) 6%.

10. Considerando a figura a seguir como a descrição da relação entre oferta e consumo de oxigênio, escolha a alternativa que identifica, da melhor forma, as variáveis solicitadas:

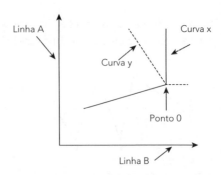

   a) Linha A: consumo de O_2; linha B: oferta de O_2; curva x: lactato arterial; ponto 0: DO_2 crítico.
   b) Linha A: oferta de O_2; linha B: consumo de O_2; curva x: extração de O_2; ponto 0: DO_2 crítico.
   c) Linha A: oferta de O_2; linha B: consumo de O_2; curva y: lactato arterial; ponto DO_2 crítico.
   d) Linha A: consumo de O_2; linha B: oferta de O_2; curva y: extração de O_2; ponto 0: DO_2 crítico.

11. Aponte a complicação mais frequentemente envolvida na permanência do cateter de Swan-Ganz:
    a) Endocardite.
    b) Lesão do nervo frênico.
    c) Embolia gasosa.
    d) Arritmias.
    e) Enovelamento.

12. Sobre a manutenção da pressão arterial nas fases iniciais do choque circulatório, aponte qual dos mecanismos a seguir não está envolvido:
    a) Produção de vasopressina.
    b) Produção renal de renina.
    c) Estimulação simpática causando vasodilatação pré-capilar.
    d) Atividade osmótica da glicose gerada por glicogenólise.
    e) Alterações dos mecanismos hidrostáticos nos capilares.

13. Faça a correspondência entre os parâmetros hemodinâmicos apresentados na tabela a seguir e a etiologia do choque:
   A. Embolia pulmonar.
   B. Infarto agudo do miocárdio.
   C. Tamponamento cardíaco.
   D. Sepse.
   E. Hemorragia.

	PA (mmHG)	PVC (mmHG)	PAP (mmHG)	PAOP (mmHG)	IC (L/min./m²)	FC (bpm)
I	80/42	6	36/30	13	5,4	126
II	89/64	22	48/24	12	2,2	130
III	84/60	2	52/18	5	1,8	136
IV	90/72	20	29/17	17	1,6	142
V	84/59	19	34/24	24	1,9	122

   a) I-B; II-A; III-D; IV-E; V-C.
   b) I-D; II-A; III-E; IV-C; V-B.
   c) I-D; II-C; III-E; IV-A; V-B.
   d) I-C; II-B; III-D; IV-E; V-A.
   e) I-C; II-D; III-B; IV-E; V-A.

14. Em relação ao uso do Doppler esofágico na monitoração hemodinâmica minimamente invasiva do paciente crítico, a velocidade de pico corresponde a(o):
   a) Pré-carga.
   b) Retorno venoso.
   c) Estado inotrópico.
   d) Volume sistólico.
   e) Resistência vascular sistêmica.

15. A otimização do(a) _____ é um dos principais fatores que guiam o manuseio hemodinâmico perioperatório ideal do paciente cirúrgico de alto risco.
   A frase pode ser corretamente completada com:
   a) Saturação venosa central de oxigênio.
   b) Saturação venosa mista de oxigênio.

   c) Demanda metabólica.
   d) Consumo de O_2.
   e) Oferta de O_2.

16. Correlacione as ferramentas de monitoração hemodinâmica com as variáveis:
   I. Cateter de artéria pulmonar.
   II. LidCo®.
   III. PiCCO®.
   IV. Doppler esofágico.
   V. Flo-Trac®.

   a) I: Pressão de oclusão da artéria pulmonar, II: água pulmonar extravascular, III: volume térmico pulmonar, IV: fração de ejeção de ventrículo esquerdo, V: variação de pressão de pulso.
   b) I: Débito cardíaco, II: água pulmonar extravascular, III: volume diastólico global, IV: débito cardíaco, V: variação de volume sistólico.
   c) I: Índice de volume diastólico final de ventrículo direito, II: débito cardíaco, III: água pulmonar extravascular, IV: fluxo corrigido pelo tempo, V: variação de volume sistólico.
   d) I: Saturação venosa mista de oxigênio, II: variação de pressão de pulso, III: variação de volume sistólico, IV: fluxo corrigido pelo tempo, V: saturação venosa central.
   e) I: Fração de ejeção de ventrículo direito, II: volume diastólico global, III: variação de volume sistólico, IV: débito cardíaco, V: água pulmonar extravascular.

17. Em situações de hipovolemia, observa-se:
   a) Aumento nos gradientes tecido arterial de CO_2 e venoarterial de CO_2.
   b) Aumento da área sob a curva e estreitamento no traçado da pressão arterial.
   c) Aumento na pressão de pulso arterial sistêmica.

d) Pouca interferência do ciclo respiratório na pressão arterial sistólica.
e) Índice de volume diastólico de VD do cateter de artéria pulmonar com valores entre 100 e 120 mL/min/m².

18. Qual é o principal mecanismo de ação da solução salina hipertônica no tratamento do choque hipovolêmico?
    a) Aumento da pós-carga.
    b) Aumento da pressão oncótica.
    c) Hemodiluição.
    d) Rápida mobilização da água endógena.
    e) Hipo-osmolaridade plasmática.

19. A curva representa a pressão de oclusão da artéria pulmonar em duas condições distintas: ventilação espontânea e ventilação mecânica. Em quais pontos, respectivamente, deve-se considerar o valor da pressão aferida:

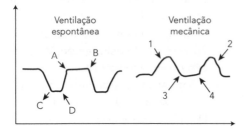

    a) B e 4.
    b) C e 2.
    c) C e 1.
    d) A e 3.
    e) D e 4.

20. Sobre a pressão de oclusão da artéria pulmonar (POAP), assinale a alternativa correta:
    a) Para que ela estime a pressão diastólica final do ventrículo esquerdo, é preciso que a ponta do cateter de artéria pulmonar esteja localizada em uma zona III de West, ou seja, basta que a pressão alveolar seja menor que a pressão da artéria pulmonar.
    b) Uma pressão arterial pulmonar diastólica maior que a POAP em 6 mmHg sugere que a hipertensão pulmonar é decorrente de aumento da resistência vascular pulmonar.
    c) A POAP superestimará a pressão diastólica final do ventrículo esquerdo quando houver insuficiência aórtica grave.
    d) Quando há aumento na resistência vascular pulmonar, a POAP geralmente superestima a pressão capilar pulmonar.
    e) O cateter estará bem posicionado quando a pressão diastólica da artéria pulmonar for mais baixa que a POAP.

21. Ao escolher uma droga vasoativa no choque circulatório, deve-se considerar o efeito a ser atingido, sua ação sobre o metabolismo celular e a perfusão orgânica. Com base nessa afirmativa, qual afirmativa é correta?
    a) O uso de dobutamina é limitado pelo risco de diminuição do pH intramucoso.
    b) A noradrenalina leva à vasoconstrição das artérias renais no choque séptico.
    c) A dopamina induz importante aumento do *shunt* intrapulmonar.
    d) A principal indicação para o uso de vasopressina é seu efeito benéfico melhorando a microcirculação, evidenciado pela técnica de OPS (*ortogonal polarization spectral*).

22. Pacientes em uso de vasopressor devem estar com:
    a) Monitoração oscilométrica da pressão arterial e cateter venoso periférico.
    b) Monitoração invasiva da pressão arterial e cateter venoso central.

c) Monitoração não invasiva da pressão arterial e acesso venoso periférico.
d) Monitoração invasiva da pressão arterial e acesso venoso central.
e) Monitoração oscilométrica da pressão arterial e acesso venoso periférico.

23. Qual a droga vasoativa que provoca redução do tônus vascular pela inibição fração III da enzima fosfodiesterase?
a) Dopexamina.
b) Dobutamina.
c) Levosimendana.
d) Vasopressina.
e) Milrinona.

24. No gráfico a seguir, os pontos A, B e C representam, respectivamente:

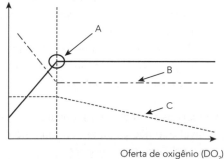

a) DO_2 crítica, taxa de extração de O_2, lactato.
b) Anaerobiose, taxa de extração de O_2, lactato.
c) Lactato, taxa de extração de O_2, DO_2 crítica.
d) Taxa de extração de O_2, Lactato, DO_2 crítica.
e) DO_2 crítica, lactato, taxa de extração de O_2.

25. Em relação aos efeitos das drogas simpaticomiméticas, assinale a alternativa correta:

a) A dopamina é um agente adrenérgico, precursor da norepinefrina, responsável pela estimulação dos receptores de dopamina, beta-1 adrenérgico e alfa-adrenérgicos, não dependendo da dose a ser utilizada.
b) Por ser uma droga sintética, a dobutamina tem ação indireta e depende da liberação de noradrenalina intramiocárdica para modular seus efeitos inotrópicos, além de diminuir o volume sistólico e aumentar o débito cardíaco.
c) A dobutamina é um agente inotrópico de ação direta e sua atividade primária resulta da estimulação dos receptores alfa-1 (vasodilação) e beta-2 (vasoconstrição).
d) O uso de dopamina no choque séptico está associado à melhora do *shunt* esplâncnico, da oxigenação da mucosa gástrica e à diminuição do risco de sangramento gastrointestinal, quando comparado à noradrenalina.
e) Usos potenciais para o isoproterenol incluem tratamento de *torsade de pointes* refratário ao sulfato de magnésio e suportes cronotrópico e inotrópico temporários após transplante cardíaco.

26. Em relação à monitorização hemodinâmica por meio do ecocardiograma à beira do leito, é correto afirmar:
a) A medida do volume sistólico pelo ecocardiograma não é precisa em pacientes gravemente doentes, quando comparada aos métodos tradicionais da medida por termodiluição.
b) O ecocardiograma possibilita, de uma maneira precisa, aferir o volume sistólico e, consequentemente, o débito cardíaco, multiplicando-se a área seccionada da via de saída do ventrículo esquerdo pela integral velocidade-tempo da onda Doppler desse sítio.

c) As estimativas de pressão de oclusão da artéria pulmonar guiada pelo ecocardiograma não são confiáveis em relação aos métodos tradicionais de medida direta.
d) O ecocardiograma demonstrou ser superior às estimativas de pré-carga feitas através da pressão de oclusão da artéria pulmonar, quando há sobrecarga volêmica.
e) Quando o volume ventricular aumenta, a pós-carga ventricular diminui.

27. Na imagem de um corte ecocardiográfico paraesternal de eixo longo, as estruturas correspondem a:

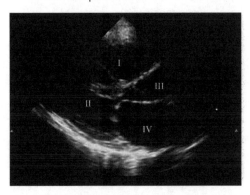

a) I: Átrio direito; II: ventrículo esquerdo; III: aorta; IV: átrio esquerdo.
b) I: Ventrículo direito; II: ventrículo esquerdo; III: aorta; IV: átrio esquerdo.
c) I: Ventrículo esquerdo; II: ventrículo direito; III: artéria pulmonar; IV: átrio direito.
d) I: Átrio direito; II: ventrículo direito; III: artéria pulmonar; IV: átrio esquerdo.
e) I: Átrio esquerdo; II: ventrículo esquerdo; III: aorta; IV: átrio direito.

28. Sobre a utilização do ecocardiograma em terapia intensiva, é correto afirmar que:
a) Não determina a presença de cardiopatia oculta.
b) Avalia o estado volêmico.
c) Estima a oferta de oxigênio global.
d) Estima a pressão de perfusão sistêmica.
e) Está contraindicado em pacientes com dissecção de aorta.

29. Em relação ao cateter de artéria pulmonar (CAP), é correto afirmar que:
a) O uso do cateter de artéria pulmonar exige pouco conhecimento e habilidade técnica, desde sua inserção até sua permanência e interpretação das variáveis.
b) O valor da POAP está indiretamente relacionado à magnitude da congestão pulmonar, além de ser próximo da pressão de átrio esquerdo.
c) A obtenção do débito cardíaco por termodiluição é utilizada e o princípio básico consiste na avaliação da magnitude da velocidade do sangue na corrente sanguínea.
d) A POAP deve ser aferida ao final da inspiração, seja em ventilação mecânica, seja em espontânea.

30. Qual das alternativas a seguir indica a variável que não pode ser obtida pelo cateter de artéria pulmonar?
a) Pressão de artéria pulmonar.
b) Pressão venosa central.
c) Pressão de oclusão de artéria pulmonar.
d) Índice cardíaco.
e) Pressão arterial invasiva.

31. Quanto aos estados de choque, é correto afirmar que:
a) A fase inicial do choque séptico é caracterizada pela vasoconstrição periférica.
b) Perda de plasma causa hemoconcentração e perda de água livre leva à hiponatremia.

c) A primeira e mais importante medida a ser tomada no choque séptico é a reposição volêmica adequada.
d) O choque distributivo: o mais comum em pacientes politraumatizados.

32. Assinale a alternativa incorreta:
a) Pericardite é um processo inflamatório, dos folhetos pericárdicos, que pode ser primário (infecção viral), ou secundário (LES), podendo ou não cursar com derrame pericárdico.
b) O quadro clínico do tamponamento cardíaco é caracterizado por hipotensão arterial, taquicardia, pulso paradoxal, turgência de jugular e dispneia.
c) As causas mais frequentes de tamponamento cardíaco, entre outras, são medicamentos (anticoagulantes), cirurgia cardíaca recente, trauma torácico, neoplasias, uremia e doenças autoimunes.
d) O ecocardiograma de um tamponamento pericárdico evidencia aumento de fluxo tricúspide à inspiração e diminuição do fluxo mitral à inspiração.
e) A pressão diastólica do ventrículo direito é maior que a do átrio esquerdo no tamponamento pericárdico.

33. Sobre o choque séptico, assinale a alternativa correta:
a) Ocorre liberação de mediadores inflamatórios, como prostaglandinas e leucotrienos na corrente sanguínea, ocasionando vasoconstrição periférica, redução da resistência vascular e queda do débito cardíaco.
b) Ocorre a liberação de mediadores inflamatórios, como prostaglandinas e leucotrienos na corrente sanguínea, ocasionando vasodilatação periférica, redução da resistência vascular e aumento do débito cardíaco.

c) Ocorre a liberação de mediadores inflamatórios, como prostaglandinas e leucotrienos na corrente sanguínea, ocasionando vasodilatação periférica, aumento da resistência vascular e queda do débito cardíaco.
d) Não ocorre liberação de mediadores inflamatórios.

34. Qual o principal mecanismo fisiopatológico responsável pelo choque decorrente de dengue hemorrágica?
a) Hemorragia.
b) Falência miocárdica.
c) Vasodilatação venosa.
d) Trombocitopenia.
e) Aumento da permeabilidade capilar.

35. O cateter de artéria pulmonar permite o cálculo de variáveis derivadas do fluxo de sangue. Assinale a alternativa incorreta:
a) Débito cardíaco.
b) Volume sistólico.
c) Índice cardíaco.
d) Dimensões do átrio direito.

36. Mulher de 65 anos, 65 kg e 1,66 m, é submetida a uma cirurgia abdominal de emergência. A paciente evoluiu em pós-operatório com choque séptico. Apesar de reposição volêmica adequada, noradrenalina 0,9 µg/kg/min e hidrocortisona, mantém PA = 70 x 35 mmHg e FC = 125 bpm. O ecocardiograma realizado à beira do leito mostrou ventrículo esquerdo (VE) hiperdinâmico. O diâmetro da via de saída do VE é de 2 cm e a integral da velocidade-tempo (VTI) é 24 cm/s.
Em relação a drogas vasoativas, qual poderia ser sua conduta agora?
a) Vasopressina.
b) Adrenalina.
c) Dobutamina.
d) Milrinone.

37. Homem de 88 anos, restrito ao leito, completamente dependente para o autocuidado, foi admitido na enfermaria devido à desidratação grave, sem possibilidade de acesso venoso. Optou-se por hipodermóclise. O volume máximo que pode ser infundido em 24 horas é:
   a) 1 litro em 1 sítio.
   b) 2 litros em 1 sítio.
   c) 3 litros em 2 sítios.
   d) 4 litros em 2 sítios.

38. Você está acompanhando um paciente grave na UTI que está sendo monitorizado com *pulse contour cardiac output* (PiCCO). Considere o paciente em ventilação mecânica controlada com volume corrente de 8 mL/kg de peso predito. O ritmo do paciente é sinusal. Observe o monitor e responda verdadeiro ou falso ao lado das alternativas.

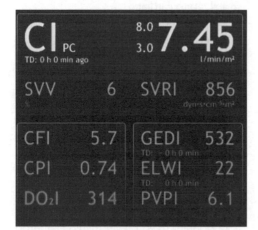

   a) O paciente está sob um estado hiperdinâmico.
   b) Sua pré-carga é normal.
   c) Sua pós carga é elevada.
   d) A contratilidade é muito baixa.

39. Paciente de 76 anos de idade, sem acompanhamento médico prévio, entrou para realização de uma laparotomia exploradora de urgência com os sinais vitais observados no monitor. Nesse momento ele possui PAM = 102 mmHg, SapO$_2$ = 95%, FC = 75 bpm. Seu lactato arterial é de 2,8 mmOl/L.

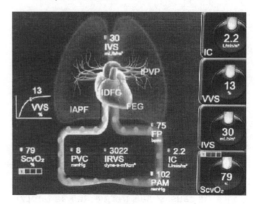

Assinale a alternativa correta:
   a) O paciente possui uma resistência vascular periférica baixa.
   b) O índice cardíaco de 2,2 geralmente é considerado alto.
   c) A ScvO$_2$ = 80% é forte indicador de choque hiperdinâmico.
   d) O VVS de 13% indica que ele provavelmente é fluidorresponsivo.

40. Você acaba de assumir um plantão na UTI. Existe um paciente com monitorização hemodinâmica. Pelos dados expostos no monitor, qual seria o tipo de choque

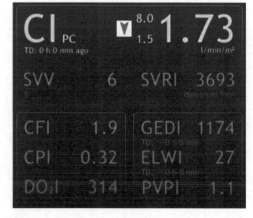

mais provável do paciente? O paciente está em ventilação mecânica controlada e utiliza um volume corrente de 8 mL/kg de peso predito.
a) O paciente possui um quadro de choque séptico.
b) O paciente possui um quadro compatível com choque cardiogênico.
c) O paciente tem diminuições da pós--carga.
d) O paciente parece ter um quadro compatível com SDRA.

41. O índice de choque é um instrumento importante para avaliar a intensidade da hemorragia pós-parto. Para o seu cálculo, deve-se dividir a:
a) Frequência cardíaca pela pressão arterial diastólica.
b) Pressão arterial sistólica pela pressão arterial média.
c) Frequência cardíaca pela pressão arterial sistólica.
d) Pressão arterial diastólica pela pressão arterial média.

GABARITO COMENTADO

1. **Resposta: e**

O nitroprussiato de sódio é um vasodilatador misto, com efeitos arterial e venoso. Sua ação direta na musculatura lisa vascular, por meio da vasodilatação causada pelo óxido nítrico, é responsável pelo seu incremento no débito cardíaco. Promove redução no VO_2 do miocárdio, redução da resistência periférica total e resistência vascular pulmonar e da PA, com pouca alteração da FC (em virtude do aumento do volume sistólico). É indicado no tratamento de emergências hipertensivas e como droga auxiliar nos estados de choque circulatório com baixo débito persistente (após reposição volêmica e uso de inotrópicos), em que as pressões de enchimento ventricular e a resistência vascular periférica estão aumentadas, nas quais a terapia visa a reduções a curto prazo da pré e/ou pós-carga cardíacas. A redução simultânea da pressão de enchimento ventricular esquerdo, da resistência vascular e da impedância ao esvaziamento do ventrículo esquerdo ocasiona uma melhor performance cardíaca, com incremento do débito cardíaco e redução da pressão capilar pulmonar.

Bibliografia
1. Cobb A, Thornton L. Sodium nitroprusside as a hyperinflation drug and therapeutic alternatives. J Pharm Pract. 2018;31(4):374-81.

2. **Resposta: c**

No traçado demonstrado pode ser observada a variação da pressão atrial, em que são notadas três elevações de pressão: a onda "a" é causada pela contração atrial. Enquanto a pressão atrial direita aumenta por cerca de 4 a 6 mmHg, durante a contração atrial, a pressão atrial esquerda aumenta cerca de 7 a 8 mmHg. Quando os ventrículos começam a se contrair, tem-se início a onda "c". Ela é a evidência do pequeno refluxo que ocorre nos átrios, no início da contração ventricular, e do abaulamento das válvulas A-V, em direção aos átrios, em razão do aumento da pressão nos ventrículos.

Próximo ao fim da contração ventricular ocorre a onda "v", evidenciando o fluxo lento de sangue das veias para os átrios, enquanto as válvulas A-V encontram-se fechadas. O desaparecimento da onda "v" pode ser notado quando termina a contração ventricular e as válvulas A-V abrem-se, permitindo que o sangue armazenado nos átrios flua rapidamente para os ventrículos.

Bibliografia
1. Headley JM, Ahrens T. Narrative history of the Swan-Ganz catheter: development, education, controversies, and clinician acumen. AACN Adv Crit Care. 2020;31(1):25-33.

3. **Resposta: b**

O método baseia-se na variação da frequência da onda de ultrassom refletida pelo sangue que se desloca na aorta. A variação da frequência é proporcional à velocidade do sangue. O volume sistólico deriva da velocidade de fluxo, tempo de ejeção e área da seção transversa da aorta. A avaliação da curva gerada pelo Doppler transesofágico permite estimar contratilidade (proporcional ao pico de velocidade ou amplitude) e pré-carga (proporcional à largura da base – FTc ou fluxo *versus* tempo corrigido).

Bibliografia

2. Headley JM, Ahrens T. Narrative history of the Swan-Ganz catheter: development, education, controversies, and clinician acumen. AACN Adv Crit Care. 2020;31(1):25-33.

4. **Resposta: a**

Alterações na curva de átrio podem significar:
- Curva média baixa: hipovolemia.
- Curva não calibrada ou curva média alta: hipervolemia.
- Falência ventricular direita: TEP; isquemia de VD; cor pulmonale.
- Onda a elevada: estenose tricúspide.
- Assincronia A-V (em canhão): contração com válvula fechada (BAVT, MP, extassístole).
- Onda a ausente: FA e *flutter*.
- Onda v elevada: insuficiência tricúspide.
- Onda a igual a onda v: tamponamento; pericardite constritiva.

Bibliografia

1. Headley JM, Ahrens T. Narrative history of the Swan-Ganz catheter: development, education, controversies, and clinician acumen. AACN Adv Crit Care. 2020;31(1):25-33.

5. **Resposta: a**

As curvas arteriais não são todas iguais, pois apresentam alterações do formato em razão da distância do coração, força da gravidade e calibre da artéria, mas não alteram suas características. Condições que podem alterar a curva da pressão arterial são arritmia, hipovolemia, hipertensão e hipotensão miocardiopática.

Bibliografia

1. Headley JM, Ahrens T. Narrative history of the Swan-Ganz catheter: development, education, controversies, and clinician acumen. AACN Adv Crit Care. 2020;31(1):25-33.

6. **Resposta: b**

A figura a seguir ilustra as três zonas descritas por West. A zona III de West corresponde ao local em que há menor pressão alveolar, permitindo, assim, que a pressão do lado esquerdo do coração (átrio e ventrículo esquerdos) se transmita sem grandes interferências, tornando a POAP mais fidedigna.

$P_A > P_a > P_v$
Zona I
$P_a > P_A > P_v$
Zona II
$P_a > P_v > P_A$
Zona III

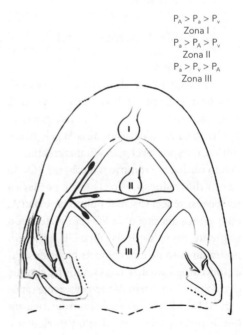

7. **Resposta: a**

Todas as determinações das pressões devem ser feitas ao final da expiração para tornar as medidas mais precisas, uma vez que se tenta eliminar a influência das pressões intratorácicas. As demais alternativas estão erradas. Uma vez encravado o cateter na artéria pulmonar, a desinsuflação do balonete deve modificar a morfologia da curva, pois passa a se medir a pressão na artéria pulmonar (com o balonete desinsulflado). Uma POAP maior do que a pressão diastólica final do ventrículo esquerdo provavelmente significa que o cateter não está locado adequadamente. Quando as oscilações na POAP são iguais ao número de oscilações respiratórias, o cateter não está na posição correta.

Bibliografia

1. Headley JM, Ahrens T. Narrative history of the Swan-Ganz catheter: development, education, controversies, and clinician acumen. AACN Adv Crit Care. 2020;31(1):25-33.
2. Magder S. Invasive hemodynamic monitoring. Crit Care Clin. 2015;31(1):67-87

8. **Resposta: c**

A alternativa c está correta, pois a técnica de análise de contorno de pulso guarda boa correlação com o método de termodiluição para a determinação do DC. As demais estão erradas. A técnica com Doppler esofágico vem sendo cada vez mais utilizada, mas tem contraindicações. A bioimpedância torácica tem boa acurácia na determinação do DC, mas não em pacientes com edema pulmonar. A determinação do DC por meio da técnica de reinalação de CO_2 não é recomendada em pacientes com graves alterações nas trocas gasosas.

Bibliografia

1. Magder S. Invasive hemodynamic monitoring. Crit Care Clin. 2015;31(1):67-87.

9. **Resposta: c**

Quando o paciente é submetido à ventilação mecânica invasiva, há um relevante aumento da pressão intratorácica na fase inspiratória do ciclo respiratório. A consequência será a diminuição do retorno venoso e da pré-carga, com redução das pressões sistólica e de pulso. Este fenômeno se amplifica nas situações de hipovolemia. Ao avaliar a performance diagnóstica do ΔPP em uma curva ROC, demonstrou-se que um ponto de corte de 13% era capaz de discriminar entre respondedores a um desafio de volume e não respondedores, com uma sensibilidade de 94% e especificidade de 96%. Isto é válido nas condições descritas no enunciado da questão: em pacientes sob ventilação mecânica controlada, sedados e paralisados, com volume corrente de 8 mL/kg e PEEP abaixo de 10 cm/H_2O, sem fibrilação atrial.

A fórmula para se medir o ΔPP é:

$$\Delta \text{ pressão de pulso (PP)} = \frac{PP_{máx} - PP_{mín}}{PP_{média}} > 13\%$$

Em que a pressão de pulso máxima e a mínima devem ser medidas em um ciclo respiratório, conforme demonstra a figura.

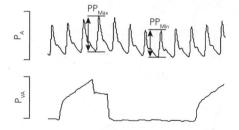

PA: pressão arterial; PVA: pressão de vias aéreas; PPmáx: pressão de pulso máxima depois da pressão positiva no ciclo; PPmin: pressão de pulso mínima depois da pressão positiva no ciclo. Fonte: Gunn SR, Pinsk MR. Implications of arterial pressure variation in patients in the intensive care unit. Curr Opin Crit Care. 2001;7(3):212-7.

Bibliografia

1. Jozwiak M, Monnet X, Teboul JL. Prediction of fluid responsiveness in ventilated patients. Ann Transl Med. 2018;6(18):352.

10. Resposta: c

O gráfico apresentado na questão assemelha-se ao primeiro gráfico a seguir e o raciocínio aplicado também. Conforme cai a oferta de oxigênio aos tecidos, o consumo de O_2 é mantido à custa de um aumento na taxa de extração de O_2 (dada em porcentagem). Chega-se a um ponto em que a taxa de extração é máxima e, a partir deste ponto, a queda de oferta de O_2 vai gerar queda também no consumo de O_2. Este ponto é chamado DO_2 crítica. Conforme a oferta de O_2 vinha caindo progressivamente, o lactato arterial vinha aumentando de forma mais discreta, mas quando se chega à DO_2 crítica, o lactato aumenta significativamente, em virtude do metabolismo anaeróbico que se instalou. Isto pode ser mais bem visualizado no segundo gráfico a seguir.

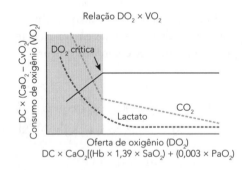

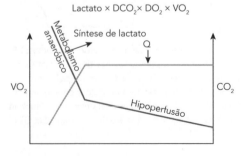

Bibliografia

1. Place TL, Domann FE, Case AJ. Limitations of oxygen delivery to cells in culture: An underappreciated problem in basic and translational research. Free Radic Biol Med. 2017;113:311-22.

11. Resposta: a

As complicações do uso do cateter de artéria pulmonar podem ser mecânicas, infecciosas ou tromboembólicas. As complicações mecânicas são as mais comuns e podem ser secundárias à punção ou à sua permanência na circulação. As complicações secundárias à punção são principalmente relacionadas à punção arterial, à formação de hematomas e pneumotórax. Ainda, durante a passagem do cateter de artéria pulmonar podem ocorrer arritmias e enovelamento do cateter. As complicações secundárias à permanência são a endocardite, a perfuração miocárdica, arritmias cardíacas (novamente) e embolia gasosa por ruptura do balão durante sua insuflação para obtenção da POAP. As complicações infecciosas são um problema principalmente em cateteres implantados há mais de três dias. Complicações tromboembólicas são encontradas em até um terço dos pacientes críticos e, nestes, 15% podem estar associadas à presença de cateteres venosos centrais.

Bibliografia

1. O'Grady NP, Alexander M, Dellinger EP, Gerberding JL, Heard SO, Maki DG, et al. Guidelines for the prevention of intravascular catheter-related infections. Infect Control Hosp Epidemiol. 2002;23(12):759-69.

12. Resposta: c

Todos os mecanismos descritos anteriormente (alterações dos mecanismos hidrostáticos nos capilares, atividade osmótica da glicose gerada pela glicogenólise, produção de renina pelos rins e produção de vasopressina) estão envolvidos na manutenção da PA nos estados de choque, exceto vasodilatação pré-capilar por estimulação simpática.

Bibliografia

1. Machado SF, Barreto AJ, Silva E. Classificação dos diferentes estados de choque. In: Terapia Intensiva – hemodinâmica. Rio de Janeiro: Atheneu. 2003;167-87.

13. **Resposta: b**

Padrão I, com IC aumentado e PVC baixa, sugere sepse grave ou choque séptico em fase inicial (que ainda não recebeu a reposição volêmica adequada). Pode-se questionar que, pelo fato de a PA estar baixa, o mais adequado seria choque séptico, em vez de sepse grave, mas, talvez, a intenção de colocar a PVC baixa tenha sido justamente indicar que não houve reposição volêmica adequada e, por isso, a denominação de sepse grave pode ser adequada.

Padrão II com IC diminuída e pressões de enchimento aumentadas (principalmente a POAP) são compatíveis com IAM. O aumento da pressão no VE se transmite para o AE, o que ocasiona aumento da POAP.

Padrão III é compatível com embolia pulmonar em virtude do aumento das pressões de artéria pulmonar, além de a PVC estar alta (aumento das pressões em câmaras direitas) com POAP mais baixa que a PVC (já que as pressões nas câmaras esquerdas costumam ser mais baixas no TEP).

Padrão IV sugere tamponamento cardíaco, no qual costuma acontecer equalização das pressões diastólicas – notar POAP e PAP diastólica com o mesmo valor, além da PVC com valor bastante parecido. O índice cardíaco fica diminuído nesta condição.

Padrão V com pressões de enchimento tão baixas é compatível com choque hipovolêmico, que, no caso, está representado pela hemorragia.

Bibliografia

1. Kislitsina ON, Rich JD, Wilcox JE, Pham DT, Churyla A, Vorovich EB, et al. Shock - Classification and Pathophysiological Principles of Therapeutics. Curr Cardiol Rev. 2019;15(2):102-13.

14. **Resposta: c**

Em relação ao Doppler esofágico, a velocidade de pico (amplitude e forma da onda da velocidade de fluxo) estima a contratilidade ventricular esquerda e RVS. Já o índice do tempo de ejeção do VE corrigido estima a pré-carga.

Pré-carga – Tempo de fluxo
Contratilidade – Velocidade de pico
Pós-carga – Velocidade e tempo de fluxo

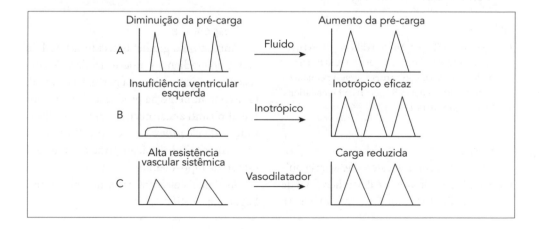

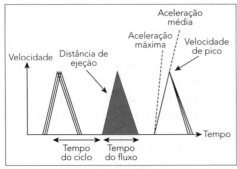

Fonte: Marik PE. Pulmonary artery catheterization and esophageal Doppler monitoring in the ICU. Chest 1999; 116:1085-1091.

Bibliografia
1. Dépret F, Jozwiak M, Teboul JL, Alphonsine JE, Richard C, Monnet X. Esophageal Doppler can predict fluid responsiveness through end-expiratory and end-inspiratory occlusion tests. Crit Care Med. 2019;47(2):e96-e102.

15. Resposta: e

No manuseio perioperatório ideal do paciente cirúrgico de alto risco, deve-se utilizar principalmente a oferta de oxigênio para guiar a otimização hemodinâmica do paciente. Deve-se lembrar que esta situação é bastante peculiar, uma vez que o paciente está anestesiado, o que reduz momentaneamente o consumo de oxigênio e a demanda metabólica, influenciando também as saturações venosas, tanto central quanto mista de O_2.

Bibliografia
1. Engelman DT, Ben Ali W, Williams JB, Perrault LP, Reddy VS, Arora RC, et al. Guidelines for perioperative care in cardiac surgery: enhanced recovery after Surgery Society recommendations. JAMA Surg. 2019;154(8):755-66.

16. Resposta: c

Alternativa correta: cateter de artéria pulmonar – índice de volume diastólico final de ventrículo direito (Swan-Ganz volumétrico), LidCo® – débito cardíaco, PiCCO® – água pulmonar extravascular, Doppler esofágico – fluxo corrigido pelo tempo e Flo-Trac® – variação de volume sistólico.

O cateter de Swan-Ganz volumétrico tem a capacidade de medir o volume diastólico final do VD, bem como a SvO_2 contínua e o DC contínuo. O LidCo® é um sistema minimamente invasivo para monitoração hemodinâmica e débito cardíaco, por meio de diluição de cloreto de lítio. Ele estima o DC pela área da curva tempo-concentração e utiliza infusão de 0,15 a 0,30 mmol de cloreto de lítio. O PiCCO® necessita de um cateter venoso central e um cateter arterial de termodiluição e calcula o DC por contorno de pulso, além da água pulmonar extravascular. O Doppler esofágico estima a contratilidade ventricular esquerda e RVS pela velocidade de pico (amplitude e forma da onda da velocidade de fluxo), além de estimar a pré-carga por meio do índice do tempo de ejeção do VE corrigido. Finalmente, o sistema Vigileo com sensor Flo-Trac® requer um acesso venoso (preferencialmente central), além do cateter arterial para calcular o DC, e a variação de volume sistólico.

Bibliografia
1. Bennett VA, Aya HD, Cecconi M. Evaluation of cardiac function using heart-lung interactions. Ann Transl Med. 2018;6(18):356.

17. Resposta: a

Aumento no gradiente tecido-arterial de CO_2 e no gradiente venoarterial de CO_2 correlaciona-se com piora da perfusão tecidual, tanto por aumento da produção de CO_2 (por metabolismo anaeróbico) quanto por diminuição da *clearance* de CO_2 (por hipofluxo sanguíneo). Tal situação pode ocorrer em estado de hipovolemia.

As demais alternativas estão incorretas. Seguem as justificativas:

Nas situações de hipovolemia, há maior interferência do ciclo respiratório na pressão arterial sistêmica sistólica. Nesta questão, deve-se tomar cuidado para não confundir fluidorresponsividade com hipovolemia. Por exemplo, valores de índice de volume diastólico de VD do cateter de artéria pulmonar (IVDFVD) menores que 120 ou 140 mL/m² refletem uma boa resposta à reposição volêmica. O mesmo acontece com o ΔPP, que é um bom preditor de resposta a fluidos.

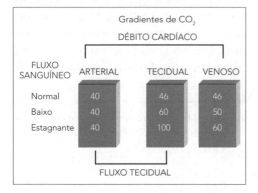

Bibliografia
1. Vincent JL. Fluid management in the critically ill. Kidney Int. 2019;96(1):52-7.

18. Resposta: d

O uso de soluções salinas hipertônicas a 7,5% induz expansão intravascular em maior grau que o volume infundido, por meio da rápida mobilização da água endógena. Parece existir um efeito adicional com aumento da contratilidade cardíaca e redução da resistência vascular sistêmica. Adicionalmente, haveria também uma redução da pressão intracraniana, sendo bastante interessante em pacientes politraumatrizados e com TCE. Seu inconveniente é causar aumento da osmolaridade, do sódio e do cloro. Temem-se, ainda, a redução rápida do volume cerebral com risco de sangramento intracraniano e desencadeamento de mielinólise pontina.

Bibliografia
1. Gu J, Huang H, Huang Y, Sun H, Xu H. Hypertonic saline or mannitol for treating elevated intracranial pressure in traumatic brain injury: a meta-analysis of randomized controlled trials. Neurosurg Rev. 2019;42(2):499-509.

19. Resposta: a

Todas as determinações das pressões devem ser feitas ao final da expiração. Quando o paciente está em ventilação espontânea, deve ser medida a POAP sistólica (ao final da expiração), o que corresponde ao ponto B. Já em ventilação mecânica, com pressão pulmonar positiva, deve ser medida a POAP diastólica (ao final da expiração), representada pelo ponto 4.

Bibliografia
1. Becker A. Cateterismo da artéria pulmonar II: interpretação dos dados hemodinâmicos. In: Rippe, JM. Manual de tratamento intensivo. 2. ed. Rio de Janeiro: Medsi; 1991. p. 27-30.

20. Resposta: b

A afirmativa correta é que a pressão arterial pulmonar diastólica maior que a POAP em 6 mmHg sugere que a hipertensão pulmonar é decorrente de aumento da resistência vascular pulmonar. Normalmente, a PAP diastólica e maior que a POAP em 3-4 mmHg. As demais alternativas estão erradas. Para que a POAP estime a pressão do ventrículo esquerdo, é preciso que a ponta do cateter de artéria pulmonar esteja localizada em uma zona III de West, ou seja, a pressão alveolar deve ser menor que a pressão venosa, que deve ser menor que a pressão arterial. O cateter estará bem posicionado quando a pressão diastólica da artéria pulmonar for maior que a POAP. A POAP subestimará a pressão diastólica final do ventrículo esquerdo quando houver insuficiência aórtica grave. A POAP não deve sofrer grandes influências das pressões

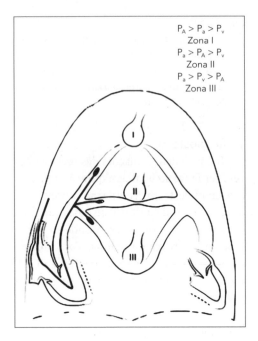

pulmonares se o cateter estiver bem locado, mesmo quando houver aumento na resistência vascular pulmonar.

Bibliografia
1. Becker A. Cateterismo da artéria pulmonar II: interpretação dos dados hemodinâmicos. In: Rippe, JM. Manual de tratamento intensivo. 2. ed. Rio de Janeiro: Medsi; 1991. p. 27-30.

21. Resposta: c
A dopamina é a precursora imediata da noradrenalina e adrenalina. Atua como neurotransmissor no sistema nervoso central e no periférico, induzindo os efeitos hemodinâmicos por estimular receptores alfa, beta e dopa. Pela sua ação vasoconstritora, pode promover aumento da pressão capilar pulmonar e da pressão arterial pulmonar, proporcionando um *shunt* pulmonar por aumentar o fluxo para regiões mal ventiladas. As demais alternativas trazem afirmativas erradas.

Bibliografia
1. Russell JA. Vasopressor therapy in critically ill patients with shock. Intensive Care Med. 2019; 45(11):1503-17.

22. Resposta: d
Os pacientes em uso de drogas vasopressoras necessitam de monitorização da PA de forma invasiva, já que a PA não invasiva pode subestimar ou falsear a pressão arterial em pacientes hemodinamicamente instáveis, além de não ser adequada a pacientes com arritmias, nos extremos de pressão arterial e situações de mudanças hemodinâmicas rápidas. Além disso, deve ser passado acesso venoso central para administração de drogas vasopressoras.

Bibliografia
1. Russell JA. Vasopressor therapy in critically ill patients with shock. Intensive Care Med. 2019; 45(11):1503-17.

23. Resposta: e
A milrinona é um inibidor da fosfodiesterase, que aumenta as concentrações intracelulares de AMPc, sem ligação agonista com receptores beta-adrenérgicos, com ação farmacológica dependente da atividade da proteína kinase. Dois inibidores da fosfodiesterase, biperidinos, amrinona e milrinona estão disponíveis no mercado. As demais alternativas trazem drogas com mecanismos de ação diferentes.

Bibliografia
1. Kislitsina ON, Rich JD, Wilcox JE, Pham DT, Churyla A, Vorovich EB, et al. Shock: classification and pathophysiological principles of therapeutics. Curr Cardiol Rev. 2019;15(2):102-13.

24. Resposta: e
O gráfico apresentado na questão corresponde ao gráfico apresentado a seguir. Con-

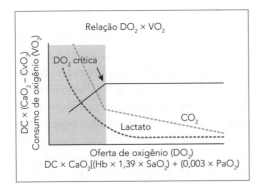

forme cai a oferta de oxigênio aos tecidos, o consumo de O_2 é mantido à custa de um aumento na taxa de extração de O_2 (dada em porcentagem). Chega-se a um ponto em que a taxa de extração é máxima e, a partir dele, a queda de oferta de O_2 vai gerar queda também no consumo de O_2. Este ponto é chamado DO_2 crítica. Conforme a oferta de O_2 vinha caindo progressivamente, o lactato arterial vinha aumentando de forma mais discreta, mas quando se chega à DO_2 crítica, o lactato aumenta significativamente, em virtude do metabolismo anaeróbico que se instalou.

Bibliografia

1. Kislitsina ON, Rich JD, Wilcox JE, Pham DT, Churyla A, Vorovich EB, et al. Shock: classification and pathophysiological principles of therapeutics. Curr Cardiol Rev. 2019;15(2):102-13.

25. Resposta: e

O isoproterol é uma catecolamina sintética com estrutura semelhante à adrenalina. É um agonista beta 1 e beta 2 com potentes efeitos cardíacos que podem levar à isquemia miocárdica por um aumento no consumo de oxigênio. Atualmente, a principal indicação é em pós-operatório de transplante cardíaco, em que o débito cardíaco pode ser dependente da frequência cardíaca e não existe inervação normal do enxerto. Pode ser usado também no tratamento de *torsade de pointes* refratário ao sulfato de magnésio. Portanto, a resposta correta é e. As demais alternativas estão erradas.

Bibliografia

1. Kislitsina ON, Rich JD, Wilcox JE, Pham DT, Churyla A, Vorovich EB, et al. Shock: classification and pathophysiological principles of therapeutics. Curr Cardiol Rev. 2019;15(2):102-13.

26. Resposta: b

Em relação à monitorização hemodinâmica guiada por ecocardiograma, podemos calcular, de forma semicontínua, o débito cardíaco por meio da integral velocidade-tempo da onda do Doppler pulsátil posicionado na via de saída do ventrículo esquerdo (VSVE), multiplicado pela área seccional da VSVE (1 mm abaixo do plano valvar em sístole) e multiplicado pela frequência cardíaca (DC = VTI VSVE × ASVSVE × FC). Se dividirmos o valor encontrado pela superfície corpórea, encontraremos o índice cardíaco. Dados de Dokainish et al. demonstram uma boa correlação da estimativa da pressão diastólica final do ventrículo esquerdo obtido por meio do ecocardiograma pela relação E/e' (onda E = fluxo transmitral obtido com Doppler pulsado; onda e' = Doppler tecidual posicionado no anel lateral do ânulo mitral) comparativamente com medidas diretas pelos métodos tradicionais. A medida de volume sistólico pode ser obtida por meio de diferentes métodos pelo ecocardiograma, como modo M, Simpson, Cubo etc. Cada método contempla particularidades que devem ser utilizadas dependendo de fatores estruturais, como alterações segmentares, valvares e não podem ser comparáveis entre si e com outros dispositivos como termodiluição. O ecocardiograma não estima com precisão valores de pressão de oclusão de artéria pulmonar pela da relação E/e', mas de forma interquartil (< 8 mmHg e/ou > 12 mmHg).

Bibliografia

1. Simmons J, Ventetuolo CE. Cardiopulmonary monitoring of shock. Curr Opin Crit Care. 2017 ;23(3):223-31.

27. Resposta: b

Trata-se do corte ecocardiográfico paraesternal longitudinal, evidenciando:

I – Ventrículo direito.
II – Ventrículo esquerdo.
III – Aorta.
IV – Átrio esquerdo.

Bibliografia

1. Simmons J, Ventetuolo CE. Cardiopulmonary monitoring of shock. Curr Opin Crit Care. 2017; 23(3): 223-31.

28. Resposta: b

O uso do ecocardiograma em terapia intensiva está se tornando uma ferramenta interessante na condução e monitorização não invasiva dos pacientes críticos.

Uma de suas aplicações práticas é a avaliação de fluidorresponsividade por meio de índices dinâmicos, como variação respiratória do fluxo na via de saída do ventrículo esquerdo e indiretamente avaliação da necessidade de uso de expansores plasmáticos (avaliação do estado volêmico). Devemos lembrar que fluidorresponsividade não significa que o paciente deva receber volume, e sim ser avaliado em conjunto com os marcadores de perfusão tecidual e a real necessidade de intervenção. Pode ser utilizado no *screening* de cardiopatia estrutural em pacientes críticos, assim como em situações ameaçadoras de vida como dissecção aórtica.

Bibliografia

1. McLean AS. Echocardiography in shock management. Crit Care. 2016;20:275.

29. Resposta: c

A utilização do cateter de artéria pulmonar exige um amplo conhecimento e habilidade técnica, desde sua inserção, até sua permanência, interpretação das variáveis e acompanhamento evolutivo do tratamento. O valor da POAP está diretamente relacionado à magnitude da congestão pulmonar e, em geral, é próximo, à pressão de átrio esquerdo e deve ser aferido ao final da expiração, independentemente de o paciente estar em ventilação mecânica ou espontânea.

Bibliografia

1. Cardoso GS, Baecelos GK, Falcão LFR. Cateter arterial pulmonar. In: Falcão LFR, Guimarães HP, Amaral JLG (eds.). Medicina intensiva para graduação. São Paulo: Atheneu; 2006. p. 167-72.

30. Resposta: e

Com exceção da pressão arterial invasiva, as outras variáveis podem ser obtidas pelo cateter de artéria pulmonar.

Bibliografia

1. McLean AS. Echocardiography in shock management. Crit Care. 2016;20:275.

31. Resposta: c

No choque hipovolêmico, a hemoconcentração é causada pela perda de plasma e a perda de água livre leva à hipernatremia. Em pacientes politraumatizados, o tipo de choque mais comum é o hipovolêmico, e não o distributivo. No choque séptico, sua fase inicial é caracterizada pela vasodilatação periférica, assim a primeira e mais importante medida a ser tomada é a hidratação endovenosa vigorosa.

Bibliografia

1. Kalkwarf KJ, Cotton BA. Resuscitation for hypovolemic shock. Surg Clin North Am. 2017; 97(6):1307-21.

32. Resposta: e

Em casos de tamponamento cardíaco, as pressões do átrio direito encontram-se elevadas. Além disso, a pressão diastólica do ventrículo direito é igual à do átrio direito, o que torna a alternativa *e* incorreta, enquanto as outras alternativas estão corretas.

Bibliografia

1. Appleton C, Gillam L, Koulogiannis K. Cardiac tamponade. Cardiol Clin. 2017;35(4):525-37.

33. Resposta: b

Nos quadros de choque séptico, há presença de foco infeccioso, que é responsável por uma resposta inflamatória sistêmica. Ela é ocasionada pela liberação de mediadores inflamatórios, como as prostaglandinas e leucotrienos, que, na circulação sistêmica, proporcionam vasodilatação periférica por redução da resistência vascular e aumento de DC.

Bibliografia

1. Thompson K, Venkatesh B, Finfer S. Sepsis and septic shock: current approaches to management. Intern Med J. 2019;49(2):160-70.

34. Resposta: e

A presença de antígenos de dengue expressos na membrana macrofágica induz fenômenos de eliminação imune. Os macrófagos, ativados pelos linfócitos e agredidos ou lisados pelas células citotóxicas, liberam tromboplastina, que inicia os fenômenos da coagulação e também libera proteases ativadoras do complemento, causadoras da lise celular e do choque, afetando células inflamatórias e endoteliais, podendo contribuir para a trombocitopenia e induzindo liberação de histamina pelos basófilos e aumentando a permeabilidade vascular.

Bibliografia

1. McBride A, Chanh HQ, Fraser JF, Yacoub S, Obonyo NG. Microvascular dysfunction in septic and dengue shock: pathophysiology and implications for clinical management. Glob Cardiol Sci Pract. 2020;2020(2):e202029.

35. Resposta: d

O cateter de artéria pulmonar pode fornecer todas as variáveis anteriormente descritas, exceto dimensões das cavidades cardíacas.

Bibliografia

1. Field LC, Guldan GJ, III, Finley AC. Echocardiography in the intensive care unit. Semin Cardiothorac Vasc Anesth. 2011;15(1-2):22-38.

36. Resposta: a

A infusão de vasopressores em pacientes sépticos deve ser instaurada sempre que a expansão volêmica não for suficiente para restaurar a pressão arterial e a disfunção orgânica. Segundo diretrizes internacionais, recomenda-se o uso de norepinefrina como vasopressor de primeira escolha (dose recomendada de 0,05-2 µg/kg/minuto). Uma proporção significativa de pacientes, entretanto, não obtém resposta clínica adequada. Estudos clínicos randomizados e observacionais demonstraram que a administração de doses baixas de vasopressina em pacientes com choque séptico refratário à reposição volêmica e ao uso de catecolaminas pode elevar a pressão arterial e reduzir o uso de catecolaminas; outros benefícios fisiológicos potenciais são apontados, como redução do risco de insuficiência renal e de arritmias. Desta forma, apesar de faltarem evidências de alta qualidade mostrando benefício na mortalidade, diretrizes de tratamento de choque séptico recomendam a adição de vasopressina em baixa dose, correspondente a 0,03-0,04 unidade internacional (UI)/minuto, à norepinefrina, como alternativa terapêutica nos casos refratários, com a intenção de aumentar a pressão arterial média (PAM) e diminuir a dose de norepinefrina. Entretanto, o efeito da vasopressina sobre a mortalidade permanece controverso. São considerados necessários mais estudos a fim de definir qual a melhor estratégia de tratamento, bem como quais grupos de pacientes se beneficiariam mais da associação de vasopressor, com diferente mecanismo de ação nesta situação.

Bibliografia

1. Liu L, Zheng R, Chen Q. Clinical progress of vasopressin in the treatment of septic shock. Zhonghua Wei Zhong Bing Ji Jiu Yi Xue. 2019; 31(4):501-4.
2. Saad AF, Maybauer MO. The role of vasopressin and the vasopressin type V1a receptor agonist selepressin in septic shock. J Crit Care. 2017;40:41-5.

37. Resposta: c

É a utilização do tecido subcutâneo ou hipoderme para infusão de líquidos. A espessura da hipoderme varia conforme o local do corpo, tendendo ser maior em mulheres.

Permite a administração de volumes até 1.500 mL em 24 horas por sítio de punção, podendo ser realizado até dois sítios distintos.

Indicações de hipodermóclise

- Pacientes que apresentam embotamento cognitivo, náuseas e vômitos incoercíveis, diarreia, obstrução do trato gastrintestinal por neoplasia, sonolência e confusão mental.
- Pacientes com difícil acesso venoso e que tenham o seu sofrimento aumentado pelas constantes tentativas de punção.
- Pacientes cujo acesso venoso represente impossibilidade ou limitação para a administração de medicamentos e fluidos decorrentes de flebites, trombose venosa e sinais flogísticos.

Contraindicações

- Medicamentos que apresentem baixa solubilidade em água (lipossolúveis) podem ocasionar danos aos tecidos. Soluções com pH < 2 ou > 11 apresentam risco aumentado de irritação local ou precipitação e por esse motivo não são indicados para infusão nessa via. São eles: diazepam, fenitoína, diclofenaco, soluções glicose > 5%, coloides, sangue e derivados, eletrólitos não diluídos, nutrição parenteral.

Bibliografia

1. Vasconcellos CF, Milão D. Hipodermóclise: alternativa para infusão de medicamentos em pacientes idosos e pacientes em cuidados paliativos. Pajar. 2019;7(1):e32559.
2. Gomes NS, Silva AMB, Zago LB, Silva ECL, Barrichello E. Conhecimentos e práticas da enfermagem na administração de fluidos por via subcutânea. Rev Bras Enferm. 2017;70(5):1155-64.

38. Resposta: a
Parâmetros do sistema PICCO

Os parâmetros que medem a pré-carga no PiCCO são:

- *Global end-diastolic index* (GEDI): 680-800 mL/m².
- *Intra-thoracic blood index* (ITBI): 850-1000 mL/m².
- *Stroke volume variation* (SVV): 3,0 L/min/m².

No paciente o GEDI encontra-se ligeiramente diminuído.

O parâmetro de pós-carga (*Systemic vascular resistance index* – SVRI – 1.700-2.400 dyn.s.cm^{-5}.m²) no paciente encontra-se muito baixo.

O índice que mede água extravascular pulmonar (*Extra vascular lung water index* – ELWI – 3-7 mL/kg) no paciente encontra-se muito elevado.

A variação do volume sistólico (SVV) reflete a fluidorresponsividade sob certas condições para o paciente em ventilação mecânica. Sua variação seria de 9,5 a 12,5% para variações de volume sistólico. O paciente, portanto, com esses parâmetros não seria fluidorresponsivo.

Índice de função cardíaca (CFI)

O índice de função cardíaca pode ser usado para estimar contratilidade cardíaca. Ele representa a relação do fluxo (débito cardíaco) e o volume de pré-carga (GEDV). Assim, o índice de função cardíaca está relacionado à pré-carga parâmetro de desempenho cardíaco. CFI (4,5-6,5 1/min). Os valores no paciente são normais.

Contraindicações a PICCO

- Arritmia atrial ou ventricular.
- *Shunt* intracardíaco.
- Pneumectomia ou tromboembolia pulmonar maciça.
- Uso de ECMO ou balão intra-aórtico.

Bibliografia

1. Aslan N, Yildizdas D, Horoz OO, Coban Y, Demir F, Erdem S, et al. Comparison of cardiac output and cardiac index values measured by critical care echocardiography with the values measured by pulse index continuous cardiac output (PiCCO) in the pediatric intensive care unit:a preliminary study. Ital J Pediatr. 2020;46(1):47.
2. Voet M, Overduin CG, Stille EL, Fütterer JJ, Lemson J. Safety aspects of the PiCCO thermodilution-cardiac output catheter during magnetic resonance imaging at 3 Tesla. J Clin Monit Comput. 2021.

39. Resposta: d

A variação do volume sistólico (SVV) reflete a fluidorresponsividade sob certas condições para o paciente em ventilação mecânica. Sua variação seria de 9,5% a 12,5% para variações de volume sistólico. O paciente, portanto, com esses parâmetros não seria fluidorresponsivo.

Bibliografia

1. Aslan N, Yildizdas D, Horoz OO, Coban Y, Demir F, Erdem S, et al. Comparison of cardiac output and cardiac index values measured by critical care echocardiography with the values measured by pulse index continuous cardiac output (PiCCO) in the pediatric intensive care unit:a preliminary study. Ital J Pediatr. 2020;46(1):47.
2. Voet M, Overduin CG, Stille EL, Fütterer JJ, Lemson J. Safety aspects of the PiCCO thermodilution-cardiac output catheter during magnetic resonance imaging at 3 Tesla. J Clin Monit Comput. 2021.

40. Resposta: b
Parâmetros do sistema PICCO

Os parâmetros que medem a pré-carga no PiCCO são:

- *Global end-diastolic index* (GEDI): 680-800 mL/m^2.
- *Intra-thoracic blood index* (ITBI): 850-1000 mL/m^2.
- *Stroke volume variation* (SVV): 3,0 L/min/m^2.

O paciente tem um quadro compatível com choque cardiogênico.

No paciente o GEDI encontra-se elevado: 1.174 mL/m^2.

O parâmetro de pós-carga (*systemic vascular resistance index* – SVRI – 1.700-2.400 dyn.s.cm^{-5}.m^2) no paciente encontra-se muito elevado = 3693 dyn.sec.cm.

O índice que mede água extravascular pulmonar (*extra vascular lung water index* – ELWI – 3-7 mL/kg) no paciente encontra-se muito elevado, 27 mL/kg.

A variação do volume sistólico (SVV) reflete a fluidorresponsividade sob certas condições para o paciente em ventilação mecânica sua variação seria de 9,5 a 12,5% para variações de volume sistólico. O paciente, portanto, com esses parâmetros não seria fluidorresponsivo.

Índice de função cardíaca (CFI)

O índice de função cardíaca pode ser usado para estimar contratilidade cardíaca. Ele representa a relação do fluxo (débito cardíaco) e o volume de pré-carga (GEDV). Assim, o índice de função cardíaca está relacionado à pré-carga parâmetro de desempenho cardíaco. CFI = 4,5-6,5 L/min. Os valores no paciente são baixos (CFI = 1,9).

Bibliografia

1. Aslan N, Yildizdas D, Horoz OO, Coban Y, Demir F, Erdem S, et al. Comparison of cardiac output and cardiac index values measured by critical care echocardiography with the values measured by pulse index continuous cardiac output (PiCCO) in the pediatric intensive care unit:a preliminary study. Ital J Pediatr. 2020;46(1):47.

2. Voet M, Overduin CG, Stille EL, Fütterer JJ, Lemson J. Safety aspects of the PiCCO thermo-dilution-cardiac output catheter during magnetic resonance imaging at 3 Tesla. J Clin Monit Comput. 2021.

41. Resposta: c

O Shock Index ou Índice de Choque (IC), que é calculado pela razão entre a frequência cardíaca (FC) e a pressão arterial sistólica (PAS) é um meio para avaliação de hipovolemia em pacientes vítimas de trauma, queimaduras ou sangramento agudo. É utilizado para identificação imediata de quadro de choque hipovolêmico grave (classe IV) quando IC >1.

Bibliografia

1. Sivaprasath P, Mookka Gounder R, Mythili B. Prediction of Shock by Peripheral Perfusion Index. Indian J Pediatr. 2019;86(10):903-8.

7
Reposição volêmica

1. Com relação à reposição volêmica, assinale a afirmativa correta:
   a) Na maioria das vezes, é possível atingir os objetivos terapêuticos com o emprego de cristaloides.
   b) O risco de edema agudo de pulmão não existe no paciente com SIRS, pois, em face da vasodilatação e do aumento da permeabilidade, o interstício absorve todo o fluido administrado.
   c) Durante a ressuscitação, a melhora da diurese e da confusão mental sempre indica que os objetivos terapêuticos foram atingidos.
   d) A administração de coloides não proteicos tem um limite aproximado de 35 mL/kg/24 horas.

2. O que significa responsividade a fluidos?
   a) O paciente está hipovolêmico.
   b) O paciente está com a PVC baixa.
   c) O paciente encontra-se no platô da curva de Frank-Starling.
   d) O paciente necessita de inotrópico.
   e) O paciente aumentará o fluxo sanguíneo à infusão de fluidos.

3. Os índices de responsividade à infusão de fluidos têm sido amplamente utilizados. Um dos mais utilizados é a variação de pressão de pulso (delta PP). Dessa forma, qual é o valor do delta PP da curva de pressão arterial a seguir?

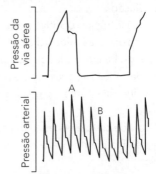

O ponto "A" representa a pressão arterial = 120/80 mmHg e o ponto "B" a pressão arterial = 80/50 mmHg

   a) 30%.
   b) 10%.
   c) 58%.
   d) 13%.
   e) 28%.

4. Em um paciente com choque séptico, sedado e paralisado, com volume corrente de 8 mL/kg de peso e PEEP menor que 8 cmH_2O, aponte, entre as variáveis, qual apresenta maiores especificidade e sensibilidade para a responsividade à infusão de fluidos?

a) *Delta down.*
b) Pressão de oclusão da artéria pulmonar.
c) Variação de pressão venosa central.
d) Variação de pressão de pulso.
e) *Delta up.*

5. Sobre as soluções de reposição volêmica disponíveis, assinale a correspondência correta:
   I. Solução de Ringer Lactato.
   II. Solução salina hipertônica (NaCl a 7,5%).
   III. Hidroxietilamido.
   IV. Gelatinas.
   V. Albumina.

   A. É menos efetivo em melhorar a microcirculação.
   B. Efeito inotrópico positivo por ação direta nas células miocárdicas.
   C. Quando há integridade endotelial alterada, pode extravasar para o interstício, induzir edema e prejudicar a perfusão.
   D. Meia-vida curta e necessidade de reinfusões frequentes para manter volemia.
   E. A magnitude e a duração da expansão plasmática dependem muito das características físico-químicas da solução empregada.

   a) I-E; II-D; III-C; IV-B; V-A.
   b) I-D; II-A; III-C; IV-E; V-B.
   c) I-C; II-A; III-B; IV-D; V-E.
   d) I-B; II-C; III-A; IV-D; V-E.
   e) I-A; II-B; III-E; IV-D; V-C.

6. Com relação à reposição volêmica, assinale a afirmativa correta:
   a) Na maioria das vezes, é possível atingir os objetivos terapêuticos com o emprego de cristaloides.

b) O risco de edema agudo de pulmão não existe no paciente com SIRS, pois, em face da vasodilatação e aumento da permeabilidade, o interstício absorve todo o fluido administrado.
   c) Durante a ressuscitação, a melhora da diurese e da confusão mental sempre indica que os objetivos terapêuticos foram atingidos.
   d) A administração de coloides não proteicos tem um limite aproximado de 35 mL/kg/24 horas.

7. Um homem de 79 anos está na unidade de tratamento coronariano em um hospital periférico após um infarto do miocárdio com supradesnivelamento de ST (IAMCSST), que foi uma apresentação tarde demais para considerar a transferência para intervenção primária coronária. Ele se deteriora nas primeiras horas de uma manhã com dores no peito e uma queda na pressão arterial. BP é 90/52 mmHg. Ele teve uma corrida lenta de fluido intravenoso. Sua pressão venosa jugular está elevada e o tórax está limpo. Qual das alternativas a seguir é o curso de ação mais apropriado?
   a) Nitratos intravenosos.
   b) Pare de fluidos intravenosos.
   c) Furosemida intravenosa.
   d) Terapia de reperfusão.

8. Sobre o conceito de fluido-responsividade, assinale a alternativa correta.
   a) Métodos estáticos de responsividade a fluidos são confiáveis em doentes graves. Um exemplo é a PVC.
   b) Métodos dinâmicos como a variação da pressão de pulso podem ser utilizados em pacientes graves em respiração espontânea com grande confiabilidade.

c) Variações do diâmetro da veia cava inferior ou superior é o método mais confiável de responsividade da pré-carga.
d) A variação respiratória da pressão de pulso arterial é muito confiável em pacientes em ventilação mecânica sob determinadas condições.

9. Vários testes podem ser realizados para tentar prever a resposta da oferta volêmica de um paciente. Assinale a alternativa correta.
   a) Manobra de elevação passiva dos membros inferiores só pode ser realizada em pacientes com ventilação mecânica.
   b) A manobra de elevação dos membros inferiores é reversível em relação ao teste de desafio volêmico.
   c) O limiar para responsividade de fluidos para os testes dinâmicos são sempre elevações de débito cardíaco superiores a 13%.
   d) Elevações de pressão arterial nesses pacientes submetidos aos testes de responsividade a fluidos já são fortes indicativos de elevação de débito cardíaco e podem ser utilizados.

⊕ GABARITO COMENTADO

1. **Resposta: a**
   Na maioria das vezes é possível atingir os objetivos terapêuticos com o emprego de cristaloides. As demais alternativas estão erradas: a administração de coloides não proteicos tem um limite aproximado menor do que 35 mL/kg/24 horas; o risco de edema agudo de pulmão existe no paciente com SIRS, apesar da vasodilatação e do aumento da permeabilidade; durante a ressuscitação, a melhora da diurese e da confusão mental indicam melhora, mas nem sempre os objetivos terapêuticos já foram atingidos.

Bibliografia

1. Sanfilippo F, Messina A, Cecconi M, Astuto M. Ten answers to key questions for fluid management in intensive care. Med Intensiva. 2020:S0210-5691(20)30338-7.

2. **Resposta: e**
   O conceito de fluidorresponsividade consiste no aumento do débito cardíaco e, consequentemente, do fluxo sanguíneo tecidual após a infusão de volume. Embora possa ocorrer confusão, não é sinônimo de hipovolemia. O paciente que responde à infusão de volume geralmente encontra-se na fase ascendente da curva de Frank-Starling. O valor da PVC baixa não é sinônimo de fluidorresponsividade. O uso de inotrópico não tem correlação direta com a responsividade à volume.

Bibliografia

1. Sanfilippo F, Messina A, Cecconi M, Astuto M. Ten answers to key questions for fluid management in intensive care. Med Intensiva. 2020:S0210-5691(20)30338-7.

3. **Resposta: e**
   Aplicando-se a fórmula para se medir o ΔPP, que é a seguinte:

$$\Delta\text{Pressão de Pulso (PP)} = \frac{PP_{máx} - PP_{mín}}{PP\text{média}} > 13\%$$

Obteremos:

$$\Delta PP = \frac{40 - 30}{35} = \frac{10}{35} = 0,28 \rightarrow 28\%$$

Já que a PPmáx é 40 (120 – 80), a PPmín é 30 (80 – 50) e a PPmédia é 35 (40 + 30 /2). Portanto, neste caso, pode-se utilizar volume, já que o ΔPP é maior que 13%, a literatura mostra que o ponto de corte de 13% é capaz de discriminar entre respondedores a um desafio de volume e não respondedores, com uma sensibilidade de 94% e especificidade de 96%.

Bibliografia

1. Jozwiak M, Monnet X, Teboul JL. Prediction of fluid responsiveness in ventilated patients. Ann Transl Med. 2018;6(18):352.

4. **Resposta: d**

Quando o paciente estiver sendo submetido à ventilação mecânica invasiva, há um relevante aumento da pressão intratorácica na fase inspiratória do ciclo respiratório. A consequência será a diminuição do retorno venoso e da pré-carga, com redução da pressão sistólica e de pulso. Este fenômeno se amplifica nas situações de hipovolemia. Ao avaliar a performance diagnóstica do ΔPP em uma curva ROC, os autores demonstraram que um ponto de corte de 13% era capaz de discriminar entre respondedores a um desafio de volume e não respondedores, com uma sensibilidade de 94% e especificidade de 96%. Isto é válido nas condições descritas no enunciado da questão: em pacientes com choque séptico sob ventilação mecânica controlada, sedados e paralisados, com volume corrente de 8 mL/kg e PEEP abaixo de 8 cmH$_2$O, sem fibrilação atrial. Entre as alternativas apresentadas, a variação da pressão de pulso é a que

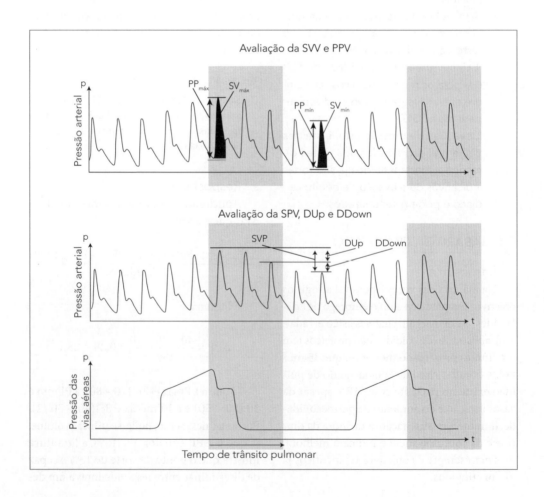

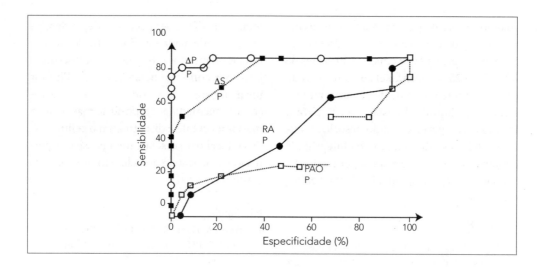

apresenta maiores valores de especificidade e sensibilidade para predizer fluidorresponsividade.

Bibliografia

1. Jozwiak M, Monnet X, Teboul JL. Prediction of fluid responsiveness in ventilated patients. Ann Transl Med. 2018;6(18):352.

5. **Resposta: e**

A solução de Ringer Lactato é menos efetiva em melhorar a microcirculação. Existem estudos evidenciando que 20% do Ringer Lactato infundido permanece no vaso após duas horas do término de sua infusão. Grande parte deste líquido acaba extravasando para o espaço intersticial. Existem questionamentos em relação ao possível prejuízo na oxigenação celular, pois a distância a ser percorrida pelo oxigênio seria maior. A solução salina hipertônica (NaCl a 7,5%) tem efeito inotrópico positivo por ação direta nas células miocárdicas. O uso de soluções salinas hipertônicas a 7,5% induz expansão intravascular em maior grau que o volume infundido. Parece existir um efeito adicional com aumento da contratilidade cardíaca e redução da resistência vascular sistêmica. Adicionalmente, haveria também uma redução da pressão intracraniana, sendo bastante interessante em pacientes politraumatizados e com TCE. Seu inconveniente é causar aumento da osmolaridade, do sódio e do cloro. A magnitude e a duração da expansão plasmática dependem muito das características físico-químicas da solução de hidroxietilamido empregada. O hidroxietilamido é uma molécula sintética semelhante ao glicogênio que forma soluções heterogêneas de peso molecular variável. Permanece no vaso por até 24 horas. A quantidade máxima a ser utilizada destas substâncias, conforme orientações do fabricante, é de 20 mL/kg e doses maiores associadas a coagulopatias por depressão do fator VII são o principal efeito colateral destes expansores.

As gelatinas são polipeptídeos derivados do colágeno bovino modificado, sendo facilmente eliminadas por via renal. Desta forma, seu tempo de permanência no vaso é de 2,5 horas. Portanto, as gelatinas possuem meia-vida curta e necessitam de reinfusões frequentes para manter volemia. Finalmente, a albumina é responsável por 80% da pressão coloidosmótica do plasma. A albumina usada na reposição volêmica é extraída do plasma humano e apresenta-se em concentrações de 5%, 20% e 25%. Quando ela é administrada em concentrações acima de 5%, causa transferência de líquido do espaço extra para o intravascular, permanecendo neste local durante 16 horas. Mas, quando há integridade endotelial alterada, a albumina pode extravasar para o interstício, induzir edema e prejudicar a perfusão.

Bibliografia

1. Intravenous fluid therapy in adults in hospital. London: National Institute for Health and Care Excellence; 2017.

6. Resposta: a

Na maioria das vezes é possível atingir os objetivos terapêuticos com o emprego de cristaloides. As demais alternativas estão erradas: a administração de coloides não proteicos tem um limite aproximado menor do que 35 mL/kg/24 horas; o risco de edema agudo de pulmão existe no paciente com SIRS, apesar da vasodilatação e do aumento da permeabilidade; durante a ressuscitação, a melhora da diurese e da confusão mental indicam melhora, mas nem sempre os objetivos terapêuticos já foram atingidos.

Bibliografia

1. Intravenous fluid therapy in adults in hospital. London: National Institute for Health and Care Excellence; 2017.

7. Resposta: d

O infarto do ventrículo direito (VD) deve sempre ser considerado em qualquer paciente que tenha infarto do miocárdio da parede inferior e hipotensão associada, especialmente na ausência de crepitações. Geralmente, há pressão atrial direita elevada secundária ao infarto do VD. Esses pacientes dependem de pré-carga adequada e a administração de diuréticos ou nitratos intravenosos pode reduzir isso com consequências adversas. Fluidos intravenosos lentos podem ser necessários como uma medida temporária, mas o passo mais importante é discutir com o centro cardíaco local para discutir uma possível reperfusão coronária, já que ele tem dor torácica contínua.

Bibliografia

1. Woo JW, Kong W, Ambhore A, Rastogi S, Poh KK, Loh PH. Isolated right ventricle infarction. Singapore Med J. 2019;60(3):124-9.

8. Resposta: d

A abordagem "dinâmica" para detectar a relação da pré-carga com volume é baseada na observação de mudanças no volume sistólico ou débito cardíaco que resultam de mudanças na pré-carga cardíaca, observadas espontaneamente ou induzidas por testes específicos. Alguns desses testes e índices não podem ser usados em pacientes com respiração espontânea. A variação respiratória da pressão de pulso arterial é muito confiável, mas só pode ser utilizada em caso de ventilação mecânica regular sem ciclo espontâneo. Esse também é o caso da variação do diâmetro da veia cava inferior ou superior, que é, de qualquer forma, um índice menos confiável de responsividade da pré-carga. No entanto, em pacientes com respiração espontânea, um estudo sugeriu que as alterações no diâmetro da veia cava inferior induzidas por uma inspiração profunda padronizada predizem a responsividade a fluidos de forma confiável.

Bibliografia

1. Monnet X, Teboul JL. Prediction of fluid responsiveness in spontaneously breathing patients. Ann Transl Med. 2020;8(12):790.

9. Resposta b

Ao transferir um paciente da posição semirreclinada a 30-45°, para uma posição na qual o tronco é horizontal e os membros inferiores elevados a 30-45°, uma porção do sangue venoso estagnando nos membros inferiores e no vasto território esplâncnico é transferido para as câmaras cardíacas. O aumento resultante na pré-carga cardíaca imita os efeitos de um desafio de fluidos. A PLR, de fato, demonstrou causar um aumento significativo na média sistêmica pressão de enchimento. Ao contrário de um desafio com fluidos, no entanto, o teste de PLR tem a principal vantagem de ser reversível quando o paciente retorna à posição semirreclinada. Comparado aos testes que usam interações coração-pulmão, o teste PLR tem a vantagem de poder ser usado também em pacientes sem ventilação mecânica ou ventilados, mas com ciclos respiratórios espontâneos. Agora, um grande número de estudos mostrou que o teste é confiável. O limite para aumentar o débito cardíaco usado para positividade é de 10%.

A Campanha Sobrevivendo à Sepse recomenda o uso de PLR para orientar a fluidoterapia em pacientes com choque séptico. Acima de tudo, o teste deve ser realizado medindo o débito cardíaco ou o volume sistólico diretamente. Quando seus efeitos são medidos na pressão arterial, o teste é menos confiável, com uma proporção significativa de falsos negativos.

Bibliografia

1. Monnet X, Teboul JL. Prediction of fluid responsiveness in spontaneously breathing patients. Ann Transl Med. 2020;8(12):790.

PARTE III

CARDIOINTENSIVISMO

8

Abordagem das arritmias para o intensivista

1. Um paciente de 65 anos, previamente portador de hipertensão arterial, é encaminhado ao pronto-socorro com quadro de opressão torácica, palpitação, dificuldade para deambular, pálido e com extremidades frias e pegajosas. Ao exame físico, PA = 80 × 30 mmHg, FC = 135 bpm, estase jugular; ausculta cardíaca mostra bulhas arrítmicas, sem alterações na ausculta pulmonar, no abdômen e nos membros. O eletrocardiograma mostra taquiarritmia com ausência de onda p, ritmo irregular com QRS estreito. A MELHOR conduta nesta situação é:
   a) Verapamil 1 a 2 ampolas, via endovenosa, infusão lenta.
   b) Heparinização e ecocardiograma transesofágico.
   c) Amiodarona 150 mg, via endovenosa, em 2 horas.
   d) Cardioversão elétrica após sedação.

2. Em um paciente com marca-passo temporário, pode ocorrer atividade elétrica sem ocorrer despolarização miocárdica, surgindo o que conhecemos como falha de captura. Qual das condições metabólicas a seguir NÃO é responsável por esta condição?
   a) Hipercapnia.
   b) Hipoxemia.
   c) Hipercalcemia.
   d) Hipotireoidismo.

3. Marque a alternativa correta a respeito da fibrilação atrial:
   a) A incidência de fibrilação atrial não está relacionada com a idade.
   b) O tratamento da fibrilação atrial aguda visa o controle da frequência ventricular, restauração do ritmo sinusal e prevenção de fenômenos tromboembólicos.
   c) A fibrilação atrial tem maior associação com aumento de átrio direito.
   d) Não há riscos de tromboembolismo se não houver trombos no ecocardiograma transesofágico.
   e) Um paciente que apresenta fibrilação atrial com menos de 48 horas deve ser plenamente anticoagulado por três semanas antes de ser submetido à cardioversão elétrica.

4. Assinale a alternativa correta com relação à taquicardia ventricular:
   a) Define-se como três ou mais batimentos com QRS alargado e taquicardia superior a 180 bpm.

b) Taquicardia ventricular espontânea sustentada caracteriza-se como uma emergência cardíaca, necessitando de cardioversão imediata (química ou elétrica), visto ser um ritmo de parada cardiorrespiratória.
c) Pacientes com doenças cardíacas estruturais têm maior possibilidade de desenvolver taquicardia ventricular do que aqueles que não as possuem.
d) Taquicardia ventricular não sustentada é aquela que, por definição, termina espontaneamente em menos de 20 segundos.
e) Origina-se por um sistema de reentrada de estímulos via feixe anômalo atrioventricular.

5. Durante a passagem do marca-passo cardíaco transvenoso, podemos identificar, por meio das alterações eletrocardiográficas (Figuras 1, 2 e 3), onde se encontra a ponta do marca-passo. Assinale a alternativa que contém, respectivamente, a localização desta.

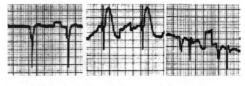

Figura 1   Figura 2   Figura 3

a) Veia cava superior, endocárdio do ventrículo direito, artéria pulmonar.
b) Veia cava superior, endocárdio do ventrículo direito, veia cava inferior.
c) Cavidade do ventrículo direito, endocárdio do ventrículo direito, átrio direito.
d) Átrio direito, artéria pulmonar, endocárdio do ventrículo direito.
e) Artéria pulmonar, átrio direito, endocárdio do ventrículo direito.

6. Paciente 46 anos, sexo masculino, apresenta palpitações de início súbito há 50 minutos. Nega síncope e demais queixas. Nega comorbidades e uso de medicações. Ao exame físico: consciente e orientada, PA = 125 x 85 mmHg, FC = 202 bpm, ausculta pulmonar normal e perfusão normal. Foi realizado o ECG abaixo. Qual a intervenção inicial para esse paciente?

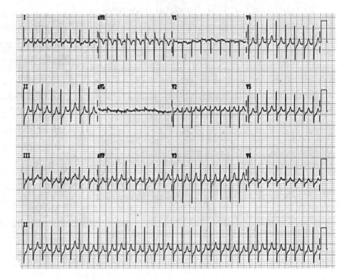

a) Adenosina intravenosa.
b) Manobra de Valsalva.
c) Cardioversão sincronizada.
d) Amiodarona intravenosa.

7. Assinale a alternativa correta com relação à alteração do traçado eletrocardiográfico a seguir:

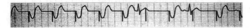

a) Falha de comando do marca-passo.
b) Bloqueio atrioventricular com inibição do comando do marca-passo.
c) Fibrilação atrial com ritmo regular mantido pelo marca-passo.
d) Sensibilidade excessiva do marca-passo com inibição de comando.
e) Eletrodo deslocado com perda de comando do marca-passo.

8. ACL, 72 anos, portador de insuficiência cardíaca em uso de AAS, captopril e betabloqueador, é levado para o pronto-socorro com queixa de visão turva, mal-estar geral, náuseas, iniciado há cerca de 30 minutos. Sinais vitais: Glasgow 12, FC = 35 bpm, PA = 78 x 45 mmHg, FR = 27 ipm, SatO$_2$= 88%. Realizou o seguinte eletrocardiograma:

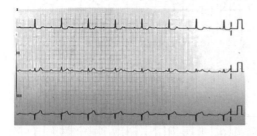

a) Iniciar a estimulação transcutânea e/ou dopamina.
b) Atropina 0,5 mg EV a cada 7 minutos + avaliação cardiológica urgente.

c) MOV + AAS + nitratos+ cateterismo cardíaco.
d) Atropina 3,0 mg EV a cada 5 minutos + marca-passo transcutâneo.

9. Mulher de 75 anos chega ao serviço de emergência com PA = 80 x 40 mmHg. Nega comorbidades ou uso de medicamentos. Realizou exames laboratoriais com eletrólitos sem mostrar alterações em relação aos valores de referência. ECO sem alterações significativas. Chegou ao pronto-socorro com este ECG:

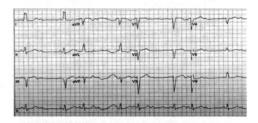

a) Mobitz tipo II, dopamina imediata.
b) BAVT, atropina e repouso.
c) Mobitz tipo I, tentar atropina 1 mg a cada 5 minutos e aguardar resposta monitorizada.
d) BAVT, estimulação transcutânea e dopamina IV.

10. Homem de 33 anos é levado ao pronto-socorro após descrever perda de consciência por cerca de 1 minuto precedida de palpitações taquicárdicas. Nega doenças, uso de medicamentos ou substâncias ilícitas. Chega com PA = 80 x 40 mmHg. Foi colocado no monitor e a enfermagem imediatamente realizou um ECG.

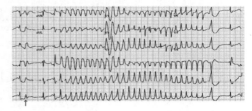

a) A conduta seria a utilização de amiodarona, dose de ataque 300 mg em *bolus*.
b) Desfibrilação imediata.
c) Iniciar sulfato de magnésio e observar.
d) Iniciar propafenona dose de ataque e manter com amiodarona.

11. Um homem de 82 anos de idade, com antecedentes de HAS e obesidade, deu entrada no serviço de emergência, queixando-se de palpitações taquicárdicas há duas horas. Ao exame físico, apresentava pressão arterial de 140 x 90 mmHg, frequência cardíaca de 128 bpm, frequência respiratória de 22 ipm, 83 kg de peso e bulhas arrítmicas. Exames laboratoriais da entrada mostraram: creatinina 1,9 mg/dL (*clearance* 30 mL/min); ureia 54 mg/dL; sódio 137 mEq/L; e potássio 3,9 mEq/L. Realizou, também, o eletrocardiograma mostrado a seguir.
Com base no eletrocardiograma mostrado neste caso hipotético, assinale a alternativa correta.

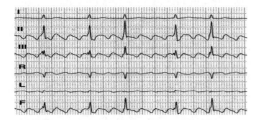

a) É uma taquicardia atrial.
b) É uma taquicardia atrial multifocal.
c) É uma taquicardia paroxística supraventricular.
d) É um *flutter* atrial.

12. Mulher de 50 anos acompanhada por miocardiopatia chagásica. Acaba de chegar ao pronto-socorro e apresenta quadro súbito de mal-estar e pré-síncope. A paciente está descorada 3+/4, em rebaixamento do nível de consciência, PA = 72 x 48 mmHg, F = 178 bpm, cianose de extremidades. Observe o ECG e responda:

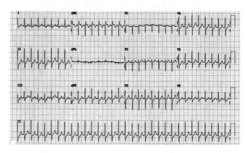

A conduta imediata mais adequada para este caso é:
a) Cardioversão elétrica não sincronizada.
b) Amiodarona 5-7 mg/kg EV.
c) Lidocaína 0,7 mg/kg EV.
d) Cardioversão elétrica sincronizada.

13. O ECG que pode eventualmente identificar situações de risco de morte súbita. O ritmo sinusal (RS) é um ritmo fisiológico do coração. Caracteriza-se por:
a) O eixo de P pode variar entre 0° e +90°.
b) O ritmo se origina no átrio direito médio, observado no ECG de superfície pela presença de ondas P positivas nas derivações D1, D2 e aVF.
c) A onda P normal possui amplitude máxima de 2,5 mm e duração igual ou inferior a 110 ms.
d) Podem ocorrer modificações de sua morfologia dependentes da FC.

14. Mulher, 75 anos, no décimo dia de pós-operatório de laparotomia exploradora de urgência, evolui com oligúria. Antecedentes pessoais: diabete melito e hipertensão arterial. Os parâmetros hemodinâmicos estão dentro da normalidade. Exames laboratoriais: Na = 132 mEq/L, K = 8,1 mEq/L, ureia = 154 mg/dL, creati-

nina = 3,8 mg/dL e glicemia = 160 mg/dL. A complicação mais provável que pode ocorrer é:
a) Convulsões tônico-clônicas.
b) Fibrilação ventricular ou assistolia.
c) Coma hiperosmolar não cetótico.
d) Pericardite urêmica.

 GABARITO COMENTADO

1. **Resposta: d**
Trata-se de um paciente com sinais de instabilidade hemodinâmica (hipotensão arterial, dor torácica, sudorese e estase jugular), ou seja, é um caso de emergência. A melhor conduta nestes casos seria a cardioversão elétrica sincronizada com sedação, de preferência, drogas sedativas não cardiodepressoras. A utilização de verapamil não é indicada por se tratar de um caso de emergência e predispor instabilidade hemodinâmica em pacientes portadores de disfunção ventricular esquerda. A amiodarona deve ser utilizada em situações de estabilidade clínica, assim como a heparinização e o ecocardiograma transesofágico, quando não é possível afirmar com precisão o início da arritmia e o paciente encontra-se estável.

Bibliografia
1. Panchal AR, Bartos JA, Cabañas JG, Donnino MW, Drennan IR, Hirsch KG, et al.; Adult Basic and Advanced Life Support Writing Group. Part 3: Adult Basic and Advanced Life Support: 2020 American Heart Association Guidelines for Cardiopulmonary Resuscitation and Emergency Cardiovascular Care. Circulation. 2020;142(16_suppl_2):S366-S468.

2. **Resposta: c**
A captura ventricular depende da posição ventricular do eletrodo, da viabilidade do tecido miocárdico e da integridade do sistema de marca-passo. A falha de captura está relacionada principalmente ao deslocamento do eletrodo, entretanto, em pacientes críticos, as alterações metabólicas são as predominantes, entre elas: hipóxia, isquemia miocárdica, acidose, alcalose, hipercapnia, drogas antiarrítmicas (tipos Ia e Ic da classificação de Vaughan) e doenças sistêmicas, como hipotireoidismo e amiloidose cardíaca. A presença de hipercalemia, assim como uso de gluconato de cálcio, apresenta mínimo efeito no mecanismo de falha de captura.

Bibliografia
1. Finfer SR. Pacemaker failure on induction of anaesthesia. Br J Anaesth. 1991;66(4):509-12.
2. Austin JL, Preis LK, Crampton RS, et al. Analysis of pacemaker malfunction and complications of temporary pacing in the coronary care unit. Am J Cardiol. 1982;49(2):301-6.

3. **Resposta: b**
Considerando que a incidência de fibrilação atrial (FA) aumenta exponencialmente com a idade, é projetado que em 2050 haverá pelo menos 10 milhões de pacientes com FA, fato que está intimamente relacionado ao aumento da expectativa de vida e ao desenvolvimento de novas tecnologias na área da saúde. A FA associa-se principalmente ao aumento de átrio esquerdo em virtude do remodelamento elétrico e estrutural decorrente de hipertrofia ventricular esquerda e a alterações valvares mitral e aórtica. A ausência de trombos intracavitários não exclui o risco de evento embólico, pois podemos identificar, por exemplo, contraste espontâneo de grau III intracavitário, que seria o correspondente a trama atrial e ser potencialmente formador de trombo e consequente evento tromboembólico. Portanto, o tratamento inicial deve corresponder ao controle de frequência, reversão para ritmo sinusal, se não houver contraindicação e uso de antitrombóticos (antiagregantes ou anticoagulantes).

Bibliografia

1. January CT, Wann LS, Calkins H, Chen LY, Cigarroa JE, Cleveland JC Jr, et al. 2019 AHA/ACC/HRS Focused Update of the 2014 AHA/ACC/HRS Guideline for the management of patients with atrial fibrillation: a report of the American College of Cardiology/American Heart Association Task Force on Clinical Practice Guidelines and the Heart Rhythm Society in collaboration with the Society of Thoracic Surgeons. Circulation. 2019;140(2):e125-e151.

4. **Resposta: b**

A taquicardia ventricular é definida como a presença de três ou mais batimentos originados no ventrículo (abaixo do nó atrioventricular, feixe His-Purkinje). Pode ser classificada como não sustentada, quando tem duração inferior a 30 segundos e não apresenta sinais de instabilidade clínica (dor torácica, hipotensão arterial, dispneia, síncope), e sustentada, quando superior a 30 segundos ou com sinais de instabilidade clínica. Seu local de origem no ventrículo determina a morfologia do complexo QRS, como taquicardia ventricular fascicular (QRS estreito originado no feixe de His-Purkinje) ou taquicardia ventricular de via de saída de ventrículo esquerdo (QRS largo). Quando há a presença de cardiopatia estrutural, a probabilidade de desenvolver TV é maior em razão do desarranjo estrutural das fibras miocárdicas e da possibilidade de substrato para focos de automatismos e/ou reentrada. Portanto, a presença de uma TV sustentada deve ser tratada com terapia farmacológica e/ou elétrica para evitar deterioração clínica.

Bibliografia

1. Panchal AR, Bartos JA, Cabañas JG, Donnino MW, Drennan IR, Hirsch KG, et al.; Adult Basic and Advanced Life Support Writing Group. Part 3: Adult Basic and Advanced Life Support: 2020 American Heart Association guidelines for cardiopulmonary resuscitation and emergency cardiovascular care. Circulation. 2020;142(16_suppl_2):S366-S468.

5. **Resposta: c**

A Figura 1 demonstra uma deflexão negativa (vetor se afastando do eletrodo intracavitário) de onda com amplitude significativa, compatível com câmara ventricular direita. A Figura 2 evidencia um complexo QRS precedido de espícula e corrente de lesão endocárdica sugestivo de estar posicionado no endocárdio do ventrículo direito e na Figura 3, um complexo de contração atrial se afastando do eletrodo endocavitário, sugerindo estar localizado na porção alta do átrio direito.

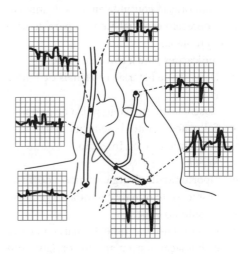

Bibliografia

1. Mulpuru SK, Madhavan M, McLeod CJ, Cha YM, Friedman PA. Cardiac pacemakers: function, troubleshooting, and management: Part 1 of a 2-Part Series. J Am Coll Cardiol. 2017;69(2):189-210.

6. **Resposta: d**

Paciente com uma taquicardia de QRS estreito, regular e com estabilidade hemodinâmica. A conduta inicial é uma manobra vagal. Há várias manobras vagais que podem ser realizadas.

As taxas de sucesso para a manobra vagal em reverter a TSV varia de 19 a 54% Aumentando na manobra Valsalva modificada com elevação passiva dos membros inferiores. Recomenda-se cautela ao implantar massagem carotídea em pacientes mais velhos dado o potencial risco tromboembólico.

Bibliografia

1. Niehues LJ, Klovenski V. Vagal maneuver. Treasure Island: StatPearls Publishing; 2021.
2. Mahtani AU, Nair DG. Supraventricular Tachycardia. Med Clin North Am. 2019;103(5):863-79.

7. **Resposta: a**

Falhas na condução pelo marca-passo artificial são achados que podem acontecer na monitoração contínua em terapia intensiva e merecem especial atenção para ações a serem tomadas.

Indicações para a troca de gerador:
- Desgaste de bateria com sinais de fim de vida;
- Ausência ou queda do pulso de saída;
- Falha no circuito de sensibilidade;
- Contaminação ou infecção;
- *Recall*;
- Oportunidade cirúrgica, tendo sido ultrapassado o tempo de garantia do gerador;
- Defeito no conector;
- Presença de síndrome do marca-passo; e estimulação muscular não corrigível por programação.

Indicações para a troca de eletrodo:
- Ruptura de isolamento;
- Fratura do condutor;
- *Recall*;
- Contaminação ou infecção;
- Alteração significativa da impedância;
- Indicação clínica de substituição do modo de estimulação (uni para bipolar) em cabo unipolar;
- Infiltração; e
- Repetidos deslocamentos ou elevações de limiares.

Indicações para a reoperação com possibilidade de reposição ou troca de eletrodo:

- Deslocamento;
- Aumento acentuado do limiar crônico de estimulação ou perda de comando;
- Diminuição acentuada ou perda da sensibilidade;
- Risco de escara ou protusão cutânea;
- Estimulação frênica ou diafragmática; e
- Perfuração ventricular.

Indicações especiais para a troca de gerador com cabo-eletrodo:
- Pacientes com sintomas ou sinais decorrentes de modo de estimulação inadequado cuja resolução é impossível por reprogramação;
- Portadores sintomáticos de marca-passos não responsivos, com necessidade documentada de resposta de frequência;
- Portadores sintomáticos de marca-passos responsivos, mas com resposta inadequada do sensor; e
- Portadores de marca-passos convencionais, cuja evolução clínica mostra necessidade de estimulação multissítio.

Bibliografia

1. Mulpuru SK, Madhavan M, McLeod CJ, Cha YM, Friedman PA. Cardiac pacemakers: function, troubleshooting, and management: Part 1 of a 2-Part Series. J Am Coll Cardiol. 2017;69(2):189-210.

8. **Resposta: a**

O paciente tem uma bradicardia sintomática, com sinais de choque e deve ser tratado imediatamente. A situação deve ser resolvida pelo médico que está atendendo o paciente – no caso, o intensivista. A recomendação da American Heart Association de 2020 é que a dose de atropina seja 1 mg, IV, a cada 3 a 5 minutos, no máximo 3 mg. Porém, trata-se de um BAV total. Recomenda-se marca-passo transcutâneo juntamente com os fármacos para a bradicardia instável como adrenalina na dose de 2 a 10 microgramas por minuto ou dopamina na dose de 5 a 20 microgramas por kilograma por minuto.

Bibliografia

1. Panchal AR, Bartos JA, Cabañas JG, Donnino MW, Drennan IR, Hirsch KG, et al. Part 3: Adult Basic and Advanced Life Support: 2020 American Heart Association Guidelines for Cardiopulmonary Resuscitation and Emergency Cardiovascular Care. Adult Basic and Advanced Life Support Writing Group. Circulation. 2020;142(suppl 2):S366-S468.

9. Resposta: a

A paciente possui uma bradicardia sintomática em ritmo de bloqueio atrioventricular de segundo grau tipo II. Há indicação de marca-passo transcutâneo e/ou utilização de dopamina ou adrenalina segundo algoritmo da American Heart Association (AHA). Esses bloqueios em geral são infra-hisianos e não respondem, em geral, a atropina. O marca-passo transcutâneo seria alternativa e/ou dopamina e/ou adrenalina.

Bibliografia

1. Panchal AR, Bartos JA, Cabañas JG, Donnino MW, Drennan IR, Hirsch KG, et al. Part 3: Adult Basic and Advanced Life Support: 2020 American Heart Association guidelines for cardiopulmonary resuscitation and emergency cardiovascular care. Adult Basic and Advanced Life Support Writing Group. Circulation. 2020;142(suppl 2):S366-S468.

10. Resposta: b

O paciente é portador de uma taquicardia ventricular polimórfica e deve ser imediatamente desfibrilado por estar instável (hipotenso). Frequentemente são instáveis e há rápida propensão à degeneração ventricular em FV. Há diversas etiologias possíveis para a taquicardia ventricular polimórfica. Uma divisão possível das arritmias ventriculares é aquela que ocorre em coração estruturalmente normal e aquela que ocorre no cardiopata. No caso em questão possivelmente deve se

tratar em paciente com coração estruturalmente normal. Taquicardias ventriculares polimórficas sem causa estrutural ou metabólica geralmente são secundárias a canalopatias e o implante de CDI é a única profilaxia eficaz conhecida. Tratamento agudo segue a rotina do ACLS já comentada. Há várias possibilidades:

- A taquicardia ventricular polimórfica catecolaminérgica ocorre em crianças, adolescentes e adultos jovens, caracteristicamente associada a descargas adrenérgicas durante o estresse, sendo reprodutível ao teste ergométrico ou infusão de isoproterenol. O QT é normal.
- Na taquicardia ventricular polimórfica idiopática devemos procurar excluir causas secundárias como isquemia, metabólicos (hipocalemia), tóxicos (álcool, cocaína) e drogas prolongadoras do QT (sotalol, amiodarona, propafenona, amitriptilina, clorpromazina, citalopram, haloperidol, cetoconazol, claritromicina, metadona, hidroxizina, cisaprida, lítio e outras.
- A síndrome de Brugada é autossômica dominante, tem 90% de prevalência masculina e alta relação com morte cardíaca súbita.

Bibliografia

1. Roston TM, Vinocur JM, Maginot KR, Mohammed S, Salerno JC, Etheridge SP, et al. Catecholaminergic polymorphic ventricular tachycardia in children: analysis of therapeutic strategies and outcomes from an international multicenter registry. Circ Arrhythm Electrophysiol. 2015;8:633-42
2. Zeppenfeld K. Ventricular tachycardia ablation in nonischemic cardiomyopathy. JACC. 2018; 4(9):1123-40.

11. Resposta: d

O paciente da questão é portador de *flutter* atrial. O *flutter* atrial é uma arritmia supraventricular cujo mecanismo de arritmia é um circuito em círculo de reentrada que pode atingir todo ou apenas uma parte do átrio direito (AD). Normalmente existe alguma cardiopatia estrutural como valvopatia tricúspide ou doença pericárdica ou pós-operatórios de cirurgia cardíaca.

Características no ECG:

- Ondas "F" atriais com aspecto em "dente de serrote" que são mais bem visualizadas em D2, D3, aVF (parede inferior) e V1;
- Frequência cardíaca (FC) atrial (ondas F) entre 250-350 bpm;
- Ausência de platô isoelétrico;
- Condução atrioventricular com FC entre 150 e 220 bpm;
- Geralmente QRS é estreito, salvo quando conduz com aberrância de condução ou tem bloqueio de ramo.

Bibliografia

1. Management of atrial fibrillation-flutter: uptodate guideline paper on the current evidence. J Community Hosp Intern Med Perspect. 2018; 8(5):269-27.
2. Thomas D, Eckardt L, Estner HL, Kuniss M, Meyer C, Neuberger HR, et al. Typisches Vorhofflattern: Diagnostik und Therapie [Typical atrial flutter: diagnosis and therapy]. Herzschrittmacherther Elektrophysiol. 2016;27(1):46-56.

12. Resposta: d

A paciente se apresenta no PS com quadro de taquicardia de QRS estreito regular e com instabilidade hemodinâmica. A conduta nesse caso é cardioversão elétrica sincronizada imediata. A cardioversão sincronizada está recomendada para tratar a TPSV instável, a fibrilação atrial instável, o *flutter* atrial instável e a TV monomórfica instável.

Bibliografia

1. Okutucu S, Görenek B. Review of the 2019 European Society of Cardiology Guidelines for the management of patients with supraventricular

tachycardia: what is new, and what has changed? Anatol J Cardiol. 2019;22(6):282-6.
2. Mahtani AU, Nair DG. Supraventricular tachycardia. Med Clin North Am. 2019;103(5):863-79.

13. Resposta: b

O ritmo sinusal (RS) é um ritmo fisiológico do coração, que se origina no átrio direito alto, observado no ECG de superfície pela presença de ondas P positivas nas derivações D1, D2 e aVF. O eixo de P pode variar entre -30° e +90°. A onda P normal possui amplitude máxima de 2,5 mm e duração igual ou inferior a 110 ms. Podem ocorrer modificações de sua morfologia dependentes da FC.

Bibliografia

1. Pastore CA, Pinho JA, Pinho C, Samesima N, Pereira Filho HG, Kruse JCL, et al. III Diretrizes da Sociedade Brasileira de Cardiologia sobre análise e emissão de laudos eletrocardiográficos. Arq Bras Cardiol. [internet] 2016;106(4 Suppl1):1-23.
2. Yang XS, Beck GJ, Wilkoff BL. Redefining normal sinus heart rate [abstract]. J Am Coll Cardiol. 1995;25(2 Suppl 1):193A.

14. Resposta: b

A níveis de potássio maiores de 8,0 mEq/L a onda P desaparece, o QRS se torna mais largo, diminui de amplitude e se fusiona com a onda T, desaparecendo o segmento ST, formando uma onda larga sinusoidal. Este ritmo, característico da hipercalemia severa, é um sinal crítico porque pode degenerar em assistolia ou fibrilação ventricular se não recebe tratamento.

Bibliografia

1. Palmer BF, Clegg DJ. Diagnosis and treatment of hyperkalemia. Cleve Clin J Med. 2017;84(12):934-42.
2. Kovesdy CP. Updates in hyperkalemia: outcomes and therapeutic strategies. Rev Endocr Metab Disord. 2017;18(1):41-7.

9
Emergências cardíacas valvares

1. No paciente gravemente enfermo, portador de estenose aórtica, assinale a alternativa correta:
   a) A tríade de Simpson: alteração quantitativa do fator de Von Willebrand, estenose aórtica e plaquetopenia é relativamente incomum.
   b) O componente A2 da segunda bulha encontra-se geralmente aumentado.
   c) À ausculta, a especificidade de um sopro sistólico aórtico de alta amplitude alta a fim de avaliar a gravidade da estenose.
   d) Em pacientes com sepse, a avaliação do gradiente de pressão aórtico pelo Doppler pode superestimar a estenose.
   e) A diminuição insistente e persistente das volemias por meio de diuréticos é a melhor terapêutica em pacientes portadores de hipertrofia ventricular.

2. Assinale a alternativa correta com relação à insuficiência mitral aguda:
   a) A cirurgia deve ser indicada o mais precocemente possível, por mais que o paciente esteja instável e/ou com disfunções orgânicas.
   b) A "onda V gigante" no POAP apresenta baixa especificidade para esta condição.
   c) Na insuficiência mitral aguda, o sopro é mesossistólico e irradia-se para a região cervical.
   d) Uma síndrome coronariana aguda pode causar ruptura do músculo papilar anterior, o que pode ser auscultado como um sopro sistólico mitral.
   e) O principal músculo que se rompe é o papilar anterior, seguido, por ordem de frequência, do posteromedial.

3. Quais exames devem ser incluídos na análise do líquido do derrame pericárdico?
   a) Complemento, célula LE, amilase, lipase.
   b) Troponina, creatino-fosfoquinase fração MB, mioglobina, aspartato amino transferase.
   c) Cultura para germes comuns e anaeróbios, CA 19-9, bacilo álcool acidorresistente, mioglobina.
   d) Hemograma, glicose, ureia e creatinina.
   e) Hematócrito, glicose, colesterol e triglicerídeos.

4. Homem de 76 anos é trazido ao serviço de emergência com quadro de síncope. Exame clínico: alteração de estado mental, sudoreico, pálido, FC = 175 bpm, PA = 80 x 40 mmHg, bulhas arrítmicas taquicárdicas, sem sopros, MV+, simétricos, sem ruídos adventícios. Monitorização cardíaca revelou fibrilação atrial.
A melhor conduta é:
a) Cardioversão elétrica sincronizada imediata.
b) Ecocardiograma trans esofágico.
c) Betabloqueador 5 mg intravenoso em 5 minutos.
d) Amiodarona em dose de ataque (150 mg).

5. Uma paciente de 82 anos de idade teve dois episódios de síncope sem pródromos nos últimos dois dias. Caiu da própria altura e estava conversando com seus filhos. A recuperação foi rápida, em dois a três minutos, e sem liberação esfincteriana, confusão mental ou sequelas. Refere hipertensão arterial, porém com queda da sistólica de menos de 5 mmHg quando medida na posição ortostática. O restante do exame físico não revelou alterações significativas. Ela realizou, ainda, o eletrocardiograma mostrado abaixo (com calibração padrão). Considerando essa situação assinale a alternativa correta.

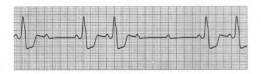

a) Ataque isquêmico transitório e BAVT.
b) Hipotensão ortostática e FA.
c) Crise convulsiva Mobitz tipo II.
d) Síncope vasovagal e FA.
e) Síncope cardiogênica e Mobitz tipo II.

6. Qual das seguintes alternativas é causa de aumento da pressão de oclusão da artéria pulmonar (PAOP)?
a) Insuficiência ventricular direita.
b) Estenose aórtica.
c) Inspiração profunda
d) Hipovolemia.

7. Um paciente na unidade de terapia intensiva cardiotorácica tem uma bomba de balão intra-aórtico (BIA) *in situ*. Qual das seguintes opções se aplica ao IABP?
a) Um BIA é contraindicado na estenose aórtica.
b) O BIA pode ser inserido pela via femoral.
c) O balão infla durante a sístole.
d) Heliox é usado para encher o balão.

8. Um homem de 82 anos dá entrada no pronto-socorro com abdome agudo. Ele tem um histórico médico de hipertensão, doença isquêmica do coração e *diabetes mellitus* tipo 2. Seu ECG mostra fibrilação atrial, desvio do eixo esquerdo e hipertrofia ventricular esquerda. Ecocardiograma realizado 2 anos antes revelou hipertrofia ventricular esquerda com fração de ejeção de 40% e regurgitação tricúspide grave. Ele é submetido a laparotomia de emergência, onde uma hemicolectomia direita é realizada. No pós-operatório, ele é intubado e ventilado na unidade de terapia intensiva. Ele se torna cada vez mais hemodinamicamente instável e é tomada a decisão de instigar o monitoramento do débito cardíaco. Qual seria o melhor método de monitoramento hemodinâmico avançado para empregar neste paciente?
a) Cateter de artéria pulmonar.
b) Variação do volume sistólico.
c) Biorreactância.
d) Doppler esofágico.
e) Mensuração de pressão venosa central.

GABARITO COMENTADO

1. Resposta: d

Em pacientes portadores de estenose aórtica (EAo) e sepse, a avaliação da severidade da estenose, por meio do cálculo do gradiente pressórico transvalvar por Doppler contínuo, pode estar superestimada em razão do quadro hiperdinâmico da sepse, o qual aumenta o fluxo na via de saída do ventrículo esquerdo (VSVE). Este aumento de fluxo na VSVE associado a uma obstrução fixa (EAo) ocasiona um aumento no gradiente transvalvar aórtico que não representa de forma fidedigna a severidade da estenose. Neste caso, devemos lançar mão de outros métodos de quantificação da EAo, por exemplo, a equação de continuidade e/ou a planimetria. Na ausculta cardíaca na EAo, observa-se hipofonese do componente A2 da segunda bulha em virtude da redução de sua abertura e fechamento, assim como não há relação entre a severidade da estenose com a intensidade ou amplitude do sopro aórtico. Em pacientes com EAo e hipertrofia ventricular esquerda, a redução da pré-carga pode ocasionar aparecimento de gradiente intraventricular ou obstrução dinâmica da VSVE, diminuindo o DC, aumentando o consumo e a deterioração hemodinâmica.

Bibliografia

1. Kanwar A, Thaden JJ, Nkomo VT. Management of patients with aortic valve stenosis. Mayo Clin Proc. 2018;93(4):488-508.

2. Resposta: b

Observa-se frequentemente na insuficiência mitral aguda isquêmica a ruptura do músculo papilar posteromedial relacionado, na maioria das vezes, ao comprometimento da parede inferior e, em geral, sua maior inci-

dência entre o segundo e o quarto dia pós-infarto agudo do miocárdio. A presença de sopro sistólico mitral em um paciente com ruptura de músculo papilar pode não ser auscultada na vigência de hipotensão e insuficiência cardíaca, sendo de extrema importância a realização de ecocardiograma na suspeita clínica. Em razão da rápida deterioração hemodinâmica relacionada a esta complicação mecânica, a intervenção cirúrgica deve ser realiza – da precocemente. Em relação à onda "V" gigante obtida pelo traçado da pressão de oclusão de artéria pulmonar, quando presente, associa-se a uma grande sensibilidade para insuficiência mitral aguda significativa (IMA), entretanto, apresenta baixa especificidade, ou seja, sua ausência não exclui IMA.

Bibliografia

1. Varma PK, Krishna N, Jose RL, Madkaiker AN. Ischemic mitral regurgitation. Ann Card Anaesth. 2017;20(4):432-9.

3. Resposta: e

A investigação do líquido pericárdico deve incluir hematócrito para avaliar hemopericárdio, glicose para cor – relacionar com processo infeccioso, colesterol e triglicerídeos para avaliação de quilopericárdio, hemograma para quantificação de leucócitos, cultura para definição de germes, BAAR para avaliação de tuberculose, CA-19-9 para tumores e amilase lipase em situações de fístula pericárdico-pancreática. Não está indicada a análise de ureia, creatinina, troponina, creatino-fosfoquinase, aspartato amino transferase e mioglobina.

Bibliografia

1. Rahman A, Saraswat A. Pericarditis. Aust Fam Physician. 2017;46(11):810-4.

4. Resposta: a

No caso, a paciente encontra-se instável. Os critérios de instabilidade utilizados são: alteração do estado mental, hipotensão relacionada a arritmia, dor torácica, sinais de choque ou sinais de insuficiência cardíaca. A paciente necessita de uma cardioversão elétrica sincronizada imediata.

Bibliografia

1. Hindricks G, Potpara T, Dagres N, Arbelo E, Bax JJ, Blomström-Lundqvist C, et al.; ESC Scientific Document Group. 2020 ESC Guidelines for the diagnosis and management of atrial fibrillation developed in collaboration with the European Association of Cardio-Thoracic Surgery (EACTS). Eur Heart J. 2020:ehaa612.

5. Resposta: e

A paciente possui um BAV de segundo grau Mobitz II; O bloqueio AV de 2º grau (BAV2) caracteriza-se pela falha da condução atrioventricular. Esta falha pode ocorrer após dificuldade progressiva da condução (fenômeno de Weckenbach), conhecido como BAV2 Mobitz I, ou de forma súbita e intermitente, com PR constante nos outros ciclos, conhecido como BAV Mobitz II. O BAV2 Mobitz II usualmente decorre de distúrbios infranodais (no sistema His-Purkinje), portanto, é de maior gravidade. Este tipo de bloqueio geralmente evolui para BAVT. Exceções são casos de bloqueio no feixe de His proximal, sem doença estrutural cardíaca. Por se tratar de situação associada a sintomas graves: síncope cardiogênica o paciente deve ter um marcapasso definitivo instalado. Pode ocorrer no contexto de IAM anterior, associado à alta mortalidade e à necessidade de implante de marca-passo.

Bibliografia

1. Mangi MA, Jones WM, Mansour MK, Napier L. Atrioventricular block second-degree. Treasure Island: StatPearls; 2020.

2. Barold SS, Herweg B. Second-degree atrioventricular block revisited. Herzschrittmacherther Elektrophysiol. 2012;23(4):296-304.

6. Resposta: b

A pressão capilar pulmonar (PCWP) ou pressão de oclusão da artéria pulmonar (PAOP) fornece uma estimativa indireta da pressão do átrio esquerdo (LAP). O PAOP é medido pela inserção de um cateter multilúmen com ponta de balão (também conhecido como cateter Swan-Ganz) em uma veia periférica, avançando o cateter no átrio direito, ventrículo direito, artéria pulmonar e, em seguida, em um ramo da artéria pulmonar. O mesmo cateter pode ser usado para medir o débito cardíaco pela técnica de termodiluição. A pressão registrada durante a insuflação do balão é semelhante à pressão do átrio esquerdo porque o vaso ocluído e seus ramos distais que eventualmente formam as veias pulmonares atuam como um longo cateter que mede a pressão arterial dentro das veias pulmonares e do átrio esquerdo.

Bibliografia

1. Joseph J, Naqvi SY, Giri J, Goldberg S. Aortic stenosis: pathophysiology, diagnosis, and therapy. Am J Med. 2017;130(3):253-63.

7. Resposta: b

Contrapulsação é um termo que descreve a insuflação do balão na diástole e a deflação no início da sístole. É contraindicado em pacientes com regurgitação aórtica, pois piora a magnitude da regurgitação. O cateter com balão intra-aórtico (BIA) é inserido percutaneamente na artéria femoral, mas outras vias de acesso incluem artérias subclávia, axilar, braquial ou ilíaca. O hélio é frequentemente usado porque sua baixa densidade facilita a transferência rápida de gás do console para o balão. Também é facilmente absorvido pela corrente sanguínea em caso de ruptura do balão. Um BIA é usado para estabilização de pacientes com infarto agudo do miocárdio encaminhados para cirurgia cardíaca de urgência. O uso de BIA neste cenário diminui a pós-carga ventricular esquerda, aumenta o débito cardíaco e aumenta a perfusão coronariana e sistêmica, facilitando o desmame do paciente da circulação extracorpórea.

Bibliografia

1. Samanidis G, Georgiopoulos G, Bousounis S, Zoumpourlis P, Perreas K. Outcomes after intra-aortic balloon pump insertion in cardiac surgery patients. Rev Bras Ter Intensiva. 2020;32(4):542-50.

8. **Resposta: d**

A monitoração do débito cardíaco é usada no paciente crítico para orientar o manejo e otimizar a oxigenação dos tecidos. Vários dispositivos estão disponíveis para medir ou estimar o débito cardíaco, as variáveis de pré-carga e as saturações venosas centrais. A escolha do monitor de débito cardíaco é limitada por fatores institucionais, fatores relacionados ao dispositivo e fatores relacionados ao paciente.

O uso do Doppler esofágico depende do operador, mas estudos mostraram que apenas 10-12 inserções são necessárias para obter medições precisas. O ultrassom Doppler é usado para determinar o fluxo de sangue pela aorta descendente. Isso é convertido em um volume de ejeção estimado que pode ser usado para avaliar se mais líquido leva a um aumento significativo no débito cardíaco. Não há contraindicações neste paciente ao uso do Doppler esofágico para monitoramento do débito cardíaco e este é o método de escolha.

Bibliografia

1. Scheeren TWL, Ramsay MAE. New developments in hemodynamic monitoring. J Cardiothorac Vasc Anesth. 2019;33 Suppl 1:S67-S72.

10
Síndrome coronariana aguda

1. O suporte hemodinâmico do paciente com infarto agudo do miocárdio de ventrículo direito deve ser feito com:
   a) Vasopressor e fluidos.
   b) Vasopressor e diurético.
   c) Vasodilatador e fluidos.
   d) Vasopressor e inotrópico.
   e) Inotrópicos e fluidos.

2. Uma das complicações do infarto agudo do miocárdio é o bloqueio atrioventricular total (BAVT). Em relação a este evento, podemos afirmar:
   a) Caso haja oclusão de descendente anterior, há indicação formal de marca-passo definitivo.
   b) O BAVT pós-infarto tem péssimo prognóstico, independentemente da artéria ocluída.
   c) Não há necessidade de colocação de um marca-passo provisório.
   d) Na oclusão aguda de descendente anterior, o BAVT é benigno, sem repercussões hemodinâmicas.

3. Vários são os parâmetros que se utilizam para avaliação de reperfusão miocárdica. Entre as opções a seguir, qual é a melhor forma de avaliação?

   a) Melhora da precordialgia.
   b) Após 1 hora do tratamento de reperfusão, uma redução do supradesnível do segmento ST de 50 a 70%.
   c) Surgimento de arritmia após a administração de trombolíticos.
   d) Fenômenos hemorrágicos após a instituição da terapia fibrinolítica.

4. Paciente diagnosticado com síndrome coronariana aguda com supradesnivelamento de ST anterosseptal foi submetido à terapia com trombolítico sem intercorrências. Entretanto, no quinto dia de evolução, apresenta febrícula, taquicardia, hipotensão e oligúria. Em razão de o paciente estar com cateter de artéria pulmonar, foram coletadas, além da gasometria arterial, amostras de sangue na via proximal e na via distal do Swan-Ganz, obtendo-se os seguintes resultados:
   - Saturação de oxigênio na via proximal = 50%.
   - Saturação de oxigênio na via distal = 63%.
   Qual a causa mais PROVÁVEL desta discordância?
   a) Congestão pulmonar.
   b) Ruptura de músculo papilar.

c) Insuficiência cardíaca de alto débito pela sepse.
d) Comunicação interventricular.

5. Assinale a alternativa que não contraindica o uso de fibrinolítico no infarto agudo do miocárdio:
   a) Hemorragia intracraniana prévia há seis meses.
   b) Neoplasia intracraniana em tratamento radioterápico.
   c) AVE isquêmico há cinco meses.
   d) Suspeita de dissecção aórtico aguda.
   e) Trauma facial há menos de três meses.

6. O que apresenta um paciente com infarto agudo do miocárdio e insuficiência cardíaca Killip III?
   a) Choque cardiogênico.
   b) Edema agudo de pulmão cardiogênico.
   c) Hipertensão arterial.
   d) Estertores crepitantes em bibasais.
   e) Perda de líquido para o 3° espaço.

7. Quais marcadores de necrose miocárdica estão representados pelas letras A, B e C no gráfico a seguir?

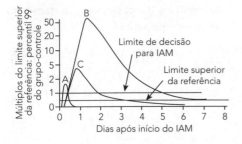

   a) Troponina I, CKMB, mioglobina.
   b) CKMB, troponina, CPK.
   c) Mioglobina, troponina, CKMB.
   d) CKMB, mioglobina, troponina.
   e) Troponina I, CPK, CK-MB.

8. Quais os componentes da tríade de Beck?
   a) Pletora facial, hipofonese de bulhas, baixa voltagem no ECG.
   b) Hipofonese de bulhas, hipertensão, taquicardia.
   c) Turgência jugular, hipofonese de bulhas, hipotensão.
   d) Taquicardia, hipofonese de bulhas, hipertensão.
   e) Estertores pulmonares, taquicardia, hipofonese de bulhas.

9. Paciente com indicação de cirurgia de revascularização miocárdica está em uso de AAS e clopidogrel. Assinale a alternativa correta com relação ao manejo destas drogas:
   a) Suspender ambos 7 dias antes da cirurgia.
   b) Suspender clopidogrel, manutenção do AAS e início de enoxaparina para anticoagulação plena.
   c) Suspender ambos, com início de enoxaparina para anticoagulação plena.
   d) Manutenção de ambos os medicamentos.
   e) Suspender clopidogrel 5 dias antes da cirurgia, com manutenção do AAS.

10. Assinale a alternativa que contém o diagnóstico mais provável para o ECG a seguir:

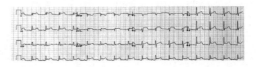

    a) Hipotermia.
    b) Taquicardia de Gallavardin.
    c) Taquicardia sinusal.
    d) Síndrome coronariana aguda com supradesnivelamento de ST.
    e) Pericardite aguda.

11. Assinale a alternativa correta em relação aos distúrbios do pericárdio:
    a) A indometacina não deve ser utilizada como droga anti-inflamatória nos pacientes com pericardite pós-infarto agudo do miocárdio.
    b) O prognóstico pode ser bem avaliado pela elevação da troponina T.
    c) No ECG da pericardite, a inversão de ondas T caracteristicamente começa a ocorrer antes que as elevações de ST retornem à linha de base.
    d) Faz parte da investigação etiológica a pesquisa de FAN e FR.
    e) Grande parte daquelas com diagnóstico estabelecido é de causa não infecciosa.

12. Os marcadores de necrose miocárdica se elevam em diferentes tempos na síndrome coronariana aguda com supra de ST. Assinale a alternativa que contém a sequência de letras corretas:

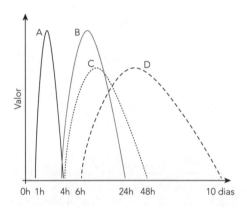

    a) A: troponina; B: mioglobina; C: CKMB (infarto recanalizado); D: CKMB (infarto não recanalizado).
    b) A: mioglobina; B: CKMB (infarto recanalizado); C: CKMB (infarto não recanalizado); D: troponina.
    c) A: mioglobina; B: CKMB (infarto recanalizado); C: troponina; D: CKMB (infarto não recanalizado).
    d) A: mioglobina; B: CKMB (infarto não recanalizado); D: CKMB (infarto recanalizado); D: troponina.
    e) A: CKMB (infarto recanalizado); B: CKMB (infarto não recanalizado); C: troponina; D: mioglobina.

13. A pressão de perfusão coronariana (PPC) pode ser estimada pela diferença entre:
    a) Pressão arterial média – pressão diastólica da artéria pulmonar.
    b) Pressão arterial sistólica – pressão diastólica da artéria pulmonar.
    c) Pressão arterial sistólica – pressão de oclusão da artéria pulmonar.
    d) Pressão arterial diastólica – pressão de oclusão da artéria pulmonar.
    e) Pressão arterial diastólica – pressão diastólica da artéria pulmonar.

14. Homem de 60 anos, tabagista e diabético refere dor precordial irradiada para o membro superior esquerdo e náuseas há 2 horas. Realizado o ECG abaixo na chegada do paciente no departamento de emergência. Qual seria a localização do infarto do paciente?

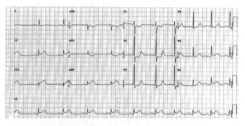

    a) Inferior
    b) Anterior
    c) Inferoposterior
    d) Inferoanterior

15. Paciente de 73 anos admitido no pronto-socorro com história de há 2 horas evoluindo com dor torácica de forte intensidade seguida de alteração do estado de consciência. Ao exame físico: mau estado geral com Glasgow 13 e sinais de alteração de perfusão em pele. Frequência cardíaca de 34 btm/min. PA = 72x29 mmHg. Crepitações bibasais com frequência respiratória de 24 IPM. O ECG mostra o seguinte:

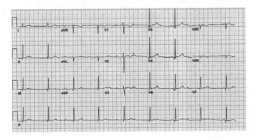

a) Infarto agudo do miocárdio, com supra de ST, com indicação de cateterismo de urgência.
b) Bloqueio atrioventricular total, com indicação de implantação de marca-passo transcutâneo.
c) Infarto agudo do miocárdio, sem supra de ST, com indicação de dupla agregação e CATE eletivo.
d) Bloqueio atrioventricular, Mobitz II, secundário a infarto agudo do miocárdio, indicado fazer atropina.

16. Homem, 72 anos, hipertenso e insuficiência cardíaca, em uso de captopril 100 mg/dia, aldactone 25 mg/dia, foi internado na unidade de emergência após episódio de desmaio e perda da consciência. Ao exame, tinha Glasgow de 12, bradicardia (FC = 45 bat/min), estase jugular +++/4, PA = 155/85 mmHg. Exames laboratoriais, Potássio = 7,9 mEq/L, Creatinina = 3,1 mg/dL e Ureia = 105 mg/dL. No eletrocardiograma foi observado alargamento de QRS. Assinalar a opção CORRETA.

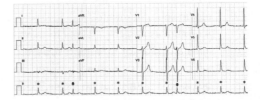

a) Paciente com síndrome de baixo débito devido à hipercalemia. A conduta é administrar gluconato de cálcio a 10%.
b) Paciente deve ser transferido para a UTI para iniciar terapia dialítica (hemodiálise), imediatamente.
c) A melhor terapêutica para este caso é passar um marca-passo transvenoso após a infusão de solução polarizante de glicose com insulina.
d) Deve ser administrado bicarbonato de sódio 10%, como solução polarizante e devido à insuficiência renal.

17. Sobre as causas de dor torácica na emergência, é correto afirmar:
a) A dor relacionada à dissecção aguda da aorta torácica é geralmente relatada como uma dor torácica de início súbito que irradia para o dorso ou abdome. Em mais de 90% dos casos, clínicos suspeitam corretamente de dissecção aórtica quando são feitas perguntas sobre qualidade, radiação e intensidade da dor. Pode se estender para qualquer de seus principais ramos, causando isquemia cerebral, miocárdica, renal, medular ou intestinal.
b) O pneumotórax hipertensivo é uma emergência médica, uma vez que cursa com choque do tipo obstrutivo. Pode ser confirmado através da ultrassonografia de tórax, quando não se observa o deslizamento pleural ou se ob-

serva padrão de "código de barras" no modo M. Mas é necessária a confirmação por radiografia de tórax antes do seu tratamento.
c) A ruptura esofágica geralmente se manifesta como dor na região subesternal ou epigástrica ou até mesmo no pescoço em rupturas cervicais. Pode acontecer espontaneamente ou como complicação de procedimentos endoscópicos. Sua mortalidade é baixa.
d) A estenose aórtica causa obstrução da via de saída do ventrículo esquerdo, o que leva a sua hipertrofia. Suas manifestações clínicas incluem angina, insuficiência cardíaca congestiva e síncope, semelhantes às das síndromes coronarianas agudas. O primeiro exame para investigação recomendado nesses casos é o teste ergométrico.

18. Homem, 47 anos, economista, atleta de alto rendimento sem fatores de risco para doença arterial coronária, refere muito nervosismo no trabalho, perdeu a filha há poucos dias em acidente automobilístico. Refere dor intensa (9/10) retroesternal, sem irradiação, que persiste há 60 minutos. Recebeu no pronto-socorro por via sublingual 1 comprimido de dinitrato de isossorbida há cerca de 30 minutos. Exame físico: FC = 52 bpm, rítmico, PA = 82/62 mmHg. O exame do aparelho respiratório não tem alterações. Não há outras alterações no exame físico cardiológico. Observe o ECG da entrada no hospital. Qual é o diagnóstico mais provável?

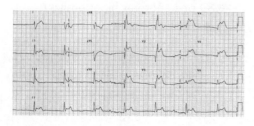

a) Infarto agudo do miocárdio com oclusão da coronária direita.
b) Síndrome de takotsubo ("coração partido") com coronárias normais.
c) Coração de atleta com repolarização ventricular precoce.
d) Pericardite aguda com derrame pericárdico.

19. Um paciente de 77 anos chega na emergência com dor retroesternal e supradesnivelamento do segmento ST em parede inferior. Assinale a alternativa correta.

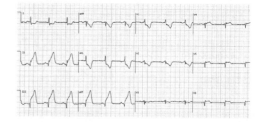

a) A trombólise está contraindicada.
b) A estatina deve ser realizada em dose baixa.
c) Enoxaparina 30 mg pode ser realizada.
d) Clopidorel dose de ataque caso o paciente for para angioplastia.
e) Em idosos prasugrel está contraindicado.

20. Observe o ECG a seguir e assinale a alternativa correta.
a) Trata-se de IAM com supra de ST inferior.
b) Trata-se de IAM com supra de ST laterodorsal.
c) Trata-se de IAM com supra de ST inferolateral (dorsal).
d) d) Trata-se de IAM com supra de ST inferodorsal.

GABARITO COMENTADO

1. **Resposta: e**
O infarto de ventrículo direito, quando acompanha o infarto inferior, apresenta elevada mortalidade (25-30%). Sua presença identifica um subgrupo de pacientes com infarto inferior de alto risco (6%), os quais deveriam ser considerados de alta prioridade para a reperfusão precoce. Evidências recentes sugerem a mortalidade de 6% para pacientes com infarto inferior isolado e de 31% para pacientes com infarto inferior complicado, com infarto de ventrículo direito. O tratamento de pacientes com isquemia do ventrículo direito é diferente e, em algumas situações, diametralmente oposto ao manuseio da disfunção ventricular esquerda. O tratamento do infarto do ventrículo direito inclui manutenção precoce da pré-carga, redução da pós-carga do ventrículo direito, suporte inotrópico para o ventrículo direito e reperfusão precoce.

Bibliografia
1. Ibanez B, James S, Agewall S, Antunes MJ, Bucciarelli-Ducci C, Bueno H, et al.; ESC Scientific Document Group. 2017 ESC Guidelines for the management of acute myocardial infarction in patients presenting with ST-segment elevation: The Task Force for the management of acute myocardial infarction in patients presenting with ST-segment elevation of the European Society of Cardiology (ESC). Eur Heart J. 2018;39(2):119-77.

2. **Resposta: b**
O bloqueio atrioventricular (BAV) pode ocorrer em 5 a 15% dos infartos inferiores, por reflexo vagal ou isquemia do nodo AV (irrigado em 90% dos casos pela coronária direita e 10% pela circunflexa). A maioria é transitória e reverte espontaneamente ou com atropina endovenosa. Quando o BAV ocorre no IAM anterior, há outra conotação. Geralmente, são infartos graves com extensa necrose do sistema de condução e mortalidade de até 80%. Da mesma forma, o bloqueio agudo do ramo direito com ou sem bloqueio divisional anterossuperior é indicativo de grande área necrosada, com até 30% de evolução para BAVT. Dessa maneira, no IAM sugere-se o implante de marca-passo provisório nos seguintes casos: BAVT, BAV de segundo grau – Mobitz 2, bloqueio alternante de ramo, bloqueio de ramo novo, bloqueio de ramo com bloqueio fascicular ou BAV.

Bibliografia
1. Ibanez B, James S, Agewall S, Antunes MJ, Bucciarelli-Ducci C, Bueno H, et al.; ESC Scientific Document Group. 2017 ESC Guidelines for the management of acute myocardial infarction in patients presenting with ST-segment elevation: The Task Force for the management of acute myocardial infarction in patients presenting with ST-segment elevation of the European Society of Cardiology (ESC). Eur Heart J. 2018;39(2):119-77.

3. **Resposta: b**
Os marcadores de sucesso da reperfusão coronária podem ser qualitativos ou quantitativos, abrangendo desde a resolução dos sintomas até a aferição da ocorrência do desfecho mais grave, o óbito. Após tratamento com intervenção coronária percutânea primária ou fibrinólise, o marcador mais evidente é a redução ou o desaparecimento da dor, embora apresente expressiva labilidade e baixa especificidade e possa ser mascarado ou confundido com facilidade por analgesia, oclusão de ramos secundários, extensão do infarto, comprometi – mento pericárdico etc.

Se a disponibilidade de apenas um marcador é pouca (desaparecimento da dor), a adição de outro, quantitativo, se faz necessária. A regressão do supradesnivelamento do segmento ST e suas implicações nos desfechos clínicos são relativamente simples e de fácil obtenção. É o marcador de sucesso do tratamento recomendado na prática vigente, em especial para aqueles submetidos à fibrinólise, que não têm o auxílio da angiografia coronária imediata para a verificação da patência do vaso. Estudos controlados prévios demonstram que quanto mais rápida e expressiva for a regressão do supradesnivelamento do segmento ST na comparação com o eletrocardiograma prévio após a reperfusão, maiores serão os benefícios na redução da mortalidade.

Bibliografia

1. Ibanez B, James S, Agewall S, Antunes MJ, Bucciarelli-Ducci C, Bueno H, et al.; ESC Scientific Document Group. 2017 ESC Guidelines for the management of acute myocardial infarction in patients presenting with ST-segment elevation: The Task Force for the management of acute myocardial infarction in patients presenting with ST-segment elevation of the European Society of Cardiology (ESC). Eur Heart J. 2018;39(2):119-77.

4. Resposta: d

A comunicação interventricular (CIV) como complicação do infarto agudo do miocárdio (IAM) ocorre em 0,5% a 1,0% dos pacientes e frequentemente resulta em falência biventricular, mortalidade imediata após a operação e, na fase aguda, chega a 66%. Os preditores de pior prognóstico são a presença de choque cardiogênico pré-operatório, o comprometimento multiarterial, a idade elevada e o intervalo de tempo entre o evento isquêmico e a ruptura. Tecnicamente, o tecido friável próximo à comunicação interventricular dificulta a realização da operação, especialmente na fase aguda do infarto agudo do miocárdio, já que não houve tempo para cicatrização e formação de fibrose da região infartada. Isso pode redundar em recorrência da comunicação interventricular. Na tentativa de evitar essa possível evolução desfavorável, alguns grupos têm usado retalho duplo e cola biológica.

Bibliografia

1. Yavuz S. Surgery as early revascularization after acute myocardial infarction. Anadolu Kardiyol Derg. 2008; 8(Suppl. 2):84-92.

5. Resposta: c

São contraindicações à trombólise:

Contraindicações absolutas	Contraindicações relativas
1. AVC hemorrágico a qual – quer tempo.	1. Ataque isquêmico transitório nos últimos 3 meses.
2. AVC isquêmico com menos de 3 meses.	2. Terapia com anticoagulantes orais.
3. Lesão vascular cerebral conhecida (malformação arteriovenosa – MAV).	3. Gravidez ou período de pós-parto com menos de 1 semana.
4. Neoplasia maligna do sistema nervoso central.	4. Punção vascular não compressível.
5. Neurocirurgia ou TCE recente com menos de 3 meses.	5. Ressuscitação cardiopulmonar traumática.
6. Sangramento gastrointestinal no último mês.	6. HAS não controlada ($\geq$ 180 mmHg e/ou $\geq$ 110 mmHg).
7. Discrasia sanguínea conhecida ou sangramento ativo (exceto menstruação).	7. Doença hepática avançada.
8. Dissecção aórtica suspeita.	8. Endocardite infecciosa.
9. Doenças terminais.	9. Úlcera péptica ativa.
	10. Exposição prévia à estreptoquinase.

Bibliografia

1. Ibanez B, James S, Agewall S, Antunes MJ, Bucciarelli-Ducci C, Bueno H, et al.; ESC Scientific Document Group. 2017 ESC Guidelines for the management of acute myocardial infarction in patients presenting with ST-segment elevation: The Task Force for the management of acute myocardial infarction in patients presenting with ST-segment elevation of the European Society of Cardiology (ESC). Eur Heart J. 2018;39(2):119-77.

6. Resposta: b

Killip e Kimball propuseram uma classificação clínica para o IAM-CST de fácil utilização e com fins prognósticos.

Classificação de Killip e Kimball para pacientes com infarto agudo do miocárdio	
Classe I	Pacientes sem estertores pulmonares
Classe II	Pacientes com estertores que atingem menos de 50% dos campos pulmonares
Classe III	Pacientes com estertores que atingem mais de 50% dos campos pulmonares e/ou presença de terceira bulha
Classe IV	Choque cardiogênico

Bibliografia

1. Ibanez B, James S, Agewall S, Antunes MJ, Bucciarelli-Ducci C, Bueno H, et al.; ESC Scientific Document Group. 2017 ESC Guidelines for the management of acute myocardial infarction in patients presenting with ST-segment elevation: The Task Force for the management of acute myocardial infarction in patients presenting with ST-segment elevation of the European Society of Cardiology (ESC). Eur Heart J. 2018;39(2):119-77.

7. Resposta: c

Os biomarcadores de necrose miocárdica devem ser medidos em todos os pacientes que apresentam sintomas consistentes com síndrome coronariana aguda. O estado clínico do paciente e o eletrocardiograma devem ser usados em conjunto com os biomarcadores no diagnóstico de avaliação de suspeita do infarto agudo do miocárdio (IAM). A tabela a seguir

Propriedades dos principais marcadores cardíacos

Marcador cardíaco	Peso molecular (g/mol)	Especificidade cardiovascular?	Vantagem	Desvantagem	Duração da elevação
Mioglobina	18.000	Não	Alta sensibilidade e valor preditivo negativo.	Baixa especificidade na presença de lesão em músculo esquelético e insuficiência renal.	12 a 24 horas
CK-MB massa	85.000	+++	Capacidade de detectar reinfarto. Largo uso clínico. Antigo padrão-ouro para necrose miocárdica.	Baixa especificidade em lesão de musculoesquelético.	24 a 36 horas
Troponina T	37.000	++++	Ferramenta para estratificação do risco. Detecção do IAM por até 2 semanas. Alta especificidade para o tecido cardíaco.	Não é um marcador de necrose precoce. Testes seriados são necessários para determinar reinfarto.	10 a 14 dias
Troponina I	23.500	++++	Ferramenta para estratificação do risco. Detecção do IAM por até 7 dias. Alta especificidade para o tecido cardíaco.	Não é um marcador de necrose precoce. Testes seriados são necessários para determinar reinfarto. Sem padrões de referência analítica.	4 a 7 dias

descreve as propriedades dos principais marcadores cardíacos.

Bibliografia

1. Ibanez B, James S, Agewall S, Antunes MJ, Bucciarelli-Ducci C, Bueno H, et al.; ESC Scientific Document Group. 2017 ESC Guidelines for the management of acute myocardial infarction in patients presenting with ST-segment elevation: The Task Force for the management of acute myocardial infarction in patients presenting with ST-segment elevation of the European Society of Cardiology (ESC). Eur Heart J. 2018;39(2):119-77.

8. Resposta: c

A tríade de Beck, sugestiva de tamponamento pericárdico, está presente em menos de 10% dos pacientes e inclui turgência jugular, abafamento de bulhas cardíacas e hipotensão arterial. Esses achados resultam do rápido acúmulo de líquido no espaço pericárdico.

Bibliografia

1. McNamara N, Ibrahim A, Satti Z, Ibrahim M, Kiernan TJ. Acute pericarditis: a review of current diagnostic and management guidelines. Future Cardiol. 2019;15(2):119-26.

9. Resposta: a

Pacientes em uso de AAS e clopidogrel tendem a apresentar maior risco de sangramento e de uso de hemoderivados. Assim sendo, deve-se suspender o AAS e o clopidogrel de 5 a 7 dias antes de uma cirurgia eletiva. Nas cirurgias de emergência, deve-se garantir concentrado de hemácias e de plaquetas no peri/pós-operatório, além de controle de coagulograma. Não há indicação de substituição por anticoagulantes sistêmicos.

Bibliografia

1. McNamara N, Ibrahim A, Satti Z, Ibrahim M, Kiernan TJ. Acute pericarditis: a review of current diagnostic and management guidelines. Future Cardiol. 2019;15(2):119-26.

10. Resposta: e

Na pericardite aguda, a maioria dos pacientes tem supradesnivelamento de ST tanto nas derivações precordiais quanto nas periféricas. Há, ainda, a repolarização precoce, a qual é mais bem vista nas derivações precordiais. A diferenciação da pericardite com repolarização precoce pode ser feita por meio da razão entre a amplitude do início do ST sobre a amplitude da onda T (ST/T) em V6. O diagnóstico de pericardite ocorre quando a razão ST/T é igual a ou maior que 0,25.

Bibliografia

1. McNamara N, Ibrahim A, Satti Z, Ibrahim M, Kiernan TJ. Acute pericarditis: a review of current diagnostic and management guidelines. Future Cardiol. 2019;15(2):119-26.

11. Resposta: d

No Brasil, a principal causa de pericardite é a viral, por uma ação direta do vírus sobre o pericárdio. O diagnóstico é feito em bases clínicas (dor torácica, dispneia, atrito pericárdico) e exames laboratoriais, entre os quais a troponina I, que, todavia, não tem boa correlação com o prognóstico.

A indometacina pode ser usada no tratamento, assim como outros AINH: AAS e ibuprofeno. Ressalta-se que uma das principais causas são as doenças autoimunes, logo a pesquisa faz parte da investigação etiológica de doenças autoimunes.

Bibliografia

1. McNamara N, Ibrahim A, Satti Z, Ibrahim M, Kiernan TJ. Acute pericarditis: a review of current diagnostic and management guidelines. Future Cardiol. 2019;15(2):119-26.

12. Resposta: b

Todos os pacientes com suspeita de síndrome coronariana aguda devem ter suas enzimas cardíacas medidas. Estas, com o resultado do

ECG e a história clínica/fatores de risco do paciente deverão ser analisadas para se efetuar o real risco de o paciente estar tendo um IAM.

Bibliografia

1. Ibanez B, James S, Agewall S, Antunes MJ, Bucciarelli-Ducci C, Bueno H, et al.; ESC Scientific Document Group. 2017 ESC Guidelines for the management of acute myocardial infarction in patients presenting with ST-segment elevation: The Task Force for the management of acute myocardial infarction in patients presenting with ST-segment elevation of the European Society of Cardiology (ESC). Eur Heart J. 2018;39(2):119-77.

13. Resposta: c

A diferença entre a pressão arterial média e a pressão diastólica final do ventrículo esquerdo (representada pela pressão de oclusão da artéria pulmonar) resulta no cálculo da pressão de perfusão coronariana (PPC, mmHg).

Bibliografia

1. Canil R, Maldonado JS, Souza PRM, Koike MK. Determinação da magnitude do infarto do miocárdio por medida da angulação entre as bordas da parede infartada: proposta de nova técnica. Science in Health. 2011;2(2):73-82.

14. Resposta c

Há supradesnivelamento do segmento ST em DII, DIII e aVF. Supra ST em DIII > DII é indicativo de oclusão de artéria coronária direita (ACD). Infra ST em aVL indica oclusão de ACD.

Infradesnivelamentos de V1-V3 são chamados de imagem em espelho e podem representar um IAM posterior. Supra ST em V7 a V9 tem maior especificidade para o diagnóstico de IAM dorsal. Não aparece no caso.

Atualmente a nova nomenclatura seria: infarto do segmento inferobasal da parede inferior (previamente conhecida como posterior).

Bibliografia

1. Garcia-Cosío F. El infarto posterior existe [Posterior myocardial infarction is real]. Rev Esp Cardiol. 2008;61(4):430-1; author reply 431-2.
2. Alarcón-Duque JA, Lekuona-Goya I, Laraudogoitia-Zaldumbide E, Salcedo-Arruti A. Electrocardiografía e infarto "posterior": está resuelto el enigma? [Electrocardiography and posterior wall infarction: has the been solved?. Revista Española de Cardiología. 2008;61(6):565-7.

15. Resposta: b

Para bradicardia sintomática grave causando choque, se nenhum acesso IV ou IO estiver disponível, pode ser realizada estimulação transcutânea enquanto o acesso está sendo providenciado. Além disso, para o caso em questão por se tratar de um BAVT o marca-passo transcutâneo, dopamina ou adrenalina já estariam indicados de imediato. Uma revisão sistemática de 2006 envolvendo 7 estudos de estimulação transcutânea para bradicardia sintomática e bradiastólica parada cardíaca no ambiente pré-hospitalar não encontrar um benefício na utilização de marca passo em comparação com abordagens padronizadas do ACLS, embora uma análise de subgrupo de 1 ensaio sugeriu um possível benefício em pacientes com bradicardia sintomática.

Bibliografia

1. Panchal AR, Bartos JA, Cabañas JG, Donnino MW, Drennan IR, Hilrsch KG; Adult Basic and Advanced Life Support Writing Group, et al. Part 3: Adult Basic and Advanced Life Support: 2020 American Heart Association guidelines for cardiopulmonary resuscitation and emergency cardiovascular care. Circulation. 2020;142(suppl 2):S366-S468.

16. Resposta: a

Trata-se de um paciente com bradicardia sinusal associada a hipercalemia. A conduta é procurar reverter a causa base. O gluconato de cálcio é uma medicação à parte e sua indicação não depende dos níveis de potássio, e sim do aparecimento de alterações eletrocardiográficas associadas. Portanto, aqui é necessária uma medida imediata em conjunto com outras para tentar diminuir os níveis de potássio. Além da abordagem para hipercalemia, devemos lembrar que este paciente apresenta congestão pulmonar e altos níveis pressóricos, que necessitam de intervenção.

Nesta situação, o inibidor da ECA deve ser retirado, pois está associado com aumento dos níveis de potássio e piora da função renal. Estes níveis de ureia e creatinina também contraindicam o uso de glibenclamida e metformina. Neste momento, pode-se tentar o uso de diuréticos de alça, caso o paciente ainda apresente diurese, o que provavelmente é o caso, pois não existe história de oligúria ou mesmo de alteração da função renal.

Bibliografia

1. Panchal AR, Bartos JA, Cabañas JG, Donnino MW, Drennan IR, Hilrsch KG; Adult Basic and Advanced Life Support Writing Group, et al. Part 3: Adult Basic and Advanced Life Support: 2020 American Heart Association guidelines for cardiopulmonary resuscitation and emergency cardiovascular care. Circulation. 2020;142(suppl 2):S366-S468.
2. Friedmann AA. O ECG em doenças não cardíacas. In: Pastore CA, Samesima N, Tobias N, Pereira Filho HG, editores. Eletrocardiografia atual. Curso do Serviço de Eletrocardiografia do InCor. 3.ed. São Paulo: Atheneu; 2016. p. 289-302.

17. Resposta: a

As manifestações clínicas da dissecção aguda da aorta incluem dor torácica, presente em mais de 90% dos pacientes, sem episódios semelhantes anteriormente, de característica constante com maior intensidade no início, descrita frequentemente como uma dor "rasgada". A dor geralmente está localizada no meio do esterno para DA torácica ascendente e na região interescapular para DA torácica descendente. À medida que a dissecção se estende em uma direção anterógrada ou retrógrada, a localização da dor tende a migrar, sendo um fator importante para a suspeita clínica. A localização inicial da dor sugere o local de início da dissecção. Geralmente é acompanhada de sintomas de atividade simpática, podendo apresentar também dispneia e edema pulmonar.

Nas dissecções proximais, a dor começa no precórdio, irradia-se para pescoço, braços, mandíbula, antes de migrar para as costas, região lombar ou membros inferiores, sendo um importante diagnóstico diferencial de infarto agudo do miocárdio. O déficit neurológico pode ocorrer em virtude da má perfusão cerebral ou medular ou da compressão nervosa extrínseca. Síncope ocorre em 5 a 10% dos pacientes e geralmente indica presença de envolvimento dos ramos supra-aórticos ou tamponamento cardíaco.

A linha pleural tem aspecto ultrassonográfico hiperecogênico e representa seus folhetos parietal e visceral. Por ser um exame dinâmico, podemos verificar a movimentação pleural durante as incursões respiratórias, e esse simples achado não deve ser menosprezado. Ele pode ser confirmado na avaliação ao modo M, no qual o achado característico é o "sinal da praia", que representa o bom deslizamento pleural. O contrário é observado na vigência de pneumotórax, tubo endotraqueal seletivo e, mais raramente, em atelectasia.

A mortalidade da ruptura esofágica é alta. Não há indicação de teste ergométrico para diagnósitoco de estenose aórtica.

Bibliografia

1. Tchana-Sato V, Sakalihasan N, Defraigne JO. La dissection aortique [Aortic dissection]. Rev Med Liege. 2018;73(5-6):290-5.
2. Dries DJ. Chest Pain. Air Med J. 2016;35(3):107-10.

18. Resposta: a

No primeiro atendimento ao paciente com cardiomiopatia de takotsubo o ECG revela, em 90% dos casos, o supradesnivelamento do segmento ST nas derivações precordiais. Outras alterações menos comuns incluem inversão de onda T e aparecimento de onda Q patogênica. Constata-se também o prolongamento do intervalo QT corrigido, provavelmente, devido às alterações anatomofuncionais a que o miocárdio é submetido, o que predispõe a arritmias cardíacas, principalmente ventricular, já que essa cavidade é afetada primariamente pela doença.

Não é possível diferenciá-la do IAM, com base em dados clínicos, do ECG e até pela dosagem de biomarcadores de necrose miocárdica, como a troponina e CK-MB. Isso porque nessa cardiomiopatia também há elevação em suas dosagens, em 100% dos casos. Há também aumento na dosagem do BNP (peptídeo natriurético atrial), decorrente da elevação da pressão diastólica final do VE, assim como no IAM.

A cardiomiopatia de takotsubo pode ser sugerida por aspectos sutis em relação ao IAM, como o mínimo aumento do segmento ST e a sua presença em várias derivações, não respeitando uma área irrigada por uma artéria coronária específica; e discreta alteração de biomarcadores desproporcional à área afetada ao ECG.

No caso do paciente acima há uma área afetada específica e compatível com área de irrigação de coronária direita. Supradesnivelamneto do segmento ST em DII, DIII e aVF.

Bibliografia

1. Reis JVG, Rsas G. Cardiomiopatia de takotsubo: um dignóstico diferencial da síndrome coronariana aguda: revisão da literatura Rev Med Minas Gerais. 2010;20(4):594-600

2. Amin HZ, Amin LZ, Pradipta A. Takotsubo cardiomyopathy: a brief review. J Med Life. 2020; 13(1): 3-7.

19. Resposta: c

O clopidogrel pode ser realizado caso a terapia de reperfusão seja hemodinâmica em todos os pacientes em todas as idades. A dose de ataque não deve ser realizada em pacientes encaminhados a trombólise. Enoxaparina endovenosa não deve ser realizada no paciente idoso > 75 anos.

Bibliografia

1. Ibanez B, James S, Agewall S, Antunes MJ, Bucciarelli-Ducci C, Bueno H, et al.; ESC Scientific Document Group. 2017 ESC Guidelines for the management of acute myocardial infarction in patients presenting with ST-segment elevation: The Task Force for the management of acute myocardial infarction in patients presenting with ST-segment elevation of the European Society of Cardiology (ESC). Eur Heart J. 2018;39(2):119-177.

20. Resposta: c

O ECGi possui supradesnivelamento nas derivações: D2, D3,AVF e V5 e V6 e correspondem a obstruções de CD ou CX (proximais).

Bibliografia

1. Ibanez B, James S, Agewall S, Antunes MJ, Bucciarelli-Ducci C, Bueno H, et al.; ESC Scientific Document Group. 2017 ESC Guidelines for the management of acute myocardial infarction in patients presenting with ST-segment elevation: The Task Force for the management of acute myocardial infarction in patients presenting with ST-segment elevation of the European Society of Cardiology (ESC). Eur Heart J. 2018;39(2):119-77.

11
Insuficiência cardíaca

1. A alteração que não é encontrada no choque cardiogênico é:
   a) Onda a gigante na insuficiência mitral.
   b) Perda de 40% do miocárdio funcionante.
   c) Índice cardíaco abaixo de 2,2 L/min/m².
   d) Pressão de oclusão de artéria pulmonar normal no IAM de VD.
   e) Na presença de *shunt* esquerdo-direito, a SvO_2 está elevada.

2. Assinale a alternativa verdadeira com relação ao choque cardiogênico:
   a) Ocorre em cerca de 20% dos casos de infarto agudo do miocárdio.
   b) De 20 a 30% podem apresentar vasodilatação periférica, em decorrência de produção de citocinas pró-inflamatórias e óxido nítrico.
   c) A mortalidade se apresenta menor nos pacientes com síndrome coronariana aguda sem supradesnivelamento de ST.
   d) Há contraindicação absoluta à reposição volêmica neste tipo de choque.

3. Qual das drogas é contraindicada no tratamento da insuficiência cardíaca aguda?
   a) Bloqueadores dos canais de cálcio.
   b) Nitroprussiato de sódio.
   c) Nitroglicerina.
   d) Diurético.
   e) Levosimedan.

4. Assinale a alternativa que contém uma indicação para monitorização hemodinâmica com cateter de artéria pulmonar em paciente com infarto agudo do miocárdio:
   a) IAM associado a bloqueio atrioventricular total.
   b) IAM Killip II.
   c) IAM com necessidade de suporte mecânico.
   d) IAM com indicação de cirurgia de revascularização.
   e) IAM com angioplastia sem sucesso.

5. O índice de mortalidade no choque cardiogênico permanece elevado e embora nas últimas duas décadas tenha ocorrido melhora na assistência hospitalar e diminuição da mortalidade por síndrome coronariana aguda, principal causa do choque cardiogênico, permanece o choque levando a óbito metade dos pacientes acometidos. Após alta da unidade de terapia intensiva muitos destes retornam necessitando de suporte circulatório. Assinale a alternativa que não contém fator preditor de readmissão.

a) Uso de dispositivo de suporte mecânico.
b) Presença de fibrilação atrial.
c) Sexo feminino.
d) Taquicardia ventricular.
e) Doença microvascular coronariana.

6. JJM, 45 anos, 1º dia de pós-operatório de cirurgia cardíaca para troca valvar mitral devido a estenose importante. Na admissão em unidade de terapia intensiva a equipe cirúrgica relata que a cirurgia obteve êxito, que a fração de ejeção pós-operatória era de 44% e que o paciente apresentava aumento importante do átrio esquerdo. Ainda durante a passagem do caso o paciente evolui com hipotensão (PAS = 75 mmHg) e taquicárdica (FC = 240 bpm) súbitos. A partir do traçado abaixo, assinale a alternativa correta.

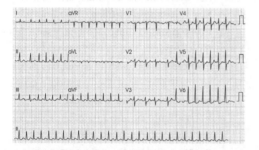

a) Taquicardia supraventricular por reentrada nodal. Aplicar cardioversão elétrica com 200 J.
b) *Flutter* atrial. Infundir amiodarona 300 mg em *bolus*.
c) Taquicardia supraventricular por reentrada atrioventricular. Aplicar desfibrilação com 120 J.
d) Fibrilação atrial com alta resposta ventricular. Choque sincronizado com 200 J.
e) Fibrilação atrial com alta resposta ventricular. Cardioversão elétrica com 50 J seguido de infusão contínua por 24 horas de amiodarona.

Texto base para as questões 7 e 8:

Os casos de insuficiência cardíaca aguda devem ser prontamente identificados e avaliados de maneira minuciosa para reconhecimento precoce de choque cardiogênico. Além disso, a identificação do fator descompensador, se possível, é importante para instituir tratamento direcionado e efetivo. Um desses fatores são as infecções que podem levar a quadros de sepse/choque séptico.

Paciente, 63 anos, foi admitido no pronto-socorro (PS) por causa de pneumonia comunitária que evoluiu com insuficiência respiratória, hipotensão e rebaixamento do nível de consciência há 24 horas. Paciente foi submetido a intubação orotraqueal, antibioticoterapia e infusão de cristaloides ainda no PS e transferido para UTI. Paciente previamente hipertenso de difícil controle (usava valsartana 320 mg/dia, clortalidona 25 mg/dia e anlodipino 5 mg/dia). Na admissão em UTI, tempo de enchimento capilar de 4 segundos, pele fria e pegajosa, pressão arterial média de 57 mmHg e frequência cardíaca de 112 bpm.

De acordo com o caso descrito, responda as questões 7 e 8.

7. Nestes casos, um dos desafios no manejo do choque é definir se há indicação de continuar com infusão de cristaloides, ou seja, avaliar fluidorresponsividade. Levando em consideração que o paciente está em ventilação mecânica invasiva e que o volume corrente é de 6 mL/kg, assinale a alternativa que demonstra sinal de responsividade à infusão de cristaloides quando aumentamos o volume corrente para 8 mL/kg.

a) Diminuição do débito cardíaco.
b) Aumento da variação de pressão de pulso.
c) Diminuição do volume sistólico do VE.
d) Diminuição do diâmetro da veia cava inferior.

8. Se no caso anterior não houver fluidorresponsividade, qual a estratégia realizada para avaliar melhora da perfusão periférica?
a) Implante de balão intra-aórtico.
b) Elevação passiva das pernas.
c) Teste com inotrópico.
d) Teste com vasopressor.

9. Em relação ao tratamento atual da insuficiência cardíaca com fração de ejeção reduzida (ICFEr), assinale a alternativa correta:
a) Em decorrência da hiperativação do sistema renina-angiotensina-aldosterona (SRRA) o uso de inibidores da enzima conversora de angiotensina (IECA) em combinação com antagonistas mineralocorticoides e bloqueadores do receptor de angiotensina diminuem a mortalidade nestes pacientes.
b) Dentre as medicações que diminuem morte súbita, os mais efetivos são os antagonistas mineralocorticoides.
c) Os inibidores do cotransporte sódio-glicose tipo 2 diminuem as internações hospitalares em ICFEr, porém não impactam na mortalidade.
d) Em pacientes com ICFEr é preverível iniciar valsartan/sacubitril em detrimento de BRA.

10. Um paciente que apresentou choque cardiogênico foi tratado com balão de contrapulsação intra-aórtico, o qual iniciou o registro de curva de pressão arterial, apresentando o traçado a seguir:

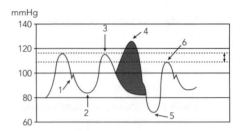

Os números 1, 2, 3, 4, 5 e 6 representam, respectivamente:
a) Nó dicrótico, sístole assistida, ganho diastólico, sístole não assistida, pressão diastólica final assistida e pressão final diastólica não assistida.
b) Fechamento da valva mitral, sístole assistida, ganho diastólico, sístole assistida, ganho diastólico, sístole não assistida, pressão diastólica final assistida e pressão diastólica final não assistida.
c) Fechamento da valva aórtica, sístole não assistida, nó dicrótico, sístole assistida, pressão diastólica final não assistida e pressão diastólica final assistida.
d) Nó dicrótico, sístole não assistida, ganho diastólico, sístole assistida, pressão diastólica final não assistida e pressão diastólica final assistida.
e) Fechamento da valva mitral, sístole não assistida, nó dicrótico, sístole assistida, pressão diastólica final não assistida e pressão diastólica final assistida.

11. Marque a alternativa correta a respeito dos pacientes submetidos à cirurgia cardíaca:
a) O risco de trombose perioperatória eleva-se ao serem usados antifibrinolíticos, porém estes não demonstraram diminuir sangramentos nem o número de transfusões.
b) Pacientes em pós-operatório de cirurgia cardíaca têm indicação de monitorização invasiva do débito cardíaco.

c) No contexto do pós-operatório de cirurgia cardíaca, a insuficiência cardíaca é um fator de risco de complicação, porém o peptídeo natriurético cerebral (BNP) não é um bom previsor de complicações nestes casos.

d) A fibrilação atrial é bem comum no pós-operatório imediato de cirurgia cardíaca, por isso deve ser feita rotineiramente profilaxia medicamentosa dessa entidade.

e) Para diagnosticar infarto agudo do miocárdio no pós-operatório imediato de cirurgia cardíaca, é necessário encontrar elevação da troponina em cinco vezes o valor de referência e da creatino-fosfoquinase MB (CKMB) em dez vezes.

12. No choque séptico, a disfunção miocárdica é um evento reversível e autolimitado entre os pacientes que sobrevivem a esse evento. Marque a alternativa a seguir que NÃO faz parte desse quadro:
a) Aumento na captação de cálcio pelo sarcolema.
b) Dilatação biventricular.
c) Fator de necrose tumoral alfa.
d) Hiporregulação dos receptores adrenérgicos.

13. Entre as alterações a seguir, assinale aquela que não faz parte das disfunções cardiovasculares presentes no choque séptico:
a) Aumento da pós-carga.
b) Redução da fração de ejeção.
c) Vasodilatação arteriolar.
d) Taquicardia.
e) Dilatação ventricular compensatória.

14. No que se refere aos mecanismos de depressão miocárdica pela sepse, quais agentes estão envolvidos?

a) Óxido nítrico e TNF-beta.
b) TNF-alfa e bradicininas.
c) Óxido nítrico e BNP.
d) TNF-alfa e IL-1 beta.
e) IL-6 e NT-proBNP.

15. Marque a alternativa que melhor descreve o que ocorre na depressão miocárdica da sepse:
a) A depressão miocárdica da sepse ocorre apenas no ventrículo esquerdo.
b) Geralmente o aumento dos níveis séricos dos marcadores de necrose miocárdica se relaciona com isquemia miocárdica.
c) Em 7 a 10 dias, geralmente, ocorre reversão da depressão miocárdica caso a sepse esteja sendo tratada.
d) Só se pode realizar o diagnóstico de depressão miocárdica na sepse, caso o paciente esteja com monitoração hemodinâmica invasiva.
e) Geralmente, o aumento dos níveis séricos de marcadores de necrose miocárdica se relaciona com a inibição da fração gama da proteína G.

16. Sobre a insuficiência cardíaca aguda, responda:
I. A presença de congestão é encontrada em 95% das agudizações e o perfil hemodinâmico mais comum é o "quente e úmido".
II. Podemos utilizar os peptídeos natriuréticos (BNP ou NT-proBNP) como marcadores de descompensação e preditores de pior prognóstico quando elevados. Porém, o uso das troponinas associa-se com pior desfecho por indicar sempre comprometimento isquêmico do miocárdio.
III. O uso de diuréticos de alça é largamente utilizado nos casos de insufi-

ciência cardíaca aguda com congestão e o seu uso, nessa situação, de forma contínua ou em bolus não interfere no controle da congestão.

IV. Pacientes com suspeita de síndrome coronariana aguda que chegam ao PS com menos de 1 hora do início do evento podemos utilizar mioglobina como marcador de lesão miocárdica.

a) Alternativas I e III são verdadeiras.
b) Alternativas II, III e IV são falsas.
c) Apenas a alternativa I é verdadeira.
d) Alternativas I e IV são verdadeiras.
e) Nenhuma das anteriores está correta.

17. Homem, 20 anos, previamente assintomático. Há 20 dias refere dispneia que progrediu em poucos dias para aos mínimos esforços, acompanhada de fadiga e edema que evoluiu para anasarca. Refere quadro "gripal" há 30 dias, tratado com sintomáticos. Exame físico: edema depressível, indolor, ++/++++ bilateralmente em membros inferiores até joelhos; jugulares distendidas até 8 cm acima do manúbrio esternal, em decúbito a 45 graus, com variação respiratória normal. Temperatura axilar = 36,5°C; FC = 98 bpm, rítmico, precórdio sem anormalidades, estertores crepitantes em ambas as bases pulmonares posteriormente. ECG com alterações difusas de repolarização ventricular. RX de tórax com ICT = 0,65 e congestão para-hilar bilateral. ECG (DII) e o gráfico do registro invasivo de pressão arterial sistêmica (mmHg) estão demonstrados respectivamente nas figuras A e B.

Qual é a alteração fisiopatológica mais provável?

a) Tamponamento pericárdio de grande volume.
b) Disfunção biventricular sistólica grave.
c) cardiopatia congênita com pericardite constritiva
d) Hipertensão pulmonar emboligênica.

18. Paciente de 35 anos, previamente hipertenso (em uso de enalapril 40 mg/dia e anlodipino 10 mg/dia), chega na emergência com dispneia intensa, crepitações em ambos hemitórax até o terço médio e pressão arterial de 190 x 120 mmHg. Não apresenta edema de membros inferiores e familiar refere que o quadro iniciou rapidamente com piora nas últimas 3 horas e ainda relata que no dia anterior o paciente estava assintomático.

Sobre o quadro clínico, julgue as assertivas a seguir:

I. Quadro de IC-A perfil B onde a terapêutica farmacológica principal são os diuréticos.
II. Quadro de flash pulmonary edema. Quadro de IC-A mais frequente em indivíduos com fração de ejeção presevada.
III. Caracteriza uma urgência hipertensiva.
IV. O uso de ventilação não invasiva com pressão positiva mostra benefício neste quadro.
V. Morfina tem se mostrado benéfica e segura neste cenário por redução da pré-carga e deve ser prescrita se não houver contraindicação.

a) Todas são corretas.
b) As afirmativas I e III são corretas.
c) As afirmativas I e IV são corretas.
d) Apenas a II é falsa.
e) As afirmativas II e IV são corretas.

19. Mulher de 72 anos, com diagnóstico prévio de insuficiência cardíaca com fração de ejeção reduzida de etiologia chagásica, é trazida ao pronto-socorro por familiares em decorrência de adinamia, dispneia e rebaixamento do nível de consciência há 24 horas. Na avaliação inicial apresenta pressão arterial = 85 x 65 mmHg, SpO_2 = 92%, murmúrio vesicular presente bilateralmente sem outros achados e um tempo de enchimento capilar de 4 segundos. Sem presença de edema de membros inferiores. Assinale a alternativa com a conduta inicial mais correta:
   a) Dobutamina e nitroglicerina.
   b) Furosemida e norepinefrina.
   c) Infusão de 250 mL de salina fisiológica 0,9%.
   d) Noradrenalina.
   e) Infusão de SG 5% e noradrenalina.

20. De acordo com o caso exemplificado na quesão 19, assinale a alternativa que apresenta a imagem, pelo uso da ultrassonografia beira-leito, compatível com o caso.

a)

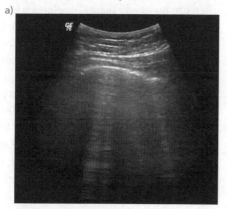

b)

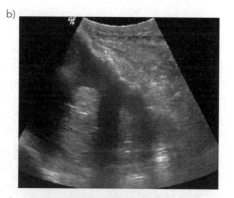

c)

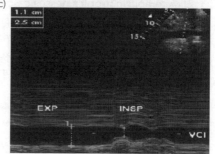

d)

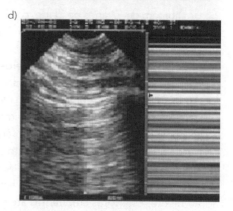

21. Paciente masculino, 34 anos, internado na UTI devido a choque séptico e insuficiência pulmonar secundária a infecção pelo SARS-CoV2. Evoluiu com piora da função pulmonar e falência renal com indicação de terapia renal substitutiva. Foi decidido instalar oxigenação por membrana extracorpórea (ECMO) venoarterial periférica. Após 12 horas o paciente apre-

sentava melhora do quadro geral, porém com 24 horas do uso da ECMO piorou a hemodinâmica com sinais de congestão pulmonar e dilatação do ventrículo esquerdo. De acordo com o caso, assinale a alternativa correta.
a) O balão intra-aórtico de contrapulsação é a medida inicial na situação acima.
b) Este fenômeno é provocado pelo aumento da pré-carga e o uso de diuréticos é a medida a ser adotada.
c) A terapia inotrópica nesses casos não é eficaz pelo aumento da pós-carga.
d) A congestão e a sobrecarga ventricular esquerda é consequência do baixo fluxo na ECMO. Medidas como aumento do fluxo são benéficas.
e) Redução do fluxo da ECMO e uso de inotrópicos podem ajudar na descompressão do ventrículo esquerdo.

22. Um homem de 57 anos de idade, com antecedentes de miocardiopatia isquêmica e disfunção ventricular esquerda importante, foi internado no serviço de emergência com sinais de baixo débito cardíaco. Apresentava-se em regular estado geral, com má perfusão periférica, rebaixamento do nível de consciência, pressão arterial de 80 x 50 mmHg, frequência cardíaca de 110 bpm, frequência respiratória de 28 ipm, saturação de oxigênio de 89% em ar ambiente, estertores crepitantes até ápice, bilateralmente e anasarca. Faz uso domiciliar de enalapril 40 mg/dia, carvedilol 50 mg/dia, furosemida 40 mg/dia e espironolactona 25 mg/dia. Com base nessa situação hipotética, a conduta correta a ser adotada é:
a) Vasodilatador e diurético.
b) Manter o betabloqueador e iniciar diuréticos.
c) Iniciar dobutamina e manter betabloqueador.
d) Suspender betabloqueador e iniciar dobutamina.
e) Suspender betabloqueador e iniciar diuréticos.

 GABARITO COMENTADO

1. **Resposta: a**

Choque cardiogênico é uma condição grave e que encerra alta mortalidade. A cada 10 pacientes em choque por falência do trabalho cardíaco 8 casos ocorrem em decorrência de síndromes coronarianas agudas. A definição de choque cardiogênico não apresenta uma uniformidade na literatura médica em razão dos trials apresentarem variações em seus critérios, porém os conceitos de definição mais aceitos são: pressão arterial sistólica (PAS) < 90 mmHg de forma sustentada ou quando necessitamos de uso de suporte farmacológico e/ou mecânico para manter PAS acima deste patamar associado a sinais de hipoperfusão orgânica. Os sinais de hipoperfusão orgânica mais utilizados nos estudos são descritos como débito urinário < 30 mL/h, extremidades frias, alteração do estado mental e níveis séricos de lactato acima de 18 g/dL (ou 2 mmol/L). Outros critérios utilizados em estudos clássicos para definição de choque cardiogênico foram o uso do índex cardíaco menor ou igual a 2,2 L/min/m² e uma pressão de oclusão pulmonar (PoAP) > 15 mmHg. No IAM de VD existe diminuição de pré-carga para o VE e em decorrência disso a PoAP, que reflete a presão diastólica das câmaras esquerdas, está diminuída. Em relação à onda A gigante ela está presente na insuficiência tricúspide e não na mitral.

Bibliografia
1. Vahdatpour C, Collins D, Goldberg S. Cardiogenic shock. J Am Heart Assoc. 2019;8(8):e011991.
2. Hochman JS, Sleeper LA, Webb JG, Sanborn TA, White HD, Talley JD, et al. Early revasculariza-

tion in acute myocardial infarction complicated by cardiogenic shock. SHOCK Investigators. Should We Emergently Revascularize Occluded Coronaries for Cardiogenic Shock. N Engl J Med. 1999;341:625-34.

2. Resposta: b

O choque cardiogênico se apresenta como complicação das síndromes coronarianas agudas (SCA) em 5-10% dos casos. Os indivíduos com SCA sem supradesnivelamento do segmento ST apresentam uma mortalidade maior quando comparados aos que têm supra de ST por serem menos submetidos a estrtégia invasiva precoce ou revascularização de emergência. Em uma parcela menor os casos de choque cardiogênico podem se apresentar com a classificação hemodinâmica de "frio e seco", principalmente, em portadores de doença renal crônica e nesses casos há indicação de desafio volêmico, ou seja, reposição de fluidos em choque cardiogênico. Aproximadamente um quarto dos casos de choque cardiogênico pode se apresentar hemodinamicamente como "quente e úmido". Nesses casos a superposição com choque séptico é mais prevalente e a vasodilatação ocorre por aumento de citocinas inflamatórias.

Bibliografia

1. Vahdatpour C, Collins D, Goldberg S. Cardiogenic Shock. J Am Heart Assoc. 2019;8(8):e011991.
2. van Diepen S, Katz JN, Albert NM, Henry TD, Jacobs AK, Kapur NK, et al. Contemporary management of cardiogenic shock: a scientific statement from the American Heart Association. Circulation. 2017;136:e232–e268.
3. McCallister BD, Christian TF, Gersh BJ, Gibbons RJ. Prognosis of myocardial infarctions involving more than 40% of the left ventricle after acute reperfusion therapy. Circulation. 1993;88:1470-5.
4. Menon V, White H, LeJemtel T, Webb JG, Sleeper LA, Hochman JS. The clinical profile of patients with suspected cardiogenic shock due to predo-

minant left ventricular failure: a report from the SHOCK Trial Registry. SHould we emergently revascularize Occluded Coronaries in cardiogenic shocK? J Am Coll Cardiol. 2000;36:1071-6.

3. Resposta: a

Na insuficiência cardíaca aguda (IC-A) devemos classificar o paciente de acordo com seu perfil hemodinâmico levando em conta duas variáveis: volemia e perfusão. Os vasodilatadores, nitroglicerina e/ou nitroprussiato, podem ser usados em pacientes com IC-A nos quais há aumento da resistência periférica e sem a presença de hipotensão concomitante Os diuréticos de alça, furosemida em nosso meio, são de fundamental importância para o controle da congestão visto que a maioria dos casos de IC-A tem o perfil "quente e úmido" na forma de IC crônica-agudizada. Aqui vale ressaltar os casos de IC-A (*de novo*) onde o representante é o edema agudo de pulmão hipertensivo. Particularmente, estes casos ocorrem com perfil "quente e úmido", porém os indivíduos não apresentam hipervolemia real e sim relativa com redistribuição central da volemia e se beneficiam da prescrição de vasodilatadores preferencialmente a diuréticos diferente do que ocorre com os casos de crônica-agudizada, em que a hipervolemia é real e o benefício dos diuréticos é mais evidente. Nos casos em que ocorre baixa perfusão, muitas vezes devemos recorrer ao uso de inotrópicos como dobutamina, levosimedan e milrinone. O uso de bloqueadores do canal de cálcio na IC-A não é recomendado nos casos de agudização da doença por esta classe de fármacos diminuir o inotropismo.

Bibliografia

1. Comitê Coordenador da Diretriz de Insuficiência Cardíaca. Diretriz brasileira de insuficiência cardíaca crônica e aguda. Arq Bras Cardiol. 2018; 111(3):436-539.

2. Viau DM, Sala-Mercado JA, Spranger MD, O'Leary DS, Levy PD. The pathophysiology of hypertensive acute heart failure. Heart. 2015;101:1861-7.
3. Collins SP, Levy PD, Martindale JL, Dunlap ME, Storrow AB, Pang PS, et al. Clinical and research considerations for patients with hypertensive acute heart failure: a consensus statement from the Society for Academic Emergency Medicine and the Heart Failure Society of America Acute Heart Failure Working Group. Acad Emerg Med. 2016;23(8):922-31

4. Resposta: c

O uso do cateter de artéria pulmonar na monitorização hemodinâmica continua controverso. As evidências atuais apontam seu uso como classe de recomendação I em paciente em suporte mecânico circulatório ou em terapia ponte para transplante. Outras recomendações, porém com níveis de evidência menores, orientam seu uso em insuficiência cardíaca aguda (IC-A) refratária e choque cardiogênico. O uso do cateter de artéria pulmonar tem sido advogado para uso em algoritmos para identificação de grupos e subgrupos específicos de choque. Os dados fornecidos por esta ferramenta poderiam indicar o tipo de dispositivo de assistência circulatória mais indicado.

Bibliografia

1. Marcondes-Braga FG, Moura LAZ, Issa VS, Vieira JL, Rohde LE, Simões MV, et al. Atualização de Tópicos Emergentes da Diretriz de Insuficiência Cardíaca – 2021. Arq Bras Cardiol. 2021:17-9.
2. Tehrani BN, Truesdell AG, Psotka MA, Rosner C, Singh R, Sinha SS, et al. A standardized and comprehensive approach to the management of cardiogenic shock. JACC Heart Fail. 2020;8(11):879-91.
3. Metra M, Dinatolo E, Dasseni N. The new heart failure association definition of advanced heart failure. Card Fail Rev. 2019;5(1):5-8.
4. Truby LK, Rogers JG. Advanced heart failure:epidemiology,diagnosis and therapeutic approaches. JACC Heart Fail. 2020;8(7):523-36.

5. Resposta: e

Cerca de 20% dos pacientes diagnosticados com choque cardiogênico são readmitidos em UTI em 30 dias. As causas mais comuns de readmissão são novo evento isquêmico e insuficiência cardíaca aguda. Além dos descritos nas alternativas, a literatura coloca outros fatores de readmissão como baixo nível socioeconômico, por exemplo.

Bibliografia

1. Vahdatpour C, Collins D, Goldberg S. Cardiogenic shock. J Am Heart Assoc. 2019;8(8):e011991.

6. Resposta: d

No pós-operatório de cirurgia cardíaca é comum o aparecimento de taquiarritmias. Uma das mais frequentes é a fibrilação atrial (FA). Nos casos de FA associada a repercussão hemodinâmica causada pela alta resposta ventricular devemos proceder a cardioversão elétrica ou choque sincronizado com uso de 120-200 J.

Bibliografia

1. Comitê Coordenador da Diretriz de Insuficiência Cardíaca. Diretriz brasileira de insuficiência cardíaca crônica e aguda. Arq Bras Cardiol. 2018; 111(3):436-539.

7. Resposta: b

8. Resposta: d

Comentários para as questões 7 e 8:

Além da avaliação de perfusão tecidual e hipóxia por níveis aumentados de lactato podemos avaliar por meio de uma estratégia beira-leito de boa acurácia e reprodução: o tempo de reenchimento capilar. Diante de paciente com choque (hipoperfusão tecidual) devemos sempre avaliar se há indicação de infusão de cristaloides. A ressuscitação volêmica é estratégia importante nestes pacientes, porém nem todos irão obter resultados com essa medida e isso é explicado pela fluidorresponsividade. De forma alegórica podemos comparar o que ocorre no choque a uma estação de água. Uma estação precisa de, logicamente, água (volume), uma bomba (coração) e canais de vazão (leito vascular). Algumas vezes, o problema não está, ou já foi resolvido, em relação ao volume e agora se encontra na bomba ou nos canais de vazão. Nesta segunda etapa (coração x leito vascular) uma dica é importante: nos pacientes previamente hipertensos, principalmente, os de difícil controle, um alvo de pressão arterial média (PAM) mais elevada com um teste com vasopressor pode melhorar a perfusão, pois há um arranjo vascular crônico com a hipertensão e a pressão de perfusão de órgãos já está "calibrada" para PAM mais superiores. Agora como saber se o "problema do volume" foi solucionado? Neste caso, temos inúmeras estratégias para avaliar fluidorresponsividade e que variam de acordo com algumas características relacionadas ao estado do paciente como: presença de ventilação mecânica invasiva, arritmias cardíacas e baixa complacência pulmonar. No caso em questão, quando aumentados o volume corrente diminuímos o retorno venoso (pré-carga) e com isso aumentamos o diâmetro da VCI, a pressão sistólica tende a aumentar o hiato com a diastólica e o volume stroke aumenta devido à reorganização do VE. Por isso, um aumento na variação da pressão de pulso é notado nestes casos.

Bibliografia

1. Hernández G, Cavalcanti AB, Ospina-Tascón G, Zampieri FG, Dubin A, Hurtado FJ, et al; ANDROMEDA-SHOCK Study Investigators. Early goal-directed therapy using a physiological holistic view: the ANDROMEDA-SHOCK-a randomized controlled trial. Ann Intensive Care. 2018;8(1):52.
2. Miller A, Mandeville J. Predicting and measuring fluid responsiveness with echocardiography. Echo Res Pract. 2016;3:G1-12

9. Resposta: d

O duplo bloqueio do SRAA com BRA e IECA é contraindicado pois tem impacto em mortalidade ou sintomas e aumenta a incidência de complicações como hipercalemia e disfunção renal. A medicação que tem o maior poder em prevenir morte súbita em ICFEr são os betabloqueadores. Aqui se faz necessário lembrar que nem todos os betabloqueadores podem ser usados para diminuição de mortalidade nesses cenários. Os representantes deste grupo com comprovado benefício em mortalidade são: carvedilol, succinato de metoprolol, bisoprolol e nebivolol (em indivíduos com 70 anos ou mais). Os iSGLT2 desde 2015 com o estudo Empareg Outcomes até 2020 com os *trials* DAPA-HF e *Emperor Reduced* têm demonstrado inequívoco benefício em redução de hospitalizações por IC e mortalidade.

As atualizações das diretrizes brasileiras e americanas já trazem o valsartan/sacubitril com indicação preferencial na ICFEr em detrimento de IECA ou BRA.

Bibliografia

1. Marcondes-Braga FG, Moura LAZ, Issa VS, Vieira JL, Rohde LE, Simões MV, et al. Atualização de tópicos emergentes da diretriz de insuficiência cardíaca – 2021. Arq Bras Cardiol. 2021:17-9.
2. Maddox TM, Januzzi JL, Allen LA, Breathett K Butler J, Davis LL, et al. 2021 Update to the 2017 ACC expert consensus decision pathway for optimization of heart failure treatment: answers to 10 pivotal issues about heart failure with reduced ejection fraction: a report of the American College of Cardiology Solution Set Oversight Committee. J Am Coll Cardiol. 2021;77(6):772-810.

10. Resposta: d

Na impossibilidade de se estabilizar o choque cardiogênico com drogas, a instalação de dispositivos de assistência circulatória (DACir) se faz mandatória, muitas vezes como ponte para tratamentos definitivos (como revascularização percutânea ou cirúrgica no IAM, ou na estabilização hemodinâmica visando o transplante cardíaco). Eles reduzem o trabalho ventricular e bombeiam o sangue em direção ao sistema arterial, aumentando o fluxo periférico e aos órgãos.

O balão intra-aórtico (BIA) é o DACir mais largamente utilizado, notadamente como adjuvante no tratamento do IAMEST complicado por choque cardiogênico (auxiliando a recanalização mecânica ou química ou o tratamento da insuficiência cardíaca, muitas vezes secundária a complicações mecânicas). As complicações mais frequentes com o uso dos DACir são os eventos tromboembólicos, o sangramento e a infecção; no entanto, a hemólise, a plaquetopenia e o mau funcionamento do dispositivo não são raros.

A eficácia da contrapulsação pelo balão intra-aórtico pode ser avaliada pela observação de determinadas variáveis hemodinâmicas. As principais alterações são: 1) elevação da pressão arterial média; 2) aumento do débito cardíaco; e 3) redução das pressões de enchimento ventricular.

Além dos parâmetros hemodinâmicos, um conjunto de sinais clínicos é indicativo da eficácia da contrapulsação. A melhora da perfusão cerebral, por exemplo, pode ser manifestada por um clareamento do sensório, uma melhora do estado de lucidez ou o desaparecimento do torpor, da confusão mental ou da agitação do paciente. A melhora da perfusão renal, de modo semelhante, pode ser manifestada pelo aumento da diurese, independentemente da ação de diuréticos. Os sinais periféricos do choque, como as extremidades frias, a sudorese, a presença de pulsos finos e fracos, também podem melhorar ou desaparecer, após o início da contrapulsação com o balão.

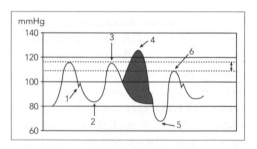

A figura representa o efeito da contrapulsação do balão intra-aórtico na curva de pressão arterial (aórtica). Em 1 e 2 estão representadas a sístole e a diástole sem a assistência do balão; 3 representa a sístole do batimento assistido com o balão; 4 é o ponto de enchimento do balão; 5 representa a pressão diastólica aumentada pelo pulso do balão; 6 representa a pressão diastólica final na aorta.

Bibliografia

1. Seferovic PM, Ponikowski P, Anker SD, Bauersachs J, Chioncel O, Cleland JGF, et al. Clinical practice update on heart failure 2019: pharmacotherapy, procedures, devices and patient management. An expert consensus meeting report of the Heart Failure Association of the European Society of Cardiology. Eur J Heart Fail. 2019;21(10):1169-86.

11. Resposta: b

A monitorização hemodinâmica desempenha papel fundamental na monitorização pós-cirurgia cardíaca e deve atender aos modernos conceitos de choque, cuja base reside no metabolismo celular. Desta forma, a monitorização hemodinâmica atual busca a detecção precoce do desbalanço entre oferta e consumo de oxigênio (O_2), podendo definir preditores de sobrevida e incrementar a estratificação de risco, com especial importância na estimativa do prognóstico.

Bibliografia

1. Bignami E, Castella A, Pota V, Saglietti F, Scognamiglio A, Trumello C, et al. Perioperative pain

management in cardiac surgery: a systematic review. Minerva Anestesiol. 2018;84(4):488-503.

12. Resposta: a

A disfunção miocárdica que ocorre no choque séptico é um evento autolimitado e reversível nos pacientes que sobrevivem. Há duas teorias para esta disfunção: uma associada ao mecanismo de hipoperfusão miocárdica, resultando em lesão isquêmica ao coração séptico e, a segunda, provavelmente mais correta, relacionada a substâncias depressoras circulatórias no choque séptico.

O conhecimento sobre a fisiopatologia da sepse envolvendo a inflamação e a imunomodulação sustenta a ideia de que diversos mediadores estejam envolvidos na cardiodepressão da sepse, como o fator de necrose tumoral alfa (TNF-α), a interleucina I (IL-1) e o óxido nítrico (NO).

Bibliografia
1. Walley KR. Sepsis-induced myocardial dysfunction. Curr Opin Crit Care. 2018;24(4):292-9.

13. Resposta: a

Inicialmente, há uma hipovolemia relativa na sepse em virtude da vasodilatação venoarterial, além do extravasamento de fluido para o espaço extracelular. Com a reposição volêmica, há um equilíbrio caracterizado como um quadro hiperdinâmico, com queda da resistência vascular sistêmica, elevação do débito cardíaco (DC) e taquicardia. Há redistribuição do fluxo sanguíneo para alguns órgãos, que é caracterizado como choque distributivo.

Apesar de o DC estar normal ou elevado, o mesmo não ocorre com a função contrátil ventricular esquerda. A fração de ejeção (FE), que corresponde à porcentagem do volume diastólico final ejetado em cada batimento, pode apresentar valores diferentes para o mesmo volume sistólico. Há dilatação biventricular e

volume ejetado sistólico normal. A redução na FE e a dilatação biventricular ocorrem 24 a 48 horas após o início do quadro, revertendo em cinco a dez dias.

A normalização da frequência cardíaca (diminuição de mais de 18 bpm) e do índice cardíaco (queda de mais de 0,5 L/min/m²) são marcadores de bom prognóstico quando ocorrem nas primeiras 24 horas.

Bibliografia
1. Walley KR. Sepsis-induced myocardial dysfunction. Curr Opin Crit Care. 2018;24(4):292-9.

14. Resposta: d

A disfunção miocárdica associada à sepse tem como mecanismo principal uma resposta inflamatória desencadeada pelo agente infeccioso que promove a liberação de substâncias depressoras do miocárdio, sendo as principais: MIF, TNF-α, IL-1β, IL-2, IL-4, IL-6, IL-8, IL-10, INF-γ e TGF-β. Além da resposta inflamatória, outros mecanismos foram propostos como responsáveis pela DMAS, tais como a isquemia global, alterações no metabolismo do cálcio e dos miofilamentos.

Bibliografia
1. Walley KR. Sepsis-induced myocardial dysfunction. Curr Opin Crit Care. 2018;24(4):292-9.

15. Resposta c.
Ver figura a seguir.

Bibliografia
1. Walley KR. Sepsis-induced myocardial dysfunction. Curr Opin Crit Care. 2018;24(4):292-9.

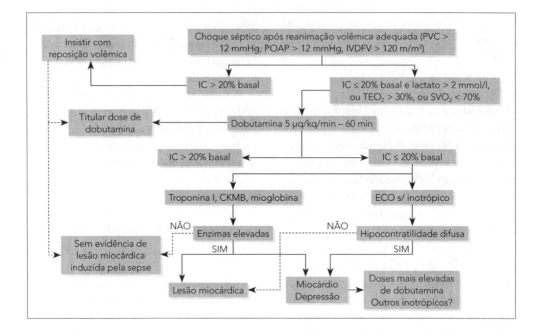

16. Resposta: a

A grande parte, cerca de 95% dos pacientes admitidos com IC-A apresentam, congestão sendo o perfil B o mais comum. Tanto os peptídeos natriuréticos como as troponinas são marcadores de pior prognóstico neste cenário e devemos lembrar que troponina é um marcador miocárdio-específico e não infarto-específico. Em relação ao uso da furosemida na congestão podemos usar tanto em doses intermitentes quanto em infusão contínua com os mesmos resultados.

O único marcador de lesão miocárdica recomendado é a troponina, independentemente do tempo de apresentação da dor torácica. Em situações em que não está disponível, e apenas nesta, o uso da CKmb massa pode ser realizado, porém a mioglobina não deve ser solicitada.

Bibliografia

1. Piotr Ponikowski, Voors AA, Anker SD, Bueno H, Cleland JGF, Coats AJS, et al. ESC Scientific Document Group, 2016 ESC Guidelines for the diagnosis and treatment of acute and chronic heart failure: The Task Force for the diagnosis and treatment of acute and chronic heart failure of the European Society of Cardiology (ESC) Developed with the special contribution of the Heart Failure Association (HFA) of the ESC, Eur Heart J. 2016;37(27):2129-200.
2. Marcondes-Braga FG, Moura LAZ, Issa VS, Vieira JL, Rohde LE, Simões MV, et al. Atualização de tópicos emergentes da diretriz de insuficiência cardíaca – 2021. Arq Bras Cardiol. 2021:7-19.
3. Nicolau JC, Feitosa-Filho G, Petriz JL, Furtado RHM, Précoma DB, Lemke W, et al. Diretrizes da Sociedade Brasileira de Cardiologia sobre angina instável e infarto agudo do miocárdio sem supradesnível do segmento ST. Arq Bras Cardiol. 2021:4.

17. Resposta: b

O paciente tem sinais indiretos para SVD: ondas P de aspecto apiculado e/ou de voltagem maior do que 2,5 mm nas inferiores (*P. pulmonale*).

Lembrar as características da curva de pressão arterial invasiva (figura a seguir).

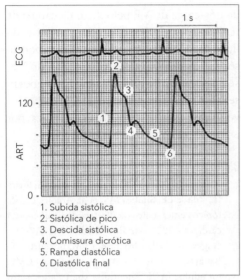

1. Subida sistólica
2. Sistólica de pico
3. Descida sistólica
4. Comissura dicrótica
5. Rampa diastólica
6. Diastólica final

Características da curva de pressão arterial normal.
Fonte: Stacciarini, 2016.

Pulsos fortes e fracos alternadamente. Há alternação contínua da amplitude de um batimento para outro; embora o ritmo seja basicamente regular, o volume ejetado varia. Ocorre devido a variações do enchimento e da contratilidade miocárdica em situações de disfunção ventricular esquerda. É um dos sinais mais precoces de disfunção ventricular e quanto mais intensos os achados, mais grave é a disfunção. Associa-se também a variações na intensidade das bulhas e sopros. Exemplo: insuficiência cardíaca congestiva. É mais perceptível no pulso radial. Portanto, o paciente tem sinais e sintomas de disfunção biventricular grave.

Bibliografia

1. Wang D, Reynolds L, Alberts T, Vahala L, Hao Z. Model-based analysis of arterial pulse signals for tracking changes in arterial wall parameters: a pilot study. Biomech Model Mechanobiol. 2019; 18(6):1629-38.
2. Stacciarini TSG. Punção percutânea em artéria para aferição invasiva da pressão arterial sistêmica; 2016. Disponível em: http://www.ebserh.gov.br.

18. Resposta: e

Paciente com quadro típico de edema agudo de pulmão hipertensivo ou subtipo vascular ou ainda *flash pulmonary edema*. Nestes casos não há uma hipervolemia verdadeira e sim uma redistribuição da volemia com congestão pulmonar. A maioria desses pacientes apresenta fração de ejeção preservada e a pedra mestre no tratamento são vasodilatadores. O uso de VNI pode diminuir a pré-carga e ajudar na readequação da volemia e evitar intubação orotraqueal. Aqui há uma hipertensão marcada com risco de vida e por isso caracteriza-se como emergência hipertensiva. Em relação ao uso da morfina não há evidências de benefício e possíveis malefícios.

Bibliografia

1. Piotr Ponikowski, Voors AA, Anker SD, Bueno H, Cleland JGF, Coats AJS, et al. ESC Scientific Document Group, 2016 ESC Guidelines for the diagnosis and treatment of acute and chronic heart failure: The Task Force for the diagnosis and treatment of acute and chronic heart failure of the European Society of Cardiology (ESC) Developed with the special contribution of the Heart Failure Association (HFA) of the ESC, Eur Heart J. 2016;37(27):2129-200.
2. Boorsma EM, Maaten JM, Damman K, Dinh W, Gustafsson F, Goldsmith S, et al. Congestion in heart failure: a contemporary look at physiology, diagnosis and treatment. Nature Reviews Cardiology. 2020.
3. National Clinical Guideline Centre (UK). Acute heart failure: diagnosing and managing acute heart failure in adults. London: National Institute for Health and Care Excellence (UK); 2014.

19. Resposta: c

Cerca de 5% dos casos de insuficiência cardíaca aguda (IC-A) na emergência apresentam hipovolemia como causa do baixo débito. Isso é mais frequente em idosos com limitação ao acesso à água e/ou uso de diuréticos em excesso. Inicialmente um desafio volêmico com 250 mL SF0,9% pode ser realizado para melhora da perfusão. Relembrando conceitos dos comentários 7 e 8 aqui temos um problema na água da estação (volemia).

Bibliografia

1. Piotr Ponikowski, Voors AA, Anker SD, Bueno H, Cleland JGF, Coats AJS, et al. ESC Scientific Document Group, 2016 ESC Guidelines for the diagnosis and treatment of acute and chronic heart failure: The Task Force for the diagnosis and treatment of acute and chronic heart failure of the European Society of Cardiology (ESC) Developed with the special contribution of the Heart Failure Association (HFA) of the ESC, Eur Heart J. 2016;37(27):2129-200.

20. Resposta: c

O uso da ultrassonografia beira-leito já é uma realidade na maioria das unidades de terapia intensiva do mundo. Seu uso traz mais acurácia e efetividade no diagnóstico de condições de choque. Vários protocolos têm sido usados para nortear o uso do ultrassom pelo intensivista como RUSH *Protocol*, FEEL, SESAME e outros. No caso da questão temos uma paciente com IC-A frio e seco (sinais de hipervolemia) que nas imagens da questão corresponde à alternativa *c*, que demonstra uma veia cava inferior de diâmetro diminuído e com variação superior a 50%.

Bibliografia

1. Atkinson PR, Milne J, Diegelmann L, Lamprecht H, Stander M, Lussier D, Pham C, et al. Does point-of-care ultrasonography improve clinical outcomes in emergency department patients with undifferentiated hypotension? an international randomized controlled trial from the SHoC-ED Investigators. Ann Emerg Med. 2018;72(4):478-89.

21. Resposta: e

Os pacientes que são submetidos a oxigenação por membrana extracorpórea (ECMO) venoarterial periférica podem apresentar piora da contratilidade miocárdica associada a congestão pulmonar em decorrência do aumento da pós-carga do VE pelo fluxo da cânula de retorno arterial. Nessa situação, a redução do fluxo da ECMO e o uso de inotrópicos podem ser suficientes para descompressão do VE; se não houver êxito outras medidas podem ser adotadas, como o implante de dispositivos de assistência circulatória mecânica, por exemplo o BIA.

Bibliografia

1. Marcondes-Braga FG, Moura LAZ, Issa VS, Vieira JL, Rohde LE, Simões MV, et al. Atualização de tópicos emergentes da diretriz de insuficiência cardíaca – 2021. Arq Bras Cardiol. 2021:17-9.
2. Guglin M, Zucker MJ, Bazan VM, Bozkurt B, El Banayosy A, Estep JD, et al. Venoarterial ECMO for adults: JACC Scientific Expert Panel. J Am Coll Cardiol. 2019;73(6):698-716

22. Resposta: d

Paciente com insuficiência cardíaca aguda (IC-A) perfil frio e úmido com pressão sistólica menor que 90 mmHg e com sinais de alarme para choque cardiogênico. Nesses casos devemos suspender os betabloqueadores e iniciar terapia inotrópica. Podemos considerar o uso de vasopressores em caso de hipoperfusão refratária. Os diuréticos são iniciados assim que a perfusão melhora, a efetividade da furosemida em um cenário de evidente baixo débito é prejudicada.

Bibliografia

1. Marcondes-Braga FG, Moura LAZ, Issa VS, Vieira JL, Rohde LE, Simões MV, et al. Atualização de tópicos emergentes da diretriz de insuficiência cardíaca – 2021. Arq Bras Cardiol. 2021:17-9.
2. Piotr Ponikowski et al. ESC Scientific Document Group, 2016 ESC Guidelines for the diagnosis and treatment of acute and chronic heart failure: The Task Force for the diagnosis and treatment of acute and chronic heart failure of the European Society of Cardiology (ESC) Developed with the special contribution of the Heart Failure Association (HFA) of the ESC, Eur Heart J. 2016;37(27):2129-200.

12
Reanimação cardiopulmonar

1. Em relação ao atendimento da parada cardiorrespiratória (PCR), é correto afirmar:
   a) Na parada cardíaca por assistolia, a atropina deve ser realizada após os primeiros cinco minutos.
   b) Após 15 minutos, em todos os tipos de PCR, devemos iniciar a infusão de bicarbonato de sódio 10%, num volume de 10 mL/minuto.
   c) Estando o paciente já intubado, devemos realizar as ventilações numa frequência de 20 por minuto sem interromper as compressões torácicas.
   d) Na parada cardíaca por ritmo fibrilação ventricular ou taquicardia ventricular sem pulso, a adrenalina deve ser realizada após o segundo choque e a amiodarona, após o terceiro choque

2. A respeito das condutas a serem tomadas para manutenção da função cerebral em pacientes após parada cardiorrespiratória, é CORRETO afirmar que:
   a) Deve-se recomendar rotineiramente hiperventilação profilática após parada a fim de evitar hipocapnia, pois ela pode levar à constrição das artérias cerebrais,

com consequente diminuição do fluxo cerebral e pressão intracraniana.
   b) Foram descritos em alguns trabalhos benefícios ao manter a PAM entre 100 e 120 mmHg, após a ressuscitação, devendo-se manter, por um período de 6 a 12 horas, PAM mais elevada, em torno de 90 a 100 mmHg.
   c) O controle direcionado de temperatura não mostrou ser eficaz quanto às sequelas e mortalidade pós-parada.
   d) Recomenda-se manter a $SatO_2$ entre 92 e 98% em pacientes que se mantêm comatosos no período pós-parada cardiorrespiratória para evitar a hiperóxia.

3. Quando os pacientes em parada cardiorrespiratória apresentam fibrilação ventricular e taquicardia ventricular sem pulso, pode-se afirmar que:
   a) A desfibrilação automática com 200 J sempre deve ser preferida à manual.
   b) A recomendação é imediata retomada de compressões após a realização da desfibrilação do paciente em ritmo de fibrilação ventricular.

c) A recomendação do *"double sequencial defibrilation"* está estabelecida a partir da diretriz de 2020 da American Heart Association (AHA).

d) Amiodarona deve ser realizada no atendimento da fibrilação ventricular de rotina em dose de manutenção após a recirculação espontânea de um paciente em fibrilação ventricular.

4. Durante a reanimação cardiopulmonar algumas recomendações devem ser seguidas para os melhores resultados baseados em evidências da ciência da ressuscitação. Assinale a alternativa correta

a) A profundidade das compressões deve ser superior a 5 cm no adulto. Até 7 cm no máximo.

b) A frequência de compressões deve ser superior a 120 por minuto para atingir uma boa pressão de perfusão coronariana.

c) A compressão torácica e os tempos de recuo/relaxamento devem ser aproximadamente iguais.

d) A fração de compressão torácica deve ser superior a 50%.

5. Sobre o acesso vascular durante a reanimação cardiopulmonar, assinale a alternativa correta.

a) A utilização do acesso vascular ou intraósseo será facultativo para o socorrista.

b) O acesso intraósseo é de preferência para adultos.

c) A recomendação é que haja preferência inicial ao acesso intravenoso.

d) O acesso central deve ser a primeira tentativa na reanimação cardiorrespiratória para a realização dos fármacos durante a parada.

6. Um paciente de 58 anos é atendido por ser vítima de PCR no ambiente extra-hospitalar. Os socorristas chegaram ao local, constataram a PCR e iniciaram o atendimento. Durante o atendimento com disponibilidade do DEA, este não indicou por nenhuma vez a necessidade de um "choque". Durante todo o atendimento à vítima, que transcorre com as melhores práticas de RCP, não houve por nenhuma vez a recirculação espontânea da vítima. Não há disponibilidade de realização de práticas de ACLS no local.

a) O paciente deve ser transportado ao hospital para que se inicie o ACLS.

b) O paciente precisa receber 30 minutos de RCP antes de considerações sobre término dos esforços.

c) O paciente tem critérios para suporte básico de vida sem possibilidades de progressão para o suporte avançado de interrupção da RCP.

d) Não há evidências sobre critérios de interrupção de RCP no extra-hospitalar.

7. Um paciente atendido no pronto-socorro vítima de parada cardiorrespiratória recuperou a circulação espontânea. O médico testa a responsividade mas nota que ele não responde a comandos simples. A pressão arterial é de 82 x 43 mmHg. A FR é de 10 ipm, saturação arterial de oxigênio de 87% Quais cuidados pós-parada cardiorrespiratória seriam necessários? Assinale a alternativa correta.

a) O paciente precisa de intubação endotraqueal e de um ECG; a sua saturação deve permanecer 100%

b) O paciente precisa de 1 litro de cristaloide, assistência ventilatória para manter a saturação arterial de oxigênio entre 92 e 98% e controle direcionado de temperatura.

c) Droga vasoativa e intubação imediata, monitoramento com capnografia e exames laboratoriais de rotina.
d) Hipotermia a 32 graus durante no mínimo 24 horas, intubação orotraqueal imediata e droga vasoativa como primeira escolha para medida contra a hipotensão.

8. Sobre os aspectos neuroprognósticos pós--parada cardiorrespiratória, assinale a alternativa correta.
   a) O exame físico motor é o melhor padrão prognóstico após a parada cardiorrespiratória.
   b) A presença de movimentos mioclônicos indiferenciados deve servir de forte elemento de mau prognóstico.
   c) Altos níveis de enolase neurônio específica pode ser utilizada para avaliar pobre prognóstico no período pós--parada.
   d) A tomografia de crânio não possui nenhum valor para avaliação de prognóstico no período pós-parada.

9. Qual dos seguintes sinais é uma provável indicação de PCR em um paciente irresponsivo?
   a) Frequência de pulso lenta e fraca.
   b) Cianose.
   c) *Gasping* (suspiro afonal).
   d) Frequência de pulso irregular e fraca.

10. Um homem de 52 anos deu entrada na unidade de emergência relatando dor torácica em forma de esmagamento no tórax. Apresenta palidez, diaforese e pele fria ao toque, pulso radial fraco, pressão arterial de 64/40 mmHg, frequência respiratória de 28 irpm e saturação de oxigênio de 89% em ar ambiente. No momento da monitorização cardíaca pode ser detec-

tada taquicardia ventricular, que rapidamente mudou para fibrilação ventricular. Imediatamente, foi realizada a primeira tentativa de desfibrilação e foram iniciadas compressões torácicas; uma segunda tentativa de desfibrilação foi realizada e foram reiniciadas as compressões torácicas e administrado 1 mg de epinefrina; uma terceira tentativa de desfibrilação foi feita e foram reiniciadas as compressões. Que medicação deve ser administrada em seguida?
a) Epinefrina 1 mg.
b) Atropina 1 mg.
c) Sulfato de magnésio.
d) Lidocaína 1 a 1,5 mg/kg.

11. Como você pode otimizar sua compressões e aumentar a fração de compressões torácicas durante a tentativa de ressuscitação?
a) Carregue o desfibrilador 15 segundos antes de verificar o ritmo.
b) Trocar o responsável pela compressão durante o ciclo de 2 minutos.
c) Administre medicações durante o ciclo de 2 minutos.
d) Estabeleça acesso IV/IO durante o ciclo de 2 minutos.

12. Qual método mais confiável para checagem da correta colocação do tubo endotraqueal, além da avaliação clínica, no atendimento de uma PCR?
a) Radiografia de tórax.
b) Capnografia em forma de onda contínua.
c) Gasometria arterial.
d) Níveis de hemoglobina.

13. Após 4 minutos do início de uma PCR, foi inserido um tubo endotraqueal e foram mantidas as compressões torácicas,

em seguida foi instalada a capnografia em forma de onda contínua que mostrava uma onda de 7 mmHg. Qual o significado desse achado?

a) O tubo endotraqueal está no esôfago.
b) O paciente atende aos critérios de encerramento dos enforços.
c) As compressões torácicas talvez não sejam eficazes.
d) A equipe está ventilando o paciente com frequência (hiperventilação).

14. Qual melhor atitude tomada pelo líder da equipe para evitar ineficiências durante uma tentativa de ressuscitação?

a) Ele, o líder, executar as tarefas mais complexas.
b) Atribuir aos membros mais experientes mais tarefas.
c) Atribuir a mesma tarefa a mais de um membro da equipe.
d) Delegar claramente as tarefas.

15. No caso de um paciente que obteve retorno da circulação espontânea em um atendimento na rua após uma PCR súbita, que instituição é um destino mais apropriado para a equipe de atendimento extra-hospitalar encaminhar seu paciente?

a) Centro médico com competência para tratamento de reperfusão coronária.
b) Unidade completa de tratamento de terapia intensiva.
c) Unidade de tratamento de reabilitação aguda.
d) Unidade de tratamento de emergência.

◎ GABARITO COMENTADO

1. **Resposta: d**

A administração de amiodarona ou lidocaína para pacientes com parada cardiorrespiratória extra-hospitalar foi revisada pela última vez formalmente em 2018 e demonstrou melhora na sobrevida para a admissão hospitalar, mas não melhorou em geral a sobrevivência à alta hospitalar ou sobrevivência com bom resultado neurológico. A recomendação permanece 300 mg, IV, ou lidocaína 1-1,5 mg/kg após o terceiro choque.

Bibliografia

1. Ludhwani D, Goyal A, Jagtap M. Ventricular fibrillation. Treasure Island: StatPearls Publishing; 2020.
2. Writing Committee Members, Ommen SR, Mital S, Burke MA, Day SM, Deswal A, Elliott P, et al. 2020 AHA/ACC guideline for the diagnosis and treatment of patients with hypertrophic cardiomyopathy: executive summary: a report of the American College of Cardiology/American Heart Association Joint Committee on Clinical Practice Guidelines. Circulation. 2020;142(25):e533-e557.

2. **Resposta: d**

Os principais objetivos dos cuidados pós-ressuscitação incluem a otimização da função cardiopulmonar e a perfusão de órgãos vitais; transferir o paciente para um hospital apropriado; identificar e tratar as causas potencialmente conhecidas de PCR; controlar a temperatura corporal e considerar a possibilidade de instituir controle direcionado de temperatura; evitar a disfunção de múltiplos órgãos, acessar de forma objetiva o prognóstico e reabilitar os sobreviventes.

Em relação ao sistema respiratório, o exame clínico seriado e a oximetria e capnografia devem ser instituídos. É necessário evitar hiperventilar o paciente: a hiperventilação aumenta a pressão intratorácica e inversamente reduz o débito cardíaco. Além disso, a diminuição da $PaCO_2$, decorrente da hiperventilação, pode diminuir significativamente o fluxo sanguíneo cerebral. A ventilação deve ser iniciada de 10 a 12 ciclos por minuto e titulada para manter $PaCO_2$ de 35 a 45 mmHg. A hipercapnia pode agravar a HIC em razão do edema cerebral, enquanto a hipocapnia pode diminuir o fluxo sanguíneo encefálico. Manter a saturação de oxigênio entre 92 e 98%

No manejo hemodinâmico, o alvo a ser atingido é a manutenção da PAM > 65 mmHg e/ou PAS > 90 mmHg. Embora não exista nenhuma grande evidência de benefício do rígido controle glicêmico no período pós-PCR, evidências extrapoladas de outras situações clínicas sugerem benefícios deste controle, objetivando valores glicêmicos entre 144 e 180 mg/dL e a administração de glicose em pacientes com valores abaixo de 80 mg/dL.

A hipertensão intracraniana deve ser tratada, e na suspeita de déficits focais ou suspeita de lesão anatômica, a TC de crânio deverá ser realizada. Como foi dito anteriormente, convulsões são comuns após a PCR, portanto, deve-se realizar um eletroencefalograma (EEG) para o seu diagnóstico com pronta interpretação tão logo seja possível e monitorização frequente ou contínua em pacientes comatosos após RCE.

O controle direcionado de temperatura é a única intervenção que tem se mostrado capaz de melhorar a condição neurológica e deve ser considerada nos pacientes que não apresentem resposta significativa a comandos verbais, após o retorno à circulação espontânea.

Bibliografia

1. Panchal AR, Bartos JA, Cabañas JG, Donnino MW, Drennan IR, Hirsch KG, et al.; Adult Basic and Advanced Life Support Writing Group. Part 3: Adult basic and advanced life support: 2020 American Heart Association guidelines for cardiopulmonary resuscitation and emergency cardiovascular care. Circulation. 2020;142(16suppl2):S366-S468.

3. Resposta: b

Não há evidências para a recomendação da desfibrilação sequencial em pacientes com fibrilação ventricular refratária. Não há recomendação de amiodarona em dose de manutenção de rotina após a recirculação espontânea em pacientes vítimas de fibrilação ventricular. A energia recomendada pelo fabricante está recomendada para a terapêutica elétrica da fibrilação ventricular. A desfibrilação manual pode ser realizada no lugar da automática dependendo da habilidade em reconhecimento do ritmo pelo operador.

Bibliografia

1. Panchal AR, Bartos JA, Cabañas JG, Donnino MW, Drennan IR, Hirsch KG, et al.; Adult Basic and Advanced Life Support Writing Group. Part 3: Adult basic and advanced life support: 2020 American Heart Association guidelines for cardiopulmonary resuscitation and emergency cardiovascular care. Circulation. 2020;142(16suppl2):S366-S468.

4. Resposta: c

Vários estudos encontraram melhores resultados, incluindo sobrevida hospitalar e sucesso da desfibrilação, quando a profundidade de compressão foi de pelo menos 5 cm comparada com menos de 4 cm. Porém, o máximo seria 6 cm.

Um único ECR incluiu 292 pacientes e comparou uma frequência de compressão de 100 em relação a 120, não encontrando nenhuma diferença nos desfechos. Não há evidências que sugiram que deva haver alterações na frequência de compressão sugerida de 100 a 120/minuto em adultos. Três estudos relataram que a profundidade diminui à medida que a taxa aumenta, destacando as armadilhas de avaliar uma única qualidade de RCP métrica de forma isolada.

"Duty cicle": refere-se à proporção de tempo gasto em compressão em relação ao

tempo total do ciclo de compressão mais descompressão. A orientação é de 50%. O tempo de compressão é igual ao tempo de descompressão.

Bibliografia

1. Panchal AR, Bartos JA, Cabañas JG, Donnino MW, Drennan IR, Hirsch KG, et al.; Adult Basic and Advanced Life Support Writing Group. Part 3: Adult basic and advanced life support: 2020 American Heart Association guidelines for cardiopulmonary resuscitation and emergency cardiovascular care. Circulation. 2020;142(16suppl2):S366-S468.

5. Resposta: c

A via intravenosa periférica tem sido a tradicional abordagem ao acesso vascular para medicamento de emergência e administração de fluidos durante a reanimação. As propriedades farmacocinéticas, os efeitos agudos e a eficácia clínica de medicamentos de emergência foram descritos quando administrados por via intravenosa. A via IV tem precedência, geralmente é acessível e oferece uma droga potencialmente mais previsível, tornando-se uma abordagem inicial razoável para acesso vascular.

Bibliografia

1. Panchal AR, Bartos JA, Cabañas JG, Donnino MW, Drennan IR, Hirsch KG, et al.; Adult Basic and Advanced Life Support Writing Group. Part 3: Adult basic and advanced life support: 2020 American Heart Association guidelines for cardiopulmonary resuscitation and emergency cardiovascular care. Circulation. 2020;142(16suppl2):S366-S468.

6. Resposta: c

O paciente tem critérios para interrupção do suporte básico de vida sem possibilidades de progressão para o suporte avançado.

Bibliografia

1. Panchal AR, Bartos JA, Cabañas JG, Donnino MW, Drennan IR, Hirsch KG, et al.; Adult Basic and Advanced Life Support Writing Group. Part 3: Adult basic and advanced life support: 2020 American Heart Association guidelines for cardiopulmonary resuscitation and emergency cardiovascular care. Circulation. 2020;142(16suppl2):S366-S468.
2. Ebell MH, Vellinga A, Masterson S, Yun P. Meta-analysis of the accuracy of termination of resuscitation rules for out-of-hospital cardiac arrest. Emerg Med J. 2019; 36:479-84.

7. Resposta: b

Um ECR publicado em 2019 comparou o controle direcionado de temperatura (CDT) em 33°C a 37°C para pacientes que não estavam seguindo comandos após ROSC de parada cardíaca com ritmo inicial não chocável. A sobrevida com um resultado neurológico favorável (desempenho cerebral por categoria = 1-2) foi maior no grupo tratado com 33°C. Este ensaio incluiu extra e intra-hospitalar e é o primeiro randomizado avaliando controle direcionado de temperatura após parada cardíaca para incluir pacientes dentro do hospital. Em uma análise de subgrupo, o benefício de CDT não pareceu diferir significativamente pelos subgrupos intra ou extra-hospitalares.

É recomendado evitar hipotensão mantendo uma pressão arterial sistólica de pelo menos 90 mmHg e uma pressão arterial média de pelo menos 65 mmHg no período pós--ressuscitação.

Bibliografia

1. Panchal AR, Bartos JA, Cabañas JG, Donnino MW, Drennan IR, Hirsch KG, et al.; Adult Basic and Advanced Life Support Writing Group. Part 3: Adult basic and advanced life support: 2020 American Heart Association guidelines for cardiopulmonary resuscitation and emergency cardiovascular care. Circulation. 2020;142(16suppl2):S366-S468

8. Resposta: c

Os achados de resposta motora nas extremidades superiores, sejam movimentos ausentes ou de extensão, não são usados isoladamente para prever um desfecho neurológico insatisfatório em pacientes que permanecem em coma após a parada cardíaca. A presença de movimentos mioclônicos indiferenciados após parada cardíaca não deve ser usada para avaliar um mau prognóstico neurológico. Quando realizado em combinação com outros testes de prognóstico, pode ser razoável considerar altos valores séricos de enolase neurônio-específica (NSE) dentro de 72 horas após a parada cardíaca para apoiar o prognóstico de resultado neurológico em pacientes que permanecem em coma. Quando realizado com outros testes de prognóstico, pode ser razoável considerar a redução da razão cinza-branco (GWR) na tomografia computadorizada (TC) do cérebro após a parada cardíaca para apoiar o prognóstico de desfecho neurológico desfavorável em pacientes que permanecem em coma.

Bibliografia

1. Panchal AR, Bartos JA, Cabañas JG, Donnino MW, Drennan IR, Hirsch KG, et al.; Adult Basic and Advanced Life Support Writing Group. Part 3: Adult basic and advanced life support: 2020 American Heart Association guidelines for cardiopulmonary resuscitation and emergency cardiovascular care. Circulation. 2020;142(16suppl2):S366-S468.

9. Resposta: c.

O *gasping* ou suspiro agonal não é respiração normal. Eles são um sinal de PCR. Suspiros agonais podem se apresentar nos primeiros minutos após uma PCR súbita.

Bibliografia

1. Panchal AR, Bartos JA, Cabañas JG, Donnino MW, Drennan IR, Hirsch KG, et al.; Adult Basic and Ad-

vanced Life Support Writing Group. Part 3: Adult basic and advanced life support: 2020 American Heart Association guidelines for cardiopulmonar resuscitation and emergency cardiovascular care. Circulation. 2020;142(16suppl2):S366-S468.

10. Resposta: d

Administre lidocaína ou amiodarona para tratamento de fibrilação ventricular ou taquicardia ventricular sem pulso não responsiva ao choque, à RCP e a um vasopressor. Durante uma PCR, considere lidocaína 1 a 1,5 mg/kg via IV/IO para FV/TVP que não responde à desfibrilação.

Bibliografia

1. Panchal AR, Bartos JA, Cabañas JG, Donnino MW, Drennan IR, Hirsch KG, et al.; Adult Basic and Advanced Life Support Writing Group. Part 3: Adult basic and advanced life support: 2020 American Heart Association guidelines for cardiopulmonar resuscitation and emergency cardiovascular care. Circulation. 2020;142(16suppl2):S366-S468.

11. Resposta: a

Reduzir o intervalo entra a última compressão e o choque, mesmo que por poucos segundos, pode aumentar o êxito do choque (desfibrilação e retorno da circulação espontânea). Portanto, é sensato que os profissionais de saúde pratiquem uma coordenação eficiente entre RCP e desfibrilação, para minimizar o intervalo sem atividade entre a interrupção da compressão e a administração do choque. Por exemplo, depois de verificar um ritmo chocável e iniciar a sequência de carga do desfibrilador, outro profissional deve reiniciar as compressões e continuá-las até que o desfibrilador esteja totalmente carregado. O operador do desfibrilador deve administrar o choque assim que o socorrista na execução das compressões torácicas retirar as mãos do tórax do paciente e todos os profissionais se afastarem para não ter contato com o paciente.

Bibliografia

1. Panchal AR, Bartos JA, Cabañas JG, Donnino MW, Drennan IR, Hirsch KG, et al.; Adult Basic and Advanced Life Support Writing Group. Part 3: Adult basic and advanced life support: 2020 American Heart Association guidelines for cardiopulmonar resuscitation and emergency cardiovascular care. Circulation. 2020;142(16suppl2):S366-S468.

12. Resposta: b

A capnografia em forma de onda contínua é recomendada, além da avaliação clínica, como método mais confiável para confirmar e monitorar a correta colocação de um tubo endotraqueal durante a RCP.

Bibliografia

1. Panchal AR, Bartos JA, Cabañas JG, Donnino MW, Drennan IR, Hirsch KG, et al.; Adult Basic and Advanced Life Support Writing Group. Part 3: Adult basic and advanced life support: 2020 American Heart Association guidelines for cardiopulmonar resuscitation and emergency cardiovascular care. Circulation. 2020;142(16suppl2):S366-S468.

13. Resposta: a

Valores de capnografia em forma de onda contínua inferiores a 10 mmHg em pacientes intubados indicam débito cardíaco, sendo inadequado para obter retorno da circulação espontânea. É sensato considerar uma tentativa de melhorar a qualidade de RCP otimizando os parâmetros de compressão torácica.

Bibliografia

1. Panchal AR, Bartos JA, Cabañas JG, Donnino MW, Drennan IR, Hirsch KG, et al.; Adult Basic and Ad-

vanced Life Support Writing Group. Part 3: Adult basic and advanced life support: 2020 American Heart Association guidelines for cardiopulmonar resuscitation and emergency cardiovascular care. Circulation. 2020;142(16suppl2):S366-S468.

14. Resposta: d

Para evitar ineficiência, o líder deve delegar as tarefas claramente para os membros da equipe, levando em conta suas capacidades.

Bibliografia

1. Panchal AR, Bartos JA, Cabañas JG, Donnino MW, Drennan IR, Hirsch KG, et al.; Adult Basic and Advanced Life Support Writing Group. Part 3: Adult basic and advanced life support: 2020 American Heart Association guidelines for cardiopulmonar resuscitation and emergency cardiovascular care. Circulation. 2020;142(16suppl2):S366-S468.

15. Resposta: a

Após o retorno da circulação espontânea em paciente em que há suspeita de oclusão de artéria coronária, os profissionais devem transportar o paciente para instituição capaz de fornecer confiavelmente reperfusão coronária.

Bibliografia

1. Panchal AR, Bartos JA, Cabañas JG, Donnino MW, Drennan IR, Hirsch KG, et al.; Adult Basic and Advanced Life Support Writing Group. Part 3: Adult basic and advanced life support: 2020 American Heart Association guidelines for cardiopulmonar resuscitation and emergency cardiovascular care. Circulation. 2020;142(16suppl2):S366-S468.

13

Emergências da aorta

1. Paciente masculino de 73 anos chega ao hospital relatando intensa dor torácica. Nega antecedentes patológicos. Imediatamente solicita-se um ECG 12 derivações que apresentou discreto supra de ST em parede inferior. Ao exame físico: sopro diastólico aspirativo no foco aórtico, sem demais particularidades. Escolha a alternativa correta:
   a) Pensando em reperfusão farmacológica imediata, não se deve perder tempo realizando outros exames, a fim de não a retardar.
   b) Só se indica terapia trombolítica de imediato caso não haja serviço de hemodinâmica no hospital.
   c) Antes da terapia trombolítica, deverá ser realizada radiografia de tórax e/ou ecocardiograma.
   d) Não há indicação de heparinização a este paciente em virtude da sua idade.

2. Na dissecção aguda de aorta, a mortalidade ocorre em uma média de 50% nas primeiras 48 horas. No tratamento clínico, a mortalidade hospitalar é de 58%. Em relação a essa entidade, é correto afirmar:
   a) Quando uma radiografia de tórax está normal, podemos excluir o diagnóstico de dissecção aguda de aorta.
   b) A ruptura da dissecção no espaço pericárdico com consequente tampona-

mento é um evento raro na fase aguda da dissecção de aorta.
   c) Não há uma relação entre níveis de hipertensão arterial e a probabilidade de desenvolver dissecção aórtica.
   d) Podemos utilizar como marcador de resposta terapêutica na dissecção aguda da aorta a melhora da dor.
   e) As dissecções mais comuns são aquelas limitadas à aorta ascendente (De-Bakey tipo II).

3. Paciente masculino de 63 anos chegou ao pronto-socorro queixando-se de dor torácica. Apresenta como comorbidade apenas hipertensão arterial sistêmica há 16 anos com tratamento irregular. Ao exame físico, chamou atenção a ausência de pulso em membro superior esquerdo e equimoses em parede torácica. Qual das opções a seguir parece ser o diagnóstico mais provável?
   a) Dissecção de aorta.
   b) Infarto agudo do miocárdio.
   c) Pneumotórax espontâneo.
   d) Pancreatite aguda.
   e) Embolia pulmonar.

4. Atualmente, existem duas classificações para dissecção aórtica mais utilizadas: DeBakey e Stanford. De acordo com essas classificações, assinale a alternativa

que corresponde ao tipo de dissecção encontrada na figura a seguir:

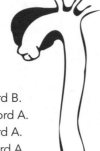

a) DeBakey I, Stanford B.
b) DeBakey III, Stanford A.
c) DeBakey I, Stanford A.
d) DeBakey II, Stanford A.
e) DeBakey III, Stanford B.

5. Levando em consideração os estados de choque, assinale aquele que pode ser induzido pela coarctação da aorta:
   a) Hipovolêmico.
   b) Cardiogênico.
   c) Misto.
   d) Distributivo.
   e) Obstrutivo.

6. Homem, 46 anos, refere dor precordial de início súbito, de forte intensidade e com irradiação para as costas, há 2 horas. Antecedente pessoal: hipertensão arterial sistêmica, em uso irregular de captopril 75 mg/dia. Exame físico: regular estado geral, pálido, PA = 188 x 116 mmHg, FC = 105 bpm; pulmões: murmúrio vesicular sem ruídos adventícios; Coração: bulhas rítmicas normofonéticas sem sopros.

Tomografia de tórax:

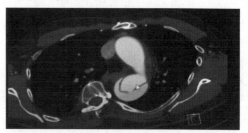

Qual o achado da imagem?
a) Na imagem observa-se o tronco da pulmonar com presença de trombos aderidos ao vaso.
b) Observa-se a perfuração da íntima na imagem e a luz verdadeira é apontada pela seta.
c) A localização da dissecção é na aorta descendente.
d) Habitualmente a luz verdadeira fica muito maior que a luz falsa.

7. Qual é o tratamento proposto para o paciente?
   a) O tratamento é sempre clínico porque o risco cirúrgico é muito alto.
   b) O tratamento do caso é cirúrgico.
   c) O manejo clínico deve se preocupar, exclusivamente, com a diminuição dos níveis pressóricos.
   d) A mortalidade é superior a 90%.

8. Qual a descrição correta do eletrocardiograma abaixo?

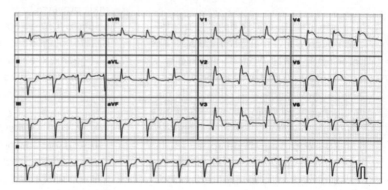

a) Corrente de lesão subepicárdica na parede anterior e bloqueio de ramo esquerdo.
b) Corrente de lesão subepicárdica na parede anterior e bloqueio de ramo direito.
c) Corrente de lesão subendocárdica na parede anterior e bloqueio de ramo esquerdo.
d) Corrente de lesão subendocárdica na parede anterior e bloqueio de ramo direito.

9. Paciente entubado devido a insuficiência respiratória por infecção por SARS-CoV-2 desenvolve a alteração eletrocardiográfica abaixo. Qual é o diagnóstico mais provável?
a) Miocardite viral.
b) Pericardite viral.
c) Síndrome coronariana aguda.
d) Embolia pulmonar.

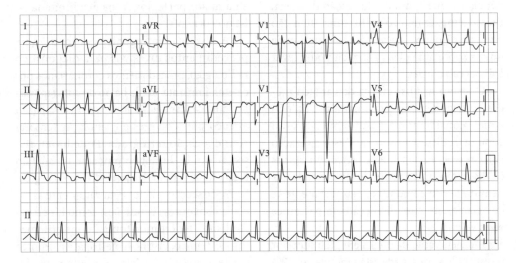

GABARITO COMENTADO

1. **Resposta: c**

A dissecção aguda da aorta (DAA) trata-se de uma manifestação que cursa com alta mortalidade, podendo atingir níveis de 21,4% antes da admissão a 75,0% nas primeiras 48 horas. Cerca de 70% dos casos localizam-se na aorta ascendente, 20% na descendente e 10% na transversal. Acomete mais frequentemente homens e a proporção homens/mulheres varia de 2:1 a 5:1. O pico de incidência para dissecção proximal situa-se entre 50 e 55 anos e para dissecção distal, entre 60 e 70 anos. A maioria dos pacientes com DAA apresenta dor intensa, de início quase sempre súbito, descrita como sensação de rasgamento ou pontada e de caráter migratório. A localização inicial da dor sugere o local de início da dissecção. Geralmente é acompanhada de sintomas de atividade simpática, podendo apresentar também dispneia e edema pulmonar. Nas dissecções proximais, a dor começa no precórdio, irradia-se para pescoço, braços e mandíbula, antes de migrar para as costas, região lombar ou membros inferiores, sendo um importante diagnóstico diferencial de infarto agudo do miocárdio. Uma das classificações mais utilizadas para as DAA é a de Stanford, que engloba dois tipos: A (envolve a aorta ascendente com extensão ou não para a aorta descendente) e B (envolve somente a aorta descendente).

Bibliografia

1. Gawinecka J, Schönrath F, von Eckardstein A. Acute aortic dissection: pathogenesis, risk factors and diagnosis. Swiss Med Wkly. 2017;147:w14489.

2. Resposta: d

A aterosclerose talvez seja mais coincidência do que causa de dissecção de aorta. Provavelmente não constitui uma alteração que a predisponha, apesar de uma ruptura da íntima sobre uma placa ulcerada poder levar à dissecção aórtica.

O termo necrose cística da camada média ou degeneração da camada média não é mais considerado a desordem estrutural comum da dissecção aórtica. Desorganização tissular e perda do tecido elástico são típicos de dissecção em pacientes jovens com desordens do tecido conjuntivo, mas raramente se correlacionam com dissecção em pacientes mais velhos.

A degeneração da média em grau superior ao esperado para a idade está presente em 20% dos pacientes com dissecção aórtica aguda. Raramente a aortite predispõe à dissecção.

Algumas desordens hereditárias predispõem à dissecção, entre elas as síndromes de Marfan, Turner, Noonan e Ehlers-Danlos. A síndrome de Marfan tem um importante substrato morfológico que predispõe à dissecção, já que 20 a 40% dos pacientes com esta síndrome desenvolvem dissecção aguda.

Síndromes que cursam com válvula aórtica unicúspide ou bicúspide estão associadas com dissecção aórtica. A coarctação da aorta também predispõe à dissecção em pacientes mais idosos, provavelmente, em consequência da hipertensão arterial sistêmica.

Na ausência de desordens do tecido conjuntivo, a hipertensão arterial sistêmica está presente em até 80% dos pacientes com dissecção aórtica. A incidência de hipertensão é superior a 95% nos pacientes com dissecções da aorta descendente.

A gravidez está associada com metade das dissecções observadas em mulheres com menos de 40 anos e, geralmente, ocorre no final do terceiro trimestre ou durante o trabalho de parto.

A dissecção pós-traumática extensa é rara e na maior parte dos casos fica limitada ao istmo aórtico.

A dissecção iatrogênica ocorre durante procedimentos invasivos para diagnóstico radiológico, procedimentos coronarianos por cateter, implantação de balão de contrapulsação aórtica, canulação aórtica para circulação extracorpórea ou mesmo canulação femoral com dissecção retrógrada. Pode haver dissecção ainda durante o pinçamento aórtico total ou parcial no decorrer do ato cirúrgico.

A dissecção aórtica está raramente associada com outras condições, como hipercortisolismo, feocromocitoma, lúpus eritematoso sistêmico, cistinose nefropática crônica e osteogênese imperfeita. Recentemente foi descrita a associação de dissecção aórtica e uso de cocaína.

Bibliografia

1. Gawinecka J, Schönrath F, von Eckardstein A. Acute aortic dissection: pathogenesis, risk factors and diagnosis. Swiss Med Wkly. 2017;147:w14489.4.

3. Resposta: a

Na dissecção aguda de aorta (DAA), a mortalidade ocorre em uma média de 50% nas primeiras 48 horas (1%/h/primeiras 24 horas). No tratamento clínico, a mortalidade hospitalar é de 58%. A DAA (principalmente a do tipo A) pode estar presente, com sintomas de IC com ou sem dor. Seguindo um período de dor, IC pode ser o sintoma principal. A IC aguda é frequentemente relacionada à crise hipertensiva ou à incompetência aguda da válvula aórtica.

Em pacientes estáveis, a radiografia de tórax, o ecocardiograma transesofágico (ETE), a ressonância magnética e a angiografia convencional ou a angiotomografia podem ser indicadas. Na instabilidade hemodinâmica, ETE à beira do leito deve ser realizado, por ser a melhor técnica diagnóstica para avaliação da morfologia e função da válvula aórtica, podendo definir a severidade e o mecanismo da regurgitação aórtica, que pode ocorrer como complicação da DAA tipo 2. A rapidez na intervenção cirúrgica é usualmente vital – a informação é útil quando se considera plastia ou troca valvar concomitante. O controle rigoroso da pressão arterial (PA) é fundamental na DAA. O tratamento inicial consiste no uso intravenoso de betabloqueador para reduzir a frequência cardíaca (FC) abaixo de 60 bpm. O nitroprussiato de sódio (NPS) pode ser utilizado com o intuito de manter a pressão sistólica abaixo de 100-120 mmHg em pacientes com boa função renal. O NPS não deve ser utilizado sem o uso de betabloqueador, pois a vasodilatação isolada induz a ativação reflexa do sistema nervoso simpático, aumentando a frequência cardíaca e, consequentemente, o estresse na parede aórtica. Pacientes com hipotensão arterial devem ser avaliados para determinar se a causa se deve à perda de sangue, hemopericárdio com tamponamento ou IC.

O fator mais importante no diagnóstico da dissecção aórtica é o alto índice de suspeição por parte do médico que presta o atendimento. A dissecção em 90% dos pacientes apresenta-se com dor torácica severa e intensidade máxima logo na sua apresentação. Nas dissecções proximais a dor tem início na região retroesternal e progride para a região interescapular à medida que a dissecção progride distalmente. Não raramente o paciente caracteriza a dor como "se alguma coisa estivesse rasgando por dentro". Podem ocorrer sinais de choque: extremidades frias, sudorese e vasoconstrição, mas em 50 a 75% dos pacientes a pressão arterial encontra-se elevada. A hipotensão arterial importante é usualmente atribuída à ruptura. A diminuição ou a ausência de pulsos pode ocorrer. A insuficiência aórtica de recente começo é um sinal importante nas dissecções proximais e se deve à perda de sustentação das cúspides valvares aórticas. As evidências de derrame pericárdico, pulso paradoxal ou tamponamento cardíaco predizem um mau prognóstico. Podem ocorrer complicações neurológicas como síncope, neuropatia periférica isquêmica e paraparesia ou paraplegia, por comprometimento da vascularização medular. Os achados físicos são muitas vezes inconsistentes e podem ser limitados para firmar o diagnóstico.

Artérias importantes podem ser obstruídas pela dissecção. O infarto agudo do miocárdio ocorre em 1 a 2% dos casos, geralmente na parede inferior, por dissecção da coronária direita. A circulação mesentérica, assim como a de um ou ambos os rins, pode ser comprometida, bem como a circulação dos membros, especialmente os inferiores, pode mimetizar uma oclusão arterial aguda embólica. Outras manifestações incluem síndrome de Horner, pulsação esternoclavicular, paralisia de cordas vocais, síndrome da veia cava superior, hemoptise, hematêmese e bloqueio cardíaco.

Bibliografia

1. Crawford ES, Svensson LG, Coselli JS, Safi HJ, Hess KR. Surgical treatment of aneurysm and/ or dissection of the ascending aorta, transverse aortic arch, and ascending aorta and transverse aortic arch. Factors influencing survival in 717 patients. J Thorac Cardiovasc Surg. 1989;98:659-74; discussion 673-4.

4. Resposta: c

Existem duas classificações para dissecção aórtica atualmente mais utilizadas:

- Classificação de DeBakey
  - Tipo I: a dissecção envolve a aorta proximal, o arco aórtico e a maior parte ou toda a extensão da aorta descendente;
  - Tipo II: a dissecção envolve apenas a aorta ascendente, poupando o arco;
  - Tipo III: a dissecção envolve a aorta descendente. Pode ser subdividida em IIIa, quando é limitada à aorta torácica, e IIIb, quando além do hiato diafragmático, compromete as suprarrenais e a aorta abdominal.
- Classificação de Stanford
  - Tipo A: dissecção envolvendo a aorta ascendente;
  - Tipo B: dissecção envolvendo a aorta descendente.

Bibliografia

1. Levy D, Goyal A, Grigorova Y, Farci F, Le JK. Aortic Dissection. Treasure Island: StatPearls Publishing; 2021.

5. Resposta: e

A coarctação da aorta é um estreitamento da aorta resultante do espessamento da camada média, situado geralmente na região do istmo aórtico, junto ao local do canal arterial. O que se encontra é um afilamento gradual da região do istmo até a junção do canal arterial. Nesse ponto, as paredes do istmo formam uma cintura como se uma corda estivesse puxando em direção ao canal e, associada a esta lesão, encontra-se uma lingueta de tecido ductal, na parede oposta ao ducto, que consiste na coarctação propriamente dita. Após a obstrução, a aorta descendente apresenta-se dilatada (dilatação pós-estenótica). Constitui 7% das cardiopatias congênitas, acometendo mais homens, e pode estar associada a outras

patologias. A coarctação da aorta provoca sobrecarga de pressão no ventrículo esquerdo, porém diferente daquela imposta pela estenose aórtica. Na coarctação, a pressão diastólica de perfusão coronariana é mantida, o que é melhor para a irrigação subendocárdica e provoca menos lesão miocárdica que na estenose. Em lactentes, essa sobrecarga provoca depressão ventricular esquerda, levando ao aumento da pressão diastólica ventricular e da pressão atrial esquerda. Com isso, leva a distensão atrial e, consequentemente, do forame oval, causando *shunt* esquerdo-direito, podendo ocorrer falência do ventrículo direito e aumento da pressão atrial direita. Em razão do baixo débito cardíaco, há má perfusão renal e consequente retenção de líquido. Tudo isso, em associação ao efeito obstrutivo da coarctação, leva à hipertensão arterial severa. Abaixo da coarctação, pode haver diminuição da pressão sistólica e da diastólica em virtude do aparecimento de circulação colateral.

6. Resposta: b

Na imagem de angiotomografia de tórax observa-se a perfuração da íntima na altura do arco da aorta. Observa-se então a formação de uma falsa luz que em geral é maior que a luz verdadeira.

7. Resposta: b

O manejo clínico da dissecção aguda da aorta é baseado no controle da dor, da frequência cardíaca e da pressão arterial, visto que tais medidas podem diminuir a velocidade da contração ventricular e o estresse na parede da aorta, minimizando a tendência de propagação da dissecção. A pressão arterial sistólica deverá ser reduzida até o menor nível tolerado, geralmente entre 100 a 120 mmHg, assim como a frequência cardíaca deverá ser em torno de 60 batimentos por minuto. Para alcançar tais metas, a medicação inicial de escolha é o esmolol em virtude de sua meia-vida curta. O tratamento cirúrgico é a abordagem de escolha para as dissecções da aorta ascendente, em função de sua alta mortalidade (1 a 2% por hora nas primeiras 24 a 48 horas). Embora a mortalidade operatória ainda seja elevada (7 a 36% nos serviços de referência), a sobrevida em um mês é de 10% para o tratamento clínico exclusivo e de 70% para os submetidos à cirurgia.

As dilatações isoladas da croça da aórtica são menos frequentes que as dilatações da ascendente se estendendo para a croça. O tratamento cirúrgico nestas situações é mais complexo em virtude da saída dos vasos cervicais; tronco braquiocefálico, carótida esquerda e subclávia esquerda, estarem acometidos. A possibilidade de correção desta entidade foi descrita com sucesso pela primeira vez por DeBakey, por meio de derivações extra-anatômicas, mas na evolução, ficou consagrado o tratamento da croça aórtica com o uso de circulação extracorpórea, hipotermia profunda e parada circulatória total.

Bibliografia

1. Buffolo E, Almeida JH. Evolução no tratamento dos aneurismas da aorta torácica. Rev Soc Cardiol Estado de São Paulo. 2018;28(1):66-70.
2. Levy D, Goyal A, Grigorova Y, Farci F, Le JK. Aortic Dissection. Treasure Island: StatPearls Publishing; 2021.

8. Resposta: b

Lesão subepicárdica – alterações (supradesnivelamento do ponto J e do segmento ST, com convexidade superior deste segmento nas derivações que exploram a lesão) sugestivas de lesão subepicárdica, na área anterosseptal (V1, V2, V3 e V4) ou anterolateral (V4, V5, V6, D1 e aVL) ou em outras regiões anteriormente citadas.

Bibliografia

1. Rautaharju PM, Surawicz B, Gettes LS, Bailey JJ, Childers R, Deal BJ, et al.; American Heart Association Electrocardiography and Arrhythmias Committee, Council on Clinical Cardiology; American College of Cardiology Foundation; Heart Rhythm Society. AHA/ACCF/HRS recommendations for the standardization and interpretation of the electrocardiogram: part IV: the ST segment, T and U waves, and the QT interval: a scientific statement from the American Heart Association Electrocardiography and Arrhythmias Committee, Council on Clinical Cardiology; the American College of Cardiology Foundation; and the Heart Rhythm Society. Endorsed by the International Society for Computerized Electrocardiology. J Am Coll Cardiol. 2009;53(11):982-91.

9. Resposta: c

Lesão no tronco coronariano

O tronco coronariano dá origem às artérias descendente anterior e circunflexa. Com isso, ele é responsável pela irrigação de até 75% do miocárdio do ventrículo esquerdo. A sua oclusão é rara, mas, pela sua importância na irrigação miocárdica, ela é associada a quadros muito graves. Esse tipo de oclusão gera um supradesnivelamento do segmento ST isolado em aVR com infradesnivelamento do segmento ST em todas ou quase todas as outras derivações.

Bibliografia

1. Wong GC, Welsford M, Ainsworth C, Abuzeid W, Fordyce CB, Greene J, et al.; members of the Secondary Panel. 2019 Canadian Cardiovascular Society/Canadian Association of Interventional Cardiology Guidelines on the Acute Management of ST-Elevation Myocardial Infarction: Focused Update on Regionalization and Reperfusion. Can J Cardiol. 2019;35(2):107-32.

PARTE IV

DISTÚRBIOS RESPIRATÓRIOS

14

Síndrome do desconforto respiratório agudo

1. Sobre a fisiopatologia da SDRA, assinale a correta:
   a) Não há evidências sobre estratégias conservadoras na reposição volêmica na SDRA.
   b) Há evidências sólidas da utilidade de fator estimulador de colônias de granulócitos e macrófagos no tratamento da SDRA.
   c) Genes envolvidos na resposta inflamatória e função da célula endotelial são fatores de risco para o desenvolvimento de SDRA.
   d) O edema pulmonar na SDRA pode ser explicado pelo fator hidrostático exclusivamente.

2. Marque a alternativa correta sobre o uso de tomografia computadorizada no paciente com SDRA:
   a) A SDRA é doença de distribuição heterogênea, porém localizada; o colapso gravitacional não é uma constante (o pulmão raramente desaba sobre si mesmo sob efeito da gravidade); a pressão crítica de abertura e colabamento de cada alvéolo varia com sua posição dentro do tórax; o volume corrente se distribui de forma nociva a cada inspiração, hiperdistendendo áreas posteriores, caracterizando o conceito de *baby lung*.
   b) A SDRA é doença localizada e de distribuição homogênea; o colapso gravitacional não é uma constante (o pulmão raramente desaba sobre si mesmo sob efeito da gravidade); a pressão crítica de abertura e colabamento de cada alvéolo varia com sua posição dentro do tórax, sendo maior anteriormente; o volume corrente distribui-se de forma nociva a cada inspiração, recrutando alvéolos colapsados difusamente, efeito do *open lung*.
   c) A SDRA é doença difusa, porém de distribuição heterogênea; o colapso gravitacional é uma constante (o pulmão desaba sobre si mesmo sob efeito da gravidade); a pressão crítica de abertura e colabamento de cada alvéolo varia com sua posição dentro do tórax; o volume corrente distribui-se de forma nociva a cada inspiração, hiperdistendendo áreas não afetadas, como descrito pelo conceito de *baby lung*.
   d) A SDRA é doença difusa e, por isso, de distribuição homogênea; o colapso gravitacional é uma constante (o pul-

mão desaba sobre si mesmo sob efeito da gravidade); a pressão crítica de abertura e colabamento de cada alvéolo é semelhante entre eles; o volume corrente distribui-se de forma nociva a cada inspiração, hiperdistendendo áreas afetadas, sendo necessário abri-las e mantê-las abertas (*open lung*).

3. Qual é o fator isolado associado a maior risco de progressão para ocorrência da SDRA.
   a) Aspiração de conteúdo gástrico.
   b) Choque.
   c) Síndrome séptica.
   d) Pneumonia.
   e) Trauma torácico.

4. Segundo o consenso para definição de SDRA, os critérios necessários são, exceto:
   a) Relação PO_2/FIO_2 menor que 300.
   b) Necessidade de pressão expiratória final maior que 10 cmH_2O.
   c) Quadro clínico de início abrupto.
   d) Ausência de disfunção ventricular esquerda.
   e) Infiltrado radiológico comprometendo os quatro campos pulmonares.

5. Marque a alternativa que traz uma assertiva correta em relação a SDRA:
   a) Estratégia de ventilação protetora com pressão de platô até no máximo 35 cmH_2O deve ser utilizada.
   b) Politrauma, politransfusão, aspiração de conteúdo gástrico e embolia gordurosa não são considerados fatores de risco para a doença.
   c) *Diabetes mellitus* tem efeito protetor na SDRA.
   d) FAS-ligante, IL-8, leucotrienos e pró-colágeno III estão diminuídos no la-

vado broncoalveolar de pacientes com SDRA.
   e) A SDRA caracteriza-se por alteração da permeabilidade da membrana endotelial, principalmente.

6. Marque a alternativa correta sobre a SDRA:
   a) O *shunt* que ocorre devido ao edema intersticial causa hipoxemia grave na SDRA. Raramente há inundação alveolar nesses casos, sobretudo pelo papel pouco importante do neutrófilo na SDRA.
   b) Os pacientes com SDRA apresentam características radiológicas bem específicas, que possibilitam revelar a etiologia da síndrome.
   c) As características histopatológicas dos pacientes com SDRA são semelhantes, apesar de possuírem etiologias diferentes.
   d) No processo inflamatório e patogênico da SDRA, foram identificados apenas poucos mediadores inflamatórios participando desse processo.
   e) Nos casos de DMOS, raramente encontramos SDRA; já em casos de SIRS, ela é vista mais comumente.

7. Assinale a alternativa incorreta com relação à ventilação mecânica na SDRA, levando em consideração as recomendações dos Consensos Americano e Europeu a respeito do tema:
   a) Pode-se usar o modo de ventilação mecânica com o qual o médico esteja mais familiarizado.
   b) É permissível a hipercapnia (cuidado com hipertensão intracraniana e acidose).

c) Realizam-se sedação e/ou paralisia associada à posição prona caso haja hipoxemia.
d) Se hipoxemia refratária: realizar manobra de recrutamento com alta pressão sustentada.

8. Na ventilação mecânica em pacientes com SDRA um importante conceito é o de pressão de distensão. Assinale a afirmativa correta.
   a) É a pressão de pico nas vias aéreas diminuída da pressão de platô.
   b) É a expressão da PEEP intrínseca.
   c) É a pressão de platô menos a PEEP.
   d) É igual à pressão média das vias aéreas.
   e) A pressão de distensão pode ter valores inferiores a 30 cmH$_2$O sem risco de lesão induzida pela ventilação mecânica.

9. Sobre a utilização da PEEP nos pacientes com SDRA, assinale a alternativa correta.
   a) Pode-se obter a titulação da PEEP usando tomografia por impedância elétrica (TIE); após manobra de máximo recrutamento, escolhe-se a PEEP que resulta em menos de 0 a 5% de aumento do colapso, como estimado pela TIE.
   b) Sugere-se a utilização da tabela PEEP alto inclusive em pacientes com SDRA leve.
   c) Pela oxigenação, após manobra de recrutamento, escolhe-se a PEEP que resulta em < 20% de queda na relação PaO$_2$/FiO$_2$.
   d) A tomografia convencional não pode ser utilizada para titular a PEEP.
   e) Todos os pacientes com SDRA sempre serão submetidos a recrutamento alveolar máximo.

 GABARITO COMENTADO

1. **Resposta: c**

Um dos conceitos centrais no tratamento de ARDS é a utilização de uma estratégia conservadora de gestão de fluidos, que foi sugerida pela primeira vez como eficaz no final da década de 1970 e posteriormente confirmada por um grande ARDS Network Trial. Acredita-se que o efeito benéfico de uma estratégia conservadora de fluidos deve-se ao fato de que a redução das pressões vasculares reduz a filtração de fluido transvascular através da barreira capilar alveolar lesada.

Também há evidências de que uma estratégia conservadora de fluidos resulta em diminuição dos níveis plasmáticos de angiopoietina-2, sugerindo que essa estratégia também tem um efeito protetor sobre o endotélio vascular. Mais estudos são necessários para melhor compreender os mecanismos moleculares subjacentes a esse processo.

A SDRA é um estado pró-inflamatório. Houve vários ensaios clínicos avaliando os agentes anti-inflamatórios como tratamento potencial para a SDRA. No entanto, os ensaios clínicos com glicocorticoides, fator estimulador de colônias de granulócitos e macrófagos e antioxidantes não mostraram utilidade clínica até o momento. Da mesma forma, foi levantada a hipótese de que a terapia anticoagulante pode ser eficaz no tratamento da SDRA, dada a interação conhecida entre as vias pró-coagulante e pró-inflamatória. No entanto, um ensaio que testa proteína C ativada não reduziu a mortalidade em pacientes com SDRA não séptica. Genes envolvidos na resposta inflamatória e função da célula endotelial, como PPFIA1 e ANGPT2, foram identificados como genes relacionados ao risco de SDRA após trauma.

Bibliografia

1. Huppert LA, Matthay MA, Ware LB. Pathogenesis of acute respiratory distress syndrome. Semin Respir Crit Care Med. 2019;40(1):31-9.

2. Resposta: c

A SDRA é uma síndrome caracterizada por comprometimento agudo da função respiratória, secundária a processo inflamatório interstício-alveolar difuso do parênquima pulmonar de etiologia variada, com aumento da permeabilidade vascular, levando a edema pulmonar não hidrostático. A SDRA é, portanto, uma doença difusa, com distribuição heterogênea. O colapso gravitacional é uma constante (o pulmão desaba sobre si mesmo sob efeito da gravidade). A pressão crítica de abertura e colabamento de cada alvéolo varia com sua posição dentro do tórax. O volume corrente distribui-se de forma nociva a cada inspiração, hiperdistendendo áreas não afetadas, como descrito pelo conceito de *baby lung*. Por todos os motivos expostos é tão difícil ventilar um paciente com SDRA. A alternativa *c* está correta e as demais estão erradas.

Bibliografia

1. Acute Respiratory Distress Syndrome (ARDS) network. Ventilation with lower tidal volumes as compared with traditional tidal volumes for acute lung injury and the acute respiratory distress syndrome. N Engl J Med. 2000;324:1301-8.
2. Artigas A, Bernard GR. The American-European Consensus Conference on ARDS. Am J Respir Crit Care. 1998;1332-47.

3. Respostra: c

O principal fator de risco para a ocorrência da síndrome da angústia respiratória aguda é a sepse. A SDRA é caracterizada por ser uma síndrome de instalação aguda, com presença de hipoxemia de difícil manejo ($PaO_2/FiO_2 <$ 200), diminuição da complacência pulmonar e infiltrado alveolar difuso. Geralmente, observa-se uma doença ou condição patológica desencadeante, seja causando lesão pulmonar direta (foco pulmonar) ou indireta. A sepse traz íntima correlação com a SDRA, até mesmo pelos mecanismos fisiopatológicos envolvidos em ambas as síndromes.

Bibliografia

1. Burns KE, Adhikari NK, Slutsky AS, Guyatt HG, Villar J, Zhang H, et al. Pressure and volume limited ventilation for the ventilatory management of patients with acute lung injury: a systematic review and meta-analysis. PLos One. 2011;6(1):e14623.

4. Resposta: b

Segundo o consenso para definição de SDRA, os critérios necessários são relação PaO_2/FiO_2 menor que 200, infiltrado radiológico bilateral, ausência de sinais clínicos de disfunção ventricular esquerda ou POAP < 18 mmHg. O quadro clínico deve ter início abrupto, como o próprio nome da síndrome diz: "agudo". Portanto, a única alternativa que pode ser utilizada em pacientes com SDRA sob ventilação mecânica, mas que não é um critério diagnóstico da síndrome, é a necessidade de PEEP > 10 cmH_2O.

Bibliografia

1. Artigas A, Bernard GR. The American-European Consensus Conference on ARDS. Am J Respir Crit Care. 1998:1332-47.

5. Resposta: c

A SDRA é uma síndrome caracterizada por comprometimento agudo da função respiratória, secundária a processo inflamatório interstício-alveolar difuso do parênquima pulmonar de etiologia variada, com aumento da permeabilidade vascular, levando a edema pulmonar não hidrostático.

- Politrauma, politransfusão, aspiração de conteúdo gástrico e embolia gordurosa são considerados fatores de risco para a doença.

- FAS-ligante, IL-8, leucotrienos e pró-colágeno III estão aumentados no lavado broncoalveolar de pacientes com SDRA.
- Estratégia de ventilação protetora com pressão de platô até no máximo 30 cmH$_2$O deve ser utilizada.

Bibliografia

1. Peck TJ, Hibbert KA. Recent advances in the understanding and management of ARDS. F1000Res. 2019;8:F1000 Faculty Rev-1959.

6. Resposta: c

A maioria dos pacientes com SDRA demonstra características histopatológicas semelhantes, independentemente da sua causa.

A SDRA pode ser vista em casos de SIRS, e é comumente vista nos casos de DMOS.

Muitos mediadores inflamatórios foram identificados participando do processo inflamatório na patogênese da SDRA.

As alterações radiológicas observadas no paciente com SDRA não são características, tampouco específicas, raramente revelando a etiologia da síndrome.

A hipoxemia grave na SDRA é causada principalmente pela inundação alveolar que ocorre, uma vez que a ativação de neutrófilos tem papel fundamental na fisiopatologia da SDRA.

Bibliografia

1. Peck TJ, Hibbert KA. Recent advances in the understanding and management of ARDS. F1000Res. 2019;8:F1000 Faculty Rev-1959.

7. Resposta: d

O intensivista deve considerar ainda os fatores de risco.

Fatores de risco da síndrome do desconforto respiratório agudo (SDRA)

Diretos	Indiretos
Pneumonia	Sepse não pulmonar
Aspiração gástrica	Traumatismo cranioencefálico Múltiplas fraturas (embolia gordurosa)
Inalação de fumaça	Choque (não cardiogênico)
Contusão pulmonar	Cirurgias de alto risco: ■ Ortopédica em coluna ■ Abdome agudo ■ Aórtica ■ Cardíaca
Trauma	Transfusões múltiplas/ TRALI
Quase afogamento	Pancreatite
	Overdose de drogas/ álcool

Quanto às estratégias de ventilação mecânica, há boas evidências sobre a necessidade de ventilações com volumes correntes inferiores a 6 mL do peso predito do paciente. Há ainda indefinições sobre o real papel da PEEP na síndrome e a melhor forma de configurá-la.

Não há evidências definitivas sobre o papel do recrutamento alveolar com o uso de altas pressões na SDRA e desfecho mortalidade. Não obstante, há ensaios clínicos em andamento para tentar responder a essa pergunta.

Bibliografia

1. Peck TJ, Hibbert KA. Recent advances in the understanding and management of ARDS. F1000Res. 2019;8:F1000 Faculty Rev-1959.

SDRA – definição Berlim (ESICM/ATS)

Leve	
Timing	Início agudo dentro de 1 semana de uma agressão clinicamente determinada ou sintomas respiratórios novos/piorando
Hipoxemia	$PaCO_2/FiO_2$ 201 a 300 com PEEP/CPAP $\geq$ 5 cmH_2O
Origem do edema	Insuficiência respiratória não totalmente explicada por insuficiência cardíaca ou sobrecarga de fluidos
Alterações radiológicas	Opacificações bilaterais*
Alterações fisiológicas adicionais	N/A
Moderada	
Timing	Início agudo dentro de 1 semana de uma agressão clinicamente determinada ou sintomas respiratórios novos/piorando
Hipoxemia	$PaCO_2/FiO_2$ 101 a 200 com PEEP/CPAP $\geq$ 5 cmH_2O
Origem do edema	Insuficiência respiratória não totalmente explicada por insuficiência cardíaca ou sobrecarga de fluidos
Alterações radiológicas	Opacificações bilaterais*
Alterações fisiológicas adicionais	N/A
Grave	
Timing	Início agudo dentro de 1 semana de uma agressão clinicamente determinada ou sintomas respiratórios novos/piorando
Hipoxemia	$PaCO_2/FiO_2$ $\leq$ 100 com PEEP/CPAP $\geq$ 5 cmH_2O
Origem do edema	Insuficiência respiratória não totalmente explicada por insuficiência cardíaca ou sobrecarga de fluidos
Alterações radiológicas	Opacificações envolvendo pelo menos 3 quadrantes*
Alterações fisiológicas adicionais	VEcorr > 10 L/min** ou CRS < 40 mL/cmH_2O

* Não totalmente explicadas por derrames pleurais, nódulos/massas ou colapso lobar/pulmonar (atelectasia); ** VEcorr = VE; * $PaCO_2/40$.
Fonte: Thoracic Society (ATS), European Society of Intensive Care Medicine (ESICM). Aproveitamos essa questão para introduzirmos o leitor às novas propostas de classificação de síndrome de desconforto respiratório agudo apresentadas no Congresso Europeu de Terapia Intensiva em 2011 (Berlim).

8. **Resposta: c**

A pressão de distensão (*driving pressure*) deve ser mantida $\leq$ 15 cmH_2O. Representa a pressão de platô subtraída da PEEP.

Bibliografia

1. Bachmann MC, Morais C, Bugedo G, Bruhn A, Morales A, Borges JB, et al. Electrical impedance tomography in acute respiratory distress syndrome. Crit Care. 2018;22(1):263.

9. **Resposta: a**

Várias são as formas de titular a PEEP: tomografia convencional, tomografia com impedância e outros. O método da oxigenação pode ser usado para determinar a PEEP que resulta em quedas menores que 10% na relação PaO_2/FiO_2.

Bibliografia

1. Guo L, Xie J, Huang Y, Pan C, Yang Y, Qiu H, et al. Higher PEEP improves outcomes in ARDS patients with clinically objective positive oxygenation response to PEEP: a systematic review and meta-analysis. BMC Anesthesiol. 2018;18(1):172.

15

Ventilação mecânica básica

1. No modo pressão de suporte, assinale a alternativa correta:
   a) O volume corrente é garantido, mas o volume-minuto pode variar.
   b) O fluxo e o volume corrente são controlados pelo intensivista.
   c) Em pacientes com complacência estática elevada, sugere-se aumentar a porcentagem da sensibilidade de ciclagem para se obterem tempo inspiratório mais curto e volume corrente menor.
   d) Em pacientes com elastância aumentada, recomenda-se usar ascensão rápida, que permitirá maior tempo inspiratório, visto que o fluxo decrescerá mais lentamente, permitindo-se, inclusive, obter maior volume corrente.
   e) A pressão é variável e ajustada pelo paciente em incrementos, dependendo do esforço muscular apresentado.

2. Quanto aos modos ventilatórios pressão controlada (PCV) e pressão de suporte (PSV), é correto afirmar:
   a) No modo PCV, o ventilador aplica uma pressão predefinida no tubo traqueal durante a inspiração, e tanto o volume corrente (VT) quanto a característica do fluxo inspiratório independem do esforço inspiratório do paciente.
   b) No modo PCV, o aumento da impedância do sistema respiratório, em pacientes paralisados, leva a aumento do volume-minuto (FR × VT).
   c) Tanto na PSV quanto na PCV, o fluxo inspiratório é decrescente; uma das diferenças entre esses dois modos ventilatórios é que o protocolo de ciclagem (fechamento da válvula inspiratória e abertura da válvula expiratória) na PSV é por critério de tempo e na PCV a ciclagem é por critério de fluxo.
   d) Paciente paralisado, com os seguintes parâmetros do ventilador: modo PCV, pressão = 25, PEEP = 7, TI = 1,5 s, FR = 15. Caso o paciente tenha broncospasmo grave, no final do tempo inspiratório (TI) ainda se observa fluxo inspiratório na tela do ventilador. Se o paciente tiver SDRA grave antes de atingir o TI estipulado, o fluxo inspiratório é nulo.
   e) A sincronia entre o paciente e o ventilador pulmonar artificial é melhor em pacientes com DPOC em desmame difícil e prolongado, quando ventilados no modo PSV com pressões suficientes para manter um volume corrente (VT) em torno de 10 mL/kg.

3. Assinale a alternativa com o fenômeno representado pelas curvas de monitorização ventilatória apresentadas a seguir:

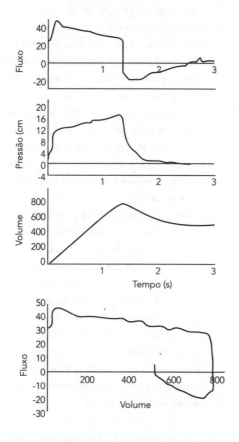

a) Auto-PEEP.
b) Fluxo inspiratório inadequado.
c) Diminuição de complacência estática.
d) Fuga de ar pelo circuito do ventilador.
e) Ação de broncodilatador.

4. Com base na figura a seguir, que mostra a curva pressão-volume dinâmica do sistema respiratório em paciente paralisado com ventilação mecânica invasiva, indique a alternativa correta:

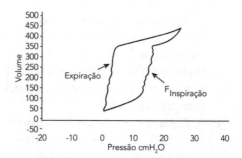

a) A pressão expiratória final positiva (PEEP) ideal para aplicarmos nesse paciente deve ser próxima aos 7 cmH_2O, já que há uma drástica redução de volume nesse ponto da alça expiratória.
b) A PEEP ideal para aplicarmos nesse paciente deve ser próxima aos 14 cmH_2O, já que identificamos o ponto de inflexão inferior em torno dos 12 cmH_2O.
c) Trata-se de paciente com grave limitação ao fluxo aéreo expiratório, pois visualizamos, no ramo expiratório, uma drástica redução de volume, quando as pressões se tornam menores que 7 cmH_2O.
d) A grande histerese observada deve-se ao aumento da complacência do sistema respiratório.
e) Existe provável hiperinsuflação pulmonar, pois conseguimos identificar facilmente o ponto de inflexão superior.

5. Analise o gráfico a seguir e marque a alternativa correta:

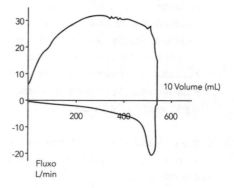

a) O modo ventilatório usado é modo volume controlado com fluxo inspiratório constante.

b) O pico de fluxo expiratório (*peak flow*) está adequado a um paciente adulto com peso de 70 kg.

c) A rápida diminuição do fluxo expiratório, no início da expiração, sugere diminuição da complacência do sistema respiratório.

d) A observação de concavidade do ramo expiratório da curva deve alertar-nos para a presença de obstrução ao fluxo expiratório.

e) A rápida diminuição do fluxo expiratório, no início da expiração, sugere diminuição da elastância do sistema respiratório.

6. Sobre o modo SIMV (ventilação sincronizada mandatória intermitente), assinale a alternativa correta:

a) É um modo controlado.

b) Esse modo não demonstrou ser efetivo a outras técnicas para o desmame.

c) É modalidade para iniciar a ventilação mecânica em casos de pneumonia ou SDRA grave. Deve-se sedar o paciente, pois esse tipo de modalidade não propicia boa interação paciente-ventilador.

d) Pode ser utilizado pós-extubação como ventilação não invasiva com ótimos resultados.

e) É recomendado para iniciar a ventilação mecânica em casos de DPOC grave. Ensaios clínicos com esse modo demonstraram excelente resposta, sendo esse o modo de escolha para ventilar o paciente em tais situações.

7. Sobre o modo VMI (ventilação mandatória intermitente), assinale a alternativa correta:

a) É o modo utilizado para casos de falha de controle do centro ventilatório, quando há necessidade de total controle sobre a ventilação do paciente.

b) Foi originalmente idealizada como uma modalidade para retirada da ventilação mecânica. Entretanto, esse modo demonstrou ser inferior a outras técnicas de retirada.

c) É modalidade para iniciar a ventilação mecânica em casos de pneumonia ou SDRA grave. Deve-se sedar o paciente, pois esse tipo de modalidade não propicia boa interação paciente-ventilador.

d) Serve para a retirada da ventilação mecânica. Ensaios clínicos com esse modo demonstraram excelente resposta, sendo ele o modo de escolha no processo de retirada da ventilação mecânica.

e) É recomendado para iniciar a ventilação mecânica em casos de pneumonia ou SDRA grave. Ensaios clínicos com esse modo demonstraram excelente resposta, sendo o modo de escolha para ventilar o paciente nessas situações.

8. O uso de suporte ventilatório não invasivo não está indicado nos seguintes casos:

a) Pós-operatório de pacientes submetidos a esofagectomia.

b) Para evitar a reintubação em insuficiência respiratória aguda hipoxêmica não hipercápnica após cirurgia.

c) Nas crises de asma para reduzir a auto-PEEP.

d) No edema agudo pulmonar hidrostático, por diminuir o volume diastólico final do ventrículo esquerdo.

e) Em pacientes submetidos a neurocirurgia.

9. A ventilação mecânica não invasiva é útil em diversas situações clínicas, por exemplo, no edema pulmonar cardiogênico. Isso ocorre por quê?
   a) Há redução na capacidade residual funcional.
   b) Ocorre aumento da pré-carga.
   c) Há redução no trabalho respiratório.
   d) Ocorre aumento da pós-carga.
   e) Há melhora na ventilação sem alterar a oxigenação.

10. Assinale a alternativa correta quanto à escolha da máscara utilizada para ventilação não invasiva:
    a) A máscara facial proporciona menos distensão gástrica com seu uso, quando comparada à máscara nasal.
    b) A máscara facial, por ser mais confortável, provoca menor sensação de claustrofobia.
    c) Se insuficiência respiratória aguda, a máscara nasal é a melhor opção, por gerar menor espaço morto.
    d) A máscara nasal permite alimentação concomitante, ao contrário da máscara facial, que precisa ser retirada para alimentação.
    e) A máscara facial gera maior espaço morto, e, por isso, é contraindicada em insuficiência respiratória hipercápnica.

11. Identifique o modo ventilatório registrado no gráfico de curva de pressão mostrado a seguir:

    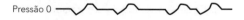

    a) Pressão contínua positiva em vias aéreas.
    b) Pressão de suporte com pressão expiratória final positiva.
    c) Ventilação mecânica controlada a volume.
    d) Ventilação mecânica mandatória intermitente.
    e) Ventilação mecânica intermitente sincronizada com pressão de suporte.

12. Assinale a alternativa correta sobre a ventilação não invasiva (VNI):
    a) A modalidade PSV (*pressure support ventilation*) em VNI pode ser definida como um modo disparado e limitado a pressão e ciclado a tempo, uma vez que, devido ao escape de ar, a ciclagem a fluxo poderia ser prejudicial, pois ocasionaria tempo inspiratório muito elevado.
    b) Na BiPAP (*bilevel positive air pressure*), há dois valores de pressão oscilatórios, e o valor de pressão de suporte efetivamente oferecido é o mesmo valor de IPAP regulado no ventilador.
    c) A CPAP (*continuous positive air pressure*) aumenta o volume residual e abre alvéolos pouco ventilados, melhorando o espaço morto e a troca gasosa. Pode ser administrada utilizando fluxo de demanda ou fluxo contínuo de gás, sendo o fluxo de demanda o padrão-ouro.
    d) Hipoxemia grave, pneumotórax não drenado e hemorragia gastrointestinal volumosa são contraindicações ao uso da VNI.

13. Um paciente em ventilação mecânica invasiva vinha estável, quando subitamente apresenta desconforto respiratório. Qual das condutas a seguir NÃO deve ser realizada?
    a) Curarizar o paciente.
    b) Aspirar o paciente e outras medidas que visam checar a perviedade das vias aéreas.
    c) Realizar exame físico rápido e verificar índices monitorados.

d) Remover paciente do ventilador, mantendo sua ventilação com outros meios até que seja detectado o problema.

14. O gráfico a seguir representa um paciente em ventilação mecânica invasiva. Analise-o e assinale a alternativa correta:

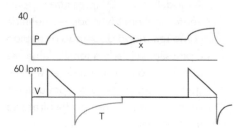

a) Trata-se de uma curva de fluxo, e a seta indica que a inspiração foi incompleta e o paciente pode ter auto-PEEP.
b) Trata-se de uma curva de fluxo, e a seta destaca que o fluxo expiratório se encerrou precocemente, caracterizando fortemente a presença de auto-PEEP.
c) Trata-se de uma curva de volume, e a seta indica que o volume expirado ficou retido, podendo haver fortemente presença de auto-PEEP.
d) Trata-se de uma curva de fluxo, e a seta indica disparo a fluxo pelo paciente.

15. Analise os gráficos a seguir de um paciente em ventilação mecânica invasiva na seguinte ordem:
- Pressão de vias aéreas (Paw)/tempo;
- Fluxo de ar das vias aéreas/tempo; e
- Volume de ar ofertado/tempo.

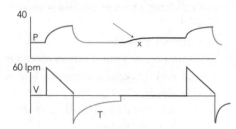

Observou-se o aparecimento de um platô na curva de pressão de vias aéreas, representado pelo segmento "X". Esse segmento "X" refere-se a:
a) Pico de pressão expiratório.
b) Pressão de platô.
c) PEEP-extrínseca.
d) Esforço expiratório.
e) Auto-PEEP.

16. O aprisionamento de ar durante a ventilação mecânica invasiva pode ocorrer em qual das seguintes situações a seguir?
a) Aumento do volume-minuto.
b) Aumento na taxa de fluxo inspiratório, mantendo-se o mesmo tempo inspiratório.
c) Mudança do modo disparo do ventilador mecânico de fluxo para pressão.
d) Aumento do tempo expiratório.
e) Aumento da elastância do sistema respiratório.

17. Nos pacientes sob ventilação invasiva, existe um conceito denominado auto-PEEP ou PEEP intrínseca. Sobre esse assunto, assinale a alternativa correta:
a) É tratada com administração de beta-estimulante adrenérgico inalatório, sendo revertida mesmo com relação inspiração: expiração (I:E) invertida.
b) A auto-PEEP ou PEEP intrínseca ocorre quando o ajuste do ventilador resulta em relação I:E que não permita tempo expiratório suficiente para total exalação do volume corrente.
c) Pode ser minorada em pacientes com DPOC quando é administrada PEEP extrínseca no valor de, pelo menos, 50% do valor da auto-PEEP medida.
d) O ajuste do ventilador que gera relação I:E de 1:4 ou menor resolve os casos de auto-PEEP, exceto quando

há casos de traqueomalacia, em que, na expiração, há colapso de grandes vias aéreas.

e) O uso de PEEP extrínseca em valores elevados pode levar a alterações hemodinâmicas, ao contrário da auto--PEEP ou PEEP intrínseca, que não leva a alterações hemodinâmicas.

18. O ponto X da figura a seguir representa que pressão? Nota-se que a figura é uma curva de pressão em relação ao tempo em que foi realizada uma manobra oclusiva para aferir X.

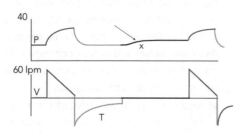

a) Pressão expiratória final mínima.
b) Pressão média na via aérea.
c) Pressão expiratória final máxima.
d) Pressão expiratória inicial.
e) Pressão expiratória final intrínseca.

19. Mulher de 32 anos, asmática, internada há quatro dias na unidade de terapia intensiva devido à crise asmática grave com necessidade de ventilação mecânica, evoluiu com melhora e houve a suspensão de sedação e o bloqueio neuromuscular. Oito horas após, ela desenvolveu desconforto respiratório súbito com hipoxemia (SpO$_2$ = 80%) e abolição de murmúrios vesiculares à direita, sem instabilidade hemodinâmica. Tubo orotraqueal locado a 3 cm da carina traqueal.
A conduta imediata mais apropriada é:

a) Desconectar do ventilador, ventilar com bolsa-valva-máscara e aspirar a traqueia.
b) Retornar bloqueador neuromuscular e ventilação mecânica controlada.
c) Punção do segundo espaço intercostal direito com dispositivo cateter sobre agulha.
d) Iniciar anticoagulação com enoxaparina e solicitar angiotomografia de tórax.

20. Paciente masculino, 55 anos, peso = 71 kg, altura = 169 cm, apresenta-se ao atendimento com quadro iniciado há três dias, com febre acima de 38,6°C, mialgia, cefaleia, odinofagia. Há um dia refere dispneia importante progressiva impedindo-o de realizar as atividades diárias. Ao exame físico apresenta FC = 120 bpm, PA = 98/58 mmHg, FR = 35 mrpm, SpO$_2$ = 89% ar ambiente. Instalado O$_2$ por macronebulização a 8 litros por minuto sem melhora da SpO$_2$. Ausculta pulmonar com estertores finos nos terços inferiores de ambos os hemitórax. Restante do exame físico sem alterações. Considerando o caso 1, houve piora do quadro clínico do paciente com necessidade de intubação orotraqueal, e instituição de ventilação mecânica em estratégia protetora, com volume corrente de 6 mL/kg de peso ideal, FR = 29 mrpm, PEEP = 18, FiO$_2$ = 100%, pressão de platô de 30 cmH$_2$O. Coletada gasometria arterial após duas horas de ventilação mecânica, que mostra pH = 7,24, PaCO$_2$ = 64 mmHg, PaO$_2$ = 99 mmHg, Bicarbonato = 27, BE = 0,5, SaO$_2$ = 91%. Qual sua conduta?

a) Analgo-sedação para RASS −5, bloqueador neuromuscular e manobras de recrutamento alveolar com aumento progressivo na PEEP.

b) Analgo-sedação para RASS –5, bloqueador neuromuscular, manter parâmetros da ventilação e repetir gasometria arterial em duas horas.
c) Analgo-sedação para RASS –5, bloqueador neuromuscular e aumento do volume corrente.
d) Analgo-sedação para RASS –5, bloqueador neuromuscular e posição prona.

21. MM, 22 anos, sexo masculino, apresenta história de asma em uso regular apenas de sulfato de salbutamol *spray*. Está internado no quarto há 2 dias por broncoespasmo. O paciente evolui com necessidade de ventilação mecânica invasiva. Considerando os dados apresentados, assinale a alternativa correta quanto à regulagem inicial do ventilador.
    a) Modo pressão controlada, delta da pressão inspiratória = 16 cmH$_2$O, frequência respiratória = 20 ipm, tempo inspiratório = 1,3 s, FiO$_2$ = 100%, PEEP = 5 cmH$_2$O.
    b) Modo volume controlado, volume corrente = 6 mL/kg, frequência respiratória = 12 ipm, velocidade fluxo inspiratório = 60 L/min, sem pausa inspiratória, FiO$_2$ = 100%, PEEP = 5 cmH$_2$O.
    c) Modo pressão controlada, delta da pressão inspiratória = 5 cmH$_2$O, frequência respiratória = 8 ipm, tempo inspiratório = 0,45 s, FiO$_2$ = 100%, PEEP = cmH$_2$O.
    d) Modo volume controlado, volume corrente = 9 mL/kg, frequência respiratória = 19 ipm, velocidade fluxo inspiratório = 40 L/min, sem pausa inspiratória, FiO$_2$ = 100%, PEEP = 7 cmH$_2$O.

22. Sexo masculino, com 1,65 m de altura, 90 kg. Refere internação há 7 meses por pielonefrite calculosa, retorna agora ao PS com as mesmas queixas. Admitido na enfermaria, evolui com piora do quadro clínico, hipotensão, febre, frequência respiratória de 35 ipm e necessidade de ventilação mecânica. Não há outras comorbidades, chega sedado e já em uso de antibiótico. Na admissão, gasometria pH = 7,36; PaO$_2$ = 80 mmHg, PaCO$_2$ = 51 mmHg, BIC = 26 mEq/L, SaO$_2$ = 93%. A modalidade é volume assisto-controlado, com volume corrente = 490 mL, FR = 15 ipm, PEEP = 12 cmH$_2$O, FiO$_2$ = 70%. Com esse ajuste, observa-se pressão de pico inspiratório = 45 cmH$_2$O, pressão de platô = 40 cmH$_2$O e não apresenta PEEP intrínseca. Assinale a alternativa que corresponde ao melhor ajuste do ventilador com base nas informações apresentadas.
    a) Reduzir o volume corrente para 365 mL e subir a frequência respiratória para 22 ipm.
    b) Reduzir a FiO$_2$ para 50% e subir a frequência respiratória para 20 ipm.
    c) Reduzir a PEEP para 8 cmH$_2$O e subir o volume corrente para 550 mL.
    d) Aumentar o fluxo inspiratório visando aumentar a relação I:E e reduzir a FiO$_2$ para 50%.

23. Observe a figura a seguir e assinale a alternativa correta.

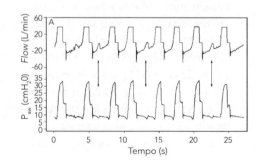

a) O paciente está em VCV com picos de pressões inspiratórias superiores a 30 cmH₂O.
b) Essa assincronia resulta na frequência respiratória do paciente superior à do ventilador artificial.
c) A pressão transdiafragmática do paciente sofre grandes aumentos durante essa assincronia.
d) A única resolução dessa assincronia é aumentar a sedação do paciente.

24. Observe a figura a seguir e assinale a alternativa correta.

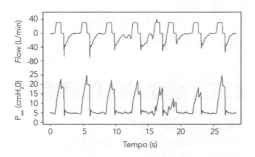

a) O paciente está em ventilação controlada a volume com fluxo variável.
b) Essa assincronia pode aumentar o edema pulmonar e o gradiente de pressão transvascular.
c) Essa assincronia está presente porque não há sedação adequada aplicada ao paciente.
d) A melhor forma de resolver essa assincronia é alterar a sensibilidade do ventilador.

GABARITO COMENTADO

1. Resposta: c
A constante de tempo matematicamente é representada por:

$$t = Csr.R$$

Em que t = unidade de tempo de insuflação ou esvaziamento pulmonar, Csr = complacência, R = resistência.

Pacientes com complacência aumentada teriam uma constante de tempo muito aumentada. Como o paciente estava sendo ventilado, a pressão de suporte aumentou a porcentagem de sensibilidade de ciclagem, ou seja, elevou, por exemplo, de 25% para 60% ou mais, de acordo com a capacidade do aparelho. O aparelho faria com que a queda do pico de fluxo, ao atingir essa porcentagem "antes", interrompesse a inspiração, portanto, diminuiria o tempo inspiratório, logo, diminuindo o volume corrente.

Bibliografia
1. Walter JM, Corbridge TC, Singer BD. Invasive mechanical ventilation. South Med J. 2018; 111(12): 746-53.

2. Resposta: d
A questão usa o conceito de constante de tempo na SDRA. A constante de tempo é muito diminuída pela complacência muito reduzida, dessa forma a insuflação e o esvaziamento podem ser muito rápidos a ponto de "sobrar" tempo para insuflação. Ao contrário, na DPOC com aumento muito grande da resistência, há "broncospasmo grave" e "falta" tempo inspiratório para a insuflação e o esvaziamento.

Bibliografia
1. Wu Y, Jiao F, Liu W, Gao F. Analysis of pressure-time and flow-time curve in ventilator. Zhonghua Wei Zhong Bing Ji Jiu Yi Xue. 2019; 31(12):1491-6.

3. Resposta: d
Observa-se nas curvas de volume e tempo e fluxo e volume que há "perda de volume no sistema" (vazamento).

Bibliografia

1. Wu Y, Jiao F, Liu W, Gao F. Analysis of pressure-time and flow-time curve in ventilator. Zhonghua Wei Zhong Bing Ji Jiu Yi Xue. 2019; 31(12):1491-6.

4. Resposta: e

A curva PV pode ser didaticamente dividida em "fases" caso a lesão pulmonar seja "homogênea", o que clinicamente é improvável. De qualquer forma, dois pontos poderiam ser identificados: o ponto de inflexão inferior e um ponto de inflexão superior, que poderia estar relacionado a hiperdistensão alveolar. No gráfico demonstrado, há nitidez em tal ponto.

Bibliografia

1. Wu Y, Jiao F, Liu W, Gao F. Analysis of pressure-time and flow-time curve in ventilator. Zhonghua Wei Zhong Bing Ji Jiu Yi Xue. 2019; 31(12):1491-6.

5. Resposta: d

Esse é um padrão de obstrução ao fluxo expiratório na curva volume × fluxo. Observe que a concavidade se aproxima das abscissas, revelando maior tempo necessário para o esvaziamento do gás insuflado.

Bibliografia

1. Wu Y, Jiao F, Liu W, Gao F. Analysis of pressure-time and flow-time curve in ventilator. Zhonghua Wei Zhong Bing Ji Jiu Yi Xue. 2019;31(12):1491-6.

6. Resposta: b

A modalidade de ventilação intermitente sincronizada foi idealizada para diminuição gradual da carga respiratória para retirada da ventilação mecânica. Estudos demonstraram que a diminuição da carga entre os ciclos não conferia diminuição de esforço proporcional.

Bibliografia

1. Lazoff SA, Bird K. Synchronized intermittent-mandatory ventilation. Treasure Island: StatPearls Publishing; 2021.

7. Resposta: b

Vide texto de introdução. A modalidade de ventilação intermitente sincronizada foi idealizada para diminuição gradual da carga respiratória para retirada da ventilação mecânica. Estudos demonstraram que a diminuição da carga entre os ciclos não conferiu diminuição de esforço proporcional.

Bibliografia

1. Lazoff SA, Bird K. Synchronized intermittent-mandatory ventilation. Treasure Island: StatPearls Publishing; 2021.

8. Resposta: a

Acompanhe a tabela sobre as contraindicações de ventilação não invasiva:

Contraindicações da VNI
Absolutas
Instabilidade hemodinâmica
Hipoxemias graves
Arritmia cardíaca aguda e complexa
Pneumotórax não tratado
Trauma de face
Critérios indiscutíveis para ventilação invasiva
Hipersecreção pulmonar
Incapacidade de tossir ou engolir
Pós-parada cardiorrespiratória
Vômitos incoercíveis, hemorragia digestiva alta
Necessidade de proteção de via aérea (por exemplo, Glasgow < 8)
Relativas
Isquemia miocárdica
Vômitos/hemoptise durante a VNI
Paciente não cooperativo
Agitação psicomotora
Gestação
Má adaptação à interface
Necessidade de sedação
Necessidade de FiO_2 elevada (geralmente maior que 60%)
pH < 7,10

Acredita-se, entretanto, que VMNI não deve ser utilizada no pós-operatório imediato de esofagectomia ou naqueles pacientes com distensão abdominal, náuseas e vômitos, deiscências, perfurações ou outras complicações operatórias do trato gastrointestinal.

Bibliografia
1. Havel D, Zeman J. Neinvazivní ventilace [Non-invasive ventilation]. Vnitr Lek. 2018;63(11):908-15..

9. Resposta: c

Veja a tabela com as indicações clássicas de ventilação não invasiva e seus níveis de evidências.

Indicações nas condições clínicas agudas
Nível I (ensaios clínicos controlados)
Descompensação da DPOC
Edema agudo de pulmão
Pacientes imunossuprimidos
Desmame de pacientes com DPOC
Nível II (estudos de coortes e ensaios não controlados)
Medidas paliativas em terminalidade
Prevenção da insuficiência respiratória na asma, pneumonias graves
Falha na extubação
Insuficiência respiratória pós-operatória

Bibliografia
1. Havel D, Zeman J. Neinvazivní ventilace [Non-invasive ventilation]. Vnitr Lek. 2018;63(11):908-15..

10. Resposta: d

Diversas máscaras estão disponíveis para realização da ventilação não invasiva. Independentemente do método de VNI escolhido, devemos utilizar uma interface de acordo com o paciente, seja ela uma máscara nasal, facial, facial total ou até mesmo um capacete, o último ainda pouco usado e com diversas controvérsias, uma presilha para fixar a contenção cefálica (conhecida como cabresto); caso a máscara não tenha encaixe lateral, utiliza-se uma fixação frontal, conhecida como aranha. É necessária a utilização de uma válvula exalatória; caso não esteja presente no circuito, deve-se acoplar o tubo T.

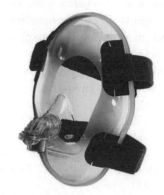

Máscara facial total.

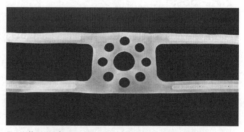

Presilha (cabresto).

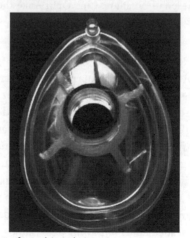

Fixação frontal (aranha).

Bibliografia

1. Walter JM, Corbridge TC, Singer BD. Invasive mechanical ventilation. South Med J. 2018;111(12): 746-53.

11. Resposta: a

Trata-se de uma pressurização contínua das vias aéreas com o paciente desempenhando uma ventilação espontânea, "inclinação da curva" de pressão para baixo durante a inspiração e "inclinação da curva" de pressão para cima durante a expiração, seguida da pausa expiratória e outro ciclo.

Bibliografia

1. Frat JP, Joly F, Thille AW. Noninvasive ventilation versus oxygen therapy in patients with acute respiratory failure. Curr Opin Anaesthesiol. 2019;32(2):150-5.

12. Resposta: d

Algumas contraindicações à VNI são corretamente citadas na alternativa *e*; vide tabela anterior: contraindicações absolutas e relativas à ventilação não invasiva.

Bibliografia

1. Frat JP, Joly F, Thille AW. Noninvasive ventilation versus oxygen therapy in patients with acute respiratory failure. Curr Opin Anaesthesiol. 2019;32(2):150-5.

13. Resposta: a

A questão aborda uma possível assincronia entre o paciente e o ventilador. A realização de um exame físico inicial procurando algum evento clínico como um broncospasmo, pneumotórax, tromboembolismo pulmonar e outros faz parte obrigatória da conduta inicial do médico. Outra atitude fundamental é checar todo o circuito respiratório e o tubo endotraqueal para nos certificarmos de sua permeabilidade. Por último, poderíamos, caso permanecessem os sinais de desconforto associados a outros índices monitorados, desconfiar do equipamento (válvula, expiratória). Remover o paciente do ventilador seria um artifício para o diagnóstico diferenciar eventos associados ao paciente de dispositivos de via aérea e o restante do sistema (circuitos, equipamento). A curarização do paciente não seria um artifício inicial antes dos citados.

Bibliografia

1. Subirà C, de Haro C, Magrans R, Fernández R, Blanch L. Minimizing asynchronies in mechanical ventilation: current and future trends. Respir Care. 2018;63(4):464-78.

14. Resposta: b

Observe a curva de fluxo no tempo onda tipo descendente. Observe que no terceiro ciclo respiratório a curva de fluxo não alcança sua linha de base ao final da inspiração e um novo ciclo é iniciado. Essa imagem revela a possibilidade de represamento de ar no sistema respiratório e o início do fenômeno da auto-PEEP. Caso o paciente precise disparar o aparelho nas modalidades assisto-controladas, será necessário "vencer" essa pressão gerada para disparar o ciclo de acordo com a sensibilidade configurada.

A PEEP é chamada oculta ou intrínseca porque só será "revelada" com manobras que estabeleçam o equilíbrio da pressão das vias aéreas ao final da expiração com uma pausa expiratória realizada pelo operador, utilizando-se um princípio físico, "PASCAL".

Bibliografia

1. Laugh F, Goyal A. Auto PEEP in respiratory failure. Minerva Anestesiol 2011.
2. Piquilloud L, Vignaux L, Bialais E, Roeseler J, Sottiaux T, Laterre PF, et al. Neurally adjusted ventilatory assist improves patient-ventilator interaction. Intensive Care Med. 2011;37:263-71.

15. Resposta e

Após manobra de oclusão na fase expiratória, observa-se a PEEP oculta.

Bibliografia

1. Junhasavasdikul D, Telias I, Grieco DL, Chen L, Gutierrez CM, Piraino T, et al. Expiratory flow limitation during mechanical ventilation. Chest. 2018;154(4):948-62.

16. Resposta: a

O aumento do volume-minuto com incremento da frequência respiratória ou do volume corrente pode ser responsável pelo aprisionamento de ar no sistema respiratório e auto-PEEP.

Bibliografia

1. Junhasavasdikul D, Telias I, Grieco DL, Chen L, Gutierrez CM, Piraino T, et al. Expiratory flow limitation during mechanical ventilation. Chest. 2018;154(4):948-62.

17. Resposta: b

O aprisionamento de ar dentro do pulmão pode acontecer quando o tempo expiratório "mecânico" for menor que o tempo expiratório necessário para o paciente de acordo com suas características da mecânica respiratória.

Bibliografia

1. Junhasavasdikul D, Telias I, Grieco DL, Chen L, Gutierrez CM, Piraino T, et al. Expiratory flow limitation during mechanical ventilation. Chest. 2018;154(4):948-62.

18. Resposta: e

Observe que a figura representa uma curva de pressão ao longo do tempo de um paciente em ventilação a volume controlado. Na fase expiratória do ciclo, houve uma "pausa" expiratória que pode ser realizada no ventilador pelo próprio operador. Por meio de um princípio denominado "PASCAL", a pressão intrínseca que não pode ser observada sem a pausa é revelada. A diferença entre a linha de base expiratória da curva de pressão (PEEP, se houver) e a pressão que se estabelece é a "auto--PEEP" ou pressão expiratória final intrínseca.

Bibliografia

1. Dhand R. Ventilator graphics and respiratory mechanics in the patient with obstructive lung disease. Respir Care. 2005;50:246-61.

19. Resposta: a

No caso a possibilidade é um processo de atelectasia à direita na paciente. Será necessária a desconexão da paciente e a aspiração da via aérea. Não há caracterização propedêutica completa de um pneumotórax. Além disso, em geral, pneumotórax nessas situações é associado a instabilidade hemodinâmica pelos regimes de altas pressões e hiperinsuflação dinâmica. Esse fenômeno pode manter pulmões armados ainda em pneumotórax. Essas altas pressões geradas no espaço intrapleural aumentam as pressões torácicas e podem gerar colapso circulatório.

Bibliografia

1. Wang H, He H. Dynamic hyperinflation and intrinsic PEEP in ARDS patients: who, when, and how needs more focus? Crit Care. 2019;23(1):422.

20. Resposta: d

Em relação à indicação da posição prona no paciente: deve ser utilizada precocemente (até nas primeiras 48 horas, de preferência nas primeiras 24 horas), em pacientes que apresentem SDRA e alteração grave da troca gasosa, caracterizada por uma relação entre pressão parcial de oxigênio arterial (PaO_2) e fração inspirada de oxigênio (FiO_2) (PaO_2/FiO_2) inferior a 150 mmHg. Quando adotada, deve ser mantida por pelo menos 16 horas (podendo atingir 20 horas), antes de retornar o paciente para posição supina.

RASS (*Richmond Agitation Sedation Scale*)

Escore	Termos	Descrição
+4	Combativo	Francamente combativo, violento, levando a perigo imediato da equipe de saúde
+3	Muito agitado	Agressivo, pode puxar tubos e cateteres
+2	Agitado	Movimentos não intencionais frequentes, briga com o respirador (se estiver em ventilação mecânica)
+1	Inquieto	Ansioso, inquieto, mas não agressivo
0	Alerta e calmo	
−1	Torporoso	Não completamente alerta, mas mantém olhos abertos e contato ocular ao estímulo verbal por 10 s ou menos tempo
−2	Sedado leve	Acorda rapidamente e mantém contato ocular ao estímulo verbal por menos de 10 segundos
−3	Sedado moderado	Movimento ou abertura dos olhos, mas sem contato ocular com o examinador
−4	Sedado profundamente	Sem resposta ao estímulo verbal, mas tem movimentos ou abertura ocular ao estímulo tátil/físico
−5	Coma	Sem resposta aos estímulos verbais ou exame físico

Fonte: JAMA. 2003;289(22):2983-91.

O paciente deve permanecer nesse caso em sedação profunda. Observe a escala de RASS (*Richmond Agitation Sedation Scale*).

Bibliografia

1. Chanques G, Constantin JM, Devlin JW, Ely EW, Fraser GL, Gélinas C, et al. Analgesia and sedation in patients with ARDS. Intensive Care Med. 2020;46(12):2342-56.
2. Gallo de Moraes A, Holets SR, Tescher AN, Elmer J, Arteaga GM, Schears G, et al. The clinical effect

of an early, protocolized approach to mechanical ventilation for severe and refractory hypoxemia. Respir Care. 2020;65(4):413-9.

21. Resposta: B

A estratégia de ventilação mecânica na asma compreende baixas frequências respiratórias e volumes correntes, com intuito de diminuir a ventilação-minuto, além de altos picos de fluxos inspiratórios. Essa estratégia aumenta o tempo expiratório para diminuir a possibilidade de hiperinsuflação dinâmica e produção de auto-PEEP.

Bibliografia

1. Laher AE, Buchanan SK. Mechanically ventilating the severe asthmatic. J Intensive Care Med. 2018;33(9):491-501.

22. Resposta: a

O paciente evolui com um quadro séptico como fator de risco, em um tempo de instalação inferior a uma semana de quadro clínico e relação PaO_2/FiO_2 compatíveis com a síndrome de desconforto respiratório agudo, classificação conforme tabela a seguir. Nas estratégias de ventilação a utilização de volumes correntes para início de ventilação de 6 mL/kg de peso predito ou inferior é a conduta. O peso predito do paciente seria ao redor de 62 kg e, portanto, seu volume corrente deveria ser no máximo 372 mL. Reduções da PEEP ou da FIO_2% não seriam condutas iniciais em função da baixa relação PaO_2/FiO_2.

Classificação da síndrome do desconforto respiratório agudo (SDRA)

Leve	$200 < PaO_2/FiO_2 \leq 300$ mmHg
Moderada	$100 < PaO_2/FiO_2 \leq 200$ mmHg
Grave	$PaO_2/FiO_2 \leq 100$ mmHg

Fonte: ARDS Definition Task Force, 2012.

A base de cálculo para o peso predito de homens e mulheres seria:

- Homens: Peso predito (kg) =
  50 +2,3 {[altura (cm) × 0,394] – 60}
- Mulheres: Peso predito (kg) =
  45,5 +2,3 {[altura (cm) × 0,394] – 60}

Bibliografia

1. Walter JM, Corbridge TC, Singer BD. Invasive mechanical ventilation. South Med J. 2018; 111(12):746-53.

23. Resposta: b

O disparo ineficaz é definido como o esforço muscular inspiratório não seguido por uma respiração ventilatória. Essa assincronia ocorre quando a tentativa do paciente de iniciar uma respiração não atinge o limiar de disparo do ventilador. Em outras palavras, o ventilador falha em detectar os esforços respiratórios do paciente, que são caracterizados fisiologicamente por um aumento na pressão transdiafragmática (ou seja, uma diminuição na pressão esofágica e um aumento na pressão gástrica) e/ou atividade elétrica do diafragma (EAdi). O acionamento ineficaz resulta na frequência respiratória do paciente sendo mais alta do que a frequência do ventilador.

As formas de onda mostram esforços inspiratórios ineficazes como uma diminuição na pressão das vias aéreas associada a um aumento simultâneo no fluxo de ar, observe a figura. A maioria dos esforços ineficazes são detectados durante a expiração mecânica; no entanto, eles também podem ocorrer durante a inspiração, onde são caracterizados por um aumento abrupto no fluxo inspiratório (durante o PSV) ou uma redução abrupta transitória na pressão das vias aéreas (durante o controle de volume – ventilação mandatória contínua) que não consegue acionar um adicional completo à respiração.

Bibliografia

1. Subirà C, de Haro C, Magrans R, Fernández R, Blanch L. Minimizing asynchronies in mechanical

ventilation: current and future trends. Respir Care. 2018;63(4):464-78.

24. Resposta: b

A incompatibilidade de fluxo inspiratório ocorre quando o ventilador falha em atender a demanda de fluxo do paciente. O fornecimento de fluxo inadequado é mais comum quando o fluxo de ventilação do ventilador é definido inadequadamente baixo, ou a combinação de VT e tempo inspiratório não resulta em fluxo adequado durante a insuficiência respiratória aguda, ou quando as demandas de fluxo inspiratório são altas e variam de respiração a respiração. No fluxo espiratório, o descompasso é mais frequente nas modalidades em que é impossível modificar o fluxo, como o controle de volume – ventilação mandatória contínua).

Essa assincronia do fluxo inspiratório poderia ser melhorada aumentando a oferta de fluxo do ventilador ou, quando os indivíduos eram ventilados com uma estratégia de fluxo limitado, usando a respiração de fluxo variável com limitação de pressão. É particularmente importante rastrear a incompatibilidade do fluxo inspiratório durante a ventilação de proteção pulmonar, pois esforços inspiratórios vigorosos podem promover edema pulmonar ao aumentar o gradiente de pressão transvascular e o recrutamento corrente associado ao fluxo pendeluft (redistribuição do volume pulmonar) e consequente sobredistensão do pulmão regional, que pode ocorrer em respirações limitadas por fluxo e pressão em ventilação mandatória contínua com controle de volume e fluxo desacelerado com controle de volume, bem como em ventilação mandatória contínua com controle de pressão.

Bibliografia

1. Subirà C, de Haro C, Magrans R, Fernández R, Blanch L. Minimizing asynchronies in mechanical ventilation: current and future trends. Respir Care. 2018;63(4):464-78.

16
Interação paciente-ventilador

Fernando Sabia Tallo
Letícia Sandre Vendrame

1. A ventilação mecânica invasiva influencia diretamente a pós-carga do ventrículo direito, representada pela resistência vascular pulmonar. Assinale a afirmativa incorreta acerca dessa influência:
   a) O aumento da pressão parcial de O_2 leva à queda da RVP.
   b) O bloqueio de receptores adrenérgicos leva à queda da RVP.
   c) O uso de volume corrente alto e PEEP elevada não podem aumentar a RVP nem causar diminuição de débito cardíaco.
   d) PEEP elevada diminui a resistência dos vasos extra-alveolares, causando queda na RVP.

2. Assinale a alternativa correta quanto a coração-pulmão durante a ventilação mecânica:
   a) A complacência do ventrículo direito é influenciada pelo aumento do volume diastólico final do ventrículo direito.
   b) Um dos mecanismos responsáveis pelo aumento do débito cardíaco é a dilatação ventricular direita, a qual representa um aumento do retorno venoso para uma mesma pressão de enchimento ventricular esquerdo.

   c) Uma das formas de aumentar o débito cardíaco é o rebaixamento do diafragma imposto pela ventilação mecânica.
   d) O aumento do volume pulmonar compromete a ejeção do ventrículo direito.

3. A ventilação mecânica pode ocasionar vários distúrbios hemodinâmicos e infecciosos ao paciente crítico. Qual dos eventos a seguir não está associado à ventilação mecânica?
   a) Aumento do débito cardíaco.
   b) Pneumonia.
   c) Barotrauma.
   d) Episódios de hipoxemia.
   e) Polineuropatia do doente crítico.

4. Assinale a alternativa correta:
   a) A ventilação mecânica invasiva, em geral, não altera a função cardiovascular.
   b) A resposta hemodinâmica à ventilação mecânica invasiva é dependente da contratilidade miocárdica, da pré-carga, da volemia, do tônus autonômico, do volume pulmonar e da pressão intratorácica.
   c) Enquanto a pressão intratorácica é facilmente obtida, a pressão de vias aéreas é de medida difícil.

d) Aumento na pressão intratorácica ocorre proporcionalmente ao aumento da pressão nas vias aéreas pela pressão positiva imposta pelo ventilador mecânico.
e) Somente em razão das mudanças de pressão das vias aéreas é que ocorrem alterações hemodinâmicas durante a ventilação invasiva.

5. Observe o gráfico a seguir e assinale a alternativa correta:

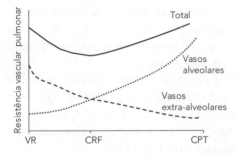

VR: volume residual; CRF: capacidade residual funcional; CPT: capacidade pulmonar total.

a) O aumento da resistência vascular pulmonar (RVP) decorrente da insuflação dos pulmões até a CPT ocasiona aumento do trabalho cardíaco do ventrículo direito, que é compensado pela melhora na PaO_2 obtida com a hiperinsuflação alveolar (aumento do efeito espaço morto).
b) A RVP encontra seu valor mais baixo quando os pulmões estão na CRF, que representa o ponto de repouso da caixa torácica, levando a menor trabalho do ventrículo direito.
c) Observa-se diminuição da influência da ventilação invasiva com pressão positiva na hemodinâmica à medida que se insuflam os pulmões até a CPT, comprimindo mais os vasos alveolares que os extra-alveolares e acentuando o efeito *shunt*.
d) Há aumento da RVP quando se desinsuflam os pulmões até o nível do volume residual em razão do aumento da pressão nos vasos extra-alveolares, decorrente da compressão do interstício parenquimatoso, o que acentua o efeito espaço morto.
e) No paciente sob ventilação com pressão positiva, à medida que se aumenta a PEEP extrínseca, aumenta-se o volume residual e se comprimem os vasos alveolares.

6. Com relação às interações fisiológicas existentes entre o coração e os pulmões, assinale a alternativa correta:
a) A inspiração espontânea diminui a pressão intratorácica e diminui a pós-carga do ventrículo esquerdo.
b) A pós-carga do ventrículo direito é diminuída com a ventilação com pressão positiva, a qual aumenta a pressão intratorácica.
c) O retorno venoso para o átrio direito é aumentado quando há ventilação com pressão positiva, a qual aumenta a pressão intratorácica.
d) A inspiração espontânea aumenta o volume do ventrículo direito, que ocasiona uma imediata redução da complacência diastólica do ventrículo esquerdo.
e) A resistência vascular pulmonar é ocasionada pela diminuição do volume pulmonar até valores próximos do volume residual.

7. Sobre a interação entre ventilação e a hemodinâmica do ventrículo esquerdo, assinale a alternativa correta.
a) O volume sistólico final do ventrículo esquerdo tende a diminuir com a respiração espontânea.

b) A pós carga ao ventrículo esquerdo no edema de laringe tende a aumentar por diminuições na pressão intrapleural.

c) Na ventilação com pressão positiva o aumento da pressão intrapleural tende a aumentar a pressão transmural ao ventrículo esquerdo.

d) Na ventilação mecânica com pressão positiva o débito cardíaco sempre estará aumentado.

8. Sobre a interação coração-pulmão na ventilação mecânica com pressão positiva, assinale a alternativa correta.

a) Os pacientes ventilados a pressão controlada tendem a produzir quedas de débito cardíaco em relação aos pacientes com modalidades de volume controlado.

b) Mesmo em PEEP e volumes correntes semelhantes a modalidade a pressão aumenta a pós-carga ao ventrículo direito em relação às modalidades a volume.

c) Durante a ventilação mecânica as alterações de pressão intrapleural têm efeito mínimo sobre o ventrículo direito.

d) O aumento do volume pulmonar não tem efeito na pós-carga ao ventrículo direito.

⊚ GABARITO COMENTADO

1. **Resposta: c**

O uso de volume corrente alto e PEEP elevada pode aumentar a RVP e causar diminuição de débito cardíaco. O mecanismo seria redução do retorno venoso e compressão dos vasos intra-alveolares com aumento da resistência vascular pulmonar e aumento da pós-carga ao VD.

Bibliografia

1. Grübler MR, Wigger O, Berger D, Blöchlinger S. Basic concepts of heart-lung interactions during mechanical ventilation. Swiss Med Wkly. 2017; 147:w14491.

2. **Resposta: d**

Efeito da ventilação mecânica sobre o desempenho do ventrículo direito:

O retorno venoso ao átrio direito diminui durante a ventilação mecânica com pressão positiva pelo aumento da pressão intratorácica. O gradiente de pressão que existe entre a circulação venosa e o átrio direito diminui, levando à diminuição de seu enchimento e de seu volume sistólico e, por consequência, do débito cardíaco.

Esses efeitos tornam-se ainda piores com estados hipovolêmicos ou estados que levam à diminuição do tônus vascular. Também são acentuados em situações de hiperinsuflação pulmonar ou auto-PEEP.

A pós-carga do ventrículo direito depende basicamente da pressão transmural da artéria pulmonar. Quando na ventilação mecânica com pressão positiva os volumes pulmonares aumentam acima da capacidade residual funcional e com utilização de PEEP elevadas, os pequenos vasos são comprimidos, aumentando a resistência vascular pulmonar (pós-carga do ventrículo direito).

É notório que o pulmão sofre vasoconstrição em áreas pouco oxigenadas (vasoconstrição pulmonar hipóxica). À medida que há melhora das relações ventilação-perfusão com a instituição da ventilação mecânica com pressão positiva, é possível que haja diminuição da vasoconstrição pulmonar hipóxica em algumas áreas e diminuição da resistência vascular pulmonar.

Portanto, pode haver, dependendo da situação específica do paciente, diminuição da pós-carga do ventrículo direito. Porém, a ventilação mecânica pode influir positivamente na resistência vascular pulmonar do paciente pelos seguintes mecanismos:

- Melhorando a oxigenação, porque melhoraria a vasoconstrição hipóxica pelo recrutamento alveolar e diminuiria a resistência dos vasos extra-alveolares;
- Melhora da acidose;
- Diminuição do tônus simpático em pacientes submetidos a ventilações com altas pressões negativas; o aumento da pressão transmural do ventrículo direito eleva a pós-carga ventricular, podendo causar prejuízos ao débito cardíaco.

Bibliografia

1. Grübler MR, Wigger O, Berger D, Blöchlinger S. Basic concepts of heart-lung interactions during mechanical ventilation. Swiss Med Wkly. 2017; 147:w14491.

3. Resposta: a

Esse assunto, interação da ventilação mecânica com a hemodinâmica, é muito abordado em provas da AMIB.

Sabemos que de maneira geral o efeito hemodinâmico mais importante da ventilação mecânica seria o efeito negativo no retorno venoso, que, dessa forma, poderia determinar a diminuição do débito cardíaco. Consta que em situações particulares como na descompensação da insuficiência cardíaca esquerda, não obstante existir uma diminuição do retorno venoso, há uma diminuição da pós-carga e, portanto, um efeito favorável na função ventricular esquerda.

Bibliografia

1. Mahmood SS, Pinsky MR. Heart-lung interactions during mechanical ventilation: the basics. Ann Transl Med. 2018;6(18):349.

4. Resposta: b

Todas as variáveis da alternativa *b* influenciam a hemodinâmica do paciente em ventilação mecânica.

5. Resposta: b

À medida que aumenta o volume pulmonar, os vasos intra-alveolares sofrem colapso e superam a diminuição da resistência vascular, que é conferida pela dilatação radial dos vasos extra-alveolares. A capacidade residual funcional, como se observa no gráfico, é o ponto de menor resistência vascular pulmonar, logo ocasiona um menor "trabalho" do ventrículo direito.

Bibliografia

1. Mahmood SS, Pinsky MR. Heart-lung interactions during mechanical ventilation: the basics. Ann Transl Med. 2018;6(18):349.

6. Resposta: d

Durante a ventilação mecânica, estabelece-se uma interdependência entre o sistema respiratório e o sistema cardiovascular, durante a qual podemos observar: 1) efeitos da situação hemodinâmica e da cardiovascular sobre a ventilação mecânica e trocas gasosas; e 2) efeitos da ventilação mecânica e das trocas gasosas sobre a hemodinâmica. Para análise dos efeitos da ventilação mecânica e das trocas gasosas sobre a hemodinâmica, utilizaremos como exemplo o uso da pressão expiratória final positiva (PEEP). O emprego da PEEP diante de situações de colapso alveolar está normalmente associado à melhora das trocas gasosas, com consequente aumento da PaO_2 e diminuição da $PaCO_2$. Essa melhora parece estar relacionada à reabertura de alvéolos colapsados, obtendo-se diminuição do *shunt* pulmonar verdadeiro e do efeito *shunt*, assim como do efeito espaço morto.

Entretanto, o uso inadvertido de níveis excessivos de PEEP ante essa mesma situação poderia produzir o efeito oposto. Em virtude de uma série de mecanismos que serão analisados a seguir, o uso de PEEP poderia acarretar diminuição do débito cardíaco, com consequente diminuição da oferta de oxigênio aos tecidos, aumento da extração tecidual e queda da pressão parcial venosa de oxigênio (PvO_2). Essa baixa PvO_2, por sua vez, poderia causar grande queda da oxigenação arterial, suplantando os efeitos benéficos advindos da diminuição do efeito *shunt*. Ao mesmo tempo, a queda do débito cardíaco e da perfusão pulmonar poderia aumentar o efeito espaço morto, com consequente elevação da $PvCO_2$ e da $PaCO_2$. Essa elevação da $PaCO_2$ para os menos avisados poderia ser interpretada como indicativo para se aumentar a ventilação alveolar e o volume-minuto (e, consequentemente, as pressões alveolares), uma medida que provavelmente diminuiria ainda mais o débito cardíaco.

Bibliografia

1. Mahmood SS, Pinsky MR. Heart-lung interactions during mechanical ventilation: the basics. Ann Transl Med. 2018;6(18):349.

7. Resposta: b

Durante a respiração com pressão negativa, a inspiração leva à diminuição da pressão pleural e ao aumento da pressão transmural da pressão de ejeção do VE. Isso dificulta a contração do VE pelo aumento da pós-carga do VE, fazendo com que o volume sistólico final do VE aumente no primeiro batimento. O oposto é verdadeiro para expiração e expiração forçada, onde aumentar o ITP e Ppl e diminuir a pressão transmural diminuem a pós-carga, diminuindo o volume sistólico final do VE para a mesma pressão arterial.

Em adultos saudáveis, durante a respiração espontânea, essas oscilações negativas na pressão intrapleural têm pouco efeito sobre o desempenho sistólico do VE porque o VE normal pode facilmente sustentar a ejeção contra pequenos aumentos na pós-carga.

No entanto, se as diminuições na pressão intrapleural forem importantes (por exemplo, obstrução das vias aéreas superiores, edema da laringe, apneia obstrutiva do sono ou tumores de cabeça e pescoço), a inspiração ocorre contra uma via aérea e a pressão intrapleural diminui acentuadamente. Isso causa grandes aumentos imediatos na pós-carga do VE e no retorno venoso, aumentando o conteúdo de líquido intratorácico e, se for grave e/ou prolongado, promove edema pulmonar.

Durante a ventilação mecânica, particularmente quando PEEP alta ou grandes volumes correntes são empregados, a inspiração aumenta a pressão pleural, diminui a pressão transmural do VE e diminui a pós-carga do VE, auxiliando na ejeção do VE, mesmo se a pressão arterial também aumentar. Isso é especialmente notável em pacientes com insuficiência cardíaca congestiva.

No entanto, esses efeitos aumentados do volume sistólico do VE são limitados pela diminuição associada no retorno venoso. Além disso, se o volume pulmonar aumenta, a resistência vascular pulmonar também aumenta, impedindo a ejeção do VD. Assim, a combinação de aumento da pressão intrapleural, aumento da diminuição do gradiente de pressão para retorno venoso mais aumento da resistência vascular pulmonar induzido pelo volume pulmonar pode criar um estado de débito criticamente baixo.

Bibliografia

1. Mahmood SS, Pinsky MR. Heart-lung interactions during mechanical ventilation: the basics. Ann Transl Med. 2018;6(18):349.

8. **Resposta: c**

O efeito da ventilação mecânica no coração e na hemodinâmica está essencialmente relacionado a como cada modo de ventilação altera a média e altera o PTI e o volume pulmonar. Diferentes modos de ventilação podem afetar os pacientes de maneiras semelhantes se seu impacto na PTI e no volume pulmonar for semelhante. Isso é verdadeiro apesar das diferenças marcantes nas formas de onda ou diferenças no suporte respiratório completo ou parcial, desde que os volumes correntes e a PEEP permaneçam semelhantes. A ventilação com controle de pressão foi comparada à ventilação com controle de volume, demonstrando débito cardíaco inalterado se os volumes correntes forem combinados e débito cardíaco mais alto se os volumes correntes forem menores. Em 25 pacientes com lesão pulmonar aguda, os efeitos hemodinâmicos dos modos ventilatórios controlados por pressão e por volume foram semelhantes, desde que a Paw média fosse semelhante entre os modos. O coração direito tem sido descrito mais como gerador de fluxo do que gerador de pressões, devido à sua ejeção com pressão mais baixa para uma vasculatura pulmonar mais complacente. Durante a ventilação mecânica, as alterações na PTI são os principais determinantes das alterações na pós-carga do VE. No entanto, para o ventrículo direito, essas alterações têm efeitos mínimos no ventrículo direito porque toda a vasculatura pulmonar está dentro do compartimento intratorácico e é afetada igualmente pela alteração do PTI.

Bibliografia

1. Mahmood SS, Pinsky MR. Heart-lung interactions during mechanical ventilation: the basics. Ann Transl Med. 2018;6(18):349.

17
Ventilação mecânica e acesso à via aérea

1. Marque a alternativa correta em relação à ventilação mecânica:
   a) Durante a ventilação mecânica no modo volume controlado, com fluxo constante (onda de fluxo "quadrada"), na ausência de auto-PEEP, há uma súbita elevação inicial da pressão das vias aéreas que equivale à perda de pressão ocasionada pelo elemento resistivo.
   b) A elastância (E) total do sistema respiratório pode ser medida conhecendo-se a pressão de platô ($P_{platô}$) das vias aéreas, a PEEP utilizada e o volume corrente expirado (V), por meio da seguinte equação: $E = V/(P_{platô} - PEEP)$.
   c) Uma constante de tempo (1 τ) é o tempo, em segundos, que o sistema respiratório demora para esvaziar.
   d) No modo ventilatório a pressão controlada, a pressão (PCV) é a variável dependente aplicada no sistema respiratório.
   e) A resistência (R) à passagem do fluxo aéreo (F) no sistema respiratório tem relação com o valor desse fluxo e com a queda da pressão ($P_{resistiva}$) ao longo do sistema respiratório, e se o fluxo for constante, ela poderá ser calculada da seguinte maneira: $R = F/P_{resistiva}$.

2. Assinale a alternativa correta em relação à monitorização da mecânica ventilatória global:
   a) Na prática clínica, a pressão de platô representa a pressão das vias aéreas, e quando no modo pressão controlada ciclada a tempo pode ser acompanhada pelo manômetro (analógico ou digital) durante toda a fase de inspiração.
   b) Na prática clínica, a pressão de platô representa a pressão alveolar, sendo facilmente monitorizável quando o ventilador encontra-se no modo volume controlado, através da curva de pressão, ou o manômetro do ventilador durante toda a fase de inspiração.
   c) Na prática clínica, a pressão de platô representa a pressão das vias aéreas, podendo ser medida usando-se o recurso de pausa inspiratória, a fim de zerar o fluxo expiratório e identificar a resistência das vias aéreas e a PEEP intrínseca.
   d) Na prática clínica, a pressão de platô representa a pressão alveolar. Sua medida deve ser feita preferencialmente sob fluxo zero, modo volume controlado, a fim de se isolar o componente da pressão das vias aéreas referente à rigidez alveolar (parenquimatosa).

3. Assinale a alternativa correta em relação à ventilação invasiva:
   a) O fluxo inspiratório cai próximo de zero e a pressão média das vias aéreas desce quando a via aérea é ocluída ao final da inspiração, atingindo a pressão de platô.
   b) O fluxo inspiratório cai a zero quando a via aérea é ocluída ao final da inspiração, e a pressão nas vias aéreas diminui da pressão de pico para a pressão de platô.
   c) Há um pico de fluxo inspiratório súbito quando a via aérea é ocluída, ocasionando inicialmente aumento da pressão de pico, estabilizando-se depois na pressão de platô.
   d) O fluxo expiratório cai a zero quando a via aérea é ocluída e simultaneamente fecha-se a válvula inspiratória. A pressão de platô cai próximo do valor da pressão alveolar.
   e) O fluxo expiratório se inicia quando a via aérea é ocluída, havendo saída do ar com queda no valor da pressão da via aérea até a estabilização, quando se mede a pressão de platô.

4. Assinale a alternativa correta em relação ao paciente com DPOC exacerbada sob ventilação invasiva:
   a) Ocorre hipertensão pulmonar crônica que pode piorar pela queda do *shunt* pulmonar característico dessa doença, associado à hiperventilação dinâmica dos pulmões e à elevada complacência dinâmica.
   b) A ventilação mecânica pode ocasionar vasodilatação hipóxica, hiperventilação dinâmica dos pulmões e queda da auto-PEEP, piorando a hipertensão pulmonar crônica.
   c) Ocorre hipertensão arterial sistêmica, a qual aumenta o efeito *shunt* pulmonar, necessitando de baixas PEEPs na manutenção das vias aéreas desses pacientes.
   d) As drogas vasodilatadoras usadas para reverter o quadro de hipertensão arterial e sistêmica nesses pacientes fazem a ventilação mecânica ser usada apenas em quadros graves, quando a ventilação não invasiva não surtir efeito.
   e) Geralmente apresenta hipertensão pulmonar crônica, que pode piorar pela vasoconstrição hipóxica, hiperinsuflação dinâmica dos pulmões e auto-PEEP.

5. Assinale a alternativa incorreta acerca do volutrauma:
   a) Volutrauma caracteriza-se por uma lesão pulmonar aguda, quando o volume corrente torna-se suprafisiológico para o paciente.
   b) A LPA induzida pela VM é um fenômeno volume dependente, muito mais que pressão-dependente.
   c) O uso de volumes correntes excessivos pode causar a ruptura da parede do capilar, propiciando a saída de hemácias e a translocação bacteriana.
   d) A variável-chave para sua ocorrência é a variação da pressão alveolar, pois a pressão transpulmonar tem papel limitado na geração da lesão alveolar.
   e) A variável-chave para sua ocorrência é a variação da pressão transpulmonar e não a pressão alveolar.

6. Assinale a alternativa correta em relação aos pacientes com doença pulmonar obstrutiva crônica (DPOC):
   a) Classificam-se esses pacientes por meio do quadro clínico e de achados radiológicos.
   b) Nas descompensações agudas desses pacientes, tanto o modo CPAP quan-

to o modo BiPAP trazem o mesmo resultado clínico em relação à utilização de ventilação não invasiva.

c) A PCV (ventilação controlada à pressão) é o modo ideal de realizar ventilação mecânica invasiva nesses pacientes.

d) O principal objetivo da ventilação mecânica invasiva nesses pacientes é a gradativa normalização da pressão parcial de O_2.

e) Em pacientes com predomínio de enfisema, a resistência expiratória das vias aéreas é muito maior que a resistência inspiratória.

7. Nos pacientes que apresentam obstrução ao fluxo expiratório existem algumas particularidades na ventilação mecânica. Marque a alternativa correta em relação ao assunto:

a) Os determinantes decisivos para o volume expiratório final nesses pacientes são: a constante de tempo do sistema respiratório e a relação volume corrente/tempo expiratório = fluxo expiratório médio do ajuste dos parâmetros do ventilador.

b) Um dos objetivos da ventilação pulmonar artificial em pacientes com "status asmático" é normalizar a $PaCO_2$.

c) Se a frequência respiratória do ventilador for mantida, uma taxa de fluxo inspiratório elevada aumentará o tempo expiratório, aumentando também a possibilidade de hiperinsuflação pulmonar.

d) O disparo a fluxo, quando houver essa possibilidade no ventilador, deve ser ajustado em pelo menos 10 litros/minuto.

e) Hiperinsuflação dinâmica tem pouca associação a aumento da pressão alveolar no final da expiração.

8. Existem alguns parâmetros clínicos que são utilizados para prever o sucesso do desmame ventilatório. Conhecendo bem cada um de seus valores, marque a alternativa que apresenta o valor satisfatório de cada um dos parâmetros:

- Pressão inspiratória máxima ($PI_{máx}$).
- Ventilação voluntária máxima (VVM).
- Capacidade vital (CV).
- Relação frequência respiratória/volume corrente (f/VT).

a) $PI_{máx}$ = 20 cmH_2O, VVM = volume-minuto basal, CV > 15 mL/kg e f/VT < 105.

b) $PI_{máx}$ = 20 cmH_2O, VVM = volume-minuto basal, CV > 10 mL/kg e f/VT > 105.

c) $PI_{máx}$ = 25 cmH_2O, VVM duas vezes o volume-minuto basal, CV > 10 mL/kg e f/VT < 105.

d) $PI_{máx}$ = 25 cmH_2O, VVM = volume-minuto basal, CV > 10 mL/kg e f/VT > 105.

9. Marque a alternativa a seguir que apresenta uma condição desfavorável ao sucesso do desmame da ventilação mecânica:

a) Uso de vasopressores, mesmo em baixas doses.

b) Ventilação espontânea com pressão de suporte de 7 cmH_2O por 30 minutos.

c) Gasometria arterial com pH acima de 7,30.

d) Relação PaO_2/FiO_2 igual ou superior a 200 mmHg.

e) Não realização de protocolo de desmame e extubação.

10. Em relação à retirada da ventilação mecânica, assinale a alternativa correta:

a) Fadiga muscular é a condição na qual existe dificuldade para o músculo em repouso gerar força.

b) Caso seja disponível, a medida contínua da pressão esofágica durante tentativas de retirada da ventilação mecânica é superior à avaliação clínica quanto à predição de insucesso.

c) Ansiedade geralmente é causa de dificuldade para a retirada da ventilação mecânica.

d) É razoável considerar extubação traqueal nos pacientes que toleraram ventilação mecânica em tubo T por mais de 2 horas e que estejam com escala de Glasgow menor que 8.

e) É improvável que o *drive* respiratório inadequado seja, isoladamente, responsável pelo desmame ventilatório difícil.

11. Quanto à retirada da ventilação mecânica (VM), assinale a alternativa correta:

a) Pacientes que falham na tentativa da retirada da ventilação mecânica geralmente experimentam aumentos da carga mecânica.

b) Nos pacientes com DPOC, quando falha a retirada da VM, há menor *drive* neuromuscular (mensurado pela P0,1), se comparados a pacientes com DPOC que conseguem ser retirados da VM.

c) Em pacientes que necessitam de VM por menos de 48 horas, a medida da pressão inspiratória máxima (que dá uma estimativa da força da musculatura inspiratória) diferencia pacientes que terão sucesso na retirada da VM daqueles que serão malsucedidos.

d) Entre fatores associados a maior tempo de paralisia muscular pelo uso de bloqueadores neuromusculares estão: gênero feminino, hipermagnesemia, acidose metabólica e uso de clindamicina.

e) Haverá maior necessidade de reintubação traqueal naqueles pacientes nos quais escapes aéreos estão ausentes,

verificados pelo teste de escape aéreo do balonete do tubo traqueal (*cuff-leak test*).

12. Quanto ao uso da ventilação não invasiva (VNI), assinale a alternativa correta (AMIB 2011):

a) CPAP (*continuous positive air ressure*) aumenta o volume residual e abre alvéolos pouco ventilados, melhorando o espaço morto e a troca gasosa.

b) CPAP pode ser administrada utilizando fluxo de demanda (considerado o "padrão-ouro") ou sistema de fluxo contínuo de gás, sendo esse último um método mais antigo.

c) PSV (*pressure support ventilation*) em VNI pode ser definida como um modo disparado a pressão, limitado a pressão e ciclado a tempo, pois, devido ao escape de ar que ocorre na VNI, a ciclagem a fluxo poderia ser prejudicial, ocasionando tempo inspiratório perigosamente elevado.

d) Na BiPAP (*bilevel positive air pressure*), há dois valores de pressão oscilatórios; o valor de pressão de suporte efetivamente oferecido é o mesmo valor de IPAP regulado no ventilador.

e) Pneumotórax não drenado, sangramento gastrointestinal grave e hipoxemia ameaçadora à vida são contraindicações ao uso da VNI.

13. Sobre a ventilação de suporte adaptável, assinale a alternativa correta:

a) Modalidade que mantém um volume-minuto compatível com o peso do doente e com a porcentagem de ajuda desejada. Além desses dois parâmetros citados, programam-se apenas a PEEP, a FiO_2, o volume corrente e o fluxo inspiratório.

b) O aparelho calcula a complacência e resistência durante os primeiros 5 minutos de ventilação e, em seguida, aplica pressão de pico suficiente para alcançar o volume corrente mínimo.

c) No caso de o doente passar a deflagrar o aparelho, a frequência respiratória mandatória do ventilador se reduz. Se esses ciclos espontâneos não alcançarem o volume-minuto desejado, a pressão de suporte decrescerá automaticamente.

d) Modalidade que mantém um volume-minuto compatível com o peso do doente e com a porcentagem de ajuda desejada. Além desses dois parâmetros citados, programam-se apenas a PEEP, a FiO_2, a sensibilidade e os alarmes.

e) Essa modalidade deve ser utilizada somente para desmame, pois exige pacientes com controle da ventilação presente, a fim de disparar o ventilador.

14. O uso de dispositivos extraglóticos está contraindicado em caso de:
a) Doenças periglóticas.
b) Câncer de pulmão.
c) Via aérea difícil.
d) Diabéticos.
e) Idosos.

15. A técnica de intubação mais segura diante de uma via aérea difícil previamente reconhecida em contexto eletivo é:
a) Convencional.
b) Sequência rápida.
c) Com o uso de propofol em *bolus*.
d) Com o paciente profundamente sedado e bloqueado.
e) Com o paciente acordado.

16. Durante a insuflação do *cuff*, a máxima pressão recomendada para promover boa vedação ao utilizarmos a ventilação mecânica invasiva associada à intubação traqueal e máscara laríngea é, respectivamente:
a) 20 e 30 cmH_2O.
b) 30 e 40 cmH_2O.
c) 30 e 60 cmH_2O.
d) 20 e 50 cmH_2O.
e) 15 e 45 cmH_2O.

17. A melhor indicação para o uso de guias introdutores maleáveis (*bougies*) como dispositivos auxiliares à intubação traqueal sob laringoscopia direta é a visão de:
a) Apenas as aritenoides.
b) Nenhuma estrutura laríngea.
c) Apenas a porção posterior da fenda glótica.
d) Apenas a epiglote, não sendo passível de elevação.
e) Maior parte da fenda glótica.

18. Paciente vítima de politrauma dá entrada no pronto-socorro com rebaixamento de nível de consciência (escore 6 na Escala de Coma de Glasgow) e equimose retroauricular em região mastóidea. Realizou última refeição há 5 horas. É contraindicação absoluta o uso de:
a) Intubação orotraqueal.
b) Intubação nasotraqueal.
c) Intubação retrógrada.
d) Dispositivos supraglóticos.
e) Videolaringoscópios.

19. Achado que dificulta o alinhamento dos eixos laríngeo, faríngeo e oral durante a instrumentação da via aérea:
a) Espaço retromandibular complacente.
b) Distância tireomentoniana ≥ 6 cm.

c) Flexão do pescoço sobre o tórax.
d) Extensão da cabeça sobre o pescoço.
e) Posicionamento em decúbito dorsal horizontal com cabeça em posição neutra.

20. Dentre os preditores de intubação traqueal difícil sob laringoscopia direta, está:
a) Ausência de dentição.
b) Protrusão dos incisivos maxilares.
c) Síndrome da apneia obstrutiva do sono.
d) Presença de barba espessa.
e) Sexo masculino.

21. Dentre os preditores de ventilação sob máscara facial difícil, está:
a) Incisivos proeminentes.
b) Aspecto ogival do palato.
c) Abertura oral limitada.
d) Distância tireomentoniana < 6 cm.
e) IMC > 30 kg/m².

22. Com relação à anatomia da via aérea superior, assinale a alternativa correta.
a) A estrutura anatômica referida como "pomo de Adão" é chama cartilagem cricoide.
b) A membrana cricotireóidea é adequada para o acesso emergencial das vias aéreas por ser a estrutura mais superficial e relativamente avascular da via área, estando localizada na linha média ao nível de C6.
c) O laringoscópio deve ser posicionado no seio piriforme durante a laringoscopia direta, independente do tipo de lâmina utilizada.
d) O osso hioide suspende o músculo esterno-hioide ao nível de C7.
e) A cada lado da laringe, inferiormente às pregas ariepiglóticas está a rima glótica, local onde o tubo endotraqueal deve ser inserido durante a intubação.

23. Homem de 50 anos, 85 kg e 1,75 m, vítima de trauma automobilístico será intubado na sala de emergência para proteção de via aérea devido à inconsciência. Familiares contam que sua última alimentação foi há menos de 2 horas. Após indução em sequência rápida, o médico assistente não obteve sucesso na primeira tentativa de intubação traqueal sob laringoscopia direta, com visualização IIA na classificação de Cormack e Lehane adaptada por Cook com aplicação da manobra de Sellick. A melhor conduta neste momento é:
a) Inserção de máscara laríngea.
b) Nova tentativa de laringoscopia direta por outro profissional.
c) Realização de cricotireoidostomia.
d) Interrupção da pressão cricoide e nova tentaiva de intubação com guia elástico *bougie*.
e) Realizar ventilação com máscara facial de resgate.

24. Durante a indução em sequência rápida de um paciente com quadro de oclusão intestinal e distensão abdominal importante, é correto afirmar:
a) A realização da manobra de Sellick deve ser realizada independentemente da dificuldade de visualização da fenda glótica durante a laringoscopia.
b) A compressão da cricoide para o colabamento esofágico consiste em manobra essencial que deve ser realizada de forma precoce, ainda com o paciente consciente.
c) Em caso de falha de primeira tentativa de intubação, deve-se realizar a ventilação manual de resgate independente da saturação de oxigênio, mantendo o cuidado de ventilar com baixas pressões (≤ 10 cmH$_2$O).
d) Diante de uma eventual falha de intubação, o resgate da via aérea pode ser

realizado com dispositivo supraglótico de segunda geração, o qual possibilita o esvaziamento gástrico através de drenagem por orifício acessório.

e) O bloqueador neuromuscular de primeira escolha neste caso é o atracúrio, devido a sua curta latência e rápido início de ação.

25. Paciente feminina, 42 anos, 65 kg e 1,72 m está em programação de extubação em unidade de terapia intensiva após tratamento de insuficiência respiratória causada por síndrome respiratória aguda grave. Apresenta histórico de radioterapia cervical com relato de ventilação e intubação difíceis em prontuário. Qual é a conduta mais adequada?

a) Proceder com a extubação de forma rotineira, pois apesar da dificuldade inicial, houve êxito na intubação.

b) Indicar traqueostomia definitiva pelo risco de falha de extubação e antecedente de via aérea difícil.

c) Trocar o tubo orotraqueal por máscara laríngea e proceder com a extubação.

d) Extubar a paciente somente na presença de um médico anestesiologista.

e) Introduzir uma sonda trocadora antes da extubação e mantê-la adequadamente posicionada até o momento em que o risco de reintubação seja mitigado.

26. Durante a indução e intubação em sequência rápida, deve-se:

a) Pré-oxigenar o paciente por pelo menos 10 minutos antes de intubar.

b) Administrar as drogas de pré-tratamento (fentanil e/ou ldocaína) juntamente com os hipnóticos, aguardando 2 minutos para se administrar o bloqueador neuromuscular.

c) Utilizar indutores de latência curta, tais como: propofol, etomidato e midazolam.

d) Realizar a primeira tentativa de intubação somente após 45-60 segundos da administração do bloqueador neuromuscular.

e) Em paciente adulto, administrar no máximo uma ampola de rocurônio (50 mg) EV, pois doses superiores não trazem benefícios.

27. Em relação à succinilcolina, todas as alternativas constituem contraindicação formal para sua utilização, exceto:

a) Doença renal crônica terminal.

b) Hipertensão intracraniana e/ou intraocular.

c) Histórico de hipertermia maligna.

d) Grandes queimados.

e) Imobilização prolongada.

28. Um paciente de 68 anos de idade começou a apresentar contrações persistentes, abruptas, rápidas e espasmódicas do tronco e dos membros superiores após administração de medicação anestésica para realização de procedimento cirúrgico. Com base nessa situação hipotética, assinale a alternativa que apresenta o nome do fenômeno clínico e a medicação provavelmente causadora do quadro.

a) Crise epiléptica e quetamina.

b) Mioclonia e etomidato.

c) Discinesia e propofol.

d) Hemibalismo e lidocaína.

e) Distonia e fentanil.

29. Um homem de 66 anos é admitido com uma história de dor intermitente no ombro esquerdo há 2 semanas. Ele tem uma tosse leve. Ele é fumante, mas por outro lado está bem e em forma. Ele repentina-

mente inicia um quadro de dispneia expectoração hemoptoica. Ele está hipóxico com uma paO$_2$ de 52 mmHg em 15 L/min de oxigênio. Uma radiografia de tórax mostra infiltrados pulmonares difusos. Um ECG de 12 derivações mostra taquicardia sinusal com inversão da onda T simétrica em parede lateral. Sua pressão arterial é de 134/98 mmHg. O próximo passo deve ser:
a) Trombólise urgente com agente fibrinolítico.
b) Pressão positiva contínua nas vias aéreas (CPAP).
c) Bomba de balão intra-aórtico (BIA).
d) Transferência para intervenção coronária primária (ICP).
e) Hemocultura e administração precoce de antibióticos intravenosos.

GABARITO COMENTADO

1. **Resposta: a**

Observe a curva de pressão × tempo no modo volume controlado em fluxo quadrado (constante). Observe a seta preta a seguir:

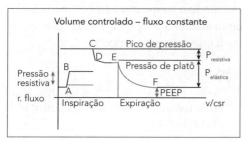

Esse súbito aumento da pressão que matematicamente é representado pelo produto resistência × fluxo representa o elemento resistivo.

Bibliografia
1. Walter JM, Corbridge TC, Singer BD. Invasive mechanical ventilation. South Med J. 2018; 111(12):746-53.

2. **Resposta: d**

Curva de pressão em função do tempo nas vias aéreas (volume controlado com paciente em bloqueio neuromuscular, fluxo com onda quadrada e constante com interrupção do fluxo, pausa inspiratória).

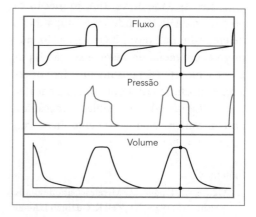

- P1 – pressão de pico. Representa todas as forças envolvidas na movimentação do gás nas vias aéreas.
- P2 – pressão de platô. Representa as pressões elásticas após o equilíbrio do sistema respiratório com a pausa.

Leia o artigo listado na bibliografia e compreenda os princípios básicos da mecânica respiratória aplicada à ventilação mecânica.

Bibliografia
1. Walter JM, Corbridge TC, Singer BD. Invasive Mechanical Ventilation. South Med J. 2018;111(12): 746-53.

3. **Resposta: b**

Como analisado na questão anterior, a pausa inspiratória confere fluxo zero através do fechamento da válvula inspiratória e manutenção da válvula expiratória fechada. Retirando o componente resistivo e levando em consideração o fenômeno viscoelástico e diferenças das constantes de tempo, a pressão que se estabelece é a pressão de platô.

Bibliografia

1. Walter JM, Corbridge TC, Singer BD. Invasive mechanical ventilation. South Med J. 2018; 111(12): 746-53.

4. Resposta: e

A necessidade de ventilação mecânica no paciente DPOC pode vir acompanhada de efeito *shunt* e piora da oxigenação, que piora o fenômeno da vasoconstrição hipóxica e a hipertensão pulmonar. Além disso, a hiperinsuflação dinâmica e a presença de auto-PEEP, quando em ventilação mecânica, podem conferir alterações hemodinâmicas, como visto anteriormente.

Bibliografia

1. Gadre SK, Duggal A, Mireles-Cabodevila E, Krishnan S, Wang XF, Zell K, Guzman J. Acute respiratory failure requiring mechanical ventilation in severe chronic obstructive pulmonary disease (COPD). Medicine (Baltimore). 2018;97(17):e0487.

5. Resposta: d

A pressão absoluta nas vias aéreas, por si só, não é lesiva. Isso foi confirmado pela observação de que tocadores de trompete comumente atingem pressões de vias aéreas de 150 cmH_2O sem desenvolverem lesão pulmonar. Adicionalmente, evidências experimentais indicaram que o grau de insuflação pulmonar parece ser mais importante na gênese da lesão pulmonar do que o nível de pressão. A contribuição relativa da pressão inspiratória pulmonar (PIP) e do volume corrente (V_T), na lesão pulmonar, foi avaliada, em princípio em ratos sadios ventilados com limitação do movimento toracoabdominal. Uma PIP alta (45 cmH_2O) sem V_T elevado não produziu lesão pulmonar. Entretanto, animais ventilados sem restrição do movimento toracoabdominal (alcançando V_T alto), por pressão positiva ou negativa, desenvolveram lesão pulmonar

grave. Esses achados foram confirmados em outras espécies animais, o que gerou a definição do termo volutrauma.

Bibliografia

1. Walter JM, Corbridge TC, Singer BD. Invasive mechanical ventilation. South Med J. 2018; 111(12) 746-753.

6. Resposta: e

Obstrução na espirometria associada a Rva normal aponta para obstrução de vias aéreas periféricas ou enfisema. No enfisema, a resistência expiratória é maior do que a inspiratória, que é normal.

Bibliografia

1. Walter JM, Corbridge TC, Singer BD. Invasive mechanical ventilation. South Med J. 2018; 111(12): 746-753.

7. Resposta: a

A constante de tempo no paciente em questão está provavelmente aumentada, o que nos remete à necessidade de aumento do tempo expiratório. Isso será possível diminuindo o tempo inspiratório "mecânico" e aumentando o tempo expiratório disponível até o início do novo ciclo.

Bibliografia

1. Walter JM, Corbridge TC, Singer BD. Invasive Mechanical Ventilation. South Med J. 2018;111(12):746-753.

8. Resposta: c

Existem mais de 50 critérios fisiológicos objetivos para testar a elegibilidade do sucesso do desmame. Apenas cinco desses critérios foram associados a mudanças significativas nas probabilidades de sucesso ou insucesso do desmame, mesmo assim com baixo valor preditivo: volume corrente, volume-minuto, pressão inspiratória máxima, frequência respiratória e razão entre frequência respiratória/volume corrente (FR/VC).

A razão (FR/VC), medida durante 1 a 3 minutos, foi mais acurada, embora associada apenas a moderada mudança na probabilidade de sucesso ou fracasso do desmame.

Um dos problemas é relacionado à forma que o teste é feito; por exemplo, se realizado em pressão de suporte, em CPAP ou tubo T, os valores serão diferentes[10]; além disso, pesquisadores demonstraram diferença na reprodutibilidade do teste com diferentes examinadores, o que também comprometeria seus objetivos[11].

A pergunta clínica relevante é se há algum critério fisiológico que realmente facilita a decisão de realizar o desmame. Em um ensaio clínico randomizado com 304 pacientes que foram organizados com diferentes critérios diários (PaO_2/FiO_2, PEEP, estabilidade hemodinâmica, tosse eficiente, nível de consciência, FR/VC), os pacientes que obtinham bons valores nessa avaliação eram submetidos a TER por 2 horas e, caso tolerassem, eram extubados. O uso da relação FR/VC > 105 como critério para prosseguir o desmame em um grupo retardou o processo em relação aos outros grupos, não demonstrando nenhuma vantagem[12]. Em outro estudo que utilizou estimulação do nervo frênico, o pesquisador concluiu que não havia lesão de musculatura respiratória associada a falha de desmame em tubo T se o paciente era rapidamente reconduzido ao respirador aos sinais de intolerância[13].

Um ensaio clínico randomizado utilizou como critérios de elegibilidade para o teste de respiração espontânea critérios liberais de oxigenação (Sat > 88%, PEEP ≤ 8, FiO_2 ≤ 0,5) com boa taxa de sucesso, não utilizando nenhum critério tradicional. Com esses conceitos, alguns consensos de desmame em

ventilação mecânica não recomendam mais o uso de critérios para ajudar a decidir sobre TER. Os parâmetros mais considerados seriam estabilidade hemodinâmica, critérios de oxigenação, evidência de melhora clínica, presença de esforços respiratórios espontâneos. Porém, os critérios fisiológicos elegíveis ainda podem ser úteis nos pacientes nos quais os riscos de uma falha de desmame são extremamente elevados.

Bibliografia

1. Navalesi P, Bruni A, Garofalo E, Biamonte E, Longhini F, Frigerio P. Weaning off mechanical ventilation: much less an art, but not yet a science. Ann Transl Med. 2019;7(Suppl 8):S353.

9. **Resposta: e**

O processo de interrupção da ventilação mecânica segue impondo grande dificuldade à equipe multiprofissional na UTI. Em recente revisão sistemática para análise do efeito de protocolos padronizados de desmame na UTI, conclui-se que, não obstante exista grande heterogeneidade entre os estudos, haveria evidências da diminuição do tempo de ventilação mecânica, de desmame e de permanência na UTI com a utilização de protocolos padronizados[39].

Porém, acredita-se que os protocolos devem ser específicos para diferentes UTIs (neurocirúrgica, pediátrica etc.). Alguns estudos utilizando protocolos que, provavelmente, não levavam em consideração as particularidades da população estudada não demonstraram vantagens no desmame com o uso de protocolos.

Vários estudos randomizados e observacionais têm demonstrado que a minimização da utilização da sedação está associada à diminuição do tempo de desmame. O uso de escalas de sedação e da sua interrupção programada diária parece diminuir o tempo de desmame da ventilação mecânica. Um estudo observacional sugeriu que o uso de sedação intermitente em vez da sedação contínua diminui o tempo de desmame.

Recentemente, um estudo clínico randomizado comparou a consagrada técnica do despertar diário e a ausência de sedação (usando apenas morfina intermitente no grupo intervenção). O grupo de pacientes sem sedação teve um maior número de dias livres de ventilação mecânica em 28 dias (13,8 ± 11 vs. 9,6 ± 10; p = 0,01) que o grupo do despertar diário. Não houve diferença entre extubações acidentais, necessidade de reintubação, pneumonias nosocomiais, mortalidade na UTI ou hospitalar entre os grupos.

Apesar da altíssima relação enfermeiros/pacientes no estudo (1/1) e imprecisões na descrição do nível de consciência mantido entre os pacientes, além de altas taxas de exclusões de pacientes (288), é possível que para pacientes selecionados seja uma alternativa. Novos estudos estão sendo conduzidos para responder a essa questão.

Bibliografia

1. Ghauri SK, Javaeed A, Mustafa KJ, Khan AS. Predictors of prolonged mechanical ventilation in patients admitted to intensive care units: A systematic review. Int J Health Sci (Qassim). 2019;13(6):31-8.

10. Resposta: e

Um dos critérios clínicos importantes para o desmame é o nível de consciência. Fadiga muscular respiratória seria a incapacidade reversível de desenvolver força muscular inspiratória capaz de gerar pressão suficiente para manter a ventilação alveolar.

Bibliografia

1. Ghauri SK, Javaeed A, Mustafa KJ, Khan AS. Predictors of prolonged mechanical ventilation in patients admitted to intensive care units: a

systematic review. Int J Health Sci (Qassim). 2019;13(6):31-8.

11. Resposta: d

O efeito da hipermagnesemia conhecido sobre o aumento do bloqueio neuromuscular é sempre lembrado nos efeitos indesejáveis do sulfato de magnésio, por exemplo. O uso de alguns antibióticos também pode ter esse efeito, como a clindamicina. Alterações metabólicas como a acidose igualmente.

Bibliografia

1. Ghauri SK, Javaeed A, Mustafa KJ, Khan AS. Predictors of prolonged mechanical ventilation in patients admitted to intensive care units: A systematic review. Int J Health Sci (Qassim). 2019;13(6):31-8.

12. Resposta: e

Algumas contraindicações à VNI são corretamente citadas na alternativa e; contraindicações absolutas e relativas à ventilação não invasiva.

Bibliografia

1. Bertoni M, Telias I, Urner M, Long M, Del Sorbo L, Fan E, et al. A novel non-invasive method to detect excessively high respiratory effort and dynamic transpulmonary driving pressure during mechanical ventilation. Crit Care. 2019;23(1):346.

13. Resposta: d

O texto a seguir tem por objetivo reforçar conhecimentos a respeito do tema.

Ventilações com pressões controladas adaptáveis

Nomes da modalidade no mercado e diversos fabricantes:

- *Pressure Regulated Volume Control* (PRVC) (Maquet Servo-i®, Rastatt, Germany)
- *AutoFlow* (Drager Medical AG®, Lubeck, Germany)

- *Adaptive Pressure Ventilation* (Hamilton Galileo®, Hamilton Medical G, Bonaduz, Switzerland)
- *Volume Control+* (Puritan Bennett®, Tyco Healthcare; Mansfield, MA)
- *Volume Targeted Pressure Control, Pressure Controlled Volume Guaranteed* (Engstrom®, General Electric, Madison, WI)

Uma das preocupações da ventilação controlada a pressão é a impossibilidade de garantir um volume-minuto mínimo diante de mudanças da mecânica do sistema respiratório. Em 1991, o ventilador da Siemens SERVO 300® introduziu um modo ventilatório que regulava a pressão inspiratória para manter um volume corrente configurado.

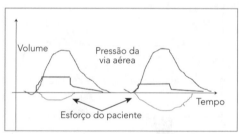

O ventilador ajusta a pressão inspiratória para manter um volume corrente mínimo configurado. Se o volume corrente aumenta em um ciclo, o ventilador diminui a pressão inspiratória, e, se diminui, o ventilador aumenta a pressão inspiratória. No entanto, se o esforço do paciente for grande o suficiente, o volume corrente vai aumentar a despeito da diminuição da pressão inspiratória. Portanto, não é uma modalidade volume controlada, porque, em volume controlado, o volume corrente não muda, e essa modalidade garante volume mínimo, mas não volume máximo.

Configuração do aparelho

Configuração do ventilador:
- Volume corrente.

- Tempo inspiratório.
- Frequência respiratória.
- Fração inspirada de oxigênio (Fio2).
- Pressão positiva ao final da expiração (PEEP).

Observe que as pressões são mantidas constantes durante a inspiração e mudaram conforme a necessidade de assegurar o volume-alvo ou com o esforço do paciente não demonstrado na figura.

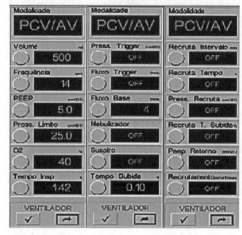

Fonte: Anvisa. Manual de operação. Disponível em: http://www4.anvisa.gov.br/ base/visadoc/REC/REL[6209-3-2].pdf. Acesso em: 11 de set. 2014.

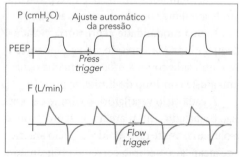

Curvas de fluxo × tempo e pressão × tempo na modalidade.
Fonte: Anvisa. Manual de operação. Disponível em: http://www4.anvisa.gov.br/ base/visadoc/REC/REL[6209-3-2].pdf. Acesso em: 11 de set. 2014.

Aplicações clínicas

Esse modo ventilatório é desenhado para assegurar um volume corrente durante a ventilação a pressão controlada e promover um fluxo inspiratório com sincronia. É um meio de reduzir o suporte ventilatório quando o esforço inspiratório do paciente torna-se progressivamente mais forte e, eventualmente, no retorno da anestesia.

Deve ser usado com cuidado em pacientes com aumento de *drive* respiratório, porque a pressão inspiratória se reduzirá para manter o volume corrente alvo e o trabalho respiratório do paciente vai manter-se elevado.

Benefícios teóricos

Garante um volume corrente médio mínimo, processo de desmame automático da ventilação, sincronismo de fluxo paciente-ventilador, menor necessidade de manipulação no aparelho do operador.

Benefícios baseados em evidência

Esse modo proporcionou diminuições das pressões inspiratórias de pico em relação ao modo volume controlado, caso utilizadas com volumes correntes baixos, ou, quando o paciente tem aumento de *drive* respiratório, pode aumentar o trabalho respiratório.

É uma modalidade ventilatória ciclada a tempo e limitada a pressão, e o volume corrente é utilizado como *feedback* para que ocorra um ajuste contínuo do limite de pressão.

A cada ciclo ventilatório, o limite de pressão é ajustado pelo aparelho de acordo com o volume corrente distribuído no ciclo anterior até alcançar o volume corrente programado. Esse limite de pressão é de 3 cmH$_2$O para cima ou para baixo.

A tabela a seguir descreve algumas vantagens e desvantagens dessa modalidade.

Apesar de poucos estudos e poucos artigos publicados sobre PRVC, fica evidente que através desse modo ventilatório é possível oferecer

Vantagens	Desvantagens
Garantia de volume corrente e volume-minuto	Variação na pressão de vias aéreas
Analisa cada respiração do paciente	Pode causar ou aumentar a auto-PEEP
Permite controlar a respiração do paciente, desacelerando o fluxo e permitindo uma melhor distribuição dos gases	Pode ser pouco tolerada quando o paciente está acordado ou mal sedado
Manutenção de PIP mínima	Um aumento súbito da frequência respiratória pode gerar diminuição do suporte ventilatório

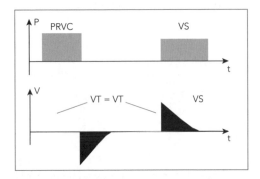

o volume corrente ideal com a pressão de via aérea o mais baixa possível, levando-se em consideração que durante o ciclo respiratório poderá ocorrer variação na pressão, quando, por exemplo, o paciente encontra-se acordado, agitado ou mal sincronizado.

Por esse fato, vale ressaltar a importância de checar os limites de alarmes de pressão de vias aéreas, o que impede que haja um aumento excessivo das pressões causando danos à estrutura pulmonar.

Estudos revelam que o modo ventilatório PRVC mostrou ser mais eficaz em certo grupo de pacientes, pois reduziu *shunt* intrapulmonar e proporcionou melhora na oxigenação, após a circulação extracorpórea quando

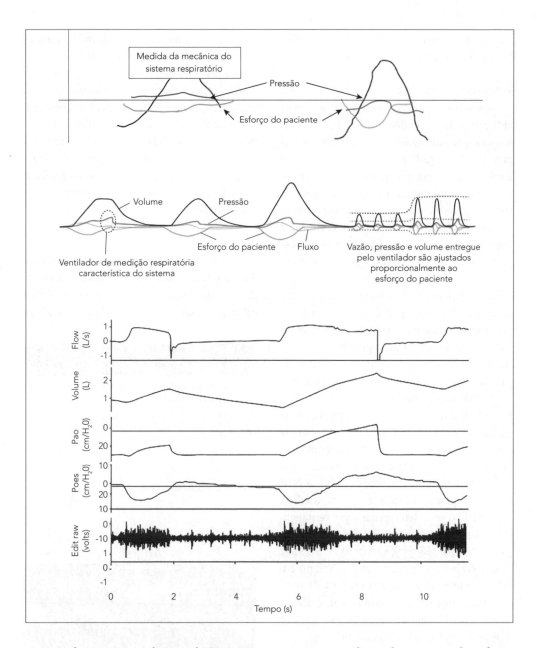

comparado a outros modos ventilatórios, por exemplo, PVC.

Pacientes que possuem um *drive* respiratório normal, mas que não conseguem manter uma ventilação espontânea adequada, geralmente são submetidos à ventilação de pressão de suporte (PSV). Nessa ventilação, o ventilador gera uma pressão inspiratória constante, independentemente do esforço gerado pelo paciente.

Já em 1992, Younes et al. desenvolveram um modo ventilatório no qual o ventilador gera pressão inspiratória de acordo com o esforço inspiratório do paciente. Essa modalidade ficou comercialmente disponível em 1999 e foi aprovada nos Estados Unidos em 2006, disponível no ventilador Puritan Bennett 840 (Puritan Bennett CO, Boulder, CO).

Ventilação assistida proporcional (PAV)

Nessa modalidade, a pressão inspiratória aplicada pelo ventilador é uma função do esforço do paciente. Quanto maior o esforço inspiratório empregado pelo paciente, maior será a pressão inspiratória liberada pelo ventilador.

O operador configura a porcentagem de suporte para ser ofertado pelo ventilador. O ventilador mede de maneira intermitente a complacência e a resistência do sistema respiratório e o fluxo e o volume gerado pelo paciente, e, com base nessas informações, "libera" a pressão inspiratória proporcional. Todas as ventilações são espontâneas, e o paciente controla o tempo e a forma do ciclo respiratório. Não há configuração prévia de volume, fluxo ou pressão, apenas limites seguros de pressão e volume podem ser configurados.

O cálculo da mecânica respiratória (Puritan Bennett 840) é feito em intervalos de quatro a dez respirações de forma aleatória com pausa inspiratória em 300 milissegundos (Costa et al., 2011; Mireles-Cabodevila, Diaz-Guzman, Heresi e Chatburn, 2009). A função do programador (fisioterapeuta, médico, enfermeiro) será determinar a porcentagem de suporte (assistência), a qual é definida em porcentagem (%Supp), variando de 5 a 95%. Exemplificando, se ajustarmos a %Supp em 60, o paciente deverá executar 40% de todo o trabalho inspiratório (WOB). Um gráfico é gerado para facilitar a interpretação clínica do trabalho respiratório do paciente.

Aplicações clínicas para PAV

Estaria indicada para melhorar a sincronia das ventilações espontâneas entre o paciente e o ventilador.

Está contraindicada a pacientes com depressão respiratória e vazamentos (fístulas broncopleurais). Deve ser usada com cuidado em pacientes com aumento do *drive* respiratório porque o ventilador hiperestima a mecânica respiratória. Essa situação pode levar a uma "superassistência" devido ao chamado "*runaway phenomenon*", no qual o ventilador continua a prestar assistência ventilatória mesmo se o paciente interromper a inspiração.

Na ventilação proporcional assistida, o fluxo, a pressão e o volume entregues ao paciente são proporcionais ao esforço (Ambrosino e Rossi, 2002).

Benefícios teóricos

Reduz o trabalho respiratório[7], melhorando a sincronia paciente-ventilador, adaptando-se a mudanças na mecânica respiratória e esforço do paciente. Diminuiria a necessidade

Configurando o ventilador na modalidade pressão assistida proporcional
Tipo de via aérea disponível – traqueostomia, tubo endotraqueal
Diâmetro interno da via utilizada
Porcentagem de suporte (varia de 5 a 95%)
Limite de volume corrente
Limite de pressão
Sensibilidade expiratória

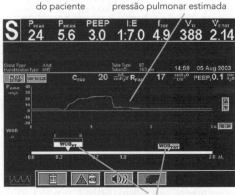

Modelo gráfico do ventilador Benett 840, exemplificando o modo PAV Plus.

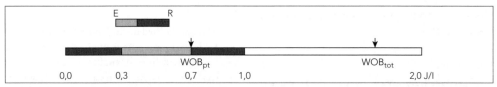

Barra gráfica do trabalho respiratório total (WOB$_{tot}$) e trabalho respiratório exercício pelo paciente (WOB$_{pt}$). No retângulo do WOB$_{pt}$, temos uma barra anterior onde está indicada a elasticidade por E na cor cinza claro e a resistência por R na cor cinza escuro.

de manipulação do ventilador, a necessidade de sedação e traria melhora do sono.

Benefícios baseados em evidência da PAV

Comparando-se com PSV, reduz o trabalho respiratório e significativamente o esforço e a assincronia, melhorando a qualidade do sono.

Bibliografia

1. Jonkman AH, Rauseo M, Carteaux G, Telias I, Sklar MC, Heunks L, Brochard LJ. Proportional modes of ventilation: technology to assist physiology. Intensive Care Med. 2020;46(12):2301-13.

14. Resposta: a

A contraindicação formal para a utilização de dispositivos extraglóticos é a existência de doenças periglóticas (ex.: edema, tumores glóticos e/ou de pregas vocais). O uso em via aérea difícil não está contraindicando, sendo, na realidade, excelentes dispositivos de resgate em casos de falha de intubação.

Bibliografia

1. Sharma B, Sahai C, Sood J. Extraglottic airway devices: technology update. Med Devices (Auckl). 2017;10:189-205. Erratum in: Med Devices (Auckl). 2018;11:27.

15. Resposta: e

A intubação realizada com o paciente acordado é a técnica mais segura diante de um paciente com uma via aérea difícil (VAD) previamente reconhecida em contexto eletivo.

Nesta técnica, a anestesia adequada da via aérea é algo prioritário, possibilitando que o paciente esteja cooperativo e orientado durante o procedimento, respondendo a comandos verbais (escalas 2 e 3 de Ramsay).

Bibliografia

1. Ahmad I, El-Boghdadly K, Bhagrath R, Hodzovic I, McNarry AF, Mir F, et al. Difficult Airway Society guidelines for awake tracheal intubation (ATI) in adults. Anaesthesia. 2020;75(4):509-28.

16. Resposta: c

Ao utilizarmos a ventilação mecânica invasiva associada à intubação traqueal, a pressão de enchimento do *cuff* não deve exceder 30 cmH$_2$O, correspondendo à pressão de perfusão da mucosa traqueal. No caso da máscara laríngea, a pressão de enchimento do balonete periglótico deve ser a mínima suficiente para permitir ventilação com pressão de pico na via aérea de 20 cmH$_2$O. Neste caso, a pressão de enchimento do *cuff* não deve exceder 60 cmH$_2$O.

Bibliografia

1. Walter JM, Corbridge TC, Singer BD. Invasive mechanical ventilation. South Med J. 2018; 111(12): 746-53.

17. Resposta: a

Os guias introdutores maleáveis (*bougies*) são indicados para os casos de visão laringoscópica restrita (classes 2B e 3A da classificação de Cormack e Lehane modificada por

Cook). Como lembrete importante, revise a classificação.

Bibliografia

1. Takenaka I, Aoyama K, Iwagaki T, Takenaka Y. Bougies as an aid for endotracheal intubation with the Airway Scope: bench and manikin comparison studies. BMC Anesthesiol. 2017;17(1):133.

18. Resposta: b

A detecção de equimose em região mastóidea (sinal de Battle), assim como em região periorbitária (bléfaro-hematoma ou sinal do guaxinim), levanta a suspeita clínica de fratura de base de crânio, contraindicando quaisquer instrumentações da via aérea por acesso nasal, uma vez que existe risco desses dispositivos lesarem estruturas encefálicas ou a própria órbita.

Bibliografia

1. Walrath BD, Harper S, Barnard E, Tobin JM, Drew B, Cunningham C, et al. Airway management for trauma patients. Mil Med. 2018;183 (suppl_2):29-31.

19. Resposta: e

A posição ótima para garantir o alinhamento dos eixos laríngeo, faríngeo e oral, facilitando a técnica de intubação traqueal sob laringoscopia direta, chamada de posição olfativa (do inglês, *sniffing position*) se dá através da colocação de um coxim occipital alinhada à realização de dois movimentos: flexão do pescoço sobre o tórax e extensão da cabeça sobre o pescoço. A presença de espaço retromandibular complacente auxilia na luxação da língua durante a laringoscopia. Ao posicionarmos o paciente em decúbito dorsal horizontal com a cabeça em posição neutra, há total desalinhamento dos três eixos, dificultando a visualização da fenda glótica por laringoscopia direta.

Bibliografia

1. Ahmad I, El-Boghdadly K, Bhagrath R, Hodzovic I, McNarry AF, Mir F, et al. Difficult Airway Society guidelines for awake tracheal intubation (ATI) in adults. Anaesthesia. 2020;75(4):509-28.

20. Resposta: b

Os preditores de intubação traqueal difícil são: abertura oral < 4 cm, distância tireomentoniana < 6 cm, incisivos proeminentes, mobilidade atlanto-occipital reduzida, retrognatia, macroglossia, aspecto ogival e/ou estreito do palato, pescoço largo e ausência de protrusão voluntária da mandíbula. Os demais itens referem-se a fatores preditivos de ventilação sob máscara facial difícil.

Bibliografia

1. Ahmad I, El-Boghdadly K, Bhagrath R, Hodzovic I, McNarry AF, Mir F, et al. Difficult Airway Society guidelines for awake tracheal intubation (ATI) in adults. Anaesthesia. 2020;75(4):509-28.

21. Resposta: e

Dos preditores de ventilação sob máscara facial difícil são: sexo masculino, idade > 57 anos, IMC > 30 kg/m², presença de barba, síndrome da apneia obstrutiva do sono, ausência de dentição e história prévia de radioterapia em região cervical (sendo estes dois últimos, preditores independentes de ventilação sob máscara facial impossível). Os demais itens referem-se a fatores preditivos de intubação orotraqueal difícil.

Bibliografia

1. Ahmad I, El-Boghdadly K, Bhagrath R, Hodzovic I, McNarry AF, Mir F, et al. Difficult Airway Society guidelines for awake tracheal intubation (ATI) in adults. Anaesthesia. 2020;75(4):509-28.

22. Resposta: b

A membrana cricotireóidea, no nível de C6, é uma estrutura relativamente avascular e facilmente acessível para cricotireoidostomia. O osso hioide suspende a cartilagem tireoide pela membrana tíreo-hióidea no nível de C4. A cada lado da laringe, inferiormente às pregas ariepiglóticas está o seio piriforme. O tubo endotraqueal deve ser colocado na traqueia enquanto a ponta do laringoscópio deve ser inserida na valécula epiglótica quando se utiliza uma lâmina curva (Macintosh).

23. Resposta: d

A manobra de pressão na cricoide (ou Sellick) foi desenvolvida com o objetivo de obliterar a luz esofágica durante a indução em sequência rápida, reduzindo o risco de refluxo e aspiração do conteúdo gástrico. No entanto, vários estudos contestam sua real eficácia, além de apresentar o inconveniente de muitas vezes piorar a visão laringoscópica. Sendo assim, a melhor conduta para este caso é a realização de uma nova tentativa de laringoscopia direta com dispositivo auxiliar, como o *bougie*, após cessar a pressão cricoide, buscando melhorar as condições de laringoscopia e intubação.

Bibliografia

1. Higgs A, McGrath BA, Goddard C, Rangasami J, Suntharalingam G, Gale R, et al.; Difficult Airway Society; Intensive Care Society; Faculty of Intensive Care Medicine; Royal College of Anaesthetists. Guidelines for the management of tracheal intubation in critically ill adults. Br J Anaesth. 2018;120(2):323-52.

24. Resposta: d

A manobra de Sellick é controversa e apresenta efetividade duvidosa, podendo dificultar a laringoscopia quando realizada de forma adequada. Em caso de falha de intubação, o uso de dispositivos supraglóticos não está contraindicado neste caso, devendo-se priorizar as máscaras laríngeas de segunda geração pela possibilidade de drenagem do conteúdo gástrico. Apesar de não serem consideradas vias aéreas definitivas, estes dispositivos são

extremamente eficazes para resgate de ventilação. Os únicos bloqueadores neuromusculares com perfil farmacocinético adequado para indução e intubação em sequência rápida são a succinilcolina e o rocurônio. Os demais, incluindo atracúrio, apresentam latência longa e não devem ser utilizados para tal finalidade.

Bibliografia

1. Higgs A, McGrath BA, Goddard C, Rangasami J, Suntharalingam G, Gale R, et al.; Difficult Airway Society; Intensive Care Society; Faculty of Intensive Care Medicine; Royal College of Anaesthetists. Guidelines for the management of tracheal intubation in critically ill adults. Br J Anaesth. 2018;120(2):323-52.

25. Resposta: d

Durante a extubação de paciente com relato de VAD, deve-se antecipar a possível necessidade de reintubação em caráter de urgência. Sendo assim, a utilização de uma sonda trocadora adequadamente posicionada, dispositivo que possibilita intubação guiada (técnica de Seldinger) é considerada boa prática. O simples relato de VAD não é indicação de traqueostomia definitiva e a troca do tubo orotraqueal por dispositivo extraglótico não apresenta qualquer benefício neste cenário.

Bibliografia

1. Higgs A, McGrath BA, Goddard C, Rangasami J, Suntharalingam G, Gale R, et al.; Difficult Airway Society; Intensive Care Society; Faculty of Intensive Care Medicine; Royal College of Anaesthetists. Guidelines for the management of tracheal intubation in critically ill adults. Br J Anaesth. 2018;120(2):323-52.

26. Resposta: d

A pré-oxigenação deve ser realizada por, pelo menos, 5 minutos com o paciente respirando em seu volume corrente usual ou 3 minutos em respiração profunda, utilizando-se a capacidade vital. As medicações de pré-tratamento (fentanil e/ou lidocaína) devem ser administradas 2-3 minutos antes da paralisia e indução, respeitando-se a latência destas medicações. Os hipnóticos utilizados para indução e intubação em sequência rápida (IISR) são aqueles com latência curta, tais como: propofol, etomidato e cetamina. O midazolam não possui essa característica. Neste contexto, a primeira tentativa de intubação deve ser realizada somente após aguardar 45-60 s da administração do bloqueador neuromuscular, respeitando-se o tempo para o início do efeito destas medicações. Em paciente adulto, a dose de rocurônio para IISR é 1,2 mg/kg. Sendo assim, em um paciente de 70 kg, devemos administrar aproximadamente 85 mg de rocurônio, dose superior a uma ampola (50 mg).

Bibliografia

1. Mir F, Patel A, Iqbal R, Cecconi M, Nouraei SAR. A randomised controlled trial comparing transnasal humidified rapid insufflation ventilatory exchange (THRIVE) pre-oxygenation with facemask pre-oxygenation in patients undergoing rapid sequence induction of anaesthesia. Anaesthesia. 2017;72(4):439-43.

27. Resposta: a

Os efeitos adversos associados à administração de succinilcolina são: aumento das pressões intracraniana, intraocular e intragástrica, miofasciculações, bradicardia (especialmente em crianças), dor muscular, e desencadeamento de hipertermia maligna e hipercalemia. Em geral, a dose habitual de indução da succinilcolina (1,5 mg/kg) gera elevações transitórias da calemia na ordem de 0,3 a 0,5 mEq/L. Sendo assim, desde que adequadamente dialisado e com níveis plasmáticos de potássio toleráveis, esta medicação pode ser administrada em portadores de DRC terminal sem maiores preocupações. No entanto, essa elevação da calemia pode atingir níveis proibitivos e ameaçadores à vida em pacientes portadores de lesão da junção neuromuscular por denervação, tais

como: grandes queimados, politraumatizados, pacientes com imobilização prolongada e portadores de distrofias musculares. Nestes grupos, a administração desta medicação está absolutamente contraindicada.

28. Resposta: b

A infusão de etomidato pode se seguir a mioclonias.

Bibliografia

1. Rathore VS, Singh S, Taank P, Khandelwal A, Kaushal A. Clinical analysis of propofol, etomidate and an admixture of etomidate and propofol for induction of general anaesthesia. Turk J Anaesthesiol Reanim. 2019;47(5):382-6.

29. Resposta: b

Esse cenário aponta para edema pulmonar cardiogênico, possivelmente secundário a um infarto do miocárdio sem supradesnivelamento do segmento ST (IAMSSST). Se STEMI fosse evidente no ECG, ele precisaria de estabilização antes de considerar a transferência para um centro de ICP. A trombólise só seria considerada se ele fosse muito instável para transferir, no contexto de STEMI. O CPAP pode ajudar como medida de curto prazo e pode ajudar a evitar intubação e ventilação. O CPAP reduz a pré-carga e causa redução do gradiente de pressão transmural do ventrículo esquerdo, produzindo benefícios no edema pulmonar cardiogênico.

Se esse paciente desenvolver choque cardiogênico, uma bomba de balão intra-aórtico pode ser indicada para aumentar o desempenho cardíaco e reduzir o consumo de oxigênio do miocárdio, embora a base de evidências para isso seja fraca.

Bibliografia

1. Bello G, De Santis P, Antonelli M. Non-invasive ventilation in cardiogenic pulmonary edema. Ann Transl Med. 2018;6(18):355.

Tromboembolismo pulmonar

1. Marque a afirmativa que contém somente fatores de alto risco para desenvolvimento de tromboembolismo venoso:
   a) Paciente restrito ao leito por mais de três dias, pós-operatório de cirurgia laparoscópica, obesidade.
   b) Terapia estrogênica, varizes de membros inferiores, idade avançada, obesidade.
   c) Fratura de perna, varizes em membros inferiores, TEP prévio.
   d) Puerpério, TEP prévio, trombofilia, varizes em membros inferiores.
   e) Pós-operatório de cirurgia de quadril e joelhos, politrauma, trauma raquimedular.

2. Assinale a afirmativa incorreta com relação ao tromboembolismo pulmonar:
   a) As veias profundas dos membros inferiores são os principais locais de formação de trombos, especialmente as veias pélvicas.
   b) Os achados ecocardiográficos no tromboembolismo pulmonar são pouco específicos e não traduzem a resposta ventricular direita à hipertensão arterial pulmonar aguda.
   c) A repercussão clínica do tromboembolismo pulmonar é muito variável, dependendo, frequentemente, do tamanho do êmbolo.
   d) O diagnóstico de tromboembolismo pulmonar é altamente inespecífico.

3. Assinale a alternativa que contém causas medicamentosas de hemorragia alveolar por toxicidade direta:
   a) Amiodarona, nitrofurantoína e cocaína.
   b) Barbitúricos, cimetidina e ácido retinoico.
   c) Montelucaste, cefalosporinas e hidralazina.
   d) Inibidores de glicoproteína IIb/IIIa, opiáceos e ácido salicílico.
   e) Heparina não fracionada, penicilinas e hidantoína.

4. Assinale a alternativa que contenha somente vasculites com acometimento pulmonar e possível evolução para insuficiência respiratória:
   a) Arterite de células gigantes, poliarterite nodosa, crioglobulinemia.
   b) Poliarterite nodosa, doença de Behçet, crioglobulinemia.

c) Arterite de células gigantes, arterite de Takayasu, poliangeíte microscópica.

d) Poliangeíte microscópica, granulomatose de Wegener, síndrome de Churg-Strauss.

5. Assinale a alternativa correta sobre derrames pleurais:

a) Em casos de atelectasia, o derrame pleural encontrado é um transudato, o qual apresenta grande número de células mononucleares e níveis de glicose iguais aos do soro.

b) Em derrames pleurais decorrentes de insuficiência cardíaca congestiva descompensada, a concentração de proteína e de desidrogenase lática no líquido pleural pode aumentar para níveis de exsudato se a diurese do paciente for induzida por diuréticos.

c) O tratamento do empiema bacteriano espontâneo decorrente de hidrotórax hepático consiste em antibioticoterapia e, obrigatoriamente, drenagem pleural.

d) No tromboembolismo pulmonar, a análise laboratorial do derrame pleural é característica, contendo hemácias em número superior a 10.000/ mL, o que define o diagnóstico.

e) Derrame pleural unilateral à direita é a apresentação mais comum em pacientes com síndrome de Dressler.

6. Assinale a alternativa correta:

a) As principais localizações das tromboses primárias que originam TEP são átrio direito e veias superficiais do membro inferior.

b) Não estão determinados fatores congênitos para fenômenos tromboembólicos.

c) O fator V de Leiden é o fator de risco congênito mais prevalente e só ocorre na forma homozigota.

d) A mutação do gene da protrombina é a segunda trombofilia hereditária mais comum.

e) Deficiência de proteína S, proteína Ce antitrombina III aumenta o risco de tromboembolismo de forma semelhante.

7. Paciente do sexo feminino, 40 anos, obesa, passado de trombose venosa profunda (TVP). Realizou abdominoplastia em junho de 2014 evoluindo, após três dias, com dispneia aos mínimos esforços e dor torácica. Diagnosticado tromboembolismo pulmonar (TEP) e iniciado cumarínico. Cursou com melhora parcial, mas persistiu com dispneia e tontura aos pequenos esforços após três meses de anticoagulação regular. Realizou ecocardiograma transtorácico (ECO) sem alteração em câmaras esquerdas, com sinais de hipertensão pulmonar (HP). Em seguida, angiotomografia computadorizada (Angio TC) de tórax com falhas de enchimento proximais. O cateterismo cardíaco direito (CAT D) confirmou HP pré-capilar com hiper-resistência vascular pulmonar associada. Evolui com novo quadro compatível com tromboembolismo pulmonar e foi indicada UTI para a paciente. Qual seria o seu tratamento?

a) Filtro de veia cava inferior.

b) Tromboendarterectomia cirúrgica.

c) Heparina de baixo peso molecular.

d) Trombolítico por cateter dirigido ao êmbolo.

8. Paciente de 62 anos vem ao pronto-socorro com queixa de dispneia súbita há um dia, após viagem aérea de 10 horas. Nega comorbidades. Exame clínico: PA = 78 x 39 mmHg; FC = 130 bpm; FR = 29 ipm; T = 37,9°C. Orientado. Perfusão periférica regular (enchimento capilar = 4 s).

Exame clínico sem outras alterações. Foi feita hipótese diagnóstica de tromboembolismo pulmonar e realizado eletrocardiograma (taquicardia sinusal) e angiotomografia de tórax (imagem a seguir).

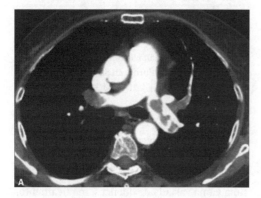

A conduta inicial mais apropriada neste momento é:
a) Alteplase.
b) Enoxaparina.
c) Heparina não fracionada.
d) Embolectomia endovascular.

9. No que diz respeito ao tromboembolismo pulmonar (TEP), considere as afirmações abaixo.
   I. O TEP maciço gera obstrução de intensidade variável do leito vascular pulmonar, com consequente aumento da resistência vascular pulmonar e sobrecarga pressórica para o ventrículo direito.
   II. O prognóstico dos pacientes com TEP dependerá em grande parte do grau de disfunção do VD e de suas consequências.
   III. A estratificação de risco de complicações relacionadas ao TEP pode ser apenas objetivada pela avaliação clínica, com aplicação dos critérios de Wells.
   IV. A indicação de trombólise esté sempre indicada quando o índice de Muller é superior a 0,4.

Estão corretas as afirmativas:
a) III e IV.
b) I e III.
c) II e IV.
d) I e II.

🎯 GABARITO COMENTADO

1. **Resposta: e**
   Entre os vários fatores de risco conhecidos, os que se associam a maior risco de desenvolver TVP/TEP são:
   - Cirurgia geral de grande porte.
   - Cirurgia de quadril e joelho.
   - Cirurgia de coluna e trauma raquimedular.
   - Trauma e fraturas de membros inferiores.
   - Pós-operatório em UTI.
   - Neoplasias malignas, particularmente as do pâncreas, trato urinário, mama e pulmão.
   - Cesárea.
   - Gravidez tardia e puerpério.
   - Internação com doente restrito ao leito (pouca movimentação).

Bibliografia
1. Konstantinides SV, Meyer G, Becattini C, Bueno H, Geersing GJ, Harjola VP, et al.; The Task Force for the diagnosis and management of acute pulmonary embolism of the European Society of Cardiology (ESC). 2019 ESC Guidelines for the diagnosis and management of acute pulmonary embolism developed in collaboration with the European Respiratory Society (ERS): The Task Force for the diagnosis and management of acute pulmonary embolism of the European Society of Cardiology (ESC). Eur Respir J. 2019;54(3):1901647.

2. **Resposta: b**
   O tromboembolismo pulmonar é a impactação de material orgânico ou não no interior

do leito arterial pulmonar, com súbita redução ou cessação do fluxo arterial sanguíneo à zona pulmonar distal. Os trombos se formam geralmente nas veias profundas dos membros inferiores e se propagam nas veias proximais, por vezes acima das veias poplíteas, onde é mais provável que haja embolização. Um estudo prospectivo europeu que avaliou o local da TVP em pacientes com TEP constatou que a incidência de TEP foi de 46% quando a TVP ocorreu na panturrilha, 67% quando a TVP ocorreu na coxa e 77% quando em veias pélvicas.

A apresentação clínica do TEP possui amplo espectro de variação e, frequentemente, a extensão dos sintomas depende do tamanho do trombo. As repercussões hemodinâmicas dependem de múltiplos fatores, como porcentual da área pulmonar ocluída, reserva contrátil do ventrículo direito, intensidade de mediadores humorais, estados cardiovascular e pulmonar prévios e presença de comorbidades. A ecocardiografia permite quantificar a hipertensão pulmonar e sinais de disfunção do VD, pelo aumento de suas dimensões, presença de áreas hipocinéticas em sua parede livre, desvio do septo interventricular da direita para a esquerda e insuficiência tricúspide. Em relação ao padrão de ejeção do VD, um tempo de aceleração < 60 ms com gradiente sistólico transtricuspídeo < 60 mmHg (sinal de Torbicki) apresenta especificidade de 98% para TEP agudo. O diagnóstico baseia-se na história clínica e em exames subsidiários e é altamente não específico. A probabilidade clínica pode ser estimada com base em escores, que avaliam a probabilidade de um paciente ser acometido por TEP agudo e devem ser associados aos exames complementares. Logo, manter a mais alta suspeição clínica é a chave para o diagnóstico e a instituição do tratamento precoce.

Bibliografia

1. Konstantinides SV, Meyer G, Becattini C, Bueno H, Geersing GJ, Harjola VP, et al.; The Task Force for the diagnosis and management of acute pulmonary embolism of the European Society of Cardiology (ESC). 2019 ESC Guidelines for the diagnosis and management of acute pulmonary embolism developed in collaboration with the European Respiratory Society (ERS): The Task Force for the diagnosis and management of acute pulmonary embolism of the European Society of Cardiology (ESC). Eur Respir J. 2019;54(3):1901647.

3. Resposta: a

Hemorragia alveolar é uma síndrome caracterizada pelo sangramento proveniente da microvasculatura pulmonar, decorrente de uma gama variada de doenças, medicamentos e drogas ilícitas. As causas medicamentosas mais comuns e seu mecanismo envolvido no sangramento são:

- Reação de hipersensibilidade: propiltiouracil, penicilina, difenil-hidantoína, ácido retinoico, mitomicina, hidralazina, sulfassalazina, carbimazol, antagonistas de leucotrieno, agentes quimioterápicos.
- Toxicidade direta: amiodarona, nitrofurantoína, agentes quimioterápicos, cocaína/*crack*.
- Alterações da coagulação: trombolíticos, antiplaquetários, inibidores de glicoproteína IIb/IIIa, anticoagulantes, dextrana 70.

Assim que o diagnóstico de hemorragia alveolar for estabelecido, o fator etiológico e o tratamento específico imediato são fundamentais, em razão da alta morbimortalidade relacionada a essa síndrome.

Bibliografia

1. Konstantinides SV, Meyer G, Becattini C, Bueno H, Geersing GJ, Harjola VP, et al.; The Task Force for the diagnosis and management of acute pulmonary embolism of the European Society of Cardiology (ESC). 2019 ESC Guidelines for the diagnosis

and management of acute pulmonary embolism developed in collaboration with the European Respiratory Society (ERS): The Task Force for the diagnosis and management of acute pulmonary embolism of the European Society of Cardiology (ESC). Eur Respir J. 2019;54(3):1901647.

4. **Resposta: d**

As vasculites sistêmicas são um grupo de doenças caracterizadas por um processo inflamatório de vasos sanguíneos levando a necrose da parede do vaso e obstrução da luz. O espectro clínico das vasculites sistêmicas é muito variado, dependendo, em grande parte, do tamanho e da localização dos vasos acometidos.

Quando ocorrem de forma isolada, são denominadas vasculites primárias. Outras vezes, porém, surgem na vigência de doenças sistêmicas autoimunes, neoplásicas ou infecciosas, sendo denominadas, então, vasculites secundárias.

Tradicionalmente, as vasculites costumam ser classificadas de acordo com o calibre dos vasos acometidos: pequeno, médio ou grande calibre. Mais recentemente, a descrição da presença, no soro de portadores de algumas formas de vasculites, de anticorpos contra o citoplasma de neutrófilos (ANCA) auxiliou o diagnóstico.

A poliangeíte microscópica, a granulomatose de Wegener e a síndrome de Churg-Strauss são vasculites sistêmicas de pequeno calibre, com ANCA associado; cursam com infiltrado pulmonar de padrão variável e podem levar a insuficiência respiratória se não tratadas adequadamente.

5. **Resposta: b**

Os derrames pleurais podem ocorrer a partir de doenças sistêmicas, cujo mecanismo é um desequilíbrio da pressão motora no espaço pleural ocasionando a formação de transudato, ou mediante o acometimento direto da pleura, em que a alteração da permeabilidade da membrana pleural leva à formação de exsudato.

A melhor maneira de diferenciar transudato de exsudato no líquido pleural é utilizar os critérios de Light, pela análise e a relação entre proteína e DHL pleurais e séricas.

Seu diagnóstico etiológico pode ser obtido por meio da punção do líquido pleural e, em alguns casos, da biópsia pleural. O aspecto do líquido pleural pode ser muito sugestivo de algumas situações, como empiema, abscesso amebiano, quilotórax e hemotórax.

A síndrome de Dressler ocorre tardiamente após lesão miocárdica, é um exsudato hemorrágico, com pH e glicose normais, quase sempre unilateral, à esquerda.

Bibliografia

1. Silva GA. Derrames pleurais: fisiopatologia e diagnóstico. Faculdade de Medicina de Ribeirão Preto, 1998.
2. Dressler W. The post-myocardial infarction syndrome: a report of forty four cases. Arch Intern Med 1959;103:28-42.

6. **Resposta: d**

Aproximadamente 65-90% das tromboses que originam TEP são originadas do sistema venoso profundo dos membros inferiores, veias ilíacas, femorais e poplíteas.

Deficiência de antitrombina III determina risco relativo de 20 vezes para o primeiro episódio de tromboembolismo venoso. O fator V de Leiden é o mais prevalente e ocorre nas formas heterozigota e homozigota.

Bibliografia

1. Konstantinides SV, Meyer G, Becattini C, Bueno H, Geersing GJ, Harjola VP, et al.; The Task Force for the diagnosis and management of acute pulmonary embolism of the European Society of Cardiology (ESC). 2019 ESC Guidelines for the diagnosis and management of acute pulmonary embolism

developed in collaboration with the European Respiratory Society (ERS): The Task Force for the diagnosis and management of acute pulmonary embolism of the European Society of Cardiology (ESC). Eur Respir J. 2019;54(3):1901647.

7. Resposta: b

A paciente evoluiu com hipertensão pulmonar tromboembólica crônica (HPTEC).

Para a HPTEC, o único tratamento potencialmente curativo é a remoção cirúrgica das lesões obstrutivas pela tromboendarterectomia pulmonar. Aqueles que não são candidatos à cirurgia podem se beneficiar do tratamento clínico e/ou da angioplastia pulmonar. Para os pacientes com doença tromboembólica crônica, sem hipertensão pulmonar associada, entretanto, a decisão entre tratamento versus acompanhamento clínico ainda é objeto de discussão. Em uma série de casos de Cambridge, com 1.019 indivíduos operados no período de 2000 a 2013, 42 pacientes com DTEC sintomática sem HP foram submetidos à cirurgia, com uma taxa de complicações de 40% e sem nenhum óbito intra-hospitalar. Após um ano da tromboendarterectomia, houve melhora hemodinâmica, funcional e da qualidade de vida, favorecendo considerar a cirurgia como possibilidade terapêutica em pacientes selecionados.

Bibliografia

1. Humbert M, Farber HW, Ghofrani HA, Benza RL, Busse D, Meier C, et al. Risk assessment in pulmonary arterial hypertension and chronic thromboembolic pulmonary hypertension. Eur Respir J. 2019;53(6):1802004.

8. Resposta: a

O paciente com instabilidade hemodinâmica é um paciente crítico e com mortalidade muito alta em poucas horas. Esse paciente se apresenta hipotenso (PA sistólica < 90 mmHg) e com sinais de hipoperfusão periférica (sudorese, déficit sensorial, oligúria, hipotermia, taquicardia e hipoxemia). No estudo ICOPER, o TEP maciço apresentou uma mortalidade de 52,4% ao mês, e se o paciente apresentava choque cardiogênico ou parada cardiorrespiratória, esta chegava a até 70%. Nesses casos, o paciente deve ser rapidamente submetido a terapia fibrinolítica sistêmica.

Bibliografia

1. Konstantinides SV, Meyer G, Becattini C, Bueno H, Geersing GJ, Harjola VP, et al.; The Task Force for the diagnosis and management of acute pulmonary embolism of the European Society of Cardiology (ESC). 2019 ESC Guidelines for the diagnosis and management of acute pulmonary embolism developed in collaboration with the European Respiratory Society (ERS): The Task Force for the diagnosis and management of acute pulmonary embolism of the European Society of Cardiology (ESC). Eur Respir J. 2019;54(3):1901647.

9. Resposta: d

Os pacientes com TEP maciço têm comprometimento de pelo menos 50% do território da artéria pulmonar na angiografia, e esse dado pode-se objetivar com o índice de Miller, que pontua a gravidade do TEP de acordo com o número de ramos obstruídos. A definição de TEP massivo pelas imagens se dá quando se tem mais de 7 pontos de 34 possíveis (índice de Miller > 0,5).

A morte secundária ao TEP ocorre pela insuficiência aguda do ventrículo direito (VD) causada pela brusca obstrução de uma artéria pulmonar que culmina em um choque cardiogênico pela falha progressiva da pré-carga do ventrículo esquerdo (VE).

19

Hemoptise e hemorragia alveolar

1. Quais alternativas a seguir podem estar associadas com hemorragias alveolares?
   a) Cocaína, nitrofurantoína e ácido retinoico.
   b) Cimetidina, Plasil® e ácido salicílico.
   c) Barbitúricos, penicilinas e heparinas de baixo peso molecular.
   d) Betabloqueadores, opiáceos e ácido salicílico.
   e) Amiodarona, nitrofurantoína e omeprazol.

2. Com relação à hemoptise maciça, assinale a alternativa correta:
   a) Abscesso pulmonar, micetoma e pneumonia necrotizante raramente cursam com hemoptise.
   b) A morbimortalidade é rara.
   c) A hemoptise maciça ativa tem como conduta broncoscopia diagnóstica.
   d) A conduta é sempre expectante.

3. Vasculites que cursam com infiltrado pulmonar relacionadas com ANCA e que podem levar à insuficiência respiratória:
   a) Granulomatose de Wegener, síndrome de ChurgStrauss, poliangeíte microscópica.

   b) Arterite de Takayasu, crioglobulinemia, síndrome de Behçet.
   c) Arterite de células gigantes, crioglobulinemia, angioedema.
   d) Síndrome de Behçet, crioglobulinemia, poliarterite nodosa.

4. Quanto aos derrames pleurais, é correto afirmar:
   a) O derrame pleural ocasionado por atelectasia é sempre um transudato, com grande número de células mononucleares e níveis de glicose iguais aos do soro.
   b) Os derrames pleurais podem ocorrer a partir de doenças sistêmicas como ICC, cujo mecanismo é um desequilíbrio da pressão motora no espaço pleural, ocasionando a formação de transudato.
   c) O tratamento de empiema bacteriano espontâneo, que pode ocorrer no hidrotórax hepático, é realizado com o uso de antimicrobianos e, obrigatoriamente, drenagem pleural.
   d) Nos pacientes com síndrome de Dressler, o exsudato é límpido e sempre bilateral.

5. Assinale a alternativa incorreta com relação a causas e condutas na hemoptise maciça:
   a) Abscesso pulmonar, micetoma e pneumonia necrotizante são situações que cursam com hemoptise.
   b) Sarcoidose, esclerose tuberosa, pneumoconiose e granulomatose de células de Langerhans são doenças infecciosas que raramente cursam com hemoptise.
   c) Ao admitir um paciente com história de hemoptise maciça na UTI, recomenda-se, nesta ordem: proteger as vias aéreas, oferecer suporte hemodinâmico necessário e realizar reversão de eventual coagulopatia.
   d) Ao se avaliar um paciente com hemoptise maciça vigente, se o quadro se mantiver após broncoscopia, o paciente poderá ser submetido a embolização arterial ou ressecção cirúrgica, ainda não havendo consenso sobre o tratamento de escolha.
   e) A intubação brônquica seletiva é mais fácil em pacientes que estejam com foco de sangramento no pulmão direito.

◎ GABARITO COMENTADO

1. Resposta: a

Hemorragia alveolar é uma síndrome caracterizada pelo sangramento proveniente da microvasculatura pulmonar, decorrente de uma gama variada de doenças, medicamentos e drogas ilícitas. As causas medicamentosas mais comuns e seu mecanismo envolvido no sangramento são:

- Reação de hipersensibilidade: propiltiouracil, penicilina, difenil-hidantoína, ácido retinoico, mitomicina, hidralazina, sulfassalazina, carbimazol, antagonistas de leucotrieno, agentes quimioterápicos.

- Toxicidade direta: amiodarona, nitrofurantoína, agentes quimioterápicos, cocaína/*crack*.
- Alterações da coagulação: trombolíticos, antiplaquetários, inibidores de glicoproteína IIb/IIIa, anticoagulantes, dextrana 70.

Assim que o diagnóstico de hemorragia alveolar for estabelecido, o fator etiológico e o tratamento específico imediato são fundamentais, em razão da alta morbimortalidade relacionada a essa síndrome.

Bibliografia

1. Martínez-Martínez MU, Oostdam DAH, Abud-Mendoza C. Diffuse alveolar hemorrhage in autoimmune diseases. Curr Rheumatol Rep. 2017; 19(5):27.

2. Resposta: c

A hemoptise maciça é uma situação de urgência e necessita de pronta intervenção médico-cirúrgica em razão de sua alta morbimortalidade. Bronquiectasia, neoplasia pulmonar, micetoma, abscesso pulmonar, pneumonia necrotizante, infarto pulmonar, fístula broncoarterial, vasculopatias e tuberculose (essa última em países subdesenvolvidos) são algumas das situações que frequentemente cursam com hemoptise. Os critérios utilizados para caracterizar hemoptise maciça são variáveis, uma vez que não há consenso na sua definição, e são baseados fundamentalmente no volume de sangue eliminado por unidade de tempo e na vigência de troca gasosa anormal e instabilidade hemodinâmica. Nessas situações, o simples tratamento conservador cursa com taxas de mortalidade de 50 a 75%, e a maioria ocorre mais por asfixia do que por anemia aguda. Pacientes com rebaixamento do nível de consciência, reflexo de tosse ausente ou ineficaz e aqueles com coagulopatias possuem alto risco de morte por asfixia.

Dessa maneira, a abordagem inicial desses pacientes na UTI deve ser guiada para proteção das vias aéreas, através de intubação imediata e oferta adequada de oxigênio, suporte hemodinâmico e reversão de eventual coagulopatia. Entretanto, o objetivo central do tratamento visa tamponar o sítio de sangramento, proteger o pulmão não atingido de aspiração e eliminar o fator causal.

A broncoscopia diagnóstica é conduta mandatória nos casos de hemoptise maciça ativa, dado que identifica o sítio do sangramento em até 93% dos casos.

Quando o sangramento se origina abaixo da carina, o pulmão atingido deve ser mantido em decúbito pendente para evitar a aspiração do sangue expectorado. Um balão colocado via broncoscopia pode ser utilizado para tamponamento e isolar o lobo sangrante, sendo utilizado com sucesso em todos os segmentos pulmonares, exceto o brônquio do lobo superior direito. A intubação seletiva com a cânula de Carlen pode ser utilizada, mas sua colocação, geralmente, é mais difícil nessa condição.

Apesar de várias possibilidades terapêuticas, ainda não há um consenso em relação a qual terapia deve ser instituída.

Atualmente, as recomendações a respeito da embolização arterial e da cirurgia são:

- Em pacientes não candidatos à cirurgia, seja pela função pulmonar debilitada, por condições clínicas associadas ou por serem lesões difusas, a embolização deve ser a primeira opção.
- A ressecção de parênquima pulmonar deve ser indicada nos pacientes com hemoptise e nos quais a cirurgia também é o tratamento definitivo para a doença de base (por exemplo, neoplasia).
- Todos os pacientes potencialmente operáveis que continuam com sangramento maior que 1 L/dia, apesar das medidas clínicas de suporte, devem ser candidatos à

embolização ou cirurgia, dependendo da experiência do serviço.

Bibliografia

1. Davidson K, Shojaee S. Managing massive hemoptysis. Chest. 2020;157(1):77-88.

3. **Resposta: a**

As vasculites sistêmicas são um grupo de doenças caracterizadas por um processo inflamatório de vasos sanguíneos levando a necrose da parede do vaso e obstrução da luz. O espectro clínico das vasculites sistêmicas é muito variado, dependendo, em grande parte, do tamanho e da localização dos vasos acometidos. Quando ocorrem de forma isolada, são denominadas vasculites primárias. Outras vezes, porém, surgem na vigência de doenças sistêmicas autoimunes, neoplásicas ou infecciosas, sendo denominadas, então, vasculites secundárias.

Tradicionalmente, as vasculites costumam ser classificadas, de acordo com o calibre dos vasos acometidos, em vasculites de pequeno, médio ou grande calibre. Mais recentemente, a descrição da presença, no soro de portadores de algumas formas de vasculites, de anticorpos contra o citoplasma de neutrófilos (ANCA) trouxe auxílio no diagnóstico.

A poliangeíte microscópica, a granulomatose de Wegener e a síndrome de Churg-Strauss síndrome de Churg-Strauss (granulomatose eosinofílica com poliangiite) são vasculites sistêmicas de pequeno calibre, com ANCA associado; cursam com infiltrado pulmonar de padrão variável e podem levar a insuficiência respiratória se não tratadas adequadamente.

Bibliografia

1. Martínez-Martínez MU, Oostdam DAH, Abud-Mendoza C. Diffuse alveolar hemorrhage in autoimmune diseases. Curr Rheumatol Rep. 2017; 19(5):27.

4. Resposta: b

Os derrames pleurais podem ocorrer a partir de doenças sistêmicas, cujo mecanismo é um desequilíbrio da pressão motora no espaço pleural, ocasionando a formação de transudato, ou mediante o acometimento direto da pleura, em que a alteração da permeabilidade da membrana pleural leva à formação de exsudato.

A melhor maneira de diferenciar transudato de exsudato no líquido pleural é utilizar os critérios de Light, pela análise e a relação entre proteína e DHL pleurais e séricas.

Seu diagnóstico etiológico pode ser obtido pela punção do líquido pleural e, em alguns casos, da biópsia pleural. O aspecto do líquido pleural pode ser muito sugestivo de algumas situações, como empiema, abscesso amebiano, quilotórax e hemotórax.

A síndrome de Dressler ocorre tardiamente após lesão miocárdica, e é um exsudato hemorrágico, com pH e glicose normais, quase sempre unilateral à esquerda.

Bibliografia

1. Leib AD, Foris LA, Nguyen T, Khaddour K. Dressler syndrome. Treasure Island: StatPearls Publishing; 2021.

5. Resposta: e

A hemoptise maciça é uma situação de urgência e necessita de pronta intervenção médico-cirúrgica em razão de sua alta morbimortalidade.

Bronquiectasia, neoplasia pulmonar, micetoma, abscesso pulmonar, pneumonia necrotizante, infarto pulmonar, fístula broncoarterial, vasculopatias e tuberculose (essa última em países subdesenvolvidos) são algumas das situações que frequentemente cursam com hemoptise. Os critérios utilizados para caracterizar uma hemoptise maciça são variáveis, uma vez que não há consenso na sua definição e são baseados fundamentalmente no volume de sangue eliminado por unidade de tempo e na vigência de troca gasosa anormal e instabilidade hemodinâmica. Nessas situações, o simples tratamento conservador cursa com taxas de mortalidade de 50%, sendo que a maioria ocorre mais por asfixia do que por anemia aguda. Pacientes com rebaixamento do nível de consciência, reflexo de tosse ausente ou ineficaz e aqueles com coagulopatias possuem alto risco de morte por asfixia.

Dessa maneira, a abordagem inicial desses pacientes na UTI deve ser guiada para proteção das vias aéreas, através de intubação imediata e oferta adequada de oxigênio, suporte hemodinâmico e reversão de eventual coagulopatia. Entretanto, o objetivo central do tratamento visa tamponar o sítio de sangramento, proteger o pulmão não atingido de aspiração e eliminar o fator causal.

A broncoscopia diagnóstica é conduta mandatória nos casos de hemoptise maciça ativa, uma vez que identifica o sítio do sangramento em até 93% dos casos.

Quando o sangramento se origina abaixo da carina, o pulmão atingido deve ser mantido em decúbito pendente para evitar a aspiração do sangue expectorado. Um balão colocado via broncoscopia pode ser utilizado para tamponamento e isolar o lobo sangrante, sendo utilizado com sucesso em todos os segmentos pulmonares, exceto o brônquio do lobo superior direito. A intubação seletiva com a cânula de Carlen pode ser utilizada, mas sua colocação geralmente é mais difícil nessa condição.

Apesar de várias possibilidades terapêuticas, ainda não há um consenso em relação a qual terapia deve ser instituída.

Atualmente, as recomendações a respeito da embolização arterial e da cirurgia são:
- Em pacientes não candidatos a cirurgia, seja pela função pulmonar debilitada, por condições clínicas associadas ou por se-

rem lesões difusas, a embolização deve ser a primeira opção.

- A ressecção de parênquima pulmonar deve ser indicada a pacientes com hemoptise e nos quais a cirurgia também é o tratamento definitivo para a doença de base (por exemplo, neoplasia).
- Todos os pacientes potencialmente operáveis que continuam com sangramento maior que 1 L/dia, apesar das medidas clínicas de suporte, devem ser candidatos à embolização ou cirurgia, dependendo da experiência do serviço.

Bibliografia

1. Davidson K, Shojaee S. Managing massive hemoptysis. Chest. 2020;157(1):77-88.

20
Doença pulmonar obstrutiva crônica e asma

1. Paciente do sexo masculino, 17 anos, é trazido da sala de emergência com história de 4 dias de coriza e mialgia progressivas com piora há 48 horas com tosse sem expectoração intensa, dispneia e sibilância intensa. Refere asma brônquica e tratamento irregular.

   Ao exame físico: Estado geral preservado, orientada, dispneica, com frases parciais, uso de musculatura acessória, FC = 120 bpm e SatO$_2$ = 91% ao ar ambiente. Não há relato do emergencista de início do tratamento, nem foram solicitados exames complementares. Sobre o caso anterior, responda qual a alternativa correta.

   a) A exacerbação da asma deve ser considerada leve.

   b) A exacerbação da asma deve ser considerada moderada.

   c) A exacerbação da asma deve ser considerada grave.

   d) A exacerbação da asma deve ser considerada "parada respiratória iminente".

2. O paciente em mal asmático em ventilação mecânica podem iniciar um processo de hiperinsuflação dinâmica. Sobre esse fenômeno e suas implicações, assinale a alternativa correta.

   a) A pressão de platô pode ser o melhor parâmetro para avaliar a hiperinsuflação dinâmica.

   b) A auto-PEEP em ventilação mecânica ativa deve ser sempre avaliada.

   c) Normalmente, as mudanças de auto-PEEP são contrárias às mudanças na pressão de platô no paciente em ventilação mecânica e estado de mal asmático.

   d) A diminuição da ventilação minuto não tem nenhum efeito na hiperinsuflação dinâmica.

   e) Todas as alternativas são corretas.

3. No exame físico do paciente com exacerbação da asma: asma grave ou muito grave é possível encontrar um conjunto de sinais e sintomas, entre eles o pulso paradoxal. Assinale a alternativa correta.

   a) Há uma diferença entre a pressão sistólica e diastólica durante a inspiração.

   b) Consiste no aumento acentuado da amplitude de pulso durante a expiração e inspiração.

   c) Consiste na diminuição acentuada da amplitude de pulso. Um valor maior que 25 mmHg indica a presença de asma grave.

d) O pulso paradoxal se deve ao aumento da pressão positiva intrapleural durante a inspiração forçada.
e) Todas as alternativas são corretas.

Sobre o caso clínico a seguir, responda as questões 4, 5 e 6.

Paciente de 21 anos, sexo feminino, chega à terapia intensiva com história de dispneia intensa há 2 horas. Refere asma brônquica com tratamento irregular com mais de três internações hospitalares no último ano. Nos últimos dois dias apresenta tosse pouco produtiva com coriza intensa. Refere mudança ambiental recente com mudança de domicílio. Não sabe referir os fármacos utilizados durante internações e em casa o tratamento é irregular com "bombinha".

Ao exame físico: Bom estado geral, acianótico. Agitação psicomotora moderada, sibilos contínuos na inspiração e expiração. A paciente reclama de sensação de opressão torácica. Sua frequência cardíaca é 130 bpm, FR = 35 ipm, $SatO_2$ 92% ao ar ambiente. Há retração inspiratória dos espaços intercostais, fossa supraesternal, regiões supraclaviculares e subcostais. Mobiliza os músculos esternocleidomastóideos. Percebe-se pequena fenda central na comissura labial durante a expiração (assovio). O *peak flow* foi tentado pela equipe de atendimento, mas avaliou-se que a paciente não conseguiu realizar de maneira confiável por desconforto respiratório intenso. O ECG é normal (exceto pela taquicardia sinusal). Ainda não foi iniciado o tratamento, e pela "gravidade do caso" a paciente foi encaminhada diretamente à UTI.

4. Podemos afirmar que:
   a) A classificação da intensidade da exacerbação não pode ser determinada por esse exame físico.
   b) Não pode ser muito grave porque não há pulso paradoxal relatado.
   c) Se o PFE fosse maior que 50% a exacerbação seria grave.
   d) Ao exame classifica-se a exacerbação como asma aguda grave.
   e) Todas as alternativas são incorretas.

5. Podemos afirmar que:
   a) Sobre o caso anterior, não há elementos para determinarmos a necessidade de internação em UTI.
   b) O tratamento dessa paciente exige internação em UTI sempre.
   c) O início do tratamento deve ser realizado de imediato na sala de emergência com corticoides inalatórios.
   d) Essa paciente sempre deve ser submetida à ventilação não invasiva.
   e) Todas as alternativas são incorretas.

6. Podemos afirmar que:
   a) Essa paciente deve receber salbutamol, e pode ser por nebulização, 5 mg a cada 20 minutos.
   b) O beta-adrenérgico de curta duração utilizado intravenoso possui boa evidência de resultado na crise grave.
   c) O corticoide sistêmico não deve ser utilizado de forma precoce, a não ser que a paciente não tenha melhora clínica na segunda hora.
   d) O corticoide inalatório pode ser utilizado na exacerbação grave, mas não na parada respiratória iminente.
   e) Todas as alternativas são incorretas.

Mulher, 75 anos, refere tosse com expectoração clara matutina há 9 anos. Há 4 anos com dispneia aos esforços em progressão; atualmente tem dispneia para andar 50 metros em terreno plano. Por vezes o sintoma é acompanhado de chiado no peito. Tabagista de 1 a 2 maço de cigarros por dia há 50 anos. Exame físico apresenta sibilos difusos. Refere piora do padrão da dispneia e escarro amarelado nos últimos dias.

Responda as questões 7 e 8 com o caso apresentado.

7. Qual achado é suficiente para o diagnóstico da doença mais provável?
   a) Hipoxemia na gasometria arterial com cateter a 1 litro.
   b) Padrão obstrutivo na espirometria pós-broncodilatador.
   c) Redução de capacidade de difusão de monóxido de carbono.
   d) Enfisema na tomografia de tórax sem contraste.

8. Ainda sobre o diagnóstico
   a) Prova broncodilatadora positiva descarta o diagnóstico de DPOC.
   b) Na espirometria, podemos medir o VEF1 (volume expiratório forçado no 1º segundo), a CVF (capacidade vital forçada), o PFE (pico de fluxo expiratório) e o VR (volume residual).
   c) As bactérias implicadas comumente nas exacerbações do DPOC são *Streptococcus pneumoniae*, *Haemophilus influenzae* e *Moraxella catarrhalis*, além do *Mycoplasma pneumoniae* e da *Clamidophila pneumoniae*.
   d) O oxigênio suplementar deve ser administrado para manter saturações arteriais maiores que 95%.

9. Um paciente está internado com tratamento para pneumonia adquirida na comunidade. Na evolução, nota-se aparecimento de derrame pleural ipsilateral a pneumonia. Qual das alternativas abaixo indica a necessidade de drenagem pleural com dreno tubular em selo de água, após análise do líquido pleural?
   a) Relação da proteína no líquido pleural e proteína sérica = 0,8.
   b) Glicose do líquido pleural superior a 80 mg/dL.
   c) pH do líquido pleural inferior a 7,2.
   d) LDH (desidrogenase lática) do líquido pleural igual a 360 mg/dL.

10. Mulher de 70 anos, com peso ideal de 60 kg, sem comorbidades prévias, no primeiro dia de internamento na UTI por insuficiência respiratória aguda secundária a pneumonia da comunidade grave, sob ventilação mecânica volume controlada, com volume corrente = 300 mL, f = 26 ipm, PEEP = 13 cmH_2O, fluxo = 42 L/min, FiO_2 = 80% e pressão de platô = 27 cmH_2O. A paciente está sob sedoanalgesia e bloqueio neuromuscular contínuo. A radiografia de tórax mostra consolidações bilaterais difusas com borramento das cúpulas diafragmáticas e o ecocardiograma é normal. Não há instabilidade hemodinâmica ou queda da diurese. Caso a gasometria arterial atual mostre pH = 7,14, $PaCO_2$ = 64 mmHg, PaO_2 = 80 mmHg, SaO_2 = 93%, HCO_3 = 26 mEq/L, EB = +2, A estratégia mais apropriada nesse momento, em relação à troca gasosa e à mecânica respiratória seria:
    a) Mudar para a posição prona.
    b) Manter os parâmetros do ventilador.
    c) Iniciar a modalidade APRV.
    d) Instalar membrana de oxigenação extracorpórea (ECMO).

11. Mulher de 60 anos, com diagnóstico prévio de insuficiência cardíaca com fração reduzida de 34%. Foi admitida na unidade de terapia intensiva há 2 dias por quadro de sepse de foco cutâneo devido a celulite em membro inferior direito, com necessidade de intubação orotraqueal e ventilação mecânica invasiva. Evoluiu com melhora progressiva dos parâmetros laboratoriais e hemodinâmicos, atingindo critérios de estabilidade clínica.

    Foi submetida a um teste de respiração espontânea de 30 minutos com pressão de suporte de 7 cmH_2O e pressão expiratória final de 5 cmH_2O, sem apresentar sinais de intolerância. A paciente foi então extubada e recebeu oxigênio suplementar em cateter a 2 L/min.

    Aproximadamente 30 minutos após a extubação, a paciente evoluiu com queixa de dispneia intensa e ao exame apresentava frequência respiratória de 37 irpm, esforço respiratório moderado, saturação de oxigênio de 84%, aumento da frequência cardíaca para 140 bpm e hipertensão arterial de 167/88 mmHg. A ausculta pulmonar que era normal antes da extubação apresenta agora estertores finos e roncos difusos bilateralmente.

    Assinale a alternativa correta com relação ao caso.
    a) A retirada da ventilação por pressão positiva causa aumento da pós-carga do ventrículo direito e consequente edema pulmonar agudo.
    b) A retirada da ventilação por pressão positiva aumenta a pré e a pós-carga do ventrículo esquerdo, podendo desencadear edema pulmonar agudo.
    c) A retirada da ventilação por pressão positiva causa regurgitação mitral aguda, podendo desencadear edema pulmonar agudo.
    d) A retirada da ventilação por pressão positiva e a obstrução laríngea apresentada causam negativação excessiva da pressão intratorácica, podendo desencadear edema pulmonar agudo.

12. Mulher, 33 anos, chega ao pronto-socorro com dispneia intensa. Exame físico: PA= 115 x 75 mmHg, FC = 115 bpm, FR = 34 irpm, cianótica, com uso de musculatura acessória. Pulmões: murmúrio vesicular presente com sibilos difusos. Após inalação com beta2 agonista, apresenta rebaixamento do nível de consciência, sendo optado por intubação orotraqueal. Quais os princípios da ventilação mecânica:
    a) Ventilação a pressão, PEEP = 15, FIO_2 = 0,3.
    b) Fração inspirada de oxigênio entre 90 e 100%.
    c) Fluxo inspiratório alto para permitir baixo pico de pressão.
    d) Frequência respiratória e volume corrente baixos.

13. Mulher branca, 42 anos, relatando dor torácica ao respirar e dispneia rapidamente progressiva, foi hospitalizada cinco meses após o início dos sintomas. Referia tosse seca, chiado no peito e emagrecimento de 8 kg desde o início dos sintomas.

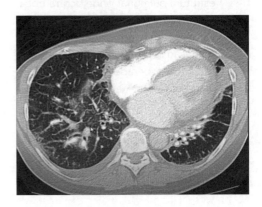

a) Na tomografia de tórax observa-se: espessamento de septos interlobulares e a arteríola centrolubular e vaso linfático dilatado.
b) Com a imagem acima é possível afirmar que se trata de uma neoplasia pulmonar de pequenas células.
c) A neoplasia primária mais comum com evolução de metástases pulmonares na mulher é o câncer de cólon.
d) A linfangite carcinomatosa está afastada pela história e pela imagem radiológica.

14. Sobre a asma, assinale a alternativa correta.
a) Mesmo quando crônica, a asma é caracterizada por eventos de inflamação na via aérea em resposta a vários estímulos externos, levando a redução reversível no seu calibre devido à contração dos músculos lisos, congestão vascular, edema das paredes brônquicas e secreção, achados essencialmente reversíveis e sem remodelagem da via aérea.
b) Nos pacientes com DPOC, a hipoxemia observada e retenção do CO_2 podem facilmente ser explicadas pelo mecanismo fisiopatológico de *shunt*, em que o fluxo de sangue não encontra uma estrutura pulmonar onde ocorra troca, passando inalterado do lado direito venoso para o lado esquerdo arterial.
c) Alteração importante no *peak-flow* observado x esperado, sonolência, afundamento abdominal durante a fase inspiratória e frequência cardíaca de 75 bpm, com ausência de pulso paradoxal ou tiragem, sugerem parada respiratória iminente.
d) A ventilação não invasiva na exacerbação da asma possui forte evidência e, portanto, está sempre recomendada na crise grave.
e) Alguns fármacos devem ser evitados na intubação do paciente asmático; o propofol e o fentanil são fármacos proscritos no paciente em crise grave de asma porque podem piorar o broncoespasmo.

15. Em relação ao tratamento da doença pulmonar obstrutiva crônica (DPOC), avalie as seguintes afirmativas:
I. A adição de um segundo broncodilatador de longa duração com um mecanismo de ação diferente aumenta os benefícios sobre diferentes desfechos, notadamente a dispneia e a frequência e gravidade das exacerbações na DPOC.
II. Apenas a adição do corticosteroide a um broncodilatador é suficiente para prevenir e tratar a dispneia e as exacerbações.
III. A dosagem de eosinófilos no sangue é apontada como um preditor de resposta aos CI em indivíduos com DPOC.
IV. A associação LABA + LAMA está indicada apenas para pacientes com DPOC muito graves, durante exacerbações do quadro.

Estão corretas, apenas
a) II e IV.
b) I e II.
c) I e III.
d) III e IV.

 GABARITO COMENTADO

1. **Resposta: b**
Conforme a tabela a seguir, o caso do paciente pode ser enquadrado na classificação

Classificação da intensidade das exacerbações em crianças e adultos

	Leve	Moderada	Grave	Iminência de PR
FC	FC < 100	100-120 bpm	> 120 bpm	Bradicardia relativa
Pulso paradoxal	Ausente (< 10 mmHg)	10-25 mmHg	> 25 mmHg	> 25 mmHg
PFE (pós-BD)	> 80%	60-80%	< 60%	< 60%
PAO_2	Normal	> 60 mmHg	< 60 mmHg	< 60 mmHg
$PACO_2$	<45 mmHg		≥ 45 mmHg	≥ 45 mmHg
$SATO_2$	> 95%	91-95%	< 90%	< 90%
Dispneia	Aos esforçs	Ao falar	Ao repouso	Ao repouso
Fala	Frases completas	Frases incompletas	Palavras	Incapaz de falar
Posição corporal	Capaz de deitar	Prefere manter-se sentado	Mantém-se sentado, curvado para a frente	Mantém-se sentado, curvado para a frente
Consciência	Normal ou agitado	Geralmente agitado	Agitado, confuso ou sonolento	Confuso ou sonolento
FR	Aumentada	Aumentada	FR > 30 irpm	FR > 30 irpm
Musc. acessória	Geralmente ausente	Geralmente presente	Presente	Presente
Sibilos	Expiratórios moderados	Expiratórios difusos	Insp. e exp. difusos	Ausentes

de asma grave. O início do tratamento deve conter a utilização de beta-adrenérgicos de curta duração e corticoides sistêmicos. Os corticoides sistêmicos são essenciais no tratamento da exacerbação e devem ser usados precocemente. Reduzem a inflamação, aceleram a recuperação, reduzem recidivas e hospitalizações e diminuem o risco de asma fatal.

Bibliografia

1. Mauer Y, Taliercio RM. Managing adult asthma: The 2019 GINA guidelines. Cleve Clin J Med. 2020;87(9):569-75.

2. Resposta: a

Um dos maiores problemas na ventilação mecânica do paciente asmático é a hiperinsuflação dinâmica. A pressão de platô pode ser utilizada como um parâmetro na hiperinsu-

flação dinâmica porque o volume represado serve para aumentar pressão de recolhimento elástico. E esse fenômeno pode ser verificado com os aumentos da pressão de platô e os valores da auto-PEEP.

Bibliografia

1. Laher AE, Buchanan SK. Mechanically ventilating the severe asthmatic. J Intensive Care Med. 2018.

3. Resposta: c

O pulso paradoxal consiste na diminuição acentuada da amplitude de pulso associada a uma diferença da pressão sistólica entre a inspiração e a expiração. Pode ocorrer até mesmo o desaparecimento da amplitude de pulso. Isso se deve ao grande aumento da pressão negativa intrapleural durante a inspiração e elevação durante a expiração. Um valor da diminuição maior que 25 mmHg indica asma grave. Uma posterior ausência da elevação dessa diferença pode indicar piora por diminuição da "força" muscular durante a crise.

Bibliografia

1. Mayordomo-Colunga J, Fernández-Montes R, Vivanco-Allende A. Pulsus paradoxus [Paradoxical pulse]. An Pediatr (Barc). 2020;92(5):311-2.

4. Resposta: d

Vide tabela de classificação da intensidade da exacerbação da crise aguda de asma apresentada no comentário da questão 1.

Bibliografia

1. Mauer Y, Taliercio RM. Managing adult asthma: The 2019 GINA guidelines. Cleve Clin J Med. 2020;87(9):569-75.

5. Resposta: e

A necessidade de internação em UTI não pode ser avaliada. A paciente deve receber o tratamento em sala de emergência. A necessidade de internação em UTI dos pacientes com asma é incomum, e o caso poderia ter sido resolvido em sala de emergência para posterior avaliação de necessidade de internação hospitalar. Os corticoides inalatórios não estão indicados na exacerbação aguda grave. Sobre a ventilação não invasiva, não há evidências que exijam sempre a sua realização na asma grave.

Bibliografia

1. Mauer Y, Taliercio RM. Managing adult asthma: The 2019 GINA guidelines. Cleve Clin J Med. 2020;87(9):569-75.

6. Resposta: a

Utilizar um beta2-agonista de curta duração inalado, preferencialmente com espaçador. Pode ser feito a cada 20 minutos na primeira hora. Em crianças sem resposta ao tratamento usual, pode-se considerar o uso de nebulização contínua.

Obs.: uma atualização do GINA 2019 afirma que não existem evidências para o uso de beta2-agonista de curta ação por via intravenosa em casos de crise grave. Fenoterol (Berotec®) ou salbutamol (Aerolin®): spray com 6-8 jatos com espaçador (preferencial) ou nebulizar 10 gotas (máx.: 20 gotas) em 03 a 05 mL de SF0, 9% em oxigênio 6-8 L/min.

O uso de corticoide sistêmico acelera a resolução da exacerbação e previne novas crises. De preferência, deve ser utilizado ainda na primeira hora de atendimento em pacientes graves ou naqueles que não respondem às primeiras doses de SABA. O corticoide deve ser mantido por 3-5 dias em crianças e 5-7 dias em adultos. O corticoide intravenoso deve ser usado quando o paciente está muito dispneico para engolir, vomitando ou quando estiverem fazendo uso de VNI ou IOT. Deve-se manter por tempo curto esta via em casos graves. Logo que possível, o corticoide deve ser modificado para a via oral.

Bibliografia

1. Mauer Y, Taliercio RM. Managing adult asthma: The 2019 GINA guidelines. Cleve Clin J Med. 2020;87(9):569-75.

7. Resposta: b

Espirometria: é necessária para o diagnóstico definitivo de DPOC, evidenciando VEF1/CVF < 0,7 após broncodilatador. Auxilia a classificação quanto à gravidade da doença. Não tem utilidade durante a exacerbação aguda.

Classificação ambulatorial de DPOC (GOLD) – paciente estável.

Classificação VEF1/CVF, VEF1 pós-broncodilatador:

- GOLD 1 – leve < 70% ≥ 80%.
- GOLD 2 – moderada < 70% ≥ 50% e < 80%.

- GOLD 3 – grave < 70% ≥30% e < 50%.
- GOLD 4 – muito grave < 70% ≤ 30%.

Bibliografia

1. Singh D, Agusti A, Anzueto A, Barnes PJ, Bourbeau J, Celli BR, et al. Global strategy for the diagnosis, management, and prevention of chronic obstructive lung disease: the GOLD science committee report 2019. Eur Respir J. 2019;53(5):1900164.

8. **Resposta: c**

Pacientes com DPOC, especialmente aqueles com obstrução acentuada, podem mostrar uma elevação significativa apenas da CVF pós-broncodilatador, o que se correlaciona com a redução da dispneia e maior capacidade de exercício. Variações maiores ou iguais a 0,35 L da CVF excedem o 95º percentil de variação ao acaso. Variações acima de 12% e 0,20 L para a CVF, à semelhança do proposto para o VEF1, continuam a ser erroneamente sugeridas como significativas. Não é surpreendente que este ponto de corte tenha poder discriminatório pobre para diferenciar asma de DPOC.

Espirometria: é necessária para o diagnóstico definitivo de DPOC, evidenciando VEF1/CVF < 0,7 após broncodilatador. Auxilia a classificação quanto à gravidade da doença. Não tem utilidade durante a exacerbação aguda.

Classificação ambulatorial de DPOC (GOLD) – paciente estável.

Classificação VEF1/CVF, VEF1 pós-broncodilatador:
- GOLD 1 – leve < 70% ≥ 80%.
- GOLD 2 – moderada < 70% ≥ 50% e < 80%.
- GOLD 3 – grave < 70% ≥30% e < 50%.
- GOLD 4 – muito grave < 70% ≤ 30%.

De acordo com as recomendações do GOLD os pacientes que devem ter o uso da oxigenioterapia domiciliar por mais de quinze horas por dia como uma terapia a ser considerada são aqueles que se encontram no estágio IV.

Avaliação clínica

Baseia-se na caracterização da dispneia, o quanto ela impacta na vida do indivíduo, e os sintomas associados. Para isso, temos disponíveis:
- Escala Modified Medical Research Council (mMRC): avalia intensidade da dispneia, indo de zero a quatro (tabela a seguir).
- Questionário COPD Assessment Test (CAT).
- St George Respiratory Questionnaire (SGRQ).

O relatório GOLD dá preferência ao SGRQ, considerado como "importante" quando > 25. No CAT, o equivalente é um escore > 10.

São critérios de indicação de O_2 no SUS: PaO_2 < 55 mmHg, ou SpO_2 < 88% ou PaO_2 55-59, SpO_2 < 89, sem sinais de cor pulmonale. O fluxo deverá ser o mínimo possível para saturação mínima de 90%.

Escala Modified Medical Research Council

0	Dispneia a exercícios intensos
1	Dispneia andando rápido no plano ou subindo aclives leves
2	Andar mais lentamente que pessoas da mesma idade devido a dispneia ou parar para respirar andando normalmente no plano
3	Parar para respirar após caminhar uma quadra (90 ou 120 metros) ou após poucos minutos no plano
4	Não sair de casa devido à dispneia ou dispneico ao se vestir

Fonte: SOPTERJ, 2018.

Na exacerbação infecciosa, além dos vírus, alguns agentes são mais frequentemente encontrados, a saber: *Streptococcus pneumoniae*, *Haemophilus influenzae*, *Branhnamella catarrhalis* e, em casos mais graves, *Pseudomonas* spp.

Bibliografia

1. Singh D, Agusti A, Anzueto A, Barnes PJ, Bourbeau J, Celli BR, et al. Global strategy for the diagnosis, management, and prevention of chronic obstructive lung disease: the GOLD science committee report 2019. Eur Respir J. 2019;53(5):1900164.

9. **Resposta: c**

Para investigação do derrame pleural podem ser solicitados exames laboratoriais:
- Sangue: proteínas totais, LDH, albumina, glicose.
- Líquido pleural: proteínas totais, LDH, albumina, glicose, pH, celularidade total e diferencial, cultura.

A depender da suspeita clínica, podem ser solicitados exames adicionais no líquido pleural:
- Neoplasia: citologia oncótica.
- Tuberculose: baciloscopia/cultura para BK, PCR para BK e ADA (adenosina deaminase).
- Quilotórax: triglicérides.
- Hemotórax: hematócrito.
- Critérios de Light (sensibilidade 98%; especificidade: 83%).

Diferenciação entre transudato e exsudato.

Exsudatos preenchem pelo menos um dos critérios:
- Relação entre as proteínas do líquido pleural/sérico > 0,5.
- Relação entre LDH do líquido pleural/sérico > 0,6.
- LDH do líquido pleural mais de 2/3 do limite superior da normalidade.

Se o quadro clínico for compatível com derrame transudativo e o resultado da análise do líquido pleural mostrar exsudato, especialmente com valores limítrofes (p. ex., relação de proteínas = 0,51 ou relação de LDH = 0,62) e paciente em uso de diurético, pode-se tratar de falso-positivo para exsudato.

Deve-se aplicar outro marcador com maior especificidade.

Outros achados que sugerem exsudato:
- Albumina sérica.
- Albumina do líquido pleural ≤ 1,2 (especificidade 92%).
- Proteínas totais sérica.
- Proteínas totais do líquido pleural < 3,1

Celularidade do líquido pleural:
- Predomínio de PMN (> 50%): derrame parapneumônico, embolia pulmonar, pancreatite.
- Predomínio de linfócitos: tuberculose ou neoplasia. Pode ocorrer no derrame após cirurgia de revascularização coronariana.
- Eosinófilos (> 10%): sangue ou ar na pleura. Pode ocorrer no derrame por reação a drogas.

Critérios para derrame parapneumônico complicado:
- pH < 7,20.
- Gram/cultura positiva.
- Glicose < 60 mg/dL.
- LDH > 1.000 U/L – critério menos específico; levar em consideração quadro clínico e volume do derrame.

Não se deve aplicar critérios de complicação para outros tipos de derrame pleural, apenas para o derrame parapneumônico!

Tratamento
- Transudatos: tratamento direcionado à causa-base. Usualmente envolve restri-

ção de sódio e uso de diuréticos. Derrame parapneumônico: antibioticoterapia.

- Derrame parapneumônico complicado: antibioticoterapia e drenagem de tórax. Empiema (pus no espaço pleural): antibioticoterapia e drenagem de tórax.
- No derrame parapneumônico complicado e empiema multiloculados, a videotoracoscopia é o tratamento preferencial. Derrame pleural neoplásico: toracocentese de alívio se paciente sintomático. Nos casos refratários à quimioterapia e com necessidade de toracocentese de alívio de repetição, considerar pleurodese.
- Toracocentese de alívio: não retirar volume > 1.500 mL pelo risco de edema pulmonar de reexpansão.

Bibliografia

1. Jany B, Welte T. Pleural effusion in adults-etiology, diagnosis, and treatment. Dtsch Arztebl Int. 2019;116(21):377-86.
2. Beaudoin S, Gonzalez AV. Evaluation of the patient with pleural effusion. CMAJ. 2018;190(10):E291-E295.

10. Resposta: a

A posição prona deve ser utilizada precocemente (até nas primeiras 48 horas, de preferência nas primeiras 24 horas), em pacientes que apresentem SDRA e alteração grave da troca gasosa, caracterizada por uma relação entre pressão parcial de oxigênio arterial (PaO_2) e fração inspirada de oxigênio (FiO_2) (PaO_2/FiO_2) inferior a 150 mmHg. Quando adotada, deve ser mantida por pelo menos 16 horas (podendo atingir 20 horas), antes de retornar o paciente para posição supina.

Após 1 (uma) hora em posição prona, uma gasometria deve ser realizada para avaliar se o paciente responde ou não a esta estratégia. Caso seja considerado como respondedor (aumento de 20 mmHg na relação PaO_2/FiO_2 ou de 10 mmHg na PaO_2), o posicionamento

deve ser mantido. Do contrário, retorna-se o paciente à posição supina. Sugere-se que esta avaliação seja repetida a cada 6 (seis) horas. Não havendo mais sinais de resposta, o paciente deve ser retornado à posição supina.

Bibliografia

1. Gattinoni L, Busana M, Giosa L, Macrì MM, Quintel M. Prone positioning in acute respiratory distress syndrome. Semin Respir Crit Care Med. 2019;40(1):94-100.
2. Vogt TB, Sensen B, Kluge S. Bauchlagerung bei Beatmung – Schritt für Schritt [Prone Position during Mechanical Ventilation – Step by Step]. Dtsch Med Wochenschr. 2019;144(14):978-981.

11. Resposta: b

Diferentes efeitos se produzem sobre a pós-carga do ventrículo esquerdo e ventrículo direito, todos eles decorrentes de influências diretas da pressão pleural sobre o pericárdio, assim como das pressões alveolares sobre os capilares intra e extra-alveolares. No caso do ventrículo esquerdo a pós-carga é diminuída durante a ventilação mecânica com pressão positiva. A ventilação mecânica costuma aliviar a pressão transmural sistólica do ventrículo esquerdo, favorecendo, em algum grau, a contratilidade miocárdica. Para o ventrículo esquerdo, tudo se passa como se os incrementos de pressão pleural fossem, na verdade, diminuições da pressão arterial média de igual montante (da mesma forma, haveria diminuição equivalente na pressão transmural de ventrículo esquerdo). Poderíamos dizer, portanto, que a ventilação mecânica com pressão positiva funciona com um "vasodilatador" venoso e arterial, causando diminuição na pré e na pós-carga, respectivamente, com a peculiaridade de não causar queda no valor absoluto da pressão arterial média. Indivíduos com choque cardiogênico e edema pulmonar, por exemplo, podem se beneficiar muito do uso da ventilação mecânica.

Bibliografia

1. Grübler MR, Wigger O, Berger D, Blöchlinger S. Basic concepts of heart-lung interactions during mechanical ventilation. Swiss Med Wkly. 2017; 147:w14491.
2. Mahmood SS, Pinsky MR. Heart-lung interactions during mechanical ventilation: the basics. Ann Transl Med. 2018;6(18):349.

12. Resposta: d

A diminuição da ventilação-minuto FR × VC visa atenuar o processo de hiperinsuflação dinâmica e geração do auto – PEEP. Em geral os volumes correntes baixos e a frequência respiratória baixa aumenta o tempo expiratório mecânico e permite uma melhor desinsuflação.

Quanto mais severa a obstrução, mais prolongado deve ser o tempo expiratório e menor a frequência respiratória. Quando respeitamos a relação inspiração: expiração (I: E) recomendada de 1:3 a 1:4 e trabalhamos com tempo inspiratório normal para a idade e até um pouco maior para ajudar a gerar o volume corrente ideal, certamente precisaremos trabalhar com frequência baixa para permitir essa conjunção: valores de frequência respiratória de 12-16 para pacientes de 1 a 5 (um a cinco) anos e valores de 10-12 para pacientes maiores que 5 (cinco) anos.

Bibliografia

1. Leatherman J. Mechanical ventilation for severe asthma. Chest. 2015;147(6):1671-80.
2. Laher AE, Buchanan SK. Mechanically ventilating the severe asthmatic. J Intensive Care Med. 2018;33(9):491-501.

13. Resposta: a

A linfangite carcinomatosa corresponde a cerca de 8% das neoplasias pulmonares metastáticas. Os sítios primários mais comuns são mama, pulmão, estômago, próstata e pâncreas. Descrevemos o caso de uma paciente de 42 anos na qual a primeira manifestação de um adenocarcinoma de ovário foi a linfangite carcinomatosa, uma forma incomum de apresentação da doença.

Na tomografia de tórax, observam-se espessamento de septos interlobulares e a artéríola centrolubular e vaso linfático dilatado.

Os principais diagnósticos diferenciais: congestão pulmonar, linfangite carcinomatosa e neoplasia primárias do pulmão.

Bibliografia

1. AK AK, Mantri SN. Lymphangitic carcinomatosis. Treasure Island: StatPearls Publishing; 2020.
2. Lin WR, Lai RS. Pulmonary lymphangitic carcinomatosis. QJM. 2014;107(11):935-6.

14. Resposta: c

Pacientes com parada cardiorrespiratória eminente que apresentam os seguintes achados:

- Confusão mental.
- Rebaixamento do nível de consciência.
- Tórax silente.

Paciente com qualquer um dos três sinais descritos acima tem indicação formal de intubação orotraqueal e ventilação mecânica invasiva.

Bibliografia

1. Mauer Y, Taliercio RM. Managing adult asthma: The 2019 GINA guidelines. Cleve Clin J Med. 2020;87(9):569-75.

15. Resposta: c

Os beta-agonistas de longa duração (LABA) e antagonistas muscarínicos de longa duração (LAMA) são medicamentos inalatórios utilizados na doença pulmonar obstrutiva crônica (DPOC). Trata-se de medicação de primeira escolha para controle do DPOC.

Para o tratamento da DPOC, o uso de LAMA + LABA apresentou menos exacerbações, melhora maior do volume expiratório forçado no primeiro segundo (VEF1), menor risco de pneumonia e melhora mais frequente na qualidade de vida, medida por um aumento de 4 unidades ou mais do questionário respiratório de St. George (SGRQ) quando comparado com LABA + ICS.

Sabe-se que os eosinófilos estão presentes no escarro de 20 a 40% dos pacientes com DPOC e que as concentrações de proteína catiônica eosinofílica (ECP, na sigla em inglês) se apresentam em níveis mais altos nos pacientes com DPOC de moderada a grave do que na asma.

Análise *pos-hoc* de vários estudos demonstraram que a contagem de eosinófilos no sangue e no escarro pode servir de biomarcador na predição da eficácia do CI no tratamento de pacientes com DPOC, especialmente no que tange à prevenção de exacerbações. Assim, o CI poderia ser mais eficaz entre os pacientes exacerbadores e que apresentam eosinofilia.

Bibliografia

1. Singh D, Agusti A, Anzueto A, Barnes PJ, Bourbeau J, Celli BR, et al. Global strategy for the diagnosis, management, and prevention of chronic obstructive lung disease: the GOLD Science Committee Report 2019. Eur Respir J. 2019;53(5):1900164.

Covid-19

1. Em relação à transmissão do SARS-CoV-2, assinale a alternativa correta:
   a) Uso de máscaras cirúrgicas e protetor ocular, desde que usados corretamente, são o suficiente para prevenir a transmissão do agente viral.
   b) A ingesta diária de álcool, desde que em pequenas quantidades, é vista como fator protetor e preventivo para o adoecimento causado pelo SARS-CoV-2.
   c) A secreção contaminada sedimenta-se nas superfícies do ambiente, contaminando mãos que podem ser levadas à boca, aos olhos e ao nariz, além de poder transportar o vírus a outras superfícies mais distantes, sendo esse o motivo das recomendações de higienização constante das mãos.
   d) Os idosos, por apresentarem-se mais sintomáticos, são os principais transmissores de Covid-19.

2. Em relação a sinais e sintomas encontrados em Covid-19, assinale a alternativa incorreta:
   a) Muitas das alterações são pouco específicas e comuns em diversas infecções virais.
   b) Febre é alteração indispensável para o diagnóstico da doença.
   c) Hemograma pode apresentar-se alterado, principalmente em sua série branca. Vale ressaltar a presença de linfopenia, uma alteração relativamente comum, mas leucocitose também pode estar presente.
   d) Apesar da boa sensibilidade da imagem em vidro fosco periférico vistas na TC de tórax, a presença de consolidações pulmonares não exclui a possibilidade de infecção por SARS-CoV-2.

3. Em relação ao manejo do paciente suspeito, assinale a alternativa correta:
   a) Pacientes com necessidade de hospitalização devem ter seu manejo individualizado, sempre tendo em mente a iminência de procedimentos que produzam a aerossolização das gotículas contaminadas, necessitando de atenção maior para proteção de contato.
   b) Todos os pacientes devem ser internados, obtendo assim melhor controle de transmissibilidade, evitando assim contaminação em massa e consequente sobrecarga de sistema de saúde.

c) Não há diferença, quando em doença classificada como leve, no manejo ambulatorial de pacientes com ou sem comorbidades.

d) O uso de máscara N95 é preconizada tanto em situações ambulatoriais como hospitalares, não sendo a máscara cirúrgica equipamento de proteção individual válido para prevenção da doença em nenhuma circunstância.

4. Quanto ao manejo do contexto de hipercoagulabilidade relacionado à Covid-19, assinale a alternativa incorreta:
a) Todos os pacientes devem ser avaliados quanto a marcadores de coagulabilidade: TP, TTPa, fibrinogênio e D-dímero.
b) Pacientes internados devem receber profilaxia para tromboembolismo venoso.
c) Pacientes não internados podem receber profilaxia antitrombótica a depender do caso.
d) O risco de tromboembolismo venoso é marcadamente aumentado, particularmente àqueles internados em UTI.

5. A respeito de terapias específicas em paciente contaminado por SARS-CoV-2, assinale a alternativa correta:
a) A utilização de hidroxicloroquina é isenta de complicações, pode e deve ser usada para tratamento e prevenção da doença, independentemente da situação.
b) O uso de anti-inflamatório não esteroidal (AINE) não está recomendado, nem mesmo em situações concomitantes em que este é comprovadamente benéfico.
c) A dexametasona em doses baixas parece gerar benefício em pacientes com necessidade de suporte ventilatório.

d) Haja visto natureza inflamatória da doença, está recomendada corticoterapia para todos os pacientes com doença comprovada.

6. Em relação à Covid-19, a proteção comunitária tornou-se essencial para a redução da transmissibilidade da doença. Qual das seguintes não é conduta preconizada para proteção comunitária?
a) Etiqueta respiratória (bloquear tosses e espirros, preferencialmente com fossa cubital).
b) Evitar locais com aglomeração, especialmente aqueles sem ventilação.
c) Limpeza de superfícies frequentemente tocadas.
d) Higienização das mãos com qualquer solução alcoólica. Isso inclui bebidas destiladas, com concentração etílica alta.

7. Qual dos seguintes não é achado laboratorial que prediz gravidade?
a) Lesão renal aguda.
b) Eosinofilia.
c) CPK elevada.
d) Troponina elevada.
e) Transaminases elevadas.

8. Qual dos seguintes não é preditor clínico de gravidade?
a) Frequência respiratória maior que 24 ipm.
b) Saturação de $O_2 \leq 94\%$.
c) Alteração do estado mental.
d) Débito urinário maior que 0,5 mL/kg/h.

9. Em relação à prevenção primária contra a Covid-19, assinale a alternativa incorreta:
a) Dentre os princípios de uma imunização ideal os seguintes preceitos são almejados: segurança, eficácia, memória

imunológica a longo prazo e acessibilidade.

b) Para uma adequada elaboração vacinal diversos processos são necessários, como identificação e seleção do antígeno imunizante, teste em animais, fase I, fase II, fase III, aprovação e, por fim, registro.

c) Os efeitos colaterais mais frequentes encontrados nas principais vacinas contra a Covid-19 foram sintomas sistêmicos leves, febre e dor local.

d) Todas as vacinas estudadas até o momento apresentam excelente perfil de segurança e 100% de capacidade de prevenção de formas leves, moderadas e graves da doença.

10. Sobre os princípios do tratamento da Covid-19, assinale a alternativa correta.

a) A fase inicial exige a utilização de fármacos para inibir o processo inflamatório provocado pelo vírus.

b) O uso de dexametasona reduziu a mortalidade em relação a pacientes que não a utilizaram principalmente nos pacientes graves que evoluíram com necessidade de ventilação mecânica ou ECMO.

c) O melhor resultado do uso da dexametasona em pacientes sem necessidade de utilização de oxigênio demonstra que seu uso deve ser precoce na evolução da doença.

d) A utilização de dexametasona 6 mg por dia em pacientes que não utilizaram oxigênio não alterou a evolução do paciente.

11. Em relação ao uso de antibióticos durante a pandemia de SARS-Covid-19, assinale a alternativa correta.

a) O número de pacientes que se apresentam com uma coinfecção bacteriana é muito alto e por isso está justificada a utilização de terapia antibacteriana na maioria dos pacientes no início dos sintomas respiratórios.

b) A incidência de infecção secundária relacionada à Covid-19 é muito alta e por isso a terapia antibiótica ao longo da doença está na maioria das vezes justificada.

c) A incidência de infecções bacterianas coinfecções ou infecções bacterianas secundárias à Covid-19 parecem ser baixas mesmo em UTI.

d) A azitromicina está indicada em todos os pacientes que testam positivo para o *swab* nasofaríngeo de Covid-19.

12. Um paciente masculino, de 65 anos, internado na UTI com diagnóstico positivo para SARS Covid-19 e início dos sintomas há 11 dias encontra-se em ventilação mecânica. Um plantonista sugeriu a prescrição de tocilizumabe para o paciente. Sobre os critérios de prescrição de tocilizumabe podemos assinalar a seguinte alternativa correta:

a) A sua principal indicação está associada a pacientes com evidências de infecções secundárias de evolução grave (disfunção de pelo menos um órgão ou sistema).

b) Alguns mediadores inflamatórios não devem possuir níveis muito elevados, como por exemplo IL-6. Nesses casos ele não é eficaz.

c) A medicação deve ser mantida por uma semana e reavalia-se uma segunda necessidade de prescrição sem uso de corticoide concomitante.

d) A proteína C-reativa deve estar em ascensão ou com valores > 75 mg/dL; deve haver aumento da demanda de O_2 e ferritina > 500 ng/dL.

13. Homem de 44 anos, previamente hígido, foi internado na unidade de terapia intensiva por quadro de insuficiência respiratória grave, com necessidade de ventilação mecânica, por pneumonia por Covid-19. O paciente ficou sob ventilação mecânica por quatro dias, necessitou de bloqueio neuromuscular por 24 horas e não houve sessão de posição prona. Evolui com melhora gradual da troca gasosa. Hoje recebe noradrenalina em dose baixa (0,05 µg/kg/minuto), está hemodinamicamente estável, com sedação leve com propofol (RASS – 1), atende a todos os comandos simples, está sob VM no modo pressão assistocontrolada com pressão de pico de 18 cmH_2O, PEEP = 6 cmH_2O, volume corrente = 500 mL (8 mL/kg de peso predito), FR = 18 e tem relação PaO_2/FiO_2 = 250. A conduta mais adequada para este paciente neste momento:
    a) Desligar a sedação e realizar um teste de respiração espontânea.
    b) Manter a sedação, reduzir o volume corrente para 6 mL/kg de peso predito.
    c) Manter a sedação, passar o paciente para o modo pressão de suporte e ajustar a pressão de suporte para 6 mL/kg de peso predito.
    d) Desligar a sedação e passar o paciente para o modo pressão de suporte e reduzir a pressão de suporte gradativamente.

14. O cateter nasal de alto fluxo (CNAF) vem sendo utilizado no paciente positivo para o Covid-19. Assinale a alternativa correta sobre a sua utilização:
    a) É mantida uma pressurização nas vias aéreas de acordo com os valores de fluxo oferecido.
    b) O cateter nasal de alto fluxo não pode ser utilizado com ventiladores artificiais.
    c) A evolução do volume corrente é o critério suficiente na interrupção do CNAF e intubação do paciente com Covid-19.
    d) A bioempedância elétrica não pode ser utilizado para ajustes de parâmetros na ventilação mecânica.

15. Em relação à posição prona no paciente positivo para Covid-19, assinale a alternativa correta.
    a) Deve ser mantida em torno de 12 horas no primeiro dia de indicação e a saturação alvo deve ser mantida entre 92 e 96%.
    b) A mudança para posição prona melhora a ventilação pulmonar, o que pode ser monitorado pelas medidas de $PaCO_2$.
    c) Dado os critérios de PRONA estabelecidos a PRONA deve ser realizada nas primeiras 24 horas.
    d) A relação P/F < 150 mmHg, $SatO_2 \geq$ 92% e $FiO_2 \leq$ 60% indica PRONA obrigatória.

16. Um paciente permanece há 5 dias internado na UTI em ventilação mecânica e Covid-19 confirmada por PCR. O diagnóstico inicial foi de SDRA *like*. Encontra-se em VCV com 6 mL/kg de peso predito, sua pressão de platô é de 26 mmHg e sua pressão de distensão está em 14 com uma PEEP de 12 e o paciente satura 94% com uma FiO_2 de 60% no momento. Sua gasometria tem uma PaO_2 de 75 mmHg. O paciente encontra-se em sedação com RASS de – 4. Sobre o uso de bloqueadores neuromusculares contínuos nesse paciente, assinale a melhor alternativa.
    a) Esse paciente deve utilizar de rotina um bloqueador neuromuscular de longa ação como cisatracúrio por evidências de diminuição de mortalidade.

b) Pacientes com dissincronias, pressões de platô persistentemente elevadas e baixos níveis de oxigenação podem se beneficiar do uso de BNM contínuos.

c) A evidência da utilização de BNM na Covid-19 é bem documentada a curto prazo em vários ensaios clínicos randomizados.

d) O bloqueador neuromuscular não pode ser utilizado em *bolus*. Sua utilização deve ser reservada a infusão contínua.

17. Homem, 64 anos de idade, refere ter usado por conta própria uso de hidroxicloroquina e azitromicina, para profilaxia de Covid-19. Não sabe referir dose e período exato de medicações e não foi orientado por nenhum médico para o uso. Chegou hipotenso ao PS com PA = 80/60 mmHg, apresentando no monitor *torsades de pointes*. Qual é a conduta mais adequada neste momento?

a) Sulfato de magnésio 2g IV.
b) Amiodarona 150 mg IV.
c) Cardioversão 100 J.
d) Desfibrilação 200 J.

18. O uso *off label* da hidroxicloroquina e cloroquina para o tratamento da Covid-19 chegou a ser disseminado. Os efeitos adversos da cloroquina são geralmente leves e reversíveis. Porém, efeitos mais graves, como arritmias cardíacas, podem ser observados. Em qual sistema de informação em saúde e vigilância esses eventos devem ser notificados?

a) Sistema de Notificações em Vigilância Sanitária (VigiMed).
b) Sistema de Informação de Agravos de Notificação (SINAN).
c) Sistema de Informações Hospitalares do SUS (SIH/SUS).
d) Sistema de Informações Ambulatoriais do SUS (SIA/SUS).

19. Unifesp 2021 (modificada). A expansão de casos graves de Covid-19 resultou na rápida saturação do número total de leitos de enfermaria e UTI em municípios de grande porte. Considere as diretrizes e princípios organizativos do SUS e indique a alternativa correta:

a) A aquisição de leitos de hospitais privados lucrativos não é permitida, pois no SUS a contratação em caráter complementar do setor privado se restringe às instituições sem fins lucrativos, restando a contratação de leitos na Santa Casa e o encaminhamento para hospitais universitários em outros municípios.

b) Abertura de novos leitos públicos e hospitais de campanha, transferência de pacientes para outros municípios, conforme a grade de referência pactuada entre os gestores, e a contratação emergencial ou requisição de leitos dos hospitais privados e filantrópicos são medidas adequadas e que se fundamentam nos princípios do SUS.

c) A ampliação da oferta por meio de hospitais de campanha e a contratação de Operadoras de Saúde que tenham rede verticalizada são estratégias que se assentam nos princípios do SUS e no Estado de Emergência Sanitária decretado pelo Ministério da Saúde durante a pandemia de Covid-19.

d) Esgotada a capacidade de oferta de serviços hospitalares públicos, resta ao gestor municipal encaminhar os pacientes para os hospitais de referência na região, incluindo os hospitais universitários públicos, de acordo com a pactuação realizada na Comissão Intergestores Regional entre os gestores do SUS.

20. Mulher, 60 anos de idade, internada na UTI por tempo prolongado por Covid-19. Optou-se por traqueostomização há 12 horas. Durante o banho da paciente, ocorre perda da cânula de traqueostomia. Qual é a conduta mais adequada?
    a) Intubação orotraqueal.
    b) Recolocar a cânula de traqueostomia.
    c) Realizar ventilação não invasiva.
    d) Cricotireoidostomia.

 GABARITO COMENTADO

1. **Resposta: c**

A transmissão ocorre principalmente por meio de gotículas liberadas durante tosses, espirros e fala, que devem entrar em contato direto com mucosa do contactuante vulnerável. Sabe-se que gotículas podem viajar até 2 metros da fonte, sendo a máscara cirúrgica capaz de proteger o usuário. No entanto, a secreção contaminada sedimenta-se nas superfícies do ambiente, contaminando mãos que podem ser levadas à boca, aos olhos e ao nariz, além de poder transportar o vírus a outras superfícies mais distantes, sendo esse o motivo das recomendações de higienização constante das mãos. Cabe aqui uma observação, particularmente direcionada aos profissionais de saúde: gotículas podem sofrer aerossolização em determinadas situações (ventilação não invasiva, IOT, cateter nasal de oxigênio, entre outros), podendo permanecer estáveis no ar durante cerca de três horas. Portanto, em locais ou momentos relacionados a esses procedimentos (quartos de UTI, salas de emergência e até quartos de enfermaria), o uso de máscaras N95 é preconizado.

Um estudo realizado na China que avaliou o tempo de infecção e transmissão entre 77 pares de amostras (com um intervalo médio de 5,8 dias de início de sintomas entre os pares) sugere que infectividade inicia-se cerca de 2,3 dias antes do início dos sintomas, e alcança seu pico cerca de 0,7 dias antes do início de sintomas, declinando após cerca de 7 dias. Vale lembrar, no entanto, que esses pacientes foram isolados após detecção de sintomatologia, o que reduziria o risco de transmissão das amostras durante a evolução da doença, tornando esse "declínio" de infectividade resultado possivelmente subestimado. Aparentemente o período de maior carga viral em secreção respiratória se dá próxima ao início dos sintomas, o que pode sugerir que o principal período de transmissibilidade seja no início da doença. No entanto, há também relatos de transmissão envolvendo indivíduos assintomáticos. Certamente, essa questão será mais bem esclarecida conforme o surgimento de novas evidências.

Período de incubação: após o contato com o vírus, o indivíduo pode desenvolver os sintomas em até 14 dias, sendo que a maioria se torna sintomático por volta do quarto a quinto dia pós-contato.

O Chinese Center for Disease Control and Prevention avaliou uma amostra de mais de 44.500 casos confirmados no intuito de desenhar o perfil epidemiológico da doença quanto à sua gravidade:

- Doença leve (poucos ou nenhum acometimento de via aérea inferior) estava presente em 81% dos pacientes estudados.
- Doença grave (dispneia, hipóxia, imagem pulmonar com mais de 50% de envolvimento dentro das primeiras 24 a 48 horas) estava presente em 14% dos pacientes estudados.
- Doença muito grave (insuficiência respiratória aguda, choque, disfunção orgânica) estava presente em 5% dos pacientes estudados.
- Fatalidade: 2,3% de óbitos (nenhuma morte foi reportada em casos não graves).

- Observação: no grupo de pacientes maiores de 70 anos, houve notável elevação na taxa de mortalidade, chegando a 15% em indivíduos próximos de 80 anos de idade.

A gravidade da doença tende a variar conforme o grupo estudado, sendo a frequência de casos graves particularmente maior quando a amostra apresenta média de faixa etária acima de 60 anos. Há concordância na maioria dos trabalhos de que os principais fatores de riscos relacionados a pior desfecho e morte de paciente infectado sejam a idade avançada e presença de doenças de base (cardiovasculares, neoplásicas, pulmonares e metabólicas). Observou-se também que pacientes mais jovens, principalmente crianças, podem mostrar-se oligossintomáticas e até assintomáticas durante o curso da doença, não excluindo, no entanto, sua potencial transmissibilidade. No grupo de pacientes hospitalizados, a proporção de casos graves ou fatais também é maior. Em um estudo que incluiu 2.634 pacientes internados por Covid-19 em Nova Iorque, 14% evoluiu com necessidade de cuidados intensivos e 12% com necessidade de ventilação mecânica. A mortalidade entre aqueles em ventilação mecânica chegava a 88%.

2. **Resposta: b**

Os sintomas iniciais são os típicos de infecção de via aérea inferior: tosse, febre, dispneia e infiltrados bilaterais em imagem torácica. São sintomas pouco específicos e comuns em diversas infecções virais. Febre parece ser o sintoma mais comum, não se apresentando necessariamente à admissão, mas com a evolução do quadro, mais de 90% dos pacientes tendem a apresentar febre em algum momento do curso da doença. Em relação ao hemograma, as principais alterações tendem estar presentes na série branca, sendo a linfopenia a alteração mais comum, no entanto, leucocitose ou leucopenia também podem estar presentes.

As imagens consideradas típicas à TC de tórax são: imagens bilaterais, predomínio periférico e com aspecto em vidro fosco ± consolidação, múltiplos focos de infiltração em vidro fosco, sinal do halo invertido ou qualquer outro sinal de organização pneumônica (relacionado ao tempo de evolução maior).

Em um grupo de 370.000 casos de Covid-19 confirmados e sintomáticos, reportados pela Centers for Disease Control and Prevention (CDC) nos Estados Unidos, foram listados os comemorativos a seguir, assim como suas frequências:
- Tosse: 50%.
- Febre (subjetiva ou > 38°C): 43%.
- Mialgia: 36%.
- Cefaleia: 34%.
- Dispneia: 29%.
- Dor de garganta: 20%.
- Diarreia: 19%.
- Náusea/vômito: 12%.
- Alteração de paladar/olfato; rinorreia; dor abdominal: < 10%.

Em relação ao desfecho da população infectada, um estudo chinês com 138 pacientes demonstrou que 20% da amostra evoluiu com síndrome do desconforto respiratório agudo, com necessidade de ventilação mecânica em 12,3% dos pacientes avaliados, sendo essa a mais temida complicação observada a curto prazo.

Em uma pesquisa realizada com 59 pacientes com Covid-19 na Itália, 34% reportaram anosmia ou perda de paladar; 19% demonstraram ambas as alterações. Outro trabalho italiano com amostra de 202 pacientes com sintomatologia leve demonstrava que 64% apresentava alteração de olfato e paladar, 24% apresentavam alteração grave de olfato e paladar, 3% demonstravam alteração de olfato e paladar como únicos sintomas.

Uma revisão sistemática de estudos relacionados a sintomas gastrointestinais em pacientes com Covid-19 demonstrou uma prevalência de 18%, sendo que desses, 13% apresentavam diarreia, 10% apresentavam vômitos,9% apresentavam dor abdominal.

Sintomas dermatológicos em pacientes com Covid-19 não foram bem caracterizados, com raros relatos de lesões urticariformes e livedo reticular transitório.

Em diversos estudos coorte com pacientes hospitalizados com Covid-19 confirmada, a idade média da amostra estava entre 49-56 anos. O Chinese Center for Disease Control (CCDC) demonstrou em um grupo de 44.500 pacientes com infecção confirmada que 87% dos pacientes estavam entre 30 e 79 anos.

Nos Estados Unidos, dos 2.449 pacientes diagnosticados com Covid-19 entre 12 de fevereiro e 16 de março de 2020, 67% dos casos eram diagnosticados em ≥ 45 anos (algo congruente com os achados chineses), com 80% das mortes ocorrendo em ≥ 65 anos.

A OMS, até o momento, orienta que o tempo de recuperação da doença varia de duas semanas para casos leves até oito semanas para casos mais graves.

3. Resposta: a

Pacientes com sintomatologia leve e sem sinais de gravidade devem ser manejados ambulatorialmente, preferencialmente em domicílio. O manejo deve ser focado na prevenção de transmissão, portanto, o paciente deve ser orientado a isolar-se socialmente, assim como utilizar máscaras ao compartilhar ambientes com outras pessoas, incluindo unidades de saúde. A higienização de superfícies e mãos também deve ser orientada e o tratamento farmacológico baseia-se em sintomáticos.

Já pacientes com necessidade de hospitalização devem ter seu manejo individualizado, sempre tendo em mente a iminência de procedimentos que produzam a aerossolização das gotículas contaminadas, necessitando de atenção maior para proteção de contato.

A OMS recomenda:

- Uso de EPI padrão (máscara cirúrgica, luvas, gorros e avental) para proteção contra gotículas de secreção respiratória e, se necessário, otimização do equipamento de proteção quando em situações de aerossolização de gotículas (IOT, VNI, traqueostomia, RCP, ventilação AMBU, endoscopia, broncoscopia).

A Centers for Disease Control and Prevention (CDC) recomenda:

- Paciente infectado por Covid-19 deve permanecer em quarto isolado e com banheiro próprio. Quando transportados, o paciente deve usar máscara cirúrgica. Quartos com pressão negativa devem ser reservados aos pacientes que serão submetidos a procedimentos que aerossolizem gotículas de secreção contaminada. A CDC recomenda que qualquer indivíduo que adentre o quarto de paciente contaminado esteja usando equipamento completo, incluindo N95, no entanto, reconhece a limitação de equipamento em boa parte dos locais, e classifica a máscara cirúrgica com opção razoável, restringindo a N95 para situações de aerossolização de gotículas.

4. Resposta: a

O risco de tromboembolismo venoso é marcadamente aumentado, particularmente àqueles internados em UTI, com estudos demonstrando prevalência de 20 a 43% desses eventos em pacientes em cuidados intensivos, mesmo em vigência de anticoagulação profilática. TP, TTPa, fibrinogênio e D-dímero diários são usados para monitorização de hipercoagulabilidade, mas são indicados para pacientes internados. As alternativas *b* e *c* estão corretas e são autoexplicativas.

Profilaxia para eventos tromboembólicos:
- A profilaxia antitrombótica é indicada em pacientes com Covid-19, sendo essa recomendação consistente com a opinião de algumas sociedades.
- Há evidências de complicações tromboembólicas frequentes entre pacientes com Covid-19.
- Covid-19 está associada a hipercoagulabilidade relacionada a alterações inflamatórias agudas. Pacientes mostram-se com níveis séricos aumentados de fibrinogênio e D-dímero, além de um modesto prolongamento de tempo de protrombina e TTPa. O mecanismo fisiopatológico não está claro, mas aparentemente este é distinto do que ocorre em CIVD (que na maioria das vezes ocorre apenas em casos de maior gravidade).
- O risco de tromboembolismo venoso é marcadamente aumentado, particularmente àqueles internados em UTI, com estudos demonstrando prevalência de 20 a 43% desses eventos em pacientes em cuidados intensivos, mesmo em vigência de anticoagulação profilática.
- O manejo de complicações tromboembólicas, assim como sua prevenção, é bastante difícil no momento atual, dada a falta de evidência de alta qualidade para definir condutas eficientes e seguras. As recomendações atuais podem ser observadas a seguir.

Manejo de hipercoagulabilidade relacionada à Covid-19

- Avaliação e monitorização:
- Pacientes internados: TP, TTPa, fibrinogênio e D-dímero diários.
- Realização de exames de imagem elucidativos em casos suspeitos, dentro do possível.

- Pacientes não internados: exames complementares não estão recomendados.
- Alteração de exames laboratoriais supracitados: usar como marcadores prognósticos.
- Individualizar manejo, não intervindo baseando-se apenas nos exames laboratoriais.
- Profilaxia para tromboembolismo venoso: todos os pacientes internados.
- Doses variáveis de acordo com cada paciente.
- Considerar manutenção de profilaxia pós-alta.
- Considerar anticoagulação profilática em pacientes não internados se esses apresentarem maior risco de eventos tromboembólicos.
- Tratamento para tromboembolismo venoso: iniciar com dose terapêutica padrão do serviço, considerando, quando julgado necessário, manutenção de anticoagulação pós-alta.
- Fibrinólise apenas em casos em que o benefício é comprovado: TVP grave com risco de perda de membro, TEP maciço, IAM com supradesnivelamento de ST.
- Embolo/trombo em cateteres vasculares ou circuitos extracorpóreos – anticoagulação plena;
- Protocolos padronizados do serviço quando utilizados ECMO ou hemodiálise.
- Sangramento – terapia transfusional quando indicada.
- Suspensão e/ou reversão do efeito anticoagulante.
- Terapia de causa base de sangramento, se existir.

5. **Resposta: c**

Sobre o uso da dexametasona, existem evidências preliminares que sugerem que dose baixa de dexametasona tem papel no manejo de Covid-19 grave, particularmente naqueles que necessitam de suporte de O_2. A dose sugerida é de 6 mg diária por 10 dias ou até alta. Não está recomendada para casos leves a moderados que não necessitem de suporte de O_2. O estudo, realizado no Reino Unido, demonstrou que dose oral ou endovenosa de dexametasona reduziu a mortalidade em 28 dias entre pacientes hospitalizados quando comparado a suporte sem corticoterapia. Foram inclusos pacientes confirmados (n: 2.104) e suspeitos (n: 4.321) sem indicação específica ou contraindicação ao uso de dexametasona, foram divididos randomicamente em grupo controle e grupo medicado, e com relativa homogeneidade de comorbidades e necessidade de suporte de O_2.

O uso de cloroquina/hidroxicloroquina tem relação com prolongamento de intervalo QT, não sendo isento de complicações. Em um grande estudo randomizado que avaliou diferentes terapias em potencial, a hidroxicloroquina não demonstrou benefício em pacientes hospitalizados. Não houve diferença em mortalidade no período de 28 dias quando comparado ao grupo controle (25,7% × 23,5%, HR 1,11, 95% CI 0,98-1,26), nem em tempo de internação. Outros *trials* randomizdos publicados em revistas de alto impacto também falharam em demonstrar resultados positivos com o uso da hidroxicloroquina ou da cloroquina relacionados a mortalidade ou tempo de internação.

Alguns autores relatam que o uso de AINE em momentos iniciais da doença pode estar relacionado a pior desfecho, no entanto, em decorrência de insuficiência de evidências para tal impacto, a European Medicines Agency (EMA) e a OMS não contraindicam a utilização de AINE quando pacientes contaminados apresentem comorbidades, em que seu uso é comprovadamente benéfico.

Remdesivir é um análogo de nucleotídeo que apresentou atividade contra SARS-CoV-2 *in vitro* e tem atividade contra outros coronavírus em testes *in vitro* e em animais. A comprovação de seus benefícios em humanos infectados por Covid-19 ainda necessita de mais evidências, no entanto, o United States National Institute of Allergy and Infectious Diseases anunciou resultados preliminares de um estudo que comparou remdesivir com placebo, usando uma amostra de 1.063 pacientes confirmados e com acometimento pulmonar, e demonstrou redução no tempo de internação comparado ao placebo, e com desmame mais rápido de suplementação de O_2. Em um trabalho multicêntrico, 53 pacientes com Covid-19 grave e hipóxia receberam remdesivir por 10 dias e foram observados durante os 18 dias seguintes: 68% apresentaram melhora clínica (redução de suporte de oxigênio e alta hospitalar), 13% vieram a óbito. De 30 pacientes em ventilação mecânica, 17 (57%) foram extubados e 3 dos 4 pacientes desmamaram da ECMO.

Lopinavir – ritonavir são antivirais e um estudo randomizado com amostra de 199 pacientes graves infectados com Covid-19 não demonstrou diferença no desfecho de 28 dias, comparando grupo tratado com lopinavir – ritonavir (400/100 mg, 2×/dia) com grupo controle (sem medicamentos específicos).

6. **Resposta: d**

São recomendadas as seguintes medidas para reduzir a transmissão do agente na comunidade:

- Higienização frequente das mãos, sendo soluções alcoólicas acima de 60% opções razoáveis.
- Etiqueta respiratória (bloquear tosses e espirros, preferencialmente com fossa cubital).
- Evitar locais com aglomeração, especialmente aqueles sem ventilação
- Evitar tocar o rosto.

- Limpeza de superfícies frequentemente tocadas.

Um estudo de Singapura demonstrou presença de RNA vírus em todas as superfícies de um quarto ocupado por paciente infectado por Covid-19 com doença leve. Em quartos que sofriam higienização rotineira, no entanto, a detecção do vírus foi consideravelmente mais limitada, mesmo no ocupados por pacientes sintomáticos.

O tempo em que o vírus persiste nas superfícies dos ambientes é incerta. No entanto, sabe-se que outros subtipos da família *Coronaviridae*, incluindo SARS-CoV, podem ficar de 6 a 9 dias com potencial infectibilidade. Vale lembrar, no entanto, que há evidências de que substâncias desinfetantes, incluindo soluções alcoólicas com concentração maior que 60%, podem eliminar o vírus em menos de 1 minuto.

7. **Resposta: b**

Achados laboratoriais relacionados à gravidade:
- Linfopenia (número absoluto).
- Transaminases elevadas.
- LDH elevado.
- Marcadores inflamatórios elevados (PCR, ferritina).
- D-dímero elevado.
- Tempo de protrombina elevado.
- Troponina elevada.
- CPK elevada.
- Lesão renal aguda.

8. **Resposta: d**

9. **Resposta: d**

Dentre os princípios de uma imunização ideal os seguintes preceitos são almejados: segurança, eficácia, memória imunológica a longo prazo e acessibilidade. Outros determinantes também devem ser levados em conta como imunogenicidade contra cepas mutantes, ser logisticamente capaz de abranger diferentes regiões geográficas e ser custo-efetiva.

Para uma adequada elaboração vacinal, diversos processos são necessários, como identificação e seleção do antígeno imunizante, teste em animais, fase I, fase II, fase III, aprovação e por fim registro. Estes estágios normalmente demandam vários anos para conclusão até que ocorra de fato a circulação vacinal em grande de escala. No entanto, em contextos críticos como pandemias, esses processos podem ser acelerados desde que sigam rigorosamente os protocolos de segurança.

Felizmente quanto ao novo coronavírus um grande passo na produção vacinal já havia ocorrido. O antígeno imunizante dos vírus SARS-CoV-1 e MERS, responsáveis anteriormente por epidemias no Oriente, já havia sido identificado. Estes patógenos possuem uma proteína de membrana semelhante à presente no SARS-CoV-2, o que serviu de base para o rápido início dos testes. O apoio financeiro governamental e redução de burocracias também foram importantes contribuições para a aceleração do processo.

Diversos tipos de vacina, por diferentes laboratórios, foram e ainda estão sendo elaborados, incluindo as baseadas em vírus inativados, vetores virais, ácidos nucleicos e proteínas. O mecanismo utilizado na produção vacinal afeta aspectos como velocidade de desenvolvimento, potencial de imunização e efeitos colaterais.

Na apresentação do resultado de eficácia determinadas vacinas geraram polêmicas, principalmente quanto a divulgação de dados preliminares e na forma de condução dos estudos, no entanto, todas até o momento apresentam excelente perfil de segurança e capacidade de prevenção de formas graves.

Vacina	Método	Imunização	Doses	Colaterais esperados	Detalhes
Sinovac®	Vírus inativado	50,3%	2 doses com intervalo de 28 dias	Reação local e sistêmicos leves frequentes como febre, cefaleia e mialgia.	100% de eficácia contra formas graves. Eficácia talvez reduzida por critérios de inclusão muito abrangentes. Transferência de tecnologia para o instituto Butantã.
Moderna®	mRNA	94,1%	2 doses com intervalo de 28 dias	Reação local frequente, geralmente após a segunda dose, febre, cefaleia e fadiga com resolução rápida. Alguns relatos de paralisia facial.	Talvez proteção de 80,2% com apenas uma dose. 100% de eficácia contra casos graves. Eficácia semelhante entre jovens e idosos.
Novavax®	Proteína recombinante	49,4-89,3%	2 doses com 21 dias de intervalo	Reação local frequente, geralmente após a segunda dose, febre, cefaleia e fadiga com resolução rápida.	Talvez menos eficaz na cepa variante B 1.351.
Sputnik V®	Vetor viral (adenovírus 26 – adenovírus 5)	91,4%	2 doses com intervalo de 28 dias	Efeitos locais e sistêmicos leves frequentes.	Eficácia baseada em resultado parcial com n de apenas 39 casos.
Janssen®	Vetor viral (adenovírus 26)	57-72%	Dose única ou 2 doses com intervalo de 56 dias	Reação local frequente de até 20% em jovens, sintomas sistêmicos como febre, cefaleia e fadiga; menos frequente em idosos.	Efeitos adversos leves são comuns após aplicação.
Pfizer®	mRNA	95%	2 doses com intervalo de 21 dias	Reação local frequente, geralmente após a segunda dose, incluindo febre, dor e fadiga, porém com resolução rápida.	Necessidade de armazenamento em – 70C° o que dificulta a logística de distribuição. Possível eficácia de 52% com dose única. No estudo poucos casos graves no grupo vacinal.
Oxford/ Astra-Zeneca®	Vetor viral	62-90%	Dose única ou 2 doses com intervalo de 28 dias	Fadiga, dor de cabeça e febre foram frequentes. Um caso de mielite transversa foi relatado.	Grupo correspondente a imunização de 90% recebeu metade da dose inadvertidamente, e análises mais detalhadas relatam não significância estatística. Parcialidade na apresentação dos resultados. Transferência de tecnologia com a Fiocruz.

Como efeitos colaterais mais frequentes se encontram sintomas sistêmicos leves, febre e dor local. Episódios de paralisia facial, Guillain-Barré, mielite transversa também foram relatados, porém isolados e questiona-se a correlação direta com a vacina. Anafilaxia foi um efeito adverso apresentado, porém sem evolução para óbito ou necessidade de internação hospitalar, mas contraindicou a vacina em alérgicos a polietilenoglicol.

No Brasil, a Agência Nacional de Vigilância Sanitária (Anvisa) aprovou a liberação das vacinas Oxford/AstraZeneca e Coronavac no dia 17/01/2021, mesmo dia em que a primeira vacina foi administrada. Em seguida, estendeu-se para grupos de risco com perspectiva de ampliação para toda a população.

As principais vacinas disponíveis, algumas ainda em fase III, e suas características mais relevantes se encontram na tabela a seguir.

Bibliografia

1. Chacar AC, Marano GB, Vendrame LS. Covid-19. In: Sociedade Brasileira de Clínica Médica; Associação Brasileira de Medicina de Urgência e Emergência; Lopes AC, Tallo FS, Lopes RD, Vendrame LS, orgs. PROURGEM Programa de Atualização em Medicina de Urgência e Emergência: Ciclo 14. Porto Alegre: Artmed Panamericana; 2021. p. 10-65.

10. Resposta: b

O estudo RECOVERY-trial demonstrou melhor resultado em fases tardias da doença e no paciente crítico principalmente. O benefício para o uso da dexametasona só existiu em pacientes acima de 7 dias de evolução. A utilização de dexametasona 6 mg em pacientes que não precisaram de oxigênio aumentou a mortalidade no estudo.

Bibliografia

1. RECOVERY Collaborative Group, Horby P, Lim WS, Emberson JR, Mafham M, Bell JL, et al. Dexamethasone in hospitalized patients with Covid-19. N Engl J Med. 2021;384(8):693-704.

11. Resposta: c

Em recente metanálise de154 estudos, dados de antibióticos estavam disponíveis para 30.623 pacientes. A prevalência de prescrição de antibióticos foi de 74,6% (IC95% 68,3-80,0%). A prescrição de antibióticos foi maior com o aumento da idade do paciente (OR 1,45 por aumento de 10 anos, IC 95% 1,18-1,77) e maior com o aumento da proporção de pacientes que requerem ventilação mecânica (OR 1,33 por aumento de 10%, IC 95% 1,15-1,54). A coinfecção bacteriana estimada foi de 8,6% (IC de 95% 4,7-15,2%) em 31 estudos. A conclusão foi: três quartos dos pacientes com Covid-19 recebem antibióticos, a prescrição é significativamente maior do que a prevalência estimada de coinfecção bacteriana. É provável que o uso desnecessário de antibióticos seja alto em pacientes com Covid-19.

Outro estudo estratifica as infecções bacterianas por local de internação hospitalar. Encontrou uma incidência de 8,1% na UTI (95 IC 2,3 – 13,8%).

Bibliografia

1. Langford BJ, So M, Raybardhan S, Leung V, Soucy JR, Westwood D, et al. Antibiotic prescribing in patients with Covid-19: rapid review and meta-analysis. Clin Microbiol Infect. 2021;27(4):520-31.

12. Resposta: d
Critérios para a prescrição de tocilizumabe
Pacientes graves ou críticos

Pacientes sem evidência clínica e exames subsidiários para a avaliação de infecções secundárias com dosagem de procalcitonina < 0,5 ng/dL e níveis de IL-6 > 50 pg/mL e com os seguintes achados:

- Febre > 72 horas.
- Proteína c > 75 mg/dL ou em ascensão.

- Ferritina > 500 ng/dL.
- DHL > 250 U/L.
- Aumento da demanda de O_2.
- ou nível de IL-6 > 80pg/mL.
- Posologia: 4-8mg/kg em dose única endovenosa. Dose máxima de 800 mg.

13. Resposta: a
Não há na questão nenhuma referência sobre o quadro de mecânica respiratória do paciente. Não é possível determinar qual o fenótipo respiratório do padrão de Covid-19 do paciente. Portanto, não há obrigatoriedade de valores específicos de volume corrente. Em relação aos critérios básicos de desmame o paciente apresenta: uma relação $PaO_2/FiO_2 >$ 200, bom padrão de PCV com delta de pressão de 10 cmH_2O e FR_{total} =18 ipm, VC = 500 mL. Resolução clínica do quadro: melhora hemodinâmica progressiva, nível neurológico ainda está sob efeito de fármacos. A conduta pode ser a tentativa de um teste de respiração espontânea em, por exemplo, Tubo T ou pressão de suporte.

Bibliografia
1. Rose L. Strategies for weaning from mechanical ventilation: a state of the art review. Intensive Crit Care Nurs. 2015;31(4):189-95.
2. Windisch W, Dellweg D, Geiseler J, Westhoff M, Pfeifer M, Suchi S, et al. Prolonged weaning from mechanical ventilation. Dtsch Arztebl Int. 2020;117(12):197-204.

14. Resposta: a
As pressões nas vias aéreas aumentam cerca de 0,5-1 cmH_2O para cada 10 L/min de fluxo. O CNAF pode ser adaptado ao ventilador artificial convencional. A bioempedância é utilizada para melhoras nos parâmetros do ventilador. CNAF é capaz de oferecer uma FiO_2 de 100%.

Alguns parâmetros podem ser utilizados como critérios para falha na ventilação com CNAF.

Index ROX < 4,88, FR > 30 ipm, uso de musculatura acessória, sudorese excessiva, batimento de asa de nariz, padrão respiratório invertido e outros.

15. Resposta: b
A posição prona deve ser mantida em torno de 17 horas. A média de número de PRONA nos pacientes foram 4 vezes. A orientação para realização da posição da PRONA uma vez indicada deve ser realizada nas primeiras 6 horas. A indicação de PRONA imediata é na relação PaO_2/FiO_2 < 150 mmHg e $SatO_2$ < 92%. A posição PRONA melhora a ventilação pulmonar sem grandes alterações na perfusão, o que pode melhorar a $PaCO_2$ do paciente.

16. Resposta: b
Agentes bloqueadores neuromusculares de longa ação (por exemplo, vecurônio e cisatracúrio) usados na SDRA moderada a grave demonstraram minimizar a dissincronia paciente-ventilador, diminuir o trabalho respiratório, melhorar a oxigenação, reduzir biomarcadores inflamatórios e potencialmente aumentar o número de dias sem ventilador e dias fora da UTI. O uso rotineiro de bloqueio neuromuscular na SDRA foi questionado após um ensaio clínico multicêntrico de controle randomizado de 2019 que avaliou o uso de paralíticos precoces e PEEP alta em pacientes com SDRA moderada a grave e não encontrou diferença na mortalidade em 90 dias quando comparada à usual terapia. As evidências sobre o uso neuromuscular na SDRA induzida por Covid-19 são limitadas e os resultados em longo prazo não são claros. Em pacientes com Covid-19 mecanicamente ventilados com SDRA moderada a grave, as diretrizes da Surviving Sepsis Campaign sugerem o uso de *bolus* intermitentes de NMBA em vez de uma infusão contínua para facilitar a ventilação de proteção pulmonar. O uso de infusões de BNM contínuas por até 48 horas deve ser

reservado para pacientes com PPlat persistentemente alto, oxigenação pobre e dissincronia do ventilador.

Bibliografia

1. AlhazzaniW, MøllerMH, Arabi YM, Loeb M, GongMN, Fan E, et al. Surviving Sepsis Campaign: guidelines on the management of critically ill adults with Coronavirus Disease 2019 (Covid-19). Intensive Care Med. 2020.
2. The National Heart, Lung, and Blood Institute PETAL Clinical Trials Network. Earlyneuromuscular blockade in the acute respiratory distress syndrome. N Engl J Med. 2019;380:1997-2008.

17. Resposta: d

O caso é de instabilidade e deve ser tratado com desfibrilação imediata por se tratar de taquicardia polimórfica.

Bibliografia

1. Roden DM. Predicting drug-induced QT prolongation and torsades de pointes. J Physiol. 2016;594(9):2459-68.

18. Resposta: a

O VigiMed é o novo sistema disponibilizado pela Anvisa para cidadãos e profissionais de saúde relatarem eventos adversos a medicamentos e vacinas.

Bibliografia

1. http://antigo.anvisa.gov.br/vigimed. Acesso 20 de abril de 2021

19. Resposta: b

Bibliografia

1. Castro MC, Massuda A, Almeida G, Menezes-Filho NA, Andrade MV, de Souza et al. Brazil's unified health system: the first 30 years and prospects for the future. Lancet. 2019;394(10195):345-56.

20. Resposta: a

A saída acidental ou o deslocamento da cânula de traqueostomia, antes da maturação do trajeto fistuloso, representa risco elevado. A reintrodução com até 4-5 dias após a traqueostomia pode ser difícil, pois ainda não existe um trajeto bem estabelecido e o estoma pode fechar rapidamente. As tentativas de reinserção da cânula podem causar lesões, falsos trajetos e o posicionamento incorreto no espaço pré-traqueal. A conduta inicial é a intubação orotraqueal e a reinserção da cânula é realizada em condições adequadas.

Com o pescoço do paciente estendido, se necessária é feita a reabertura da incisão. Existindo pontos de reparo na traqueia estes são tracionados; isto melhora a exposição, estabiliza a traqueia e facilita a reintrodução. Outra maneira é a exploração digital e a inserção de sonda de aspiração na luz traqueal, que serve como guia da cânula. Do mesmo modo, a manobra é realizada com a passagem do brocofibroscópio pela abertura traqueal servindo de guia para a cânula. A introdução do laringoscópio infantil pelo estoma facilita a colocação da cânula traqueal sob visão direta.

Bibliografia

1. Fernandez-Bussy S, Mahajan B, Folch E, Caviedes I, Guerrero J, Majid A. Tracheostomy tube placement: early and late complications. J Bronchology Interv Pulmonol. 2015;22(4):357-64.

PARTE V

DISTÚRBIOS GASTROINTESTINAIS NA UTI

Distúrbios gastrointestinais na UTI

1. Assinale a alternativa verdadeira acerca das drogas usadas na imunossupressão pós-transplante hepático:
   a) Em razão de seu baixo efeito imunossupressor, os glicocorticoides geralmente são administrados no intraoperatório e são também uma das opções de tratamento em longo prazo.
   b) Podemos postergar o uso de inibidores de calcineurina nos pacientes com baixo risco de rejeição, principalmente se usarmos agentes depletores de células T (timoglobulina).
   c) O sítio de ação do micofenolato dimofetil é na inibição seletiva da interleucina 2, sendo usado frequentemente no lugar do metotrexato.
   d) A via de infusão dos inibidores da calcineurina deve ser a endovenosa, sendo seus efeitos nefrotóxicos mínimos.

2. Assinale a afirmativa correta em relação aos fenômenos fisiopatológicos na microcirculação na síndrome de compartimento abdominal:
   a) Liberação de citoquinas na microcirculação portal à descompressão.
   b) Presença de hemorragia alveolar em virtude da redução da permeabilidade capilar em nível pulmonar.
   c) Aumento da acidenemia gástrica à pHmetria.
   d) Liberação de macrófagos que aumentam a expressão de moléculas de expressão CD11.

3. Quais são os principais germes responsáveis pela peritonite terciária?
   a) *Staphylococcus epidermidis, Enterobacter* sp., *Pseudomonas* sp.
   b) *Streptococcus pneumoniae, Bacteroides fragilis, Clostridium* spp.
   c) *E. coli, Enterococcus* spp., *Streptococcus* sp.
   d) *Candida* sp., *Clostridium* sp., *E. coli*.

4. Um paciente vítima de acidente automobilístico evolui com abdome agudo. Realizada laparotomia exploradora, evidenciaram-se ruptura esplênica e lesão vascular de difícil controle em retroperitôneo, sendo necessárias várias transfusões para estabilização hemodinâmica. Pergunta-se: Qual é a sequência ideal de tratamento?
   a) Cirurgia de controle de danos, correção da hipotermia, acidose metabólica e coagulopatia, retorno para controle de danos definitivos 48 a 72 horas após a cirurgia inicial.

b) Cirurgia de controle de danos, arteriografia no pós-operatório imediato, programação de fechamento de cavidade 24 h após arteriografia, se esta não evidenciar sangramento ativo.

c) Realização de bolsa de Bogotá e transferência para unidade pós-anestésica para desmame ventilatório precoce.

d) Transfusão de plasma fresco congelado 8 mL/kg no intraoperatório, esplenectomia e hipotermia.

5. Um dos escores para avaliar a gravidade de pacientes com hepatopatia é o de Child-Pugh. Qual das alternativas a seguir corresponde ao sistema de pontuação?

a) Albumina, *international normalized ratio* (INR), bilirrubinas, ascite, encefalopatia.

b) Albumina, *international normalized ratio* (INR), aminotransferases, ascite, encefalopatia.

c) Hemoglobina, *international normalized ratio* (INR), bilirrubinas, ascite, síndrome hepatorrenal.

d) Proteínas totais, tempo de tromboplastina ativado (K-TTP), bilirrubinas, ascite, encefalopatia.

6. Por mais que nos últimos anos a medicina tenha avançado no manejo das hemorragias digestivas altas, a mortalidade de pacientes varia entre 6 e 10%, tendo-se mantido inalterada nos últimos 50 anos. Os passos iniciais no manejo destes pacientes, antes da realização do exame endoscópico-diagnóstico e terapêutico, são, exceto:

a) Sonda naso(oro)gástrica para monitorização e lavagem.

b) Transfusão sanguínea imediata.

c) Intubação orotraqueal para proteção da via aérea.

d) Monitorização clínica e laboratorial: sinais vitais, hemograma e coagulação, monitorização hemodinâmica (PA, FC, FR, PAI e Sat. O_2) (pacientes de alto risco) e eletrocardiográfica.

7. Define-se como síndrome compartimental abdominal:

a) Pressão intra-abdominal > 25 mmHg e disfunção orgânica relacionada à hipertensão abdominal.

b) Pressão intra-abdominal > 20 mmHg e disfunção orgânica relacionada à hipertensão abdominal.

c) Pressão intra-abdominal > 25 mmHg e necessidade de ventilação mecânica.

d) Pressão intra-abdominal > 20 mmHg somente.

e) Pressão intra-abdominal > 25 mmHg somente.

8. No pós-operatório de pacientes submetidos à cirurgia bariátrica, a complicação precoce mais grave e principal causa de morte é:

a) Deiscência de anastomose.

b) Infarto agudo do miocárdio.

c) Pneumonia aspirativa.

d) Tromboembolismo pulmonar.

e) Complicações decorrentes da anestesia.

9. Qual é o fenômeno fisiopatológico inicial responsável pela diátese hemorrágica na doença hepática atendida em terapia intensiva?

a) Redução significativa do fator V.

b) Contagem de plaquetas abaixo de 50.000 mm³.

c) Redução do fator VII, que prolonga o tempo de protrombina.

d) Albumina sérica abaixo de 2,5 g/dL.

e) Redução significativa do fibrinogênio.

10. A pancreatite aguda grave é definida como quadro de pancreatite aguda acompanhada de disfunção orgânica importante e/ou presença de complicações locais (necrose, abscesso ou pseudocisto). Corresponde a aproximadamente 10% de todos os casos de pancreatite.
Assinale a alternativa que apresenta os escores utilizados para caracterizar a doença:
a) APACHE III, Culler e Balthazar.
b) Ranson, SOFA e APACHE II.
c) Ranson, Imrie e SOFA.
d) Ranson, APACHEIII e Kussmaul.
e) Ranson, APACHEII e Balthazar.

11. Das alternativas a seguir, marque aquela que apresenta medidas que não devem ser realizadas na insuficiência hepática aguda grave:
a) Iniciar a administração de terlipressina.
b) Monitorar continuamente a pressão intracraniana.
c) Profilaxia com antibióticos.
d) Para encefalopatia graus III ou IV, intubação orotraqueal.
e) Restrição de infusão de fluidos.

12. A insuficiência hepática hiperaguda apresenta critérios clínicos específicos. Assinale a alternativa que apresenta a afirmativa correta:
a) Apresentar icterícia e ascite em 3 dias.
b) Evoluir de icterícia a encefalopatia em 2 dias.
c) Apresentar ascite e icterícia em 2 dias.
d) Evoluir de icterícia a encefalopatia em 7 dias.
e) Evoluir de ascite a encefalopatia em 2 dias.

13. A síndrome hepatorrenal é uma condição clínica grave, que consiste em uma rápida deterioração da função renal em pessoas com cirrose ou insuficiência hepática fulminante. Com relação à ascite na síndrome hepatorrenal, pode-se afirmar:
a) A terapêutica com albumina endovenosa e terlipressina reverte o quadro de síndrome hepatorrenal, melhorando a sobrevida.
b) A diminuição do volume efetivo circulante leva à ativação do sistema renina-angiotensina-aldosterona e do sistema nervoso simpático, resultando em maior excreção de sódio e aparecimento de edema.
c) A hiponatremia deve ser corrigida pronta e rapidamente, por meio de soluções isotônicas de cloreto de sódio, nos casos sintomáticos.
d) Na hipertensão portal ocasionada por cirrose, ocorre vasodilatação sistêmica mediada por óxido nítrico.
e) A hipotensão sinusoidal hepática provoca extravasamento do líquido linfático sinusoidal, levando à formação de ascite.

14. Pericardiocentese é o processo utilizado para a retirada de líquido anormal da cavidade pericárdica. Sobre este procedimento é correto afirmar:
a) Em pacientes hipotensos que responderam à infusão de volume, não se deve realizar pericardiocentese de urgência.
b) Não há motivo para realização de pericardiocentese de urgência ou emergência caso o paciente esteja estável hemodinamicamente.
c) Não há necessidade de avaliar o coagulograma do paciente antes de realizar pericardiocentese, pois o procedimento apresenta baixo risco de sangramento.
d) Não se utilizam métodos complementares de diagnóstico de imagem, como o ecocardiograma, na realização da pe-

ricardiocentese, pois ele não tem valor clínico para o procedimento.

e) A subxifoide é a via mais utilizada na realização da pericardiocentese, porém não é a mais adequada ao procedimento.

15. Sobre a hemorragia aguda do trato gastrointestinal:

a) Mesmo com a crescente erradicação do *Helicobacter pylori* e o uso de inibidores da bomba de prótons, não houve redução da taxa de sangramento na população jovem.

b) A mortalidade associada ao sangramento digestivo alto é aproximadamente duas vezes maior do que aquela decorrente do sangramento baixo.

c) Novas técnicas têm tido pouco impacto na mortalidade por sangramento digestivo.

d) Sangramentos de origens alta e baixa podem levar ao mesmo grau de comprometimento hemodinâmico, porém a taxa de hemoglobina permanece maior nos pacientes com sangramento baixo.

e) Em razão das dificuldades diagnósticas e terapêuticas, os pacientes que apresentam hemorragia digestiva baixa necessitam, geralmente, de maior reposição sanguínea.

16. Sobre a avaliação inicial e ressuscitação volêmica na hemorragia digestiva alta (HDA), pode-se afirmar:

a) Por estar associada à dor intensa, a HDA tem como diagnósticos diferenciais infarto agudo do miocárdio e dissecção aórtica aguda.

b) O volume e as características do sangramento não interferem na urgência nem no volume necessário para reposição volêmica.

c) Por possuírem pior prognóstico, pacientes idosos com comprometimento hemodinâmico devem ter reposição volêmica mais lenta e menos agressiva.

d) Na hematêmese maciça, a intubação endotraqueal dificulta a propedêutica endoscópica e a terapia, mas pode conferir proteção às vias aéreas.

e) A ressuscitação volêmica no sangramento ativo precede a localização do sangramento e a investigação da causa, a qual deve ser iniciada após a estabilização dos sinais vitais.

17. Sobre o edema cerebral decorrente da insuficiência hepática:

a) É principal causa de morte nos pacientes com insuficiência hepática crônica avançada.

b) Há boa resposta a corticoides, manitol, sedação e hiperventilação.

c) É um achado pouco frequente nos quadros de insuficiência hepática fulminante.

d) A sedação para controle da pressão intracraniana é contraindicada em decorrência da dificuldade de metabolização pela disfunção hepática.

e) Monitorização da pressão intracraniana para manter pressão de perfusão cerebral acima de 50 mmHg é recomendada.

18. Sobre o megacólon tóxico, assinale a alternativa correta:

a) É uma complicação tardia da retocolite ulcerativa.

b) Configura-se como primeira crise de retocolite ulcerativa em mais da metade dos pacientes.

c) O uso de loperamida pode reduzir sua incidência, mas não a ocorrência de crises.

d) A realização recente de exames para investigação do cólon, como enemas baritados e colonoscopia, está relacionada ao início do quadro clínico de megacólon tóxico.

e) Opioides são as drogas analgésicas com menor correlação com o aparecimento de megacólon tóxico.

19. Assinale a alternativa que contém a definição de síndrome compartimental do abdome:
a) Pressão intra-abdominal > 20 mmHg, pressão de perfusão abdominal < 60 mmHg, com ou sem nova disfunção orgânica.
b) Pressão intra-abdominal > 20 mmHg, pressão de perfusão abdominal > 60 mmHg, com ou sem nova disfunção orgânica.
c) Pressão intra-abdominal < 20 mmHg, pressão de perfusão abdominal < 60 mmHg, com nova disfunção orgânica.
d) Pressão intra-abdominal < 20 mmHg, pressão de perfusão abdominal > 60 mmHg ou não, com nova disfunção orgânica.
e) Pressão intra-abdominal > 20 mmHg, pressão de perfusão abdominal < 60 mmHg ou não, com nova disfunção orgânica.

20. A prescrição pós-operatória de um transplante hepático deve incluir obrigatoriamente:
a) Profilaxia de lesão aguda de mucosa gástrica.
b) Sedação em bomba de infusão contínua.
c) Antibioticoterapia com espectro para bactérias Gram-positivas, negativas e anaeróbias.

d) Diuréticos.
e) Ventilação mecânica por, no mínimo, 24 horas.

21. O sistema de priorização dos pacientes no transplante de fígado é baseado no escore MELD. Quais são as variáveis utilizadas para o cálculo deste escore?
a) Albumina, creatinina e INR.
b) Albumina, bilirrubina direta, INR.
c) Fibrinogênio, albumina e INR.
d) Bilirrubinas, INR e creatinina.
e) Fibrinogênio, creatinina e bilirrubina indireta.

22. Em relação à insuficiência hepática aguda grave (IHAG), assinale a alternativa correta:
a) A elevação de amônia leva à diminuição de glutamina, que contribui com o edema citotóxico cerebral presente nessa doença.
b) O aumento de fluxo sanguíneo cerebral na IHAG não é fator importante para o surgimento de hipertensão intracraniana.
c) Não há preferência entre propofol ou benzodiazepínico, como o midazolam para sedação, visto que, nessa condição, todos os pacientes terão a pressão intracraniana monitorizada.
d) Todo paciente com alteração do nível de consciência deve ser avaliado com método de imagem, como TC de crânio.

23. Um paciente com diagnóstico de colite pseudomebranosa, em tratamento com metronidazol há três dias, mantém um quadro de dor abdominal, febre e leucocitose com desvio escalonado, para esquerda, além de provas inflamatórias

elevadas. Diante desse quadro, qual a melhor abordagem terapêutica:

a) Suspender metronidazol e iniciar vancomicina endovenosa.
b) Associar ciprofloxacino por via oral.
c) Colectomia subtotal com ileostomia.
d) Solicitar US de abdome.
e) Iniciar vancomicina por via oral.

24. Para a estratificação do risco de pancreatite aguda grave nas primeiras 24 horas de evolução de doença, a melhor opção é:

a) Critérios de Ranson.
b) Interleucinas e fator de necrose tumoral.
c) Apache II.
d) Proteína C-reativa.
e) Presença de disfunção orgânica.

25. Homem de 29 anos refere consumo de 1 litro de vodca por dia há 10 anos, sem outras comorbidades, tem queixa de dor abdominal e aumento do volume abdominal há 25 dias, acompanhados de febre e perda de 09 kg no período. Nega utilização de fármacos. Exame clínico: regular estado geral, descorado +/4+, hidratado, FC = 83 bpm, FR = 19 ipm, T = 37,3° C, PA = 108 x 78 mmHg. Exame cardiopulmonar sem alterações. Abdome indolor, globoso, com presença de ascite, traube livre. Membros inferiores sem edema ou sinais de TVP.

a) Na análise do líquido ascítico, é mais provável encontrarmos:
b) Gradiente soro-ascite elevado.
c) Presença de cocos gram negativos.
d) Citologia oncótica positiva.
e) Adenosina deaminase elevada.

26. Homem, 70 anos, procura o pronto-socorro referindo parada de eliminação de flatos e fezes, aumento do abdome e náuseas há cinco dias. Nega febre e vô-

mitos. Antecedentes pessoais: tabagismo 1 maço/dia/40 anos e hipertensão arterial. Exame físico: bom estado geral, desidratado ++/4+, descorado +/4+, FR= 19 irpm, acianótico. Abdome: distendido e hipertimpânico globalmente. Radiograma do abdome: distensão desde o ceco até cólon descendente, ausências de pregas coniventes e de ar em ampola retal. O diagnóstico é:

a) Obstrução do intestino delgado.
b) Suboclusão em alça fechada.
c) Câncer obstrutivo de sigmoide, com válvula ileocecal continente.
d) Megacólon tóxico.

27. Homem de 82 anos, com sequela de acidente vascular cerebral encefálico. Encontra-se internado na enfermaria, em uso de dieta por sonda nasoenteral e sob tratamento para pneumonia aspirativa, em uso de ceftriaxona e clindamicina há 5 dias. Evoluiu com cinco episódios de evacuações com fezes líquidas nas últimas 24 horas. Foi trazido para UTI com distensão abdominal, taquicardia e hipotensão responsiva a reposição volêmica. Realizado radiograma de abdome em decúbito dorsal que revelou distensão gasosa com formação de imagens circulares superpostas, semelhante a "pilha de moedas". A conduta mais adequada em relação à antibioticoterapia nesse momento é iniciar:

a) Vancomicina via sonda nasoenteral na dose de 125 mg a cada 6 horas.
b) Metronidazol por sonda nasoenteral na dose de 500 mg a cada 8 horas.
c) Vancomicina via sonda nasoenteral, associar vancomicina via retal e metronidazol via endovenosa.
d) Vancomicina via sonda nasoenteral e associar vancomicina via retal a cada 6 horas com enema de retenção.

28. Mulher, 72 anos, com diarreia, tenesmo e febre há 4 dias. Relata cerca de 4 a 5 episódios diários de evacuações volumosas, amolecidas, com presença de muco e rajas de sangue. Em anticoagulação com varfarina devido a prótese metálica mitral. Exame físico: BEG, corado, desidratado ++/4+. Aparelho cardiovascular: RCR em 2T, sem sopros; estalido metálico no foco mitral. FC = 96 bpm; PA = 100 x 58 mmHg. Aparelho respiratório sem alterações; FR = 19 ipm. Abdome: RHA presentes e hiperativos. Exames laboratoriais: hemograma = Hb = 13,0 g/dL; Ht = 38%; glóbulos brancos = 13.500/mm³; plaquetas = 190.000/mm³. Creatinina = 1,7 mg/dL e TP(INR) = 3,7. Além da hidratação, qual é a conduta mais adequada?
   a) Iniciar vitamina K e antitérmico.
   b) Solicitar coprocultura e iniciar ceftriaxona.
   c) Retirar varfarina e introduzir apixabana e iniciar loperamida.
   d) Coletar parasitológico de fezes e iniciar vancomicina oral.

29. Homem de 25 anos queixa-se de diarreia sanguinolenta há quatro meses, dor em fossa ilíaca direita e emagrecimento. Tabagista (1/2 maço/dia). Nega etilismo. Exame físico: REG, hipocorado (2+/4+), hipo-hidratado (++/4+), afebril (temperatura axilar: 36,4°C). Abdome: plano, doloroso à palpação em fossa ilíaca direita, DB-, RHA normativo. Exame das fezes mostrou a presença de leucócitos, sangue e gordura. Radiografia contrastada (trânsito intestinal) detectou espessamento da parede de todo íleo terminal. Qual diagnóstico mais provável?
   a) Doença de Crohn.
   b) Doença celíaca.
   c) Retocolite ulcerativa.
   d) Colite pseudomembranosa.

30. Observe a figura abaixo e assinale a alternativa correta.

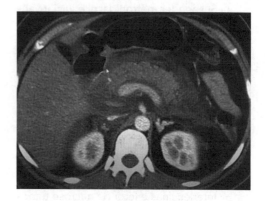

   a) Há uma dilatação de cólon sugestiva de diverticulite aguda.
   b) Há presença de líquido peripancreático, sugerindo pancreatite aguda.
   c) Observa-se um pseudocisto pancreático e o tratamento e expectante.
   d) Há presença de extensa necrose pancreática.

31. G.A.P.B., 30 anos, sexo masculino procura o pronto-socorro devido a quadro de dor abdominal em epigástrio, com irradiação para hipocôndrio e dorso, associado a náuseas e vômitos, com piora à alimentação, de início há cerca de 1 dia. Exame físico: PAS = 115 x 82 / FC = 117 / FR = 24 / SatO$_2$ = 98% / Temp = 36,4°C. Dor a palpação superficial em epigástrio, abdome algo distendido, RHA diminuídos, Giordano negativo, Hb = 16, Ht = 48,2, Leuco = 17.057/mm³, LDH = 370 UI/L, Glicose = 232 mg/dL, Ureia = 49 mg/dL, Creatinina = 1,1 mg/dL, TGO = 56 U/L, TGP = 45 U/L, FA = 140 U/L, GGT = 56 U/L, Bilirrubina total = 0,82 mg/dL, PCR = 252 mg/dL, Ca = 9,1 mg/dL, PaO$_2$ = 120 mmHg, Amilase = 1.734 U/L, Lipase = 2.230 U/L.
Frente ao caso descrito, qual é a melhor conduta inicial?

a) Transferir para UTI, iniciar ressuscitação volêmica e deixar paciente em jejum.

b) Transferir paciente para enfermaria, iniciar ressuscitação volêmica e liberar dieta.

c) Transferir paciente para UTI, iniciar ressuscitação volêmica e liberar dieta.

d) Transferir paciente para enfermaria, não há necessidade de ressuscitação volêmica (paciente sem hipotensão) e liberar dieta.

32. Em relação à terapia nutricional na pancreatite, pode-se afirmar, exceto:

a) Dieta oral pode ser iniciada precocemente, assim que o paciente apresentar melhora da dor abdominal.

b) Em caso de intolerância à dieta oral, é recomendado iniciar dieta enteral entre o quinto e o sétimo dia da doença.

c) Em caso de intolerância à dieta oral, a via enteral é preferível à via parenteral.

d) A dieta enteral ajuda a manter a integridade de mucosa intestinal e, por conseguinte, diminui de translocação bacteriana.

33. Com relação ao paciente acima, qual seria a melhor conduta em relação ao uso de antibióticos na admissão?

a) A PCR elevada (>150) é sugestiva de infecção bacteriana, sendo recomendado a administração preemptiva de antibióticos.

b) A administração de antibióticos só é indicada quando a tomografia indicar áreas de necrose pancreática.

c) Não há a necessidade da administração de antibióticos no momento.

d) Os altos níveis de amilase e lipase sugerem alto dano pancreático; nessas situações o uso de antibióticos profiláticos é indicado.

34. Paciente respondeu bem às medidas iniciais e estava em melhora, porém no 14º de internação apresentou episódio de febre e taquicardia, piora da dor abdominal, bem como piora da leucometria e aumento de provas inflamatórias. Optou-se por realizar tomografia de abdome, que demonstrou áreas sugestivas de necrose com áreas de conteúdo gasoso. Neste momento, qual das alternativas melhor descreve a conduta?

a) Convocar a equipe da cirurgia para desbridamento cirúrgico e controle do foco.

b) Solicitar punção da coleção, por método minimamente invasivo, e enviar material para cultura. Iniciar antibióticos imediatamente.

c) Solicitar punção da coleção, por método minimamente invasivo. Iniciar antibiótico apenas se a cultura do material for positiva.

d) Expandir investigação de foco infeccioso (solicitar TC de tórax e Urina I), pois a presença de gás em áreas de necrose é comum após o 5º dia da pancreatite e não indica infecção.

35. Homem de 32 anos, está no 9º PO de cirurgia de revascularização miocárdica, tendo evoluído com um quadro de pneumonia associada à ventilação. Após dois dias mantendo-se afebril, apresenta um pico de temperatura de 38,8°C, com exames laboratoriais acusando uma nova leucocitose. Foi realizado um ultrassom abdominal mostrando vesícula biliar distendida, com espessamento de parede e fluido pericolecístico, achado confirmado também por tomografia. Assinale a alternativa que apresenta o diagnóstico e a melhor opção de tratamento:

a) Colecistite acalculosa – colecistectomia laparoscópica.
b) Colecistite acalculosa – colecistostomia percutâneo.
c) Colecistite acalculosa – colangiopancreatografia retrógrada endoscópica (CPRE).
d) Colecistite calculosa aguda – colecistectomia laparoscópica.

36. Homem de 52 anos, com diagnóstico de cirrose de etiologia alcoólica, CHILD C 12, abstêmio há 3 anos, foi admitido no pronto-socorro com hematêmese e tonturas há 4 horas. Ao exame clínico: descorado 3+/4+, ictérico, PA = 80 x 40 mmHg, FC = 112 bpm, TEC = 5 s, FR 25, ECG 14 (RV 4). Ausculta pulmonar e cardíaca não apresentam anormalidades. Exame abdominal com ascite volumosa. Paciente recebeu dose plena de inibidor de bomba de prótons e iniciou hidratação venosa na sala de emergência e foi transferido para UTI. Qual alternativa descreve a melhor conduta no momento?
a) Iniciar ceftriaxone, vasopressina, passagem de sonda nasogástrica e solicitar EDA.
b) Iniciar ceftriaxone + vancomicina e terlipressina, passagem de balão esofágico e solicitar EDA.
c) Iniciar ceftriaxona, terlipressina e solicitar EDA.
d) Iniciar ceftriaxone, octreotide, passagem de sonda nasogástrica e solicitar EDA.

37. Após estabilização, paciente realizou EDA, na qual realizou ligadura de varizes hepáticas. No terceiro dia, paciente apresentou piora dos parâmetros infecciosos, bem como aumento do volume abdominal e necessidade de droga vasoativa. Realiza-

da paracentese diagnóstica junto com a coleta de exames laboratoriais.
Líquido ascítico: Desidrogenase lática = 68 U/L, Glicose = 110 mg/dL, Amilase = 33 mg/dL, Proteína total = 1,2 g/dL, Albumina = 0,7 g/dL, Triglicérides = 100 mg/dL, Leucócitos = 560 cels/mm^3, Neutrófilos = 320 cels/mm^3.
Sangue: Proteína total = 5,4 g/dL, Albumina = 2,7 g/dL, Glicemia = 102 g/dL, Creatinina = 0,9 mg/dL, Bilirrubina total = 8,1 mg/dL, Bilirrubina direta = 7,7 mg/dL, INR 2,7.
Qual a melhor conduta no momento?
a) Manter ceftriaxone e iniciar expansão volêmica com albumina.
b) Escalonar antibiótico para meropenem e iniciar expansão volêmica com Ringer Lactato.
c) Manter ceftriaxona, iniciar vancomicina e expansão volêmica com albumina.
d) Escalonar antibiótico para meropenem e iniciar expansão volêmica com albumina.

38. Dois dias após o diagnóstico de peritonite bacteriana espontânea, o paciente apresenta piora neurológica com necessidade de IOT para proteção de via aérea. Além disso, paciente apresentou falência de múltiplos sistemas e a equipe do transplante hepático foi chamada para avaliação. Qual das alternativas abaixo descreve um critério suficiente para transplante no caso descrito acima?
a) INR > 6,5.
b) Bilirrubina total > 17 mg/dL.
c) Acidose (pH< 7,3) ou hiperlactatemia refratária a expansão volêmica.
d) Encefalopatia grau 3 de West-Haven.

39. No contexto da insuficiência hepática aguda, são fatores de risco para o de-

senvolvimento de hipertensão intracraniana, exceto:

a) Presença de encefalopatia.
b) Amonia sérica > 150 μmol/L.
c) Idade < 40 anos.
d) Hipernatremia > 145 mEq/L.

40. Mulher de 45 anos com histórico de dislipidemia e obesidade. Deu entrada no pronto-socorro devido a quadro de dor em hipocôndrio direito, febre, náuseas. Os exames laboratoriais apresentaram leucocitose e hiperbilirrubinemia (bilirrubina direta 7 mg/dL). Ao ultrassom *point-of-care* foi visualizada colelitíase.

Na entrada, a paciente apresentava taquicardia e hipotensa. Foi aberto protocolo sepse e iniciados cezftriaxone e metronidazol. Mesmo com hidratação, a paciente apresentou piora clínica e necessitou de droga vasoativa e intubação orotraqueal por rebaixamento do nível de consciência. Você recebe a paciente na UTI após a realização de drenagem percutânea da via biliar.

Qual é a melhor conduta em relação ao esquema antibiótico?

a) Manter ceftriaxona e trocar metronidazol por vancomicina.
b) Manter esquema antibiótico atual.
c) Suspender antibióticos atuais e prescrever meropenem e vancomicina.
d) Adicionar oxacilina ao esquema antibiótico.

41. Paciente sexo feminino, 59 anos, internada em UTI devido a quadro grave de trombose aguda de veias porta, esplênica e mesentérica superior, apresentava quadros recorrentes de dor abdominal intensa e evoluiu com quadro de ascite volumosa, gerando desconforto respiratório moderado. O US não apresentava sinais de sofrimento hepático, porém a ascite evoluiu progressivamente a cada dia. Ao exame: MEG, anictérica, acianótica, dispneica, com ortopneia, ascite moderada.

PA = 96 x 49 mmHg, FC = 127 bpm, FR = 41 ipm, Temp. axilar = 36,9°C.

AR: Expansibilidade reduzida bilateralmente, timpanismo à percussão, murmúrio vesicular reduzido difusamente, sem ruídos adventícios.

ACV: BRNF, 2T, sem sopros, cliques e estalidos.

AGI: Abdome ascítico, Piparote +, RHA+ diminuídos, com dor à palpação profunda difusamente, sem massas e/ou vísceras palpáveis, sem dor à descompressão brusca.

Diante do quadro clínico apresentado, qual a alternativa correta?

a) Iniciar imediatamente anticoagulação plena com enoxeparina 1 mg/kg de 12/12 horas.
b) Realizar paracentese diagnóstica e de alívio para melhora da dispneia.
c) Iniciar antibioticoterapia de amplo espectro para prevenção de peritonite
d) bacteriana espontânea.
e) Laparotomia imediata para tratamento cirúrgico através de trombolectomia.

42. Em pacientes internados com pancreatite aguda grave, em relação à hidratação intravenosa, qual a conduta correta:

a) É recomendada a expansão volêmica vigorosa com soro fisiológico 0,9% 40 mL/kg/hora nas primeiras 24 horas, após isso, manter 15 a 20 mL/kg/hora até a alta hospitalar.
b) É recomendado o uso de 10 a 20 mL/kg/hora de soro glicosado 5% nas primeiras 48 horas, seguido de 5 mL/kg/hora até a reintrodução da dieta oral.

c) É recomendado o uso de Ringer lactato 250 a 500 mL/hora nas primeiras 6 horas, seguidos por infusão de 2 mL/kg/hora nas próximas 36 horas até diurese alvo de 0,5 a 1 mL/kg/hora.

d) É recomendada a hiper-hidratação dos pacientes com cristaloides ou coloides com volumes acima de 40 mL/kg/hora durante toda a internação, uma vez que a dieta suspensa o uso de medicações anti-inflamatórias e antibióticas levam a injúria renal.

43. Paciente acompanhado no CTI, com instabilidade hemodinâmica devido a quadro de pancreatite necrotizante. Sobre as complicações: hipertensão intra-abdominal (IAH) e a síndrome do compartimento abdominal (SCA) responda de forma correta:

a) A hipertensão intra-abdominal pode estar presente em até 1/3 dos pacientes de UTI e está associada à reposição vigorosa de fluido.

b) A síndrome do compartimento abdominal é definida por pressão intra-abdominal maior que 12 mmHg associada a qualquer falência orgânica.

c) O monitoramento da pressão abdominal deve ser realizado com paciente em decúbito dorsal a 0° grau e o transdutor posicionado em região de pelve, posteriormente à bexiga.

d) A terapia de escolha é a laparostomia. O bloqueio neuromuscular é contraindicado devido às complicações associadas a longo prazo.

44. Os pacientes admitidos por choque séptico devido a abdome agudo inflamatório necessitam de tratamento precoce e manejo correto. Dentre as principais condutas a serem iniciadas, estão:

a) Antibioticoterapia na primeira hora de tratamento, ressuscitação volêmica, controle glicêmico e uso de vasopressores.

b) Iniciar antibioticoterapia guiada por cultura, ressuscitação volêmica, controle glicêmico e uso de vasopressores em baixas doses.

c) Colher hemocultura, iniciar antibioticoterapia e antifúngico na primeira hora, ressuscitação volêmica em baixo volume e indicar tratamento cirúrgico imediato.

d) Antibioticoterapia nas primeiras seis horas, ressuscitação volêmica, corticoterapia e tratamento cirúrgico.

45. Paciente de 70 anos, sem comorbidades prévias, é atendido na unidade de emergência com quadro de dor epigástrica intensa. Ao exame físico apresenta-se sonolento, FC = 136 bpm, ritmo regular, pulsos finos, PA = 88 x 56 mmHg, FR = 32 irpm, oligúria e TAx = 39,6°. O rápido diagnóstico e o tratamento correto são fundamentais para a diminuição da mortalidade nesses casos. Marque a alternativa correta:

a) Pacientes com pressão arterial média abaixo de 65 mmHg necessitam de vasopressores e infusão de volume.

b) O lactato como marcador de hipoperfusão tecidual não deve ser utilizado para orientar a reanimação hemodinâmica.

c) A infusão de 20 mL/kg de cristaloides deve ser realizada nas primeiras 6 horas.

d) A infusão de cristaloides deve ser limitada à dose inicial devido ao risco de hipertensão intra-abdominal por excesso de volume.

46. Paciente, 82 anos, quarto dia de pós-operatório de revascularização miocárdica, entubado, em uso de noradrenalina 30 mL/hora evolui com distensão abdominal, leucocitose e piora dos parâmetros hemodinâmicos. Solicitada gasometria que evidenciou: pH = 7,25; pCO_2 = 30 mmHg, bicarbonato = 12 mEq/L e lactato = 4,2 mmol/L. Ao exame físico, observam-se sinais de peritonite em fossa ilíaca esquerda. Foi solicitada a tomografia de abdome e pelve a seguir.

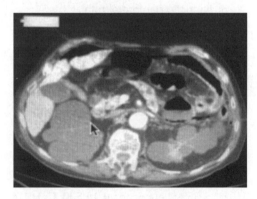

Diante do quadro clínico e correlação com a imagem, pode-se afirmar que:
a) Ogilvie é uma possibilidade diagnóstica e sua incidência não está relacionada a extensão do procedimento cardíaco.
b) As drogas vasoativas e o suporte ventilatório têm sido relacionados com a hipoperfusão e doenças abdominais agudas, sendo a síndrome de Ogilvie a principal hipótese para o caso em questão.
c) O diagnóstico é de colecistite aguda altiásica e a colecistectomia deve ser indicada imediatamente.
d) A principal hipótese diagnóstica para o paciente é de isquemia mesentérica e o diagnóstico se torna retardado devido ao uso de antibióticos e analgésicos, além do estado de consciência alterado.

47. Homem de 58 anos, diabético, obeso e histórico de coronariopatia iniciou com quadro de dor abdominal tipo cólica, icterícia, febre e confusão mental. Sua pressão arterial é de 70 x 40 mmHg, o pulso é filiforme e taquicárdico (135 batimentos por minuto). Fora solicitada ultrassonografia abdominal que demonstrou vesícula biliar repleta de cálculos e colédoco com 1,5 cm de diâmetro com imagem sugestiva de cálculo no terço distal.
Em relação ao quadro clínico, o diagnóstico e o tratamento corretos para esse paciente são:
a) Tumor de vesícula biliar; hidratação e quimioterapia.
b) Pancreatite aguda biliar, jejum, hidratação e NPT.
c) Colecistite aguda; jejum; hidratação e antibioticoterapia.
d) Colangite, hidratação endovenosa, antibioticoterapia e drenagem da via biliar.

48. Homem, 63 anos, portador de esquizofrenia evolui com quadro de dor abdominal difusa, sinais de irritação peritoneal associada a náuseas, vômitos e febre há cerca de 3 dias. Durante avaliação propedêutica notou-se presença de leucocitose, elevação de proteína C-reativa e acidose metabólica. Diante da suspeita de abdome agudo inflamatório e sabendo de suas complicações, quais são as principais causas de abcessos intra-abdominais de origem primária e que podem entrar como diagnóstico diferencial para o quadro clínico?
a) Apendicite aguda rota e diverticulite aguda complicada.

b) Diverticulite aguda e salpingite aguda.

c) Empiema vesicular e úlcera perfurada.

d) Úlcera perfurada e apendicite aguda.

49. Homem, 43 anos, internado na unidade de terapia intensiva com histórico de libação alcoólica e evolução para pancreatite aguda grave. Tratando-se de tal enfermidade, pode-se afirmar que:

a) A necrosectomia pancreática deve ser indicada sempre que 20% ou mais do parênquima pancreático tiver sido acometido.

b) A laparotomia exploradora deve ser indicada nas primeiras 24 horas, evitando-se a disseminação da infecção.

c) A nutrição parenteral total e a descontaminação seletiva do tubo digestivo devem ser iniciadas precocemente em pacientes com esse diagnóstico.

d) O suporte enteral com passagem de sonda nasoenteral pós-ângulo de Treitz previne a atrofia intestinal e melhora a função de barreira da mucosa intestinal.

50. Paciente feminina, 73 anos internada há 2 dias com diagnóstico de pancreatite biliar. Na admissão apresentava dor abdominal de forte intensidade associada a náuseas, vômitos, taquicardia, taquipneia. Exames laboratoriais: lipase = 780 U/mL, amilase = 4.250 U/L, glicemia = 128 mg/dL e cálcio de 15 mg/dL. O fator que contém maior relação com prognóstico desfavorável é:

a) Elevação do nível de amilase e lipase.

b) Glicemia inferior a 140mg/dL.

c) Idade da paciente.

d) Hipercalcemia.

51. Em relação à pancreatite aguda, a conduta que não está relacionada com melhora nos resultados do tratamento:

a) Nutrição precoce.

b) Hidratação e reposição volêmica.

c) Suporte ventilatório precoce.

d) Antibioticoterapia precoce.

52. Qual deve ser a dieta inicial de um paciente internado por pancreatite aguda grave?

a) Dieta oral precoce, conforme tolerância pelo paciente.

b) Dieta nasogástrica.

c) Dieta hipogordurosa através de sonda nasoenteral.

d) Nutrição parenteral total.

53. Paciente 40 anos, sexo feminino, refere que há 4 dias iniciou dor em abdome superior, em faixa, de forte intensidade, náuseas e vômitos. Ao exame físico regular estado geral, desidratado, perfusão capilar lentificada, taquicardia sinusal, taquipneia, hipotensão arterial. Exames laboratoriais evidenciaram: amilase = 1.200 Ui/dl; lipase = 230 Ui/dL; Hb = 10 g/dL; Ht = 35%; Leucócitos = 14.500; Cr = 1,7 mg/dL; Ureia = 100 mg/dL; lactato arterial = 4 mmol/L; gasometria arterial pH = 7,23; bicarbonato = 18; pCO_2 = 27; $satO_2$ = 97%. De acordo com o caso clínico citado, assinale a alternativa a conduta mais adequada:

a) Iniciar antibioticoterapia com carbapenêmicos imediatamente.

b) Realizar cirurgia para ressecção de necrose pancreática.

c) Nutrição parenteral total.

d) Estabilização hemodinâmica com cristaloides.

54. Assinale a alternativa que descreve o manejo adequado no que diz respeito à terapia nutricional do paciente internado em unidade de terapia intensiva com pancreatite aguda grave.

a) Nutrição via parenteral como primeira escolha por oferecer melhor aporte nutricional e menos efeitos adversos.

b) A nutrição via enteral por sonda nasoentérica deve ser instituída tão logo é atingida a estabilidade clínica.

c) Nutrição via enteral por sonda nasogástrica, e como segunda opção a sonda nasoentérica após o ângulo de Treitz.

d) Nutrição parenteral, ficando como segunda opção a nutrição via parenteral em caso de reação adversa a primeira.

55. Sobre pancreatite aguda, é correto afirmar que:

a) Níveis séricos de amilase e lipase muito acima do limite superior da normalidade predizem pancreatite aguda grave.

b) A predição de gravidade de uma pancreatite aguda pela tomografia computadorizada com contraste é similar à dos critérios de Ranson.

c) Tomografia computadorizada de abdome evidenciando necrose pancreática tem indicação de drenagem.

d) Necrose pancreática infectada deve ser tratada com antibióticos e se refratária realizar cirurgia para drenagem.

56. Paciente de 50 anos, sexo masculino, internado em unidade de terapia intensiva com quadro de dor abdominal, desidratado, insuficiência renal e esforço respiratório. Após 48 horas de tratamento intensivo, obteve melhora parcial do quadro. Realizada tomografia computadorizada de abdome que evidenciou pâncreas com perda de contorno, coleção peripancreática e gás. Qual o diagnóstico provável:

a) Pancreatite crônica calcificante.

b) Adenocarcinoma de pâncreas.

c) Pancreatite aguda edematosa.

d) Pancreatite aguda com necrose infectada.

57. Paciente do sexo masculino, 57 anos, dá entrada na emergência com quadro de dor abdominal e vômitos há 16 horas. Nega hipertensão, diabetes, tabagismo ou etilismo.

Os sintomas iniciaram após um final de semana de exageros alimentares. No exame físico, frequência cardíaca de 110 bpm, dor de moderada intensidade na palpação do epigastro, irradiando em faixa para região dorsal, descompressão brusca negativa, Bloomberg negativo e Murphy negativo. Hemograma revela 17.000 leucócitos e 1.500 de amilase, 800 de lipase. Sobre a hipótese diagnóstica e a conduta na emergência, nesse caso, é correto afirmar que:

a) Mede-se a gravidade da pancreatite pela presença ou ausência de febre.

b) Está indicada dieta zero por 7 dias ou até a queda da amilase para níveis normais.

c) Papilotomia endoscópica está contraindicada na pancreatite aguda grave, pois o risco é mais alto de síndrome da janela posterior.

d) É importante distinguir abscesso de necrose infectada, pois esta última é mais grave e exige desbridamento cirúrgico, enquanto o abscesso pode ser tratado percutaneamente.

58. Sobre pancreatite aguda, é correto afirmar que:

a) Níveis séricos de amilase aumentam consideravelmente das primeiras 2 a 12 horas da crise aguda para cair lentamente aos níveis normais ao longo dos próximos 3 a 5 dias.

b) A capacidade de predição de gravidade de uma pancreatite pela tomografia computadorizada (TC) com contraste é maior que a capacidade dos critérios de Ranson.

c) O único exame laboratorial que prediz gravidade nas primeiras 24 horas de doença é a PCR.

d) Necrose pancreática infectada deve ser inicialmente tratada com antibióticos. Em caso de insucesso do tratamento clínico, é indicada a drenagem por cirurgia ou por outro método minimamente invasivo.

59. Paciente de 53 anos, sexo feminino, costureira, previamente hígida, sem ingestão de álcool, admitida em pronto-atendimento com quadro de dor abdominal em andar superior, com irradiação para dorso há cerca de 6 horas, refratária a analgesia oral e associada a vômitos. Ao exame, estado geral regular, corada, desidratada (2 em 4+), ictérica (1 em 4+), taquipneica e taquicárdica. Ausculta cardíaca normal e ausculta pulmonar com murmúrio vesicular diminuído em bases. Abdome globoso, pouco distendido e pouco doloroso à palpação, sem descompressão dolorosa. Exames séricos evidenciam leucograma de $15.000/mm^3$, sem desvio, hemoglobina de 10 e hematócrito de 26%, amilase de 3.500 mg/dL, creatinina de 1,8, cálcio de 9, LDH de 300, ALT de 170, bilirrubina total de 4,6 e direta de 3,1, glicemia = 200, PCR = 10 mg/dL. Radiografia de abdome aguda evidencia distensão difusa de alças de delgado, sem pneumoperitônio. Assinale a alternativa correta a respeito do caso.

a) A dosagem de proteína C-reativa tem valor prognóstico para essa doença.

b) Antibioticoterapia com carbapenêmicos está indicada nas primeiras 24 horas.

c) Tomografia de abdome com contraste está indicada dentro das primeiras 12 horas da admissão.

d) A instalação de nutrição parenteral é imprescindível para diminuir os efeitos deletérios decorrentes do catabolismo da doença.

60. Paciente com 38 anos, feminino, com dor abdominal há 24 horas em abdome superior e irradiação para dorso. Na admissão, apresenta fáscies de dor, taquicárdica, taquipneica, agitada, com dor forte à palpação do abdome superior. PA = 110 x 70 mmHg, FC = 108 bpm, $SATO_2$ = 88% em ar ambiente, sendo então administrado O_2 sob máscara de Venturi = 6 L/min (com FiO_2 de 40%). Leucócitos = 16.500, PCR = 228, glicose = 218, Amilase = 2.281, TGO = 318, TGP = 90, FA = 138, GGT = 152, Bilirrubina total = 1,1. Gasometria arterial (após O_2 suplementar): pH = 7,34 / pCO_2 = 33 / pO_2 = 80 / $SatO_2$ = 95% / HCO^{3-} = 18 / BE = – 2. Assinale a alternativa que indica o diagnóstico e a gravidade na admissão:

a) Pancreatite aguda leve.

b) Pancreatite aguda moderadamente grave.

c) Pancreatite aguda grave.

d) Pancreatite crônica agudizada moderada.

61. Paciente internado em UTI apresenta os seguintes parâmetros: PA = 107 x 65 mmHg, FC = 106 bpm, $SATO_2$ = 86% em ar ambiente, sendo então administrado O_2 sob máscara de Venturi = 6 L/min (com FiO_2 = 40%). Leucócitos = 13.500, PCR = 228, glicose = 118, Amilase = 2.281, TGO = 118, TGP = 90, FA = 138, GGT = 152, Bilirrubina total = 1,1. Gasometria arterial (após O_2 suplementar): pH = 7,34 / pCO_2 = 33 / pO_2 = 80 / $SatO_2$ = 95% / HCO^{3-} = 18 / BE = – 2. Assinale o critério clínico/laboratorial que corrobora a classificação de pancreatite aguda moderadamente grave:

a) Leucocitose.
b) PCR elevado.
c) Amilase.
d) Relação PaO_2/FiO_2.

62. Paciente internado devido à pancreatite aguda grave, apresentando à tomografia computadorizada imagem compatível com pseudocisto pancreático de aproximadamente 7 cm em seu maior eixo e pequena área de necrose isolada apresentando imagem compatível com gás de permeio, mantendo piora progressiva da dor abdominal, náuseas, vômitos.
Diante do quadro clínico, qual a conduta correta?
a) Abordagem cirúrgica para retirada do cisto e desbridamento da área de necrose.
b) Conduta expectante uma vez que o pseudocisto é menor que 10 cm.
c) Antibioticoterapia isolada com cefalosporina + imidazólico.
d) Ressuscitação volêmica vigorosa e punção guiada por US.

63. Um paciente de 49 anos apresentava os seguintes exames:
Na admissão: 48H
Leucócitos: 8.400 15.070
Ureia: 27 34
Creatinina: 1,65 2,1
TGO: 175 112
DHL: 113 247
Quais parâmetros laboratoriais nos levam a considerar pior prognóstico para esse paciente?
a) Elevação importante no valor absoluto de leucócitos.
b) Aumento de mais de 100% no valor de DHL.
c) Queda dos valores de TGO.
d) Alteração significativa nos níveis séricos de creatinina.

64. Em relação à hipertensão intra-abdominal (HIA) e síndrome compartimental abdominal (SCA), assinale alternativa incorreta:
a) HIA é definida como medida sustentada da pressão intra-abdominal maior ou igual a 12 mmHg.
b) SCA é definida como pressão intra-abdominal maior a 20 mmHg associada a uma nova disfunção orgânica.
c) Pressão de perfusão abdominal é calculada pela diferença entre pressão arterial média e pressão intra-abdominal.
d) O método padrão para aferição da pressão intra-abdominal é pela medida intravesical.
e) SCA é sempre uma indicação de laparotomia descompressiva.

 GABARITO COMENTADO

1. **Resposta: b**
O objetivo da imunossupressão, ao longo do tempo, é aumentar a sobrevida do enxerto e do paciente, evitando a rejeição, ao mesmo tempo que tentamos reduzir seus efeitos colaterais nefrotóxicos, cardiovasculares, infecciosos e neoplásicos. O fígado é relativamente privilegiado, estando menos sujeito aos ataques imunológicos quando comparado a outros órgãos. Os imunossupressores utilizados são os corticoides, inibidores da calcineurina, azatioprina e micofenolato.

Os corticoides são potentes agentes anti-inflamatórios não específicos e inibem o recrutamento das células inflamatórias e a transcrição dos genes das citocinas, prevenindo o recrutamento dos linfócitos T. Os corticoides são muito efetivos na prevenção e no tratamento da rejeição aguda, porém sua administração em longo prazo está acompanhada de uma série de complicações como catarata, hipertensão, diabetes, síndrome de

Cushing e obesidade. A infusão do corticoide é realizada pela via endovenosa, no pós-operatório imediato, e mantida, posteriormente, pela via oral até o 45° PO, até ser suspensa no final do terceiro mês.

A calcineurina é uma enzima fundamental para a produção da IL-2 pelos linfócitos T, assumindo, desta forma, um papel importante para o recrutamento e ativação das células CD4. Entre os inibidores da calcineurina, podemos destacar as ciclosporinas e o tacrolimus. O controle das drogas é realizado pelo monitoramento dos níveis séricos, e seus principais efeitos colaterais incluem: nefrotoxicidade, hipertensão, tremores, cefaleia, hipercalemia e hiperplasia gengival.

A azatioprina atua por meio da inibição da síntese de DNA e, consequentemente, na proliferação e diferenciação dos linfócitos T em B. Ela possui uma pequena ação na resposta imune estabelecida, com melhor atividade na prevenção à rejeição. A principal toxicidade é o seu efeito supressor medular, podendo levar a leucopenia e plaquetopenia. Entre outros efeitos colaterais destaca-se a possibilidade de ocorrer pancreatite, hepatite e intolerância gastrointestinal e, atualmente, está sendo substituída pelo micofenolato.

O micofenolato é um inibidor seletivo da síntese de novo de purinas e replicação do DNA. Em comparação a azatioprina, ele tem maior eficácia sobre mecanismos de rejeição aguda celular, podendo levar à supressão da atividade da medula, à intolerância gastrointestinal e à teratogenicidade.

Em relação ao melhor esquema imunossupressor, a fim de obter melhores resultados e menor toxicidade, tem se optado pela utilização do tacrolimus no lugar da ciclosporina, micofenolato no local da azatioprina e consequente redução do uso de corticoide. Alguns centros de transplante utilizam o esquema duplo ou tríplice com inibidor da calcineurina, micofenolato e/ou corticoide. Nos pacientes que desenvolveram nefrotoxicidade em razão da utilização dos inibidores da calcineurina, uma boa opção é sua substituição e inclusão do micofenolato.

Bibliografia

1. Charlton M, Levitsky J, Aqel B, O'Grady J, Hemibach J, Rinella M, et al. International Liver Transplantation Society Consensus Statement on Immunosuppression in Liver Transplant Recipients. Transplantation. 2018;102(5):727-43.

2. Resposta: a

A síndrome compartimental abdominal é definida como o decréscimo do fluxo sanguíneo aos órgãos abdominais, sendo secundário ao efeito da pressão nos sistemas respiratório, cardiovascular e nervoso central quando a pressão intra-abdominal (PIA) se eleva acima de um nível crítico. O aumento da PIA pode levar ao desenvolvimento de acidose metabólica em virtude de redução do DC e isquemia tecidual intra e extra-abdominal (acidose láctica), ao comprometimento renal e ao hipermetabolismo com geração de ácidos não voláteis. Ocorre também o aumento e a amplificação da resposta inflamatória sistêmica (SRIS), o aumento da liberação de citocinas, a elevação dos níveis séricos de fator de necrose tumoral alfa (TNF-alfa) e interleucinas (IL-1 e IL-8). É possível que haja mudança na permeabilidade pulmonar com aumento da concentração de proteínas e de polimorfonucleares no lavado broncoalveolar, evidenciando lesão pulmonar significativa. No trato gastrointestinal ocorre diminuição do fluxo sanguíneo na mucosa e do pH intramucoso.

Bibliografia

1. Montalvo-Jave EE, Espejel-Deloiza M, Chernitzky-Camaño J, Peña-Pérez CA, Rivero-Sigarroa E, Ortega-León LH. Abdominal compartment

syndrome: current concepts and management. Rev Gastroenterol Mex. 2020;85(4):443-51.

3. **Resposta: a**

A peritonite terciária caracteriza-se por ser uma peritonite difusa sem a identificação de patógenos, com fungos ou com bactérias de baixa patogenicidade, na ausência de um foco infeccioso bem definido. Assim sendo, é uma disfunção imunológica com anormalidades da resposta imune mediada por células, da resposta imune fagocítica e do complemento. *S. epidermidis, P. aeruginosa, Candida* sp., enterococos. *Enterobacter* e *Acinetobacter* são colonizadores frequentes do trato gastrointestinal dos doentes críticos e frequentemente identificados na peritonite terciária.

Bibliografia

1. Marques HS, Araújo GRL, da Silva FAF, de Brito BB, Versiani PVD, Caires JS, et al. Tertiary peritonitis: a disease that should not be ignored. World J Clin Cases. 2021;9(10):2160-9.

4. **Resposta: a**

É preocupante o potencial desenvolvimento do chamado "ciclo vicioso do sangramento". Esse ciclo de coagulopatia, após a exsanguinação, ocorre por vários mecanismos e pode levar à hipotermia e à acidose. Isso gera mais sangramento e uma espiral progressiva, podendo levar o paciente à morte. O controle de danos advoga a abreviação da laparotomia e outros procedimentos cirúrgicos, após o controle inicial do sangramento e da contaminação ter sido realizado. A reoperação programada também faz parte da estratégia cirúrgica. O tratamento envolve três tempos: 1) laparotomia abreviada com controle rápido da hemorragia e contaminação; as hemorragias provenientes das lesões esplênicas podem ser controladas por sutura do parênquima e os hematomas retroperitoniais podem exigir embolização e tamponamento por compressas; 2) reanimação em UTI com a reposição de fluidos, hemoderivados, corrigindo-se, assim, coagulopatia, acidose e hipotermia. Assim que houver estabilização do quadro, o próximo tempo será realizado; e 3) reoperação programada com tratamento de todas as lesões, retirada de compressas e síntese da parede.

Duas situações merecem destaque em relação a reoperações não programadas: o sangramento persistente (principal causa), provavelmente decorrente da falha de identificação de foco hemorrágico ativo durante a laparotomia abreviada, e a síndrome compartimental abdominal.

Bibliografia

1. Keller M, Magunia H. Perioperative Gerinnungsstörungen: Diagnostik und Therapie [Perioperative Bleeding Disorders: Diagnostics and Treatment]. Anasthesiol Intensivmed Notfallmed Schmerzther. 2019;54(6):386-401.

5. **Resposta: a**

A classificação de Child-Pugh inclui os seguintes parâmetros: ascite, níveis de bilirrubina e albumina, tempo de protrombina e a presença de encefalopatia. Conforme os parâmetros, são atribuídos pontos que variam de 1 a 3, e de acordo com o somatório dos parâmetros, podemos classificar o paciente em A (1 a 6 pontos), B (7 a 9 pontos) e C (10 a 15 pontos).

Parâmetros da classificação de Child-Pugh

Parâmetros	1	2	3
Ascite	Ausente	Leve	Moderada
Bilirrubina	< 2	2-3	> 3
Albumina	> 3,5	2,8-3,5	< 2,8
Tempo de protrombina	1-3	4-6	> 6
Encefalopatia	Ausente	Grau I-II	Grau III-IV

Bibliografia

1. Tsoris A, Marlar CA. Use of the child pugh score in liver disease. Treasure Island: StatPearls; 2021.

6. Resposta: b

O tratamento inicial da hemorragia digestiva alta, independentemente da etiologia, deve priorizar, inicialmente, as alterações volêmicas e cardiorrespiratórias. A endoscopia pode ser realizada em um período de até seis horas, após o diagnóstico sem perda da acurácia e/ou da possibilidade terapêutica. Na presença de hipotensão, é necessária a punção de acessos periféricos calibrosos e iniciar a infusão de fluidos (cristaloides ou coloides). Os valores iniciais de Hb e Ht podem permanecer normais, apesar do sangramento, por até duas horas. A transfusão de sangue e derivados deve ser evitada quando possível. A passagem de sonda gástrica não está contraindicada e pode auxiliar na descompressão gástrica e na observação de sangramento.

Bibliografia

1. Kamboj AK, Hoversten P, Leggett CL. Upper gastrointestinal bleeding: etiologies and management. Mayo Clin Proc. 2019;94(4):697-703.

7. Resposta: b

A síndrome compartimental abdominal é definida como o decréscimo do fluxo sanguíneo aos órgãos abdominais, secundário ao efeito de pressão nos sistemas respiratório, cardiovascular e sistema nervoso central quando a pressão intra-abdominal se eleva acima de um nível crítico. A medida da pressão intra-abdominal é obtida pela inserção de um cateter intraperitoneal ligado a um manômetro ou transdutor. Na clínica diária, a medida indireta é possível pela inserção de uma sonda urinária na bexiga, um cateter no estômago ou na veia cava inferior. Ela pode ser dividida em primária, quando for originada de doença abdominopélvica (pancreatite, ascite, hemoperitônio, pós-operatório...) ou secundária, sem patologia inicial abdominopélvica (ressuscitação volêmica, grande queimado, sepse...). A hipertensão abdominal (HIA) é diagnosticada quando a pressão intra-abdominal for maior que 12 mmHg. Utilizamos a graduação de Burch modificada para estratificarmos a PIA:

Graduação de Burch modificada	
Grau I: PIA 12-15 mmHg	Grau II: PIA 16-20 mmHg
Grau III: PIA 21-25 mmHg	Grau IV: PIA > 25 mmHg

A síndrome compartimental abdominal pode ser definida pela medida de PIA > 20 mmHg, associada à presença de nova disfunção ou falência orgânica.

Bibliografia

1. Montalvo-Jave EE, Espejel-Deloiza M, Chernitzky-Camaño J, Peña-Pérez CA, Rivero-Sigarroa E, Ortega-León LH. Abdominal compartment syndrome: current concepts and management. Rev Gastroenterol Mex. 2020;85(4):443-51.

8. Resposta: d

Em geral, os cuidados pós-operatórios de pacientes bariátricos assemelham-se aos que sucedem a procedimentos abdominais padronizados, como antibioticoterapia profilática, monitorização cuidadosa dos sinais vitais, equilíbrio hidroeletrolítico e controle glicêmico. As primeiras 24 horas são particularmente críticas em razão da possibilidade de uma deiscência ou infecção intra-abdominal. O intensivista deve ficar atento a sinais como taquicardia e febre. Todos os procedimentos bariátricos apresentam taxas de falha, variando de 5 a 10% para as derivações gástricas e gastroplastias com enfaixamento. A maioria das falhas se deve por linhas de grampos defeituosas, estenose de saída gástrica, bolsas gástricas distendidas ou gastrojejunais dilatadas. A mortalidade é menor que 3%, e, quando presente, se deve à peritonite. A morbidade global também é baixa, sendo inferior a 3%. As complicações precoces mais comuns são TEP e TVP, deiscência da anastomose e os abscessos incisionais, que são mais frequentes em diabéticos e se apresentam como abaulamentos avermelhados que podem drenar espontaneamente ou necessitam de pequenas incisões. Entre as complicações tardias, pode-se destacar a síndrome de Wernicke-Korsakoff e outras neuropatias, decorrentes da falha de ingestão de complexos vitamínicos e minerais; dor abdominal; vômitos recorrentes e problemas psicológicos que necessitam de acompanhamento especializado. A trombose venosa profunda e a embolia pulmonar são as complicações precoces mais graves no pós-operatório.

Bibliografia

1. Bazurro S, Ball L, Pelosi P. Perioperative management of obese patient. Curr Opin Crit Care. 2018;24(6):560-7.

9. Resposta: c

As coagulopatias são frequentemente encontradas em pacientes críticos e podem ser hereditárias ou adquiridas. As hereditárias, em geral, decorrem da ausência ou diminuição de um único pró-coagulante, como normalmente ocorrem nas hemofilias, e, nesses casos, o tratamento objetiva manter a concentração plasmática de determinado fator em níveis normais. As coagulopatias adquiridas podem ser causadas por medicações como a heparina e anticoagulantes orais, CIVD, deficiência de vitamina K, hemotransfusão maciça e disfunção plaquetária medicamentosa. A integridade vascular, a função plaquetária normal e a presença dos fatores de coagulação são elementos essenciais para que os mecanismos de coagulação sejam efetivos.

No início dos estudos da fisiologia da coagulação, dividia-se a cascata de coagulação em vias extrínseca e intrínseca, tendo como ponto central a ativação do fator X. Atualmente, sabemos que o complexo formado entre a tromboplastina tecidual e o fator VII podem ativar tanto o fator IX da via intrínseca quanto o fator X que atua nas duas vias. Desse modo, o fenômeno fisiopatológico inicial do distúrbio de coagulação é a redução do fator VII (via extrínseca) que laboratorialmente se traduz por aumento do TP.

Bibliografia

1. Iba T, Levy JH, Raj A, Warkentin TE. Advance in the management of sepsis-induced coagulopathy and disseminated intravascular coagulation. J Clin Med. 2019;8(5):728.

10. Resposta: e

A pancreatite aguda é definida como o processo inflamatório e não infeccioso do tecido pancreático com acometimento variável dos órgãos adjacentes e a distância, cuja gênese resulta do escape de enzimas pancreáticas ativadas das células acinares para os tecidos, acarretando sua autodigestão. Patologicamente, pode-se apresentar sob a forma edematosa ou necrosante. São inúmeras as causas associadas à pancreatite aguda. O alcoolismo e a litíase biliar são as mais frequentes, somando mais de 70% dos casos.

A dificuldade em prever o curso da pancreatite aguda motivou a elaboração de diversos estudos com o intuito de predizer a evolução da doença e, assim, guiar melhor a conduta terapêutica, estimando o tempo de internação do paciente. Existem critérios clínico-laboratoriais inespecíficos: Ranson, Glasgow simplificado, Apache II e critérios tomográficos: Balthazar.

Critérios de Glasgow

IMRIE (etiologia alcoólica ou outra)	Osborne (etiologia biliar)
Idade > 55 anos Albumina < 32 g/L GB > 15.000 mm³ LDH > 600 U/L AST ou ALT > 100 U/L Glicemia > 10 mmol/L Cálcio < 2 mmol/L Ureia > 16 mmol/L PaO_2 < 60 mmHg	Albumina < 32 g/L GB > 15.000 mm³ LDH > 600 U/L AST ou ALT > 200 U/L Glicemia > 10 mmol/L Cálcio < 2 mmol/L Ureia > 16 mmol/L PaO_2 < 60 mmHg

Fonte: adaptada de Pereira e Henriques, 2006.

Critérios de Ranson

	Etiologia alcoólica ou outra	Etiologia biliar
Na admissão	Idade > 55 anos GB > 16.000/mm³ LDH > 350 U/L AST > 250 U/L Glicemia > 200 mg/dL	Idade > 55 anos GB > 18.000/mm³ LDH > 400 U/L AST > 250 U/L Glicemia > 220 mg/dL
Às 48 horas	Queda do hematócrito > 10% Elevação da ureia > 5 mg/dL Cálcio < 8 mg/dL PaO_2 < 60 mmHg Déficit de bases > 4 mEq/L Perda de líquidos > 6L	Queda do hematócrito > 10% Elevação da ureia > 2 mg/dL Cálcio < 8 mg/dL PaO_2 < 60 mmHg Déficit de bases > 5 mEq/L Perda de líquidos > 4L
	Cada item vale 1 ponto (0 a 11 pontos). Pancreatite grave a partir dos 3 pontos, inclusive.	

Fonte: adaptada de Ranson et al., 1974 e 1982.

Critérios de Balthazar

Grau	Pontos	Índice de gravidade por tomografia computadorizada		
A. Pâncreas normal	0	Índice	Morbilidade	Mortalidade
B. Pâncreas aumentado	1	0-3	8%	3%
C. Inflamação do pâncreas ou gordura peripancreática	2	4-6	35%	6%
D. Coleção única peripancreática	3	7-10	92%	17%
E. Duas ou mais coleções e/ou presença de ar retroperitoneal	4			
Necrose				
Sem necrose	0			
Necrose < 30%	5			
Necrose de 30% a 50%	4			
Necrose > 50%	6			
Índice: somas de pontos, grau + necrose				

Fonte: adaptada de Balthazar, 1989.

Bibliografia

1. Zhou H, Mei X, He X, Lan T, Guo S. Severity stratification and prognostic prediction of patients with acute pancreatitis at early phase: a retrospective study. Medicine (Baltimore). 2019; 98(16):e15275.

11. Resposta: a

A insuficiência hepática aguda (IHAG) é uma condição clínica que, embora incomum, possui mortalidade estimada em 80% em um intervalo de dias a semanas. Costuma evoluir rapidamente, destacando-se o aparecimento da encefalopatia hepática, alterações na coagulação e síndrome hepatorrenal. As principais causas de óbito em IHAG são o edema cerebral, as complicações infecciosas e a insuficiência de múltiplos órgãos. A classificação de IHAG baseia-se no intervalo de tempo decorrido entre o início da icterícia e o aparecimento da encefalopatia hepática: 0 a 7 dias ocorre a insuficiência hepática hieperaguda; 8 a 28 dias, a insuficiência hepática aguda, e de 29 a 72 dias, a insuficiência hepática subaguda. Várias são as etiologias associadas à IHAG, destacando-se as causas virais e tóxicas. O tratamento requer suporte intensivo em razão das possíveis complicações, como, por exemplo, as encefalopatias, as coagulopatias, os distúrbios hidroeletrolíticos e acidobásicos, a insuficiência renal, a sepse e o edema cerebral.

O tratamento inclui ajustes nutricionais com adequação do aporte de aminoácidos, lípides, glicose e elementos essenciais, correto balanço hidroeletrolítico, monitorização frequente da glicemia e na administração de fluidos. Os acometimentos comuns são a hiponatremia, a hipocalcemia e a hipofosfatemia. Já a maior causa de mortalidade é a infecção, e, no caso de suspeita clínica, deve ser utilizada a antibioticoterapia de amplo espectro.

A insuficiência renal aguda, quando presente, tende a ter grave prognóstico, sendo que o transplante renal pode postergar o transplante hepático. A coagulopatia surge com a deficiência nos fatores II, V, VII, IX e X e a correção com plasma por vezes se torna necessária.

A avaliação neurológica precisa ser realizada a cada 4 horas e o uso de sedativos deve ser evitado. A encefalopatia necessita da abordagem que inclua cuidados básicos, como a passagem de sonda nasoenteral e via aérea definitiva quando atinge graus III e IV. A remoção do conteúdo fecal com enemas e lactulose deve ser administrada na dose de, no máximo, 50 mL a cada 2 horas até a primeira evacuação, em um número de até 2 a 4 evacuações por dia. O flumazenil só deve ser administrado em caso de encefalopatia hepática, na dose de 2 mg, EV, em 5 min., seguidos de 0,2 a 0,4 mg/h por 24 horas. No caso de agitação, a administração de propofol é recomendada, visto que esse fármaco sofre menor influência da função hepática para sua metabolização e excreção.

O edema cerebral é uma complicação comum da falha hepática aguda, ocorrendo em 80% dos pacientes com coma, sendo recomendada a monitorização da PIC a esses pacientes. O transplante de fígado consiste no melhor tratamento dos pacientes com IHAG, com taxas de sobrevivência de até 60%.

Bibliografia

1. Stravitz RT, Lee WM. Acute liver failure. Lancet. 2019;394(10201):869-81.

12. Resposta: d

É possível considerar a insuficiência hepática aguda naqueles pacientes com evidência de coagulopatia, geralmente INR ≥ 1,5 e qualquer grau de alteração mental (encefalopatia) em pacientes sem cirrose preexistente e com duração da doença < 26 semanas. De acordo com O'Grady, a insuficiência hepática hiperaguda se desenvolve em um tempo menor que 8 dias, acompanhada de icterícia e encefalopatia.

Bibliografia

1. Montrief T, Koyfman A, Long B. Acute liver failure: a review for emergency physicians. Am J Emerg Med. 2019;37(2):329-37.

13. Resposta: d

A síndrome hepatorrenal é um quadro de insuficiência renal oligúrica que ocorre em pacientes com insuficiência hepática avançada e sem presença de evidências clínicas, laboratoriais ou histopatológicas de insuficiência renal conhecida. Essa síndrome pode ser considerada um marcador de mal prognóstico no paciente cirrótico e ocorre habitualmente em pacientes com insuficiência hepática aguda ou crônica, portadores de ascite e hipertensão porta. O diagnóstico de SHR é de exclusão. O mecanismo fisiopatológico é a hipoperfusão renal, gerada pela associação entre a vasodilatação sistêmica que ocorre no cirrótico (mediado pelo oxido nítrico) e a vasoconstrição renal devido a mecanismos neuro-hormonais compensatórios. A redução do volume circulante ativa o sistema renina-angiotensina-aldosterona e SNA simpático com retenção de sódio e água. Embora os estudos com a administração de albumina, vasoconstritores e N-acetilcisteína sejam promissores, a literatura precisa de mais dados. A hiponatremia dilucional decorre da diminuição da capacidade renal de excretar água livre, seguida da retenção de sódio. A patogênese é complexa, envolvendo vários fatores, incluindo aporte reduzido de filtrado aos néfrons e secreção de ADH.

Bibliografias

1. Mansour D, McPherson S. Management of decompensated cirrhosis. Clin Med (Lond). 2018; 18(Suppl 2):s60-s65.

14. Respostas: b

A pericardiocentese consiste na introdução de uma agulha no espaço pericárdico para a remoção de líquido. O procedimento está indicado para o alívio do tamponamento pericárdico ou para obtenção de uma amostra de líquidos com propósitos diagnósticos. Nos pacientes estáveis, devemos puncionar acessos calibrosos que permitam a infusão rápida de cristaloides e monitorar constantemente a pressão arterial. Os pacientes que apresentam instabilidade hemodinâmica devem ser submetidos à toracotomia de emergência. O Rx de tórax, a ecocardiografia e a tomografia de tórax podem auxiliar no diagnóstico e no tratamento das lesões. A via subxifoide é a de escolha, sendo necessária a introdução de uma agulha longa e calibrosa, em um ângulo de 45° com a pele, devendo ser direcionada para a ponta da escápula, aspirando-se frequentemente até identificar a drenagem do líquido pericárdico. O ecocardiograma torna o procedimento mais seguro.

Bibliografia

1. Sinnaeve PR, Adriaenssens T. A contemporary look at pericardiocentesis. Trends Cardiovasc Med. 2019;29(7):375-83.

15. Resposta: b

A doença ulcerosa péptica é a maior causa de HDA, porém casuísticas recentes demonstraram a diminuição de sua incidência de 46% para 38% no estudo da American Society of Gastrointestinal Endoscopy. Essa diminuição pode estar associada ao tratamento com bomba de prótons, com maior eficácia para o controle da doença péptica. O paciente manifestará sintomas relacionados de acordo com o grau de perda sanguínea, que pode ser autolimitada, moderada ou maciça. Os sinais e sintomas de choque poderão se instalar rapidamente e, em geral, os sangramentos decorrentes de HDA são maiores em comparação aos da HDB. Na maioria dos estudos publicados, a incidência e a mortalidade da HDB foram sempre inferiores àquelas identificadas na HDA. Com o desenvolvimento de novas técnicas cirúrgicas, com a utilização de novas medicações (vasopressina, terlipressina, octeotrida...), angiografia e endoscopia, observou-se a diminuição da mortalidade decorrente do sangramento.

Bibliografia

1. Kamboj AK, Hoversten P, Leggett CL. Upper gastrointestinal bleeding: etiologies and management. Mayo Clin Proc. 2019;94(4):697-703.

16. Resposta: e

O tratamento da HDA tem como objetivo manter a perfusão e a oferta de oxigênio tecidual com reposição volêmica agressiva e, se necessária, a transfusão. Inicialmente podemos considerar a necessidade de passagem de sonda nasogástrica e a lavagem gástrica, para avaliar atividade e volume de sangramento e facilitar a realização de endoscopia; ressuscitação volêmica com cristaloides (considerar a utilização criteriosa de hemoderivados), monitorização rigorosa de pressão arterial, débito urinário, pressão venosa central e nível de consciência. Em um segundo momento, dá-se início a medidas específicas para o controle da hemorragia, considerando a etiologia, o local e a quantidade de sangramento.

Bibliografia

1. Kamboj AK, Hoversten P, Leggett CL. Upper gastrointestinal bleeding: etiologies and management. Mayo Clin Proc. 2019;94(4):697-703.

17. Resposta: e

O edema cerebral é um achado frequente nos quadros de insuficiência fulminante e incomum nos casos subfulminantes e está presente quando a pressão intracraniana ex-

cede 30 mmHg. É importante lembrar que não há correlação entre o aumento da PIC com achados clínicos e, por isso, a melhor forma de diagnosticar e tratar essa complicação é a monitorização da PIC.

O edema cerebral se desenvolve em pacientes que apresentam encefalopatia graus 3 e 4 e, notadamente, nos pacientes que aguardam transplante hepático. O edema cerebral desenvolve-se em 70 a 80% dos pacientes com EH grau 4, sendo a principal causa de morte. Há uma ruptura na barreira hematoencefálica com acúmulo de substâncias de baixo peso molecular, associada à autorregulação do fluxo sanguíneo cerebral. Valores de PIC acima de 30 mmHg devem ser tratados com elevação da cabeceira a 30° a 40° hiperventilação, manitol e sedação. A administração de corticosteroides não demonstrou benefício no tratamento e os anticonvulivantes devem ser reservados à atividade convulsiva. O emprego de tiopental e fenobarbital tem sido utilizado para diminuir a atividade cerebral e limitar a lesão. Recomenda-se a manutenção da PPC em níveis acima de 50 mmHg.

Bibliografia

1. Weissenborn K. Hepatic encephalopathy: definition, clinical grading and diagnostic principles. drugs. 2019;79(Suppl 1):5-9.

18. Resposta: d

O megacólon tóxico é uma complicação grave de doença inflamatória intestinal (DII) ou colite infecciosa caracterizada por dilatação colônica segmentar ou total maior que 6 cm, não obstrutiva, associada a sinais de toxicidade, e sua incidência varia de 5 a 7%. O megacólon tóxico é mais conhecido como complicação da DII, tanto da retocolite quanto da doença de Crohn, mas também pode ser uma complicação de colites infecciosas de diversas etiologias. Os pacientes com

DII apresentam maior risco de desenvolver essa complicação na fase inicial da doença. Já os fatores desencadeantes e predisponentes identificados incluem hipocalemia, uso de opioides, anticolinérgicos, loperamida, sementes de *psyllium* e antidepressivos. O enema baritado ou a colonoscopia também são citados. A suspensão ou redução abrupta de corticosteroides, sulfassalazina ou mesalazina pode contribuir para o desenvolvimento do megacólon tóxico.

Bibliografia

1. Gajendran M, Loganathan P, Jimenez G, Catinella AP, Ng N, Umapathy C, et al. A comprehensive review and update on ulcerative colitis. Dis Mon. 2019;65(12):100851.

19. Resposta: e

A síndrome compartimental abdominal é definida pela presença da elevação gradual e consistente da PIA acima de 20 mmHg por três mensurações realizadas com intervalos de 4 a 6 horas, com PIA > 20 mmHg na presença de pelo menos uma nova disfunção orgânica. A pressão de perfusão abdominal pode ser inferior ou não a 60 mmHg.

Bibliografia

1. Montalvo-Jave EE, Espejel-Deloiza M, Chernitzky-Camaño J, Peña-Pérez CA, Rivero-Sigarroa E, Ortega-León LH. Abdominal compartment syndrome: current concepts and management. Rev Gastroenterol Mex. 2020;85(4):443-51.

20. Resposta: a

A monitorização hemodinâmica deve incluir uma linha arterial, um acesso venoso central, uma sonda vesical de demora, uma oximetria de pulso, uma cardioscopia, uma avaliação clínica periódica e avaliação radiológica. Nos pacientes com doença cardiopulmonar prévia ou naqueles que apresentaram instabilidade significativa no intraoperatório,

é possível utilizar métodos de monitorização invasiva como o CAP. O fígado transplantado é capaz de metabolizar os anestésicos logo após o término da operação. Desta forma, o paciente pode despertar da anestesia dentro de 6 a 8 horas da cirurgia. Entretanto, a recuperação anestésica pode ser retardada se houver disfunção no enxerto ou naqueles doentes que apresentaram intensa encefalopatia no pré-operatório. Os imunossupressores normalmente são iniciados durante o transplante no centro cirúrgico e suas doses são incrementadas nos dias subsequentes. O uso de sedativos e analgésicos com ação prolongada deve ser evitado a fim de postergar o desmame ventilatório. A antibioticoprofilaxia deve ser iniciada na indução anestésica e mantida por 48 a 72 horas, variando de acordo com protocolos de cada instituição, e normalmente se utiliza uma cefalosporina de terceira geração associada à ampicilina. A profilaxia de lesão aguda de mucosa gástrica deve ser realizada em todos os pacientes.

Bibliografia

1. Barjaktarevic I, Cortes Lopez R, Steadman R, Wray C, Qadir N, Chang SY, et al. Perioperative considerations in liver transplantation. Semin Respir Crit Care Med. 2018;39(5):609-24.

21. Resposta: d

Recentemente, modificaram-se os critérios de alocação de transplante hepático (vide Portaria 1.160, de 29/05/2006, no anexo VII). Foi adotado um modelo matemático denominado MELD (*model for end-stage liver disease*), que se baseia em valores de exames laboratoriais (INR, bilirrubina total e creatinina).

Bibliografia

1. Barjaktarevic I, Cortes Lopez R, Steadman R, Wray C, Qadir N, Chang SY, et al. Perioperative considerations in liver transplantation. Semin Respir Crit Care Med. 2018;39(5):609-24.

22. Resposta: d

A glutamina é um aminoácido não essencial, que, em situações de estresse catabólico, apresenta um consumo superior à sua síntese. É uma fonte importante de energia para enterócitos, células imunológicas e tecido de rápido crescimento, tendo um efeito protetor intestinal. A sua utilização não está isenta de riscos, que podem incluir elevação de enzimas hepáticas, de amônia e escórias nitrogenadas. A isquemia cerebral corresponde ao principal fator prognóstico neurológico tardio do paciente, sendo originada do edema cerebral e da hipertensão intracraniana, e um fator contribuinte para o desenvolvimento do edema é aumento de fluxo sanguíneo cerebral. O propofol é considerado a droga de escolha para a sedação nos pacientes entubados (EH graus III e IV), e na presença de instabilidade hemodinâmica, deve ser substituído pelo midazolam. Essas alterações são frequentemente encontradas na IHAG, sendo caracterizadas pela redução da resistência vascular sistêmica e hipotensão, com aumento compensatório do DC (circulação hiperdinâmica). Embora o transporte de oxigênio aos tecidos seja adequado, a extração e o consumo tissulares se encontram reduzidos, resultando em hipóxia tecidual e acidose láctica. O manejo inicial deve priorizar a otimização do volume circulante, através da infusão de cristaloides ou coloides. Drogas vasopressoras podem ser necessárias a fim de aumentar a RVS nas situações de hipotensão resistente e de baixo débito urinário. Todos os pacientes que exibem alteração do *status* neurológico devem ser submetidos à TC de crânio, a fim de descartar outras causas que justifiquem o quadro. Embora a TC de crânio revele a existência de edema cerebral nos pacientes com EH avançadas (graus III e IV), a ausência de evidências radiológicas do edema não afasta a possibilidade de ocorrência de HIC.

Bibliografia

1. Weissenborn K. Hepatic encephalopathy: definition, clinical grading and diagnostic principles. Drugs. 2019;79(Suppl 1):5-9.

23. Resposta: e

O tratamento de escolha para colite pseudomenbranosa é o metronidazol por via oral, no entanto, em casos de doença refratária, podemos optar pela vancomicina, por via oral. A colectomia subtotal com ileostomia está indicada apenas nos casos em que ocorrem peritonite, bacteremia refratária à antibioticoterapia, idosos com leucocitose (> 20.000) e/ou acidose lática e inflamação pericolônica progressiva com edema de alças.

Bibliografia

1. Sartelli M, Di Bella S, McFarland LV, Khanna S, Furuya-Kanamori L, Abuzeid N, et al. 2019 update of the WSES guidelines for management of Clostridioides (Clostridium) difficile infection in surgical patients. World J Emerg Surg. 2019;14:8.

24. Resposta: c

A avaliação clínica da pancreatite aguda apresenta baixa sensibilidade, apesar de boa especificidade. Os sinais clínicos de insuficiência orgânica, como choque, insuficiências respiratória e renal, coagulação intravascular disseminada e sangramento gastrointestinal, ou de complicações locais, como necrose, abscesso ou pseudocisto, são indicativos de pancreatite aguda grave. Uma lista de 11 variáveis (5 na admissão e 6 nas primeiras 48 horas), também conhecidas como critérios de Ranson, tem sido utilizada para predizer a gravidade da pancreatite. Pacientes com menos de três critérios são considerados leves e com três ou mais são considerados graves. Para simplificar a estratificação de risco, a lista de Ranson sofreu uma redução de 11 para 8 critérios, constituindo a estratificação de Glasgow. Ambas as listas apresentam uma desvantagem, que é a necessidade de 48 horas para completar a avaliação. O APACHE II se baseia em 12 variáveis fisiológicas, idade, história de disfunção orgânica e tem como vantagem a possibilidade de ser calculado no momento da admissão do paciente. A pancreatite grave pode ser definida pelo APACHE II igual a ou maior que 8.

Bibliografia

1. James TW, Crockett SD. Management of acute pancreatitis in the first 72 hours. Curr Opin Gastroenterol. 2018;34(5):330-5.

25. Resposta: d

A tuberculose abdominal cursa com sintomas bastante inespecíficos. Em uma série de 49 pacientes com tuberculose abdominal por Sinan et al., os principais sintomas foram: febre (75%), dor abdominal (65%) e perda de peso (36%). O comprometimento pulmonar na radiografia de tórax pode auxiliar no raciocínio diagnóstico, apesar de estar ausente em até 50-60% dos casos.

Não há na questão nenhuma descrição de estigmas hepáticos ou alterações específicas do fígado. Não há descrição de hepatoesplenomegalia. Sabe-se que na presença de ascite, um gradiente acima de 1,1 g/L na concentração de albumina sérica/ascítica é um indicador muito preciso de hipertensão portal.

Fica mais provável pela descrição a tuberculose abdominal. A forma mais prevalente de tuberculose abdominal é a peritoneal.

O principal diagnóstico diferencial da tuberculose peritoneal é carcinomatose peritoneal. A citologia do fluido ascítico deve ser sempre realizada para procurar células neoplásicas indicando a existência de ascites carcinomatosas, que é o principal diagnóstico diferencial da TP.

A determinação da atividade de adenosina-desaminase em ascites (ADA) tem sido avaliada em vários estudos. Vários limiares já foram propostos para o diagnóstico de TP variando de 27 U/L em alguns estudos até 40 U/L. O aumento da adenosina-desaminase pode ser o resultado de ativação de células T em resposta a antígenos micobacterianos. Este teste tem uma sensibilidade de 96-100%, uma especificidade de 98%, valor preditivo positivo de 95% e um valor preditivo negativo de 97-98%.

O câncer primário no peritônio é considerado raro, acometendo algo em torno de quatro ou cinco pessoas numa população de 100 mil. Seus fatores de risco ainda não são muito bem conhecidos e a doença não apresenta sintomas específicos.

No entanto, o câncer de peritônio primário é mais comum em mulheres do que em homens. Mulheres com risco de câncer de ovário têm um risco aumentado para câncer de peritônio. Isto é ainda mais provável se houver o fator genético. A idade avançada é outro fator de risco para o câncer de peritônio.

Bibliografia

1. Sinan T, Sheikh M, Ramadan S, Sahwney S, Behbehani A. CT features in abdominal tuberculosis: 20 years experience. BMC Med Imaging. 2002;2:3.
2. Voigt MD, Kalvaria I, Trey C, Berman P, Lombard C, Kirsch RE. Diagnostic value ofascites deaminase in tuberculous peritonitis. Lancet. 1989;1:751-4
3. Hillebrand DJ, Runyon BA, Yasmineh WG, Rynders GP. Ascitic fluid adenosine deaminase insensitivity in detecting tuberculous peritonitis in the United States. Hepatology. 1996;24:1408-12.

26. Resposta: c

Neste tipo de abdome agudo, a dor é em cólica e difusa em todo o abdome. Além da cólica, o paciente apresenta distensão abdominal, que é mais intensa quanto mais distal for a obstrução no trato digestivo. Apresenta, ainda, parada de eliminação de gases e fezes, náuseas e vômitos consequentes à obstrução. Pode-se classificar o abdome agudo obstrutivo em alto ou baixo, e a caracterização desses tipos é feita pelos aspectos clínicos do paciente e não exatamente pelo local da obstrução. Assim, na obstrução alta, as náuseas e os vômitos precedem a parada de eliminação de gases e fezes, pois o paciente continua a eliminar o conteúdo intestinal a jusante do obstáculo. Já na obstrução baixa, a parada de eliminação de gases e fezes precede os vômitos, pois esses só acontecem quando todo o intestino delgado a montante da obstrução estiver distendido. A distensão abdominal é maior quanto mais baixo for o bloqueio. Quanto à distensão, ela pode ser simétrica ou assimétrica. Na obstrução do colo esquerdo, se a válvula ileocecal for continente, teremos a distensão somente do colo, determinando um abaulamento assimétrico do abdome. Se, no entanto, a válvula ileocecal for incontinente, a distensão será universal e, portanto, o abaulamento abdominal será simétrico. O abdome agudo obstrutivo pode ser, ainda, complicado ou não complicado, na dependência de a obstrução ter determinado (ou não) isquemia e/ou perfuração de víscera intraperitoneal.

Bibliografia

1. Natesan S, Lee J, Volkamer H, Thoureen T. Evidence-based medicine approach to abdominal pain. Emerg Med Clin North Am. 2016;34(2):165-90.
2. Marsaudon E, Berthy J, Gautreault A, Mamoune S, Boucekkine R. Des douleurs abdominales aiguës [Acute abdominal pain]. Rev Med Interne. 2018;39(10):827-8.

27. Resposta: c
Casos graves complicados de *Clostridium difficile*.

Correspondem a cerca de 3 a 8% dos pacientes com infecção pelo *Clostridium difficile* (CD).

As complicações das formas graves incluem desidratação ou distúrbios eletrolíticos, hipoalbuminemia menor que 2,5g/L, perfuração intestinal, megacólon tóxico, sepse, síndrome de reação inflamatória sistêmica, insuficiência renal, íleo paralítico, isquemia do cólon e óbito. Nesta forma a letalidade chega a 50%. Dor abdominal intensa espontânea ou à palpação; diarreia profusa que, entretanto, pode faltar na perfuração, no megacólon tóxico e no íleo paralítico; diminuição ou ausência de ruídos hidroaéreos; distensão e hipertonia abdominal nos casos de perfuração intestinal.

A vancomicina é considerada a primeira opção para a apresentação clínica grave da (CD). As formas graves complicadas devem ser tratadas com vancomicina, 500 mg, via oral, a cada seis horas, por 10 a 14 dias, associada ao metronidazol, 500 mg, EV, três vezes ao dia, por 10 a 14 dias.

Nos casos em que a via oral está impedida ou prejudicada, a vancomicina pode ser ministrada sob a forma de enema de retenção – 500 mg diluídos em 100 a 500 mL de soro fisiológico, a cada seis horas, por cateter colônico ou por sonda nasogástrica.

Bibliografia

1. Vuotto C, Donelli G, Buckley A, Chilton C. Clostridium difficile biofilm. Adv Exp Med Biol. 2018;1050:97-115.
2. Weese JS, Mshelbwala PP, Lohr F. Clostridium difficile shedding by healthy dogs in Nigeria and Malawi. Zoonoses Public Health. 2019;66(6):618-21.

28. Resposta: b
O paciente tem uma diarreia aguda que é a passagem de quantidade acima do normal de fezes amolecidas associada ao aumento do número de evacuações por menos que 14 dias. As causas das diarreias agudas podem ser agrupadas em quatro categorias principais: bacterianas, virais, parasitárias e não infecciosas.

A presença de sangue nas fezes não parece se justificar pela alteração do coagulograma, mesmo porque a anemia não é tão significativa.

O paciente parece ter um quadro infeccioso entérico.

O paciente da questão possui critérios para solicitação de exame laboratorial (coprocultura). A presença de pelo menos um dos "sinais de alarme" expostos a seguir justifica a solicitação de exames laboratoriais:

- Desidratação grave e/ou repercussões sistêmicas (taquicardia, hipotensão ortostática, redução da diurese, letargia).
- Idade maior ou igual a 70 anos.
- Diarreia por mais de três ou sete dias (apesar de adequadamente tratada).
- Sangue/muco nas fezes.
- Imunossupressão (por droga/HIV).
- Dor abdominal em paciente com mais de 50 anos.
- Temperatura axilar maior ou igual a 38,5°C.
- Mais de seis a 10 evacuações/dia.
- Diarreia do viajante (se cursar com disenteria).
- Diarreias nosocomiais e/ou institucionais

Na abordagem terapêutica, a principal medida a ser instituída é a terapia de reidratação. Convém ressaltar que é de fundamental importância que os antidiarreicos (por exemplo, a loperamida) não sejam administrados nos casos de diarreia com sangue ou na suspeita de infecção por *E. coli*, sob risco de desenvolvimento de complicações, como o megacólon tóxico e a síndrome hemolítico-urêmica.

Os antibióticos devem ser indicados para pacientes que cursem com: seis a 10 evacuações diárias; diarreia com sangue, muco ou pus; pesquisa de polimorfonucleares positiva nas fezes; presença de dor abdominal significativa; repercussões sistêmicas e/ou instabilidade hemodinâmica; sintomas há mais de 48 horas; diarreia dos viajantes.

Não há fatores de risco, a princípio no paciente da questão para pensarmos em diarreia por *Clostridium difficile*.

29. Resposta: a

Na doença de Crohn, estomatites, diarreia, dor no abdômen, perda de peso e febre são características mais comuns. A inflamação do intestino delgado (principalmente do íleo terminal, em 80% dos casos) e do intestino grosso (colite) provoca diarreia com ou sem muco (secreção) e/ou sangue nas fezes. O diagnóstico A colonoscopia com biópsia e avaliação do íleo terminal é o melhor recurso para o diagnóstico da doença. O exame histopatológico do material colhido na biópsia pode confirmar a suspeita. A tomografia computadorizada do abdome pode ser útil na identificação de fístulas entre alças intestinais e outras alterações. Outros exames como radiografias do abdome, exame contrastado do intestino delgado também pode ser realizado.

30. Resposta: d

Observe que todo parênquima pancreático apresenta realce normal. Não há sinais de necrose. Há presença de líquido peripancreático (borramento da gordura) nas estruturas adjacentes, não as deformando. Não há outras alterações.

Bibliografia

1. Lankisch PG, Apte M, Banks PA. Acute pancreatitis. Lancet. 2015;386(9988):85-96.
2. Thoeni RF. Imaging of acute pancreatitis. Radiol Clin North Am. 2015;53(6):1189-208.

31. Resposta: c

Trata-se de um caso típico de pancreatite aguda, uma patologia com grande potencial inflamatório. Devido a grande descarga de citocinas, mesmo que o paciente esteja estável no momento do diagnóstico, ele está sujeito a evolução desfavorável e por isso deve ser estratificação quanto ao risco.

Existem inúmeros escores e critérios descritos para a estratificação de risco na pancreatite aguda e o critério recomendado pela referência que a banca escolheu é o de Ranson. Para seu cálculo são usadas 5 variáveis coletadas na admissão e 6, coletadas em 48 horas da admissão.

Na admissão 48 horas:
- Idade > 55 anos.
- Leucócitos > 16.000/μL.
- Glicemia > 200 mg/dL.
- DHL > 350 UI/L.
- TGO > 250 UI/L.
- PO2 < 60 mmHg.
- Perda de fluidos > 6 L.
- Cálcio total < 8 mg/dL.
- Queda do Ht < 10%.
- Queda da ureia < 10 mg/dL.
- Excesso de base < – 4.

Caso o paciente apresente, já na admissão, Ranson > 2, é indicada a internação em UTI. Independentemente do escore de Ranson, todos os pacientes devem receber ressuscitação volêmica agressiva com Ringer Lactato, para reverter o extravasamento de fluidos para o terceiro espaço.

Com relação a dieta, atualmente é consenso liberar a dieta, de preferência, via oral, tão logo o paciente esteja apto a aceitá-la.

O paciente do caso descrito apresenta, na admissão, Ranson de 3 (pontuava pela leucocitose, pelo DHL e pela glicemia) e, portanto, deveria receber seus cuidados em UTI.

32. Resposta: b

Atualmente, é consenso de que o trato gastrointestinal deve ser utilizado o mais precocemente possível (de preferência dentro de 72 horas) no tratamento da pancreatite aguda. Há diversas evidências na literatura, que demonstram que o uso do trato intestinal, ao contrário do repouso alimentar que se ensinava classicamente, está associado a manutenção da integridade da mucosa intestinal e, por conseguinte, com a diminuição do risco de translocação de endotoxinas e de bactérias, diminuindo complicações infecciosas. A única afirmação incorreta é a *b*.

33. Resposta: c

Por se tratar de patologia com grande descarga de citocinas, em muitas situações a pancreatite pode ser confundida com uma infecção, levando o profissional médico a prescrever antibióticos profilaticamente. No entanto, estudos mais recentes mostram que não há benefício em mortalidade na administração de antibióticos profiláticos, mesmo com altos níveis de amilase, lipase ou marcadores inflamatórios.

A presença de áreas de necrose na tomografia não é indicação de antibioticoterapia, pois a infecção do tecido pancreático necrosado é uma complicação rara (ocorre em apenas 5% das pancreatites agudas) e ocorre tardiamente no curso da doença (entre a segunda e terceira semana). Portanto, a alternativa correta é a *c*.

34. Resposta: b

A infecção de áreas necrosadas é uma das complicações mais graves da pancreatite aguda. Ela ocorre, geralmente, entre a segunda e a terceira semana do curso da pancreatite e deve ser suspeitada quando há piora clínica associada à presença de gás em áreas de necrose na tomografia.

Nessa situação é recomendada a administração de antibióticos e punção por agulha fina da coleção para tentar isolar o germe causador, sendo que a infecção só é comprovada com a cultura do líquido drenado sendo positiva.

Atualmente, a intervenção cirúrgica precoce não é recomendada, pois sabe-se que ela está associada a uma maior mortalidade. Em caso de instabilidade hemodinâmica, deve-se tentar o controle de foco por drenagem percutânea e a cirurgia de urgência fica reservada para casos refratários.

35. Resposta: b

A colecistite acalculosa é uma doença inflamatória da vesícula biliar, que ocorre na ausência de cálculos biliares e tem etiologia multifatorial. É responsável por aproximadamente 10% dos casos de colecistite aguda e é tipicamente observada em pacientes criticamente enfermos, como o descrito acima. Os fatores de risco para colecistite acalculosa incluem grande trauma, queimaduras, sepse, nutrição parenteral total prolongada e insuficiência cardíaca congestiva. O diagnóstico envolve alta suspeita clínica e pode ser confirmado com avaliação laboratorial padrão e estudos de imagem, incluindo ultrassonografia ou tomografia computadorizada. O atraso no tratamento pode resultar em superinfecção bacteriana e possível perfuração da vesícula biliar. Além do início da antibioticoterapia, a terapia definitiva com colecistectomia ou drenagem da vesícula biliar é necessária. Das opções acima, a resposta *b* fornece o diagnóstico correto (colecistite acalculosa) e o método mais apropriado de drenagem da vesícula biliar (colecistostomia percutânea) no contexto de cirurgia cardíaca recente e doença crítica. A colangiopancreatografia endoscópica retrógrada não fornece descompressão adequada da vesícula biliar, pois a obstrução mecânica não é a causa da colecistite acalculosa.

36. Resposta: c

Trata-se de um caso de hemorragia digestiva alta (HDA) de provável etiologia varicosa.

Como todos os casos de HDA a prioridade é a estabilização do paciente para realização de endoscopia digestiva alta (EDA), na qual será possível realizar a ligadura das varizes.

No entanto, existem algumas terapias adjuvantes que diminuem o sangramento e a mortalidade no caso da HDA varicosa.

A primeira medida é o uso de vasoconstritores esplâncnicos, que diminuem o fluxo sanguíneo na circulação portal e, por conseguinte, a pressão nas varizes esofágicas, diminuindo assim o sangramento. As opções das quais dispomos são a vasopressina, a terlipressina e a somatostatina e seus análogos (como o octreotide), sendo que desses o que demonstrou maior benefício foi a terlipressina,

Além disso, sabe-se que HDA favorece a translocação bacteriana e existe farta evidência na literatura que o uso de antibioticoterapia profilática diminui complicações infecciosas e mortalidade neste tipo de doente. O antibiótico usado deve ser eficaz contra enterobactérias presentes na flora intestinal. Ceftriaxona ou ciprofloxacino são escolhas aceitáveis.

A passagem de balão esofágico é um procedimento de exceção e só deve ser realizada em situações em que o paciente está muito instável para realização de EDA ou para situações nas quais a EDA não é prontamente disponível. Além disso, a passagem de sonda nasogástrica rotineiramente não é indicada, pois ela não melhora o desfecho e está associada a complicações.

37. Resposta: d

Trata-se de um caso de peritonite bacteriana espontânea (PBE), que se desenvolveu mesmo com o uso de antibiótico profilático. Nessa situação, pelo uso de cefalosporina de 3ª geração, o paciente apresenta fator de risco para o desenvolvimento de bactérias produtoras de ESBL (beta-lactamase de espectro estendido), portanto o uso de carbapenêmicos é recomendado.

Além disso, todo paciente com diagnóstico de PBE deve realizar profilaxia para síndrome hepatorrenal com expansão volêmica com albumina.

38. Resposta: a

A insuficiência hepática é marcada pela incapacidade do fígado de realizar suas funções de maneira fisiológica. Clinicamente essa falência é marcada pela encefalopatia (pelo acúmulo de amônia não metabolizada) e laboratorialmente pelo aumento do INR (devido a queda na produção de fatores da coagulação), pela acidose refratária (devido ao *clearance* deficiente de lactato) e pelo aumento da bilirrubina direta (pela dificuldade de excreção).

A indicação do transplante é feita de acordo com a etiologia: paracetamol (principal causa de insuficiência hepática aguda em países desenvolvidos) e não paracetamol.

Insuficiência hepática aguda relacionada a paracetamol	Insuficiência hepática aguda não relacionada a paracetamol
Critério único ■ pH < 7,30 ou lactato > 3mmol/L (aprox 27 mg/dL) após ressuscitação volêmica adequada.	Critério único ■ INR > 6,5
Critério triplo ■ Encefalopatia hepática grau 3 ou 4 de West-Haven ■ INR > 6,5 ■ Cr 3,4 mg/dL	Critério triplo (presença de pelo menos 3) ■ Idade < 10 anos ou > 40 anos ■ Tempo entre a icterícia e o coma > 7 dias ■ INR > 3,5 ■ Bilirrubina > 17 mg/dL ■ Etiologia desfavorável: lesão hepática induzida por droga, doença de Wilson ou hepatite soronegativa

Como se trata de um paciente cuja etiologia da doença hepática não é paracetamol, a resposta correta é *a*.

39. Resposta: d

A hipertensão intracraniana é uma complicação grave da insuficiência hepática aguda, sendo a causa imediata de até 30% dos óbitos. Quanto mais rápida a instalação da insuficiência hepática, menor o tempo de adaptação cerebral e, portanto, maior o risco de hipertensão intracraniana.

O aumento da amônia sérica e a presença de encefalopatia secundária ao aumento são fatores de risco. Além disso, pacientes mais jovens (abaixo de 40 anos) têm maior volume encefálico e menor capacidade de adaptação do edema.

Outros fatores de risco incluem hiponatremia (< 130), infecção concomitante e outras falências orgânicas.

40. Resposta: c

A maioria das infecções da via biliar é causada por bactérias comensais do trato gastrointestinal (geralmente bacilos Gram-negativos e anaeróbios). Para paciente sem histórico de procedimento de via biliar ou sem uso recente de antibióticos a cobertura com ceftriaxona e metronidazol é adequada.

No entanto, pacientes que apresentam fator de risco para germes multirresistente ou para aqueles que se apresentam em choque séptico é recomendada a cobertura empírica para enterococo e bacilos Gram-negativos ESBL.

41. Resposta: a

A grande maioria dos trabalhos recomenda o uso de terapia anticoagulante precoce na fase aguda da doença, porém essa conduta é controversa quando se trata da fase crônica, pois pode acarretar evolução desfavorável das varizes esofagianas. Outros artigos recomendam a terapia anticoagulante apenas em pacientes com trombofilias ou histórico familiar de trombose venosa. Outras terapias são mais controversas entre os autores e incluem: trombólise, TIPS (*transjugular intrahepatic portosystemic shunt*) e *shunt* cirúrgico (esplenorrenal distal).

Bibliografia

1. Gillespie DL, Villavicencio JL, Gallagher C, Chang A, Hamelink JK, Fiala LA, et al. Presentation and management of venous aneurysms. J Vasc Surg. 1997;26(5):845-52. http://dx.doi.org/10.1016/S0741 – 5214(97)70099-5.
2. Vyas S, Mahajan D, Sandhu MS, Duseja A, Khandelwal N. Portal vein aneurysm: is it an incidental finding only? Ann Hepatol. 2012;11(2):263-4.

42. Resposta: c

A hidratação do paciente com pancreatite aguda é uma das principais condutas e de maior impacto para melhora do prognóstico e tratamento do paciente. Deve-se ter cuidado com a hiper-hidratação dos pacientes nas primeiras 24 horas, pois estudos têm mostrado aumento na morbimortalidade, principalmente nas complicações respiratórias. A recomendação atual é que seja guiada por metas e um dos mais fáceis indicadores é o volume-alvo de diurese entre 0,5 a 1,0 mL/kg/hora.

Bibliografia

1. Aggarwal A, Manrai M, Kochhar R. Fluid ressucitation in acute pancreatitis. World J Gastroenterol. 2014;20(48):18092-103.
2. Lankisch PG, Apte M, Banks PA. Acute pancreatitis. Lancet. 2015;386:85-96.

43. Resposta: a

As entidades IAH e SCA são comumente vistas em pacientes de CTI, e até em 32,1% das vezes, estão relacionadas à reposição vigorosa de volume, seja em choque séptico, seja em ressuscitação vigorosa por trauma grave ou durante o tratamento de grandes queimados. O "padrão ouro" para a monitorização da pressão é a técnica intravesical. Por definição, a hipertensão intra-abdominal é confirmada após pressão abdominal sustentada maior que 12 mmHg. A síndrome compartimental abdominal é a associada à pressão abdominal maior que 20 mmHg, na presença de alguma falência orgânica relacionada (como insuficiência renal e insuficiência respiratória). A terapia para diminuição da pressão intra-abdominal deve ser realizada com uso de sonda nasogástrica, controle de reposição de fluidos, pondendo também lançar mão de bloqueio neuromuscular. Neste caso, não há consenso sobre o manejo do bloqueio em longos períodos de tempo. A cirurgia proporciona tratamento definitivo.

Bibliografia

1. Luckianow GM, Ellis M, Governale D, Kaplan LJ. Abdominal compartment syndrome: risk factors, diagnosis, and current therapy. Crit Care Res Pract. 2012;908169.
2. Hunt L, Frost SA, Hillman K, Newton PJ, Davidson PM. Management of intra-abdominal hypertension and abdominal compartment syndrome: a review. J Trauma Manag Outcomes; 2014;8(1):2.

44. Resposta: a

O início do tratamento deve ser rápido com a coleta de culturas (hemocultura, urocultura e de secreções suspeitas), início de antibioticoterapia de amplo espectro na primeira hora e posteriormente pode ser substituído conforme a sensibilidade do patógeno identificado. A reposição de fluidos e o início de vasopressores é fundamental para estabilização hemodinâmica. A glicemia deve ser controlada com alvo entre 140 e 180 mg/dL. O corticoide só é indicado nos casos graves de choque refratários a aminas. Logo, não está indicado inicialmente.

Bibliografia

1. Giacomini MG, Lopes MVCA, Gandolfi JV, Lobo SMA. Choque séptico: importante causa de morte hospitalar após alta da unidade de terapia intensiva. Revista Brasileira de Terapia Intensiva. 2015;27(1):51-56.
2. Gómez-Gómez. B, Sánchez-Luna P, Pérez-Beltrán CF, Díaz-Greene EJ, Rodríguez-Weber FL. Choque séptico. Lo que sabíamos y lo que debemos saber. Medicina interna de México. 2017;33(3):381-91.

45. Resposta: a

A ressuscitação inicial em paciente com choque séptico deve ser feita com 30 mL/kg de cristaloide nas primeiras três horas, seguida de reavaliações frequentes com possibilidade de novo aporte de fluido. As aminas vasoativas são indicadas quando PAM está abaixo de 65 mmHg, refratária a volume. O lactato é um marcador para orientar a resposta tecidual ao controle hemodinâmico, sendo que a diminuição dos valores sugere um bom manejo clínico.

Bibliografia

1. Howell MD, Davis AM. Manejo da sepse e choque séptico. JAMA. 2017;317(8):847-8.
2. Rhodes A, Evans LE, Alhazzani W, Levy MM, Antonelli M, Ferrer R, et al. Surviving Sepsis Campaign: International guidelines for management of sepsis and septic shock: 2016. Intensive Care Med. 2017;43:304-77.

46. Resposta: d

Trata-se de paciente grave em uso de droga vasoativa com histórico de coronariopatia e que apresenta piora do quadro abdominal devendo aventar imediatamente a hipótese de isquemia mesentérica.

O exame correto a ser solicitado é a tomografia de abdome. A partir desse exame podemos avaliar o sinal de Riegle – espessamento da parede intestinal – e se realizado contraste, avaliar anatomia arterial intestinal comprometida. A complexidade e gravidade desses pacientes leva ao diagnóstico tardio com complicações graves como perfuração (observe a presença de pneumoperitônio no andar superior direito da imagem).

A síndrome de Ogilvie trata-se de obstrução funcional do cólon, sem correlação com coronariopatia e raramente evolui com perfuração.

Bibliografia

1. Townsend CM. Sabiston Tratado de cirurgia: A base biológica da prática cirúrgica moderna. 19.ed. Rio de Janeiro: Guanabara Koogan; 2015.
2. Feldman M, Friedman LS, Brandt LJ. Sleisenger & Fordtran's gastrointestinal and liver disease, 11th ed. Philadelphia: Elsevier; 2020.

47. Resposta: d

Paciente apresenta a clássica pêntade de Raynaud (dor abdominal, febre, icterícia, confusão mental e hipotensão) sugestivo de colangite aguda. O diagnóstico ainda é corroborado com a associação da ultrassonografia que revela dilatação das vias biliares. O tratamento consiste na estabilização hemodinâmica e clínica a partir de hidratação, antibioticoterapia venosa e após, drenagem da via biliar preferencialmente com colangiopancreatografia retrógrada endoscópica.

Bibliografia

1. Townsend CM. Sabiston Tratado de cirurgia: A base biológica da prática cirúrgica moderna. 19.ed. Rio de Janeiro: Guanabara Koogan; 2015.
2. Feldman M, Friedman LS, Brandt LJ. Sleisenger & Fordtran's gastrointestinal and liver disease, 11th ed. Philadelphia: Elsevier; 2020.

48. Resposta: a

Os abcessos intra-abdominais podem ter etiologias como:

- Condições intra-abdominais primárias (diverticulite, doenças do trato biliar, pancreatite, perfuração.

- Complicações de cirurgias abdominais.
- Traumas penetrantes.
- Disseminação bacteriana a partir de focos distantes.

São classificados de acordo com a localização anatômica em que ocorrem (intraperitoneal, retroperitoneal ou visceral). De modo geral, a localização não afeta o diagnóstico nem o tratamento, exceto pela influência na escolha entre as formas de drenagem, sejam elas percutânea ou cirúrgica.

Dentre as etiologias mais frequentes de abcessos primários, estão a apendicite aguda rota e a diverticulite aguda complicada.

Bibliografia
1. Townsend CM. Sabiston Tratado de cirurgia: A base biológica da prática cirúrgica moderna. 19.ed. Rio de Janeiro: Guanabara Koogan; 2015.
2. Feldman M, Friedman LS, Brandt LJ. Sleisenger & Fordtran's gastrointestinal and liver disease, 11th ed. Philadelphia: Elsevier; 2020.

49. Resposta: d
A necrosectomia pancreática só deve ser considerada quando houver evidências de infecção, independentemente do percentual de acometimento pancreático. Em relação à laparotomia, esta deve sempre ser evitada ou no máximo postergada durante a pancreatite aguda grave sob o risco de magnificar a resposta inflamatório sistêmica.

A nutrição parenteral possui vários riscos como a translocação bacteriana intestinal e o difícil controle glicêmico. Sendo assim, só deve ser utilizada quando a nutrição enteral não for possível.

Sabe-se que uma das principais causas de óbito na pancreatite aguda grave é a translocação bacteriana intestinal e por tal motivo, dentre outros, a nutrição enteral é preferível.

Bibliografia
1. Aggarwal A, Manrai M, Kochhar R. Fluid resuscitation in acute pancreatitis. World J Gastroenterol. 2014;20(48):18092-103.
2. Bakker OJ, van Brunschot S, Farre A, Johnson CD, Kalfarentzos F, Louie BE, et al. Timing of enteral nutrition in acute pancreatitis: Meta-analysis of individuals using a single-arm of randomised trials. Pancreatology. 2014;14:340-6.

50. Resposta: c
Quando diante de um paciente com diagnóstico de pancreatite aguda biliar é importante que desde a admissão sejam levados em consideração critérios prognósticos.

Dentre eles podemos citar o Apache, que leva em consideração diversos dados de funções orgânicas e o de Ranson, que utiliza dados laboratoriais e clínicos.

Em relação aos dados da questão, sabe-se que os níveis de lipase e amilase não se relacionam com o prognóstico dos pacientes e são utilizados apenas na confirmação diagnóstica.

A glicemia encontra-se inferior a 220 mg/dL e a dosagem de cálcio só é realizada após 48 horas quando considerado o escore de Ranson. Sendo assim, resposta correta alternativa *c*. Idade da paciente como fator de mau prognóstico.

Bibliografia
1. Aggarwal A, Manrai M, Kochhar R. Fluid resucitation in acute pancreatitis. World J Gastroenterol. 2014;20(48):18092-103
2. Lankisch PG, Apte M, Banks PA. Acute pancreatitis. Lancet. 2015;386:85-96.

51. Resposta: d
Na pancreatite aguda grave algumas medidas devem ser tomadas como reposição volêmica para corrigir o choque, internação em unidade de terapia intensiva para que haja monitorização e medidas de suporte ventilatório. Quanto ao retorno da nutrição, deve ser feito assim que possível.

A antibioticoterapia profilática não está indicada pois está relacionada ao aumento do número de casos de infecções fúngicas por *Candida albicans* na área da necrose. O antibiótico só será feito para tratar uma necrose comprovadamente infectada seja ela por presença de gás na tomografia de abdome ou por punção na coleção pancreática.

Bibliografia

1. Talukdar R, Vegge SS. Acute pancreatitis. Curr Opin Gastroenterol. 2015;31(5):374-9
2. Datasus. Disponível em: http://tabnet.datasus.gov.br/cgi/tabcgi.exe?sih/cnv/niuf.def

52. Resposta: a

A dieta, independentemente da gravidade da pancreatite aguda, deve ser iniciada por via oral o mais precoce possível, conforme tolerância do paciente. Se o paciente não tolerar apresentando vômitos ou distensão abdominal importante, deve ser tentada a via nasogástrica ou nasoentérica.

A dieta precoce por via oral reduz o risco de translocação bacteriana e o risco de infecção do tecido pancreático necrosado.

A NPT deve ser utilizada somente nos casos de falha no uso da dieta via tubo digestivo devido a associação com complicações graves e elevado custo.

Bibliografia

1. Townsend CM. Sabiston Tratado de cirurgia: A base biológica da prática cirúrgica moderna. 19.ed. Rio de Janeiro: Guanabara Koogan; 2015.
2. Bakker OJ, van Brunschot S, Farre A, Johnson CD, Kalfarentzos F, Louie BE, et al. Timing of enteral nutrition in acute pancreatitis: Meta-analysis of individuals using a single-arm of randomised trials. Pancreatology. 2014;14:340-6.

53. Resposta: d

Paciente apresentando inflamação sistêmica importante ocasionada pela pancreatite

aguda, com má perfusão periférica e hipotensão arterial. A medida inicial mais importante é o tratamento da hipovolemia e do choque com infusão de grandes volumes de cristaloides objetivando a normalização da pressão arterial e um débito urinário > 0,5 mL/kg/h. Somente após estabilidade iniciar dieta parenteral ou enteral.

Bibliografia

1. Hines OJ, Pandol SJ. Tratamento da pancreatite aguda grave. BMJ, 2019.
2. Velasco IT, Brandão Neto, RA, Souza HP, et al. Medicina de emergência: abordagem prática. 13.ed. Barueri: Manole; 2019.

54. Resposta: b

O suporte nutricional com dieta enteral costuma ser iniciado quando o paciente não é capaz de retornar a ingesta oral dentro de 5 a 7 dias após o início do quadro. Entretanto, cabe lembrar que para iniciarmos a dieta, o paciente deve apresentar estabilidade clínica. A nutrição enteral sempre que possível deve ser iniciada por meio de sonda nasojejunal. A nutrição parenteral é uma alternativa para aqueles pacientes que não toleram a dieta enteral devido ao alto custo, menor efetividade e risco de infecção pelo cateter venoso central.

Bibliografia

1. Hines OJ, Pandol SJ. Tratamento da pancreatite aguda grave. BMJ. 2019.
2. Bakker OJ, van Brunschot S, Farre A, Johnson CD, Kalfarentzos F, Louie BE, et al. Timing of enteral nutrition in acute pancreatitis: Meta-analysis of individuals using a single-arm of randomised trials. Pancreatology. 2014;14:340-6.

55. Resposta: b

Níveis muito elevados de amilase e lipase não definem gravidade. Os critérios de Ranson e Balthazar são utilizados para avaliar a gravidade e letalidade da pancreatite, portanto têm correlação. Não se drena necrose. O tratamento de necrose infectada é cirurgia com desbridamento e retirada do tecido necrótico.

Bibliografia

1. Townsend CM, Beauchamp RD, Evers BM, Mattox K. Sabiston textbook of surgery. 20th ed. Philadelphia: Elsevier Saunders, 2016.
2. Lappaniemi A, Tolonen M, Tarasconi A, Segovia-Lohse H, Gamberini E, Kirkpatrick AW, et al. 2019 WSES guidelines for the management of acute severe pancreatitis. World J Emerg Surg. 2019;14(27).

56. Resposta: d

Uma coleção peripancreática em um pâncreas que perdeu o contorno indica inflamação e necrose da gordura adjacente, portanto pancreatite aguda grave, necro-hemorrágica.

A presença de gás indica infecção da necrose por anaeróbios e enterobactérias.

Bibliografia

1. Muniraj T, Gajendran M, Thiruvengadam S, Raghuram K, Rao S, Devaraj P, et al. Acute pancreatitis. Dis Mon. 2012;5 8:98-144.
2. Vege SS, DiMagno MJ, Forsmark CE, Martel M, Barkun AN. Initial medical treatment of acute pancreatitis: American Gastroenterological Association Institute Technical Review. Gastroenterology. 2018;154(4):1103-39.

57. Resposta: d

A cirurgia aberta com desbridamento de toda a área necrosada sempre foi o padrão ouro de intervenção nesses pacientes, mas estudos recentes sugerem que intervenção percutânea ou drenagem via endoscópica podem ter melhor relação custo/benefício, uma vez que menos invasivas. Entretanto em ambas as situações deve-se instituir antibioticoterapia de amplo espectro, preferencialmente guiada por cultura.

Bibliografia

1. Shah PA, Mourad MM, Bramhall SR. Acute pancreatitis: current perspectives on diagnosis and management. J Inflammation Res. 2018;11:77-85.
2. Lappaniemi A, Tolonen M, Tarasconi A, Segovia-Lohse H, Gamberini E, Kirkpatrick AW, et al. 2019 WSES guidelines for the management of acute severe pancreatitis. World J Emerg Surg. 2019;14(27).

58. Resposta: d

Nos casos de piora clínica inexplicada, aumento nos níveis séricos dos marcadores inflamatórios como procalcitonina e proteína C-reativa acima de 150 mg/dL em 48 horas, indica-se antibioticoterapia de amplo espectro (preferencialmente carbapenêmicos) e abordagem cirúrgica para desbridamento da área necrosada.

Bibliografia

1. Johnson CD, Abu-Hilal M. Persistent organ failure during the first week as a marker of fatal outcome in acute pancreatitis. Gut. 2004;53:1340-4.
2. Shah PA, Mourad MM, Bramhall SR. Acute pancreatitis: current perspectives on diagnosis and management. J Inflammation Res. 2018;11:77-85.

59. Resposta: a

Na avaliação dos pacientes, no que tange a gravidade do quadro, a dosagem de proteína C-reativa pode dar mais informações, uma vez que níveis acima de 150 mg/dL após 48 horas sugerem maior gravidade do caso. Além disso, para uma melhor avaliação prognóstica, níveis de hematócrito (valores > 44%) e alterações na dosagem de ureia (acima de 30 mg/dL) podem indicar maior gravidade do quadro.

Bibliografia

1. Aggarwal A, Manrai M, Kochhar R. Fluid resuscitation in acute pancreatitis. World J Gastroenterol. 2014;20(48):18092-103.
2. Barros FGC, Lugão RS, Marzinotto MAN. In: Martins M. Manual do residente de clínica médica. 2ª ed. Barueri: Manole; 2017. p. 494-7.

60. Resposta: c

A classificação da pancreatite é dividida em aguda leve, aguda moderadamente grave e aguda grave a depender dos sinais e sintomas locais e sistêmicos apresentados pelo paciente. Na pancreatite aguda leve não temos disfunções locais ou sistêmicas, tendo assim, baixa morbimortalidade. Nos casos da pancreatite aguda moderadamente grave, notamos disfunções locais e/ou sistêmicas transitórias geralmente menores que 48 horas. Na pancreatite aguda grave há presença de disfunção orgânica como choque, insuficiência renal aguda com creatinina > 1,8 mg/dL após hidratação adequada, insuficiência respiratória com PO_2 < 60 mmHg ou sangramento do trato gastrointestinal com queda do hematócrito maior que 10% e/ou sequestro volêmico maior que 500 mL em 24 horas, persistentes por mais de 48 horas, associados com complicações locais como necrose ou pseudocisto. Outras complicações sistêmicas como coagulação intravascular disseminada (CIVD), acidose metabólica grave ou hipocalcemia significativa (Ca < 8 mg/dL) ou pelo menos três dos critérios de Ranson. A mortalidade nesses pacientes pode chegar a 50% e, se 6 ou mais critérios de Ranson próximo a 100%.

Bibliografia

1. Vege SS, Gardner TB, Chari ST, Munukuti P, Pearson RK, Clain JE, et al. Low mortality and high morbidity in severe acute pancreatitis without organ failure: a case for revising the Atlanta classification to include "moderately severe acute pancreatitis". Am J Gastroenterol. 2009;104:710-5.
2. Tenner S, Baillie J, DeWitt J, Vege SS; American College of Gastroenterology. American College of Gastroenterology Guideline: Management of acute pancreatitis. Am J Gastroenterol. 2013:1-16.

61. Resposta: d

A SDRA é a complicação pulmonar mais grave. Ocorre em cerca de 15 a 20% dos doentes com pancreatite aguda e tem uma taxa de mortalidade de 56%, sendo responsável por 50 a 90% de todas as mortes por pancreatite (McNaughton e Evans, 1992). Apesar de ser mais frequente nos casos de pancreatite aguda grave, pode acontecer nas formas ligeiras em cerca de 10% dos casos (Buchler et al. 1989). A SRDA normalmente manifesta-se entre o segundo e sétimo dia após o início da pancreatite aguda, mas pode ter uma evolução mais rápida. Clinicamente apresenta-se com dispneia grave e hipoxemia extrema, refratária ao suplemento de altas concentrações de oxigênio. São também observados infiltrados pulmonares multilobulares. Estudos anatomopatológicos *post-mortem* mostram que não existem diferenças significativas nas alterações morfológicas de SDRA de outras causas. Existem três características principais que têm de estar presentes na SDRA: infiltrados intersticiais difusos bilateralmente, relação PaO_2/FiO_2 menor ou igual a 200 e pressão auricular esquerda menor ou igual a 18 mmHg.

Bibliografia

1. Browne GW, Pitchumoni CS. Pathophysiology of pulmonar complications of acute pancreatitis. World J Gastroenterol. 2006;12(44):7087-96.
2. McNaughton P, Evans T. Management of adult respisratory distress syndrome. Lancet. 1992;339:469-72.
3. Buchler M, Malfertheiner P, Schadlich H, Nevalainen TJ, Friess H, Beger HG, et al. Role of phospholipase A2 in human acute pancreatites. Gastrenterology. 1989;97:1521-6.

62. Resposta: a

O diagnóstico do pseudocisto e da necrose pancreática é realizado por meio de exames de imagem, com a TC sendo de escolha, mas o exame ultrassonográfico tem uma boa acurácia para o diagnóstico. Anteriormente, a cirurgia a céu aberto era indicada em pseudocistos com mais de 5 cm, mas as diretrizes mais recentes contra indicam cirurgia para pseudocistos ou necrose extrapancreática que sejam assintomáticos, independentemente do tamanho. Nos casos em que os pacientes são oligossintomáticos, a conduta pode ser conservadora. Nos casos sintomáticos ou de piora clínica inexplicável, a drenagem via endoscópica ou laparoscópica é uma boa opção de tratamento. Os pseudocistos eventualmente podem evoluir com abscesso ou com ruptura; esta última é uma complicação grave e associada com choque em quase todos os casos.

Bibliografia

1. Banks PA, Bollen TL, Dervenis C, Gooszen HG, Johnson CD, Sarr MG, et al. Classification of acute pancreatitis – 2012: revision of the Atlanta classification and definitions by international consensus. Gut. 2013;62:102-11.
2. Tenner S, Baillie J, DeWitt J, Vege SS; American College of Gastroenterology. American College of Gastroenterology guideline: management of acute pancreatitis. Am J Gastroenterol. 2013;1-16.

63. Resposta: d

Todos os pacientes com pancreatite aguda devem ter sua função renal monitorizada uma vez que estudos demonstram que variações nos valores de creatinina superiores a 1,8 mg/dL após hidratação adequada apresentam íntima correlação com desenvolvimento de necrose pancreática, podendo assim demonstrar aumento da morbimortalidade dos pacientes.

Bibliografia

1. Crockett SD, Wani S, Gardner TB, Falck-Ytter Y, Barkun AN; American Gastroenterological Association Institute. American Gastroenterological Association Institute guideline on initial management of acute pancreatitis. Gastroenterology. 2018;154(4):1096-101.
2. Janisch NH, Gardner TB. Advances in management of acute pancreatitis. Gastroenterol Clin N Am. 2016;45:1-8.

64. Resposta: e

A hipertensão intrabdominal (HAA) é definida por uma elevação patológica sustentada ou repetida da pressão intra-abdominal (PIA) maior ou igual a 12 mmHg. A síndrome do compartimento abdominal, por outro lado, é descrita como uma PIA sustentada maior que 20 mmHg, com ou sem uma pressão de perfusão abdominal (PPA) <60 mmHg, associada a disfunção/falência de novos órgãos. Por definição, PPA é a diferença entre a pressão arterial média (PAM) e a PIA. A pressão de perfusão abdominal é um indicador de perfusão visceral, cujo conceito é comparado à pressão de perfusão cerebral. Existem diferentes métodos para medir a PIA, podendo ser direto ou indireto. A medição direta da PIA pode ser realizada com cateter intraperitoneal com transdutor de pressão. As técnicas de medição indireta incluem a determinação de uma das seguintes pressões, como veia cava inferior, pressão intragástrica, intracolônica, intrauterina ou intravesicular. Em decorrência da posição da bexiga no compartimento abdominal, a técnica intravesicular é considerada simples, precisa e minimamente invasiva; portanto, é uma maneira confiável e reproduzível de medir a IAP. O algoritmo de abordagem da SCA tem cinco braços de tratamento, a saber:

1. Evacuar o conteúdo intraluminal.
2. Evacuar lesões intra-abdominais que ocupam espaço.
3. Melhorar a complacência da parede abdominal.
4. Otimizar a administração de fluidos.
5. Otimizar a perfusão sistêmica/regional.

Bibliografia

1. Sosa G, Gandham N, Landeras V, Calimag AP, Lerma E. Abdominal compartment syndrome. Dis Mon. 2019;65(1):5-19.

PARTE VI

NUTRIÇÃO DO PACIENTE GRAVE

23

Nutrição do paciente grave

1. Entre os nutrientes a seguir, qual deles se relaciona à redução de prostaglandinas E2 e interleucina 1 na circulação?
   a) Glutamina.
   b) Ácidos graxos ômega-3.
   c) Arginina.
   d) Carnitina.

2. Uma das complicações mais graves da nutrição parenteral é a ocorrência de evento infeccioso. Assinale a alternativa correta quanto à conduta a ser tomada pelo intensivista quando se depara com um quadro febril em paciente com uso de nutrição parenteral que apresentou um episódio de PA = 80 × 50 mmHg:
   a) Coletar hemoculturas, avaliar troca de cateter central, avaliar troca de sistema de infusão, antibioticoterapia imediata.
   b) Coletar hemoculturas, trocar imediatamente o cateter central, sempre interromper o fluxo do frasco em uso, trocá-lo de imediato, aguardando, após essas medidas, para uso de antibioticoterapia.
   c) Coletar hemoculturas, trocar imediatamente cateter central, sempre interrom-

per o fluxo do frasco em uso, trocá-lo de imediato e iniciar antibioticoterapia.
   d) Coletar hemoculturas, postergar troca de cateter central, avaliar troca de sistema de infusão, antibioticoterapia indicada, se houver piora clínica.

3. Um paciente de 75 anos, masculino, dá entrada na UTI, com quadro de insuficiência respiratória aguda secundária a descompensação de quadro de insuficiência cardíaca por infecção do trato urinário. Após as medidas clínicas, você faz a avaliação nutricional. Levando em consideração somente a patologia que causou a internação do doente na UTI (no caso, insuficiência cardíaca), assinale qual é a melhor abordagem de suporte nutricional para esse paciente:
   a) Oferta de 2 g/kg/dia de proteínas, gorduras insaturadas e carboidratos complexos, aproximadamente 60% do valor calórico total.
   b) Oferta de 1 g/kg/dia de proteínas, gorduras insaturadas 30% do valor calórico total, carboidratos complexos 40% a 60% do valor calórico total.

c) Oferta de 2 g/kg/dia de proteínas, gorduras saturadas 30% do valor calórico total e carboidratos complexos 40% a 60% do valor calórico total.

d) Oferta de 1g/kg/dia de proteínas, gorduras saturadas 40% do valor calórico total, carboidratos complexos 40% a 60% do valor calórico total.

4. Qual das complicações a seguir não é decorrente do suporte nutricional parenteral?
a) Hipocapnia.
b) Hipertrigliceridemia.
c) Disfunção hepática.
d) Hiperosmolaridade.
e) Hipoglicemia.

5. Os objetivos que devemos ter em mente quando prescrevemos a terapia nutricional para pacientes críticos são:
a) Quantidade de proteína pouco aumentada (1,2-2,0 g/kg/dia) para compensar o hipermetabolismo e pouca caloria para evitar hiperglicemia (10-14 kcal/kg/dia).
b) Quantidade de proteína baixa (0,4 g/kg/dia) para evitar sobrecarga renal e pouca caloria visando evitar hiperglicemia (10-14 kcal/kg/dia).
c) Quantidade de proteína alta para compensar o hipermetabolismo (2,0-2,5 g/kg/dia) e caloria total visando repor consumo basal (20-30 kcal/dia).
d) Quantidade de proteína pouco aumentada (1,2-2,0 g/kg/dia) para compensar o hipermetabolismo e caloria total visando repor consumo basal (20-30 kcal/kg/dia).
e) Quantidade de proteína alta para compensar o hipermetabolismo (2,0-2,5 g/kg/dia) e pouca caloria para evitar hiperglicemia (10-4 kcal/kg/dia).

6. Os alvos da terapia nutricional para pacientes críticos são:
a) Aporte proteico pouco aumentado para compensar o hipercatabolismo (1,2-2,0 g/kg/dia) e calorias reduzidas para evitar hiperglicemia (10-14 kcal/kg/dia).
b) Aporte proteico pouco aumentado para compensar o hipercatabolismo (1,2-2,0 g/kg/dia) e calorias totais visando repor consumo basal (20-30 kcal/kg/dia).
c) Aporte proteico alto para compensar o hipercatabolismo (2,0-2,5 g/kg/dia) e calorias totais visando repor consumo basal (20-30 kcal/kg/dia).
d) Aporte proteico alto para compensar o hipercatabolismo (2,0-2,5 g/kg/dia) e calorias reduzidas para evitar hiperglicemia (10-14 kcal/kg/dia).
e) Aporte proteico baixo (0,4 g/kg/dia) para evitar sobrecarga renal e calorias reduzidas visando evitar hiperglicemia (10-14 kcal/kg/dia).

7. Assinale a principal complicação não metabólica decorrente da nutrição parenteral:
a) Hipercalcemia.
b) Deficiência de ácidos graxos.
c) Hipervolemia.
d) Síndrome de Wernicke-Korsakoff.
e) Hiperosmolaridade.

8. Assinale a alternativa incorreta em relação à terapia nutricional parenteral no doente crítico:
a) Pode ser administrada por via central ou periférica.
b) É usualmente mais cara do que a nutrição enteral.
c) As complicações mais frequentes são relacionadas à manutenção e à infecção da via de acesso.

d) Após 7 dias de terapia, a oferta de proteína superior a 150 g/dia determina ganho de peso por acúmulo de massa magra.
e) A oferta parenteral de proteínas pode ser feita tanto em conjunto com lipídios e carboidratos em um mesmo frasco como em frascos separados e por via endovenosa diferente.

9. O estado nutricional do paciente hospitalizado influi em sua evolução clínica e a má nutrição proteico-calórica contribui para o aumento da morbimortalidade em terapia intensiva.
Sobre a nutrição desses pacientes, é correto afirmar:
a) A albumina é um bom indicador de desnutrição em pacientes críticos.
b) A presença de valores de linfócitos inferiores a 4.000/mm^3 é relacionada a estados de depressão imunológica associados a condições importantes de desnutrição.
c) A necessidade proteica diária nos pacientes críticos varia de 1,2 a 1,5 g/kg.
d) Do total de calorias diárias, 30 a 40% devem ser provenientes de lipídios.
e) A necessidade de suporte nutricional não leva em consideração as reservas do paciente, dependendo apenas da gravidade do estresse.

10. Sobre a nutrição de pacientes críticos, qual das condutas a seguir reduz os riscos de complicação?
a) A administração de zinco à dieta.
b) Manter elevada a quantidade de calorias da dieta dos pacientes pneumopatas graves.
c) Monitorização diária dos eletrólitos em pacientes com alimentação enteral.

d) Manter o coeficiente respiratório acima de 1,0.
e) Manter os triglicerídeos na faixa de 500 a 1.000 mg/dL.

11. Entre as alternativas a seguir sobre o suporte nutricional em pacientes críticos, assinale a correta:
a) Em pacientes que apresentam grave estado catabólico, a administração de hormônio do crescimento mostrou diminuir as complicações.
b) Estudos recentes demonstraram que, no pós-operatório, a hiperglicemia não proporcionou aumento de complicações infecciosas.
c) A atonia gástrica e a ausência de ruídos hidroaéreos contraindicam a alimentação enteral.
d) Na pancreatite grave, deve-se optar pela nutrição parenteral, que se associou a menos complicações do que a nutrição enteral.
e) A alimentação enteral pode ser realizada com fístula enterocutânea de baixo débito (menor que 500 mL por dia).

12. Assinale a alternativa correta com relação à nutrição na disfunção hepática:
a) Uma oferta lipídica elevada é mal tolerada pelos pacientes, mesmo quando não excede suas necessidades energéticas.
b) A encefalopatia hepática é diretamente relacionada à quantidade de proteína ingerida.
c) A glutamina via parenteral apresenta maior risco de desenvolver encefalopatia hepática que a glutamina via enteral.
d) Nos pacientes com disfunção hepática, existe um consenso que comprova

o benefício com o uso de aminoácidos de cadeia ramificada para o paciente.

e) Medidas antropométricas não estão validadas para uso em pacientes criticamente enfermos.

13. Assinale a alternativa correta sobre a desnutrição em pacientes gravemente enfermos:
    a) As proteínas totais estão normais ou pouco diminuídas nos pacientes com marasmo, nos quais há um intenso emagrecimento.
    b) No *Kwashiorkor* ocorrem albumina sérica normal ou pouco diminuída e edema significativo, podendo apresentar anasarca.
    c) A proteína sérica está muito diminuída no *Kwashiorkor* e no marasmo, variando apenas o nível de perda ponderal.
    d) A associação do marasmo e do *Kwashiorkor* ocorre em pacientes desnutridos crônicos que têm evento agudo grave.
    e) Os pacientes na UTI, em quase toda a sua totalidade, apresentam marasmo, pois ocorre desnutrição proteico--calórica aguda.

14. Assinale a alternativa correta em relação à nutrição na disfunção hepática:
    a) A desnutrição é altamente prevalente nos pacientes portadores de doença hepática crônica, mas não está relacionada ao estágio da doença.
    b) Na insuficiência hepática aguda, os pacientes são mais suscetíveis a hipoglicemia, hipermetabólicos e catabólicos, mas não há perda de vitaminas hidrossolúveis.
    c) Está indicada a restrição proteica a pacientes com encefalopatia hepática.

d) O uso de 4 g por dia de aminoácidos de cadeia ramificada diminui a mortalidade dos pacientes com insuficiência hepática aguda.

e) A dieta parenteral suplementada com aminoácidos de cadeia ramificada apresentou melhora na evolução clínica, mas não apresentou aumento de sobrevida nos pacientes com insuficiência hepática aguda.

15. Sobre a nutrição enteral (NE), responda qual a alternativa correta:
    a) O volume residual gástrico > 400 mL é critério obrigatório de interrupção imediata da NE.
    b) A alteração de peristalse com diminuição drástica dos ruídos hidroaéreos é critério de interrupção da dieta enteral.
    c) A nutrição enteral, caso não haja contraindicações, é sempre preferível para iniciar a nutrição do paciente grave que não é capaz da alimentação via oral habitual.
    d) O uso de drogas vasoativas contraindica a utilização da NE.
    e) Todas são incorretas.

16. Um paciente internado na UTI está utilizando nutrição enteral. A enfermeira relata "intolerância" a dieta. Assinale a alternativa que melhor descreve o problema e possíveis condutas para resolvê-lo.
    a) O paciente tem resíduos gástricos > 500 mL nas últimas 12 horas e deve ter sua sonda nasoenteral reposicionada e devem ser iniciados procinéticos imediatamente.
    b) O paciente tem volume residual gástrico > 500 mL nas últimas 6 horas, deve ser avaliado para ser descartada uma complicação abdominal aguda, e po-

demos iniciar eritromicina endovenosa nas primeiras 24-48 horas.

c) Os procinéticos devem ser utilizados para se evitar pneumonia associada ao ventilador, e o fármaco de primeira escolha deve ser metoclopramida caso não haja complicações abdominais agudas.

d) A melhor alternativa para o caso seria a suspensão da dieta enteral por 24 horas, recolocação da sonda nasoenteral pós-pilórica e retorno com metade da infusão da dieta.

17. CBS, 63 anos, do sexo feminino, com antecedente de obesidade grau 2, hipertensão e diabetes, para as quais usava losartana e metformina. Paciente deu entrada no hospital há 12 horas, com quadro de dispneia e febre há 7 dias da admissão. Durante o atendimento no PS, a paciente apresentou insuficiência respiratória aguda com necessidade de intubação na urgência.

Após estabilização, a paciente foi transferida para UTI na seguinte situação:

Peso estimado = 70 kg e altura = 1,52 m.

Dispositivos invasivos: CVC VJID/SVD/TOT.

Neurológico: RASS −5. Em uso de propofol (10%), 10 mL/h e fentanil 100 mcg/h.

Cardiovascular: RCR BRNF a 2T SS. TEC < 3 s. Noradrenalina = 0,1 mcg/kg/min, PAM = 70, FC = 92.

Respiratório: ventilação mecânica em VCV (VC = 310, FiO_2 = 60%, PEEP = 10, Pplato = 24, FR = 20/20).

Aparelho digestivo: Jejum.

Renal/metabólico: diurese por SVD (300 mL/6h). Apresentou disgllicemia.

Hematológico/infeccioso: sem sinais de sangramento. Em uso de ceftriaxona + azitromicina para tratamento empírico de sepse de foco pulmonar.

Apresenta os seguintes exames: Hb = 12, Ht = 41, L = 6.543 (4.230 Neutrófilos e 831 Linfócitos), Plaquetas = 345.000, PCR = 345, Glicemia = 321, Ureia = 62, Cr = 1,42, Na = 134, K = 4,8, Mg = 1,6, TGO = 45, TGP = 77.

Em relação à avaliação nutricional do caso clínico descrito acima, é correto afirmar que:

a) A paciente já é considerada com risco de desnutrição devido a internação em UTI.

b) É necessária a aplicação de escores validados (como NUTRIC ou NRS-2002) para definir o risco nutricional da paciente.

c) Não é necessária a avaliação de risco nutricional, por se tratar de paciente com obesidade.

d) Avaliação clínica com dados sobre perda de peso ou funcionalidade previamente à internação, além de exame físico com dados sobre massa magra e força são ferramentas para avaliação do risco nutricional.

18. Ainda em relação ao caso clínico da questão 17, após acomodação do leito da UTI, a equipe de enfermagem pergunta ao profissional médico de plantão se é necessária a passagem de sonda para infusão de dieta. Qual seria a melhor conduta frente ao questionamento?

a) Solicitar EDA para passagem de sonda pós-pilórica.

b) Não passar sonda para alimentação e aguardar 48 horas para reavaliar via de alimentação.

c) Solicitar sondagem, às cegas, e iniciar infusão de dieta.

d) Não passar sonda e iniciar dieta parenteral.

19. O médico plantonista optou por iniciar a dieta na paciente. Supondo, que o serviço não dispõe de calorimetria indireta, qual opção abaixo descreve a melhor estratégia nutricional?
a) Iniciar a dieta imediatamente com meta de 1.750 kcal/dia.
b) Iniciar dieta, visando no máximo 1.225 kcal/dia até o 7° dia, e após aumentar aporte para 1.750 kcal/dia.
c) Iniciar dieta com metas de 875 kcal/dia no primeiro dia, 1.225 kcal/dia no 3° dia e 1.750 kcal/dia a partir do 5° dia.
d) Iniciar dieta com meta de 1.000 kcal/dia e progredir no sétimo dia para 2.500 kcal/dia.

20. Durante a passagem de plantão, na manhã seguinte, o plantonista nota que a paciente está sem a infusão da dieta. Ao inquirir a equipe de enfermagem, o plantonista recebe como resposta que a dieta foi pausada, pois a "dieta refluiu" e a paciente apresentou volume residual gástrico (VRG) de 250 mL/6h. Qual é a melhor conduta?
a) Manter dieta pausada e solicitar EDA para passagem de sonda pós-pilórica.
b) Manter dieta pousada e monitorizar VRG de 6/6h até que ele seja menor do que 200 mL/6h e então reiniciar a infusão da dieta, com a metade da dose.
c) Reiniciar a dieta imediatamente e prescrever eritromicina.
d) Reiniciar a dieta imediatamente e prescrever metoclopramida.

21. JCL, 25a, sem comorbidades conhecidas. Está internado na UTQ (unidade de tratamento de queimados) devido a queimadura por líquido escaldante com lesão de todo o dorso do paciente e na parte posterior da coxa bilateralmente. Qual das recomendações nutricionais abaixo apresenta impacto na mortalidade do paciente?
a) Suplementação de glutamina (0,3-0,5 g/kg/dia).
b) Aporte proteico 2,5 g/kg/dia.
c) Ingesta calórica hipercalórica (35 kcal/dia).
d) Suplementação de zinco.

Texto para as questões 22 e 23:

CSC, 65 anos, masculino, no 4° dia de internação em UTI choque séptico de foco urinário. Na admissão, precisou ser intubado por insuficiência respiratória e apresentou hipotensão refratária à hidratação venosa com solução cristaloide e necessidade de noradrenalina. Segue a evolução do paciente.

Peso atual = 70 kg / Peso predito pela altura = 60 kg.

Neurológico: sedado com propofol 1% – 25 mL/h (solução pura) + fentanil 50 mcg/mL – 4 mL/h (Solução pura) – RASS – 5.

Cardiovascular: instável com noradrenalina (solução com 16 mg em 250 mL de solução fisiológica) – 35mL/h.

Respiratório: VM em modo VCV, Vc = 390 mL, PEEP = 12, Fluxo = 60 L/min, Pressão de platô estática = 27, Pressão de platô dinâmica = 32, FR = 22 ipm, FiO_2 = 0,80.

Gastrointestinal: abdome flácido, sem massas; ruído hidroaéreo presente; recebendo dieta enteral 30 mL/h (conteúdo calórico = 1 kcal/mL, Proteína 44 gramas/litro).

Glicemia capilar variando entre 135 e 156 mg/dL.

Renal: diurese nas últimas 24 horas = 500 mL; Balanço hídrico estimado = + 6.540 mL Hematológico: sem sangramentos nas últimas 24 horas; recebe heparina não fracionada 5.000 unidades subcutânea de 12 em 12 horas

Infeccioso: hipotérmico nas últimas 24 horas – temperatura máxima = 35,4°C, temperatura mínima = 34,9°C. Em uso de ceftriaxone introduzido na entrada da UTI; cateter venoso central em veia jugular interna direita; sem hiperemias. Culturas coletadas no dia anterior e em andamento.

22. Considerando que todas as medicações estão diluídas em soro fisiológico, qual é o aporte calórico que o paciente está recebendo?
    a) 1.380 kcal/dia.
    b) 720 kcal/dia.
    c) 660 kcal/dia.
    d) 1320 kcal/dia.

23. Segundo as recomendações da ESPEN, qual é a conduta mais apropriada em relação ao aporte proteico do paciente?
    a) Não há necessidade de suplementação, pois a dieta enteral já atende a demanda do paciente.
    b) Além da dieta enteral, solicitar módulo proteico de 60 g.
    c) Além da dieta enteral, solicitar módulo proteico de 30 g.
    d) Não há necessidade de suplementação, pois o aporte proteico não interfere no prognóstico do paciente.

24. Paciente de 25 anos, masculino, internado há 4 dias devido a quadro de AIDS manifestado por neurotoxoplasmose. No momento da admissão, o paciente apresentava-se emagrecido (IMC = 17 kg/m^2) e não conseguia se alimentar devido a disartria e foi optado pela passagem de SNE e início de dieta enteral.
    Na entrada o paciente apresentava os seguintes exames: Hb = 13,5; Leucócitos = 7.500; Plaquetas = 141.000; Na = 131; K

= 4,5; Fósforo = 2,1 mg/dL (VR 2,5-4,5); Cr = 1,31; Ur = 28; Glic = 104; PCR = 151. Considerando o quadro clínico do paciente e os exames laboratoriais, qual é a melhor estratégia nutricional para esse paciente segundo a ESPEN?
a) Iniciar dieta em 70% do gasto energético calculado e progredir até 100% após o sétimo dia. Dosar P, Mg e K diariamente.
b) Iniciar dieta em 70% do gasto energético calculado e progredir até 100% após o sétimo dia. Iniciar reposição de fósforo. Dosar P, Mg e K diariamente.
c) Iniciar dieta enteral 20 kcal/h junto com reposição de fósforo. Monitorar eletrólitos 2 a 3x/dia.
d) Manter paciente em jejum até normalização dos distúrbios hidroeletrolíticos.

25. Com relação à síndrome de realimentação, todas as afirmações são corretas, exceto:
    a) A síndrome só ocorre nos pacientes que estão em uso de dieta parenteral.
    b) É uma condição potencialmente fatal, sem tratamento específico, e portanto deve ser prevenida.
    c) É causada por um "*shift*" de moléculas do extra para o intracelular, causando a depleção de alguns íons, em especial o fósforo;
    d) Seu principal fator de risco é a desnutrição, em especial pacientes com IMC abaixo de 18 kg/m^2.

26. A síndrome de realimentação ocorre devido a uma migração maciça de moléculas do extra para o intracelular, que geralmente ocorre pelo aumento súbito da demanda metabólica. Em situações de desnutrição, no momento em que passa a haver aporte calórico, as células retomam suas atividades anabólicas e necessitam

de diversos íons, sendo o principal deles o fósforo, que dessa maneira é depletado. A depleção de fósforo pode levar a um quadro grave que inclui insuficiência respiratória, insuficiência cardíaca, rabdomiólise, convulsões e até a morte.

Como não há terapia específica, a melhor conduta é a identificação de paciente em risco e a adoção de estratégia de terapia nutricional preventiva.

Desse modo, a ESPEN recomenda que para todos os pacientes em terapia nutricional (enteral ou parenteral) deve haver dosagem de eletrólitos (em especial Mg, K e P) uma vez ao dia pelos primeiros 7 dias.

Pacientes, que apresentam no início da terapia nutricional fósforo abaixo do valor da normalidade ou que apresentam queda maior de 0,6 g/dL após o início da dieta são considerados de alto risco para síndrome de realimentação.

Dessa forma, além da reposição de fósforo e da monitorização intensiva de eletrólitos (2 a 3x/dia), deve ser adotada uma nutrição restrita em calorias. Esses pacientes devem receber 20 kcal/h por 48 horas e após esse período, se os níveis de fósforo se mantiveram estáveis, a dieta pode ser aumentada em 20 kcal/h a cada dia até atingir a meta calórica.

Homem de 57 anos, com IMC de 52 é admitido na UTI devido a fasceíte necrotizante. Paciente está entubado, porém não há calorimetria indireta disponível. Qual a melhor forma de estimar a necessidade calórica do paciente?

a) 20 a 25 kcal/kg de peso predito por dia.
b) 15-20 kcal/kg de peso predito por dia.
c) 15-20 kcal/kg de peso real por dia.
d) 10-15 kcal/kg de peso real por dia.

27. A carga de soluto renal tolerada pelos rins numa situação normal é de 800-1.200 mEq/L. Qual a carga de soluto renal em uma formulação de dieta enteral contendo 54 mEq/L de sódio, 86 mEq/L de potássio, 52 mEq/L de cloreto?

a) 88 mEq/L.
b) 138 mEq/L.
c) 192 mEq/L.
d) 255 mEq/L.

28. Um paciente na UTI precisa controlar a oferta de fluidos. Em uma discussão de caso na UTI um residente questiona qual a quantidade de água livre que o paciente recebe na dieta enteral. Sabendo que o paciente recebe 1.000 mL de dieta enteral por dia com densidade calórica de 1,5 kcal/mL, o volume de água livre em média é:

a) 700-720 mL.
b) 760-780 mL.
c) 800-860 mL.
d) 900-970 mL.

GABARITO COMENTADO

1. **Resposta: c**

O óleo de peixe é a fonte comumente mais utilizada de ácidos graxos ômega-3 na terapia nutricional. Esse óleo é naturalmente rico em ácido eicosapentaenoico (EPA) e ácido doco-hexaenoico (DHA). Quando utilizados na nutrição, tanto EPA quanto DHA são incorporados às membranas celulares, e, uma vez mobilizados para produção de mediadores inflamatórios bioativos, competem de forma ativa com o ácido araquidônico pelas enzimas ciclo-oxigenase e lipo-oxigenase. Dessa forma, promovem uma redução nos níveis de diversos mediadores pró-inflamatórios, entre os quais as prostanglandinas E2 e a interleucina 1.

Bibliografia

1. Zhang TT, Xu J, Wang YM, Xue CH. Health benefits of dietary marine DHA/EPA-enriched glycerophospholipids. Prog Lipid Res. 2019; 75:100997.
2. De Michele SJ, Wood SM, Wennberg AK. A nutritional strategy to improve oxygenation and decrease morbidity in patients who have acute respiratory distress syndrome. Respir Care Clin. 2006;12:547-66.

2. Resposta: a

A presença de um possível quadro infeccioso com queda dos níveis pressóricos é uma fonte de preocupação para o intensivista e deve ser investigada com rigor. O fato de o paciente estar em uso de nutrição parenteral é por si só considerado um fator de risco independente para aumento das infecções de corrente sanguínea, seja pela presença de uma solução considerada um meio de cultura rico para contaminação e crescimento de microrganismos, seja pela presença de um cateter venoso (na maioria das vezes, um cateter central), que também representa um importante fator de risco. Isso, entretanto, não quer dizer que a possível fonte infecciosa seja sempre relacionada ao cateter central, muito menos à nutrição parenteral. A conduta correta, nesse caso, é a avaliação criteriosa do cateter a fim de determinar a necessidade ou não de troca, tanto do cateter quanto do sistema de infusão. Na presença de um possível foco infeccioso, a coleta de hemocultura seguida de antibioticoterapia adequada também deve fazer parte da abordagem a ser adotada.

Bibliografia

1. Baiu I, Spain DA. Parenteral Nutrition. JAMA. 2019;321(21):2142.
2. Singer P, Pichard C. Parenteral nutrition is not the false route in intensive care unit. JPEN J Parenter Enteral Nutr. 2012;36:12-14.

3. Resposta: b

De forma geral, em especial na insuficiência cardíaca, a terapia nutricional deve dar preferência às gorduras insaturadas (sejam as poli-insaturadas, como as procedentes do óleo de soja ou peixe, ou as monoinsaturadas, como as derivadas do óleo de oliva), uma vez que as gorduras saturadas estão associadas a aumento dos níveis de colesterol e triglicerídeos, o que é particularmente relevante para os pacientes cardiopatas. Elas devem ser equivalentes a 30-35% do VCT. A utilização de carboidratos nesses pacientes deve ser restrita a 40-60% do VCT, sendo preferencialmente administrados sob a forma de mono e/ou polissacarídeos (carboidratos complexos).

Bibliografia

1. Bianchi VE. Nutrition in chronic heart failure patients: a systematic review. Heart Fail Rev. 2020;25(6):1017-26.

4. Resposta: a

O suporte nutricional parenteral (NP), quando bem dirigido e apropriadamente acompanhado por uma equipe multiprofissional de terapia nutricional, raramente é acompanhado de complicações. Aquelas relacionadas ao descontrole glicêmico são possivelmente as mais encontradas nos pacientes que fazem uso de NP. Hipertrigliceridemia e disfunção hepática também podem ser encontradas como complicações da NP e estão especialmente relacionadas ao uso de algumas emulsões lipídicas, sobretudo, as ricas em lipídios saturados. A hiperosmolaridade também pode estar presente como complicação, dependendo da concentração (especialmente) de carboidratos presentes na solução de NP.

Bibliografia

1. Bozzetti F. Parenteral nutrition. Nutrition. 2019;66:101-7.

5. Resposta: d

O paciente criticamente enfermo é, de forma geral, hipercatabólico. Desse modo, a recomendação internacional é que a dieta tenha a carga proteica um pouco mais elevada como forma de compensar as necessidades aumentadas (idealmente entre 1,2 e 2,0 g/kg/dia), correspondendo a 10-15% do VCT. O valor total de calorias administradas por dia deve estar entre 20 e 30 kcal/kg/dia, de forma a repor o consumo basal. Salvo em indicações específicas, não se faz necessário o uso de dietas hiperproteicas (com valor de proteína acima de 2,0 g/kg/dia); tampouco está recomendado como rotina para paciente crítico o uso de dietas hipocalóricas, muito menos com a justificativa de evitar a hiperglicemia.

Bibliografia

1. Bozzetti F. Parenteral nutrition. Nutrition. 2019;66:101-7.

6. Resposta: b

O paciente criticamente enfermo é, de forma geral, hipercatabólico. Desse modo, a recomendação internacional é que a dieta tenha a carga proteica um pouco mais elevada, como forma de compensar as necessidades aumentadas (idealmente entre 1,2 e 2,0 g/kg/dia), correspondendo a 10-15% do VCT. O valor total de calorias administradas por dia deve estar entre 20-30 kcal/kg/dia, de forma a repor o consumo basal. Salvo em indicações específicas, não se faz necessário o uso de dietas hiperproteicas (com valor de proteína acima de 2,0 g/kg/dia); tampouco está recomendado como rotina no paciente crítico o uso de dietas hipocalóricas, muito menos com a justificativa de evitar a hiperglicemia.

Bibliografia

1. van Zanten ARH, De Waele E, Wischmeyer PE. Nutrition therapy and critical illness: practical guidance for the ICU, post-ICU, and long-term convalescence phases. Crit Care. 2019;23(1):368.

7. Resposta: c

Hiperglicemia, hipercalemia, hipercalcemia, hiperfosfatemia, hipomagnesemia, hipertrigliceridemia, deficiência de ácidos graxos e hiperosmolaridade podem ser consideradas complicações da terapia nutricional parenteral (ver comentários da pergunta 4), mas todas são consideradas complicações metabólicas. A síndrome de Wernicke, ou síndrome de Wernicke-Korsakoff, é uma neuropatologia associada à carência de tiamina (vitamina B1), caracterizada por olftalmoplegia, ataxia e confusão mental, podendo advir do uso prolongado da terapia nutricional parenteral, quando esta não for adequadamente suplementada com vitaminas (e, consequentemente, de tiamina), sendo, nesse sentido, uma complicação metabólica. A hipervolemia também pode ser observada como complicação da NP, constatada em alguns pacientes com restrição hídrica importante. Dessa forma, a hipervolemia é uma complicação de origem não metabólica e está presente na dependência do volume de NP administrada.

Bibliografia

1. Mehta NM, Skillman HE, Irving SY, Coss-Bu JA, Vermilyea S, Farrington EA, et al. Guidelines for the provision and assessment of nutrition support therapy in the pediatric critically ill patient: Society of Critical Care Medicine and American Society for Parenteral and Enteral Nutrition. JPEN J Parenter Enteral Nutr. 2017;41(5):706-42.
2. Stoner HB, Little RA, Gross E, Milewski P. Metabolic complications of parenteral nutrition. Acta Chir Belg. 1981;80:125-31.

8. Resposta: d

A nutrição parenteral (NP) poderá ser administrada por via periférica, dependendo da osmolaridade e sem incorrer em aumento da incidência de flebite, sendo preferível a administração central quando a osmolaridade for superior a 900 mOsm/L.

Grande parte das complicações decorrentes da NP está relacionada a complicações infecciosas diretamente relacionadas aos problemas de manutenção da via de acesso, que, na maioria das vezes, é central e demanda cuidados e vigilância contínuos por parte das equipes médica e de enfermagem. Embora, atualmente, seja mais comum o uso das bolsas de nutrição parenteral completa, chamadas bolsas 3 em 1, as quais contêm os três macronutrientes (lipídios, carboidratos e proteínas) na mesma embalagem, ainda é possível observar os diferentes macronutrientes sendo administrados por meio de frascos separados, embora isso esteja associado a mais eventos infecciosos e custos mais elevados que as bolsas 3 em 1. Por sua complexidade, a NP é, via de regra, mais cara que a terapia nutricional enteral.

A alternativa incorreta é, portanto, a *d*, uma vez que a oferta de formulação nutricional parenteral (por mais hiperproteica que ela seja) não determina compulsoriamente ganho de peso em 7 dias de terapia, nem é garantia de ganho de massa magra.

Bibliografia

1. Mehta NM, Skillman HE, Irving SY, Coss-Bu JA, Vermilyea S, Farrington EA, et al. Guidelines for the provision and assessment of nutrition support therapy in the pediatric critically Ill patient: Society of Critical Care Medicine and American Society for Parenteral and Enteral Nutrition. JPEN J Parenter Enteral Nutr. 2017;41(5):706-42.

9. Resposta: c

Na avaliação nutricional, é necessário levar em consideração tanto a gravidade do estresse quanto as reservas do paciente, a fim de suprir de forma adequada as demandas e deficiências existentes. A albumina é comumente usada na avaliação nutricional de pacientes ambulato-

riais, mas é um péssimo marcador de desnutrição no paciente criticamente enfermo, uma vez que sua queda não está necessariamente associada a desnutrição, visto que, no paciente crítico, muito da sua capacidade de síntese proteica é voltado à produção de proteínas de fase aguda, determinando uma queda dos níveis de albumina. Uma contagem de linfócitos abaixo de 4.000 células/mm^3 não é necessariamente associada a um estado de depressão imunológica decorrente de desnutrição. Para a população de pacientes críticos, em geral, a carga lipídica na nutrição deve corresponder a 25-30% do VCT. Quanto à carga proteica para essa população, um aporte de 1,2 a 1,5 g/kg/dia é considerado perfeitamente adequado para a maioria dos pacientes.

Bibliografia

1. Singer P, Blaser AR, Berger MM, Alhazzani W, Calder PC, Casaer MP, et al. ESPEN guideline on clinical nutrition in the intensive care unit. Clin Nutr. 2019;38(1):48-79.

10. Resposta: a

O zinco é um elemento essencial no processo de nutrição, sendo elemento integrante de inúmeros processos intracelulares e reações enzimáticas, incluindo na ação da RNA e DNA polimerases, sendo seu nível sérico normal entre 90-110 µg/dL. Estudos recentes indicam que a suplementação de zinco no paciente criticamente enfermo está associada a aumento dos marcadores da função imune.

Bibliografia

1. Singer P, Blaser AR, Berger MM, Alhazzani W, Calder PC, Casaer MP, et al. ESPEN guideline on clinical nutrition in the intensive care unit. Clin Nutr. 2019;38(1):48-79.

11. Resposta: e

Desde os trabalhos pioneiros do grupo da Dra. Greet van den Berghe publicados em 2001, sabe-se que a hiperglicemia está associada a um aumento significativo nas complicações pós-operatórias, incluindo as complicações infecciosas. As administrações rotineiras de GH não mostraram benefícios sistemáticos na redução de morbidade no paciente grave. O mais recente guia de recomendações para nutrição no paciente crítico, publicado em conjunto pela Society of Critical Care Medicine e pela ASPEN, indica claramente que a alimentação enteral pode ser iniciada, mesmo que não exista evidência de ruídos hidroaéreos, uma vez que não há nenhuma correlação entre a presença destes e uma adequada função intestinal. Na pancreatite grave, a nutrição parenteral está indicada apenas naqueles pacientes incapazes de tolerar os seus requerimentos energéticos pela via enteral. Somente a fístula enterocutânea de alto débito contraindica a alimentação enteral, sendo perfeitamente factível lançar mão dessa modalidade de terapia nutricional nas fístulas de baixo débito.

Bibliografia

1. Singer P, Blaser AR, Berger MM, Alhazzani W, Calder PC, Casaer MP, et al. ESPEN guideline on clinical nutrition in the intensive care unit. Clin Nutr. 2019;38(1):48-79.

12. Resposta: e

Muitos pacientes são capazes de tolerar ofertas lipídicas elevadas, superiores a 55% do VCT, conforme demonstrado pelos estudos em pacientes portadores de SARA que utilizaram dietas enriquecidas com ácidos graxos ômega-3 em formulações enterais extremamente ricas em lipídios. Medidas antropométricas não estão validadas para uso em pacientes criticamente enfermos. Adicionalmente, a ausência de consenso em algumas das assertivas oferecidas levou à anulação da questão.

Bibliografia

1. Singer P, Blaser AR, Berger MM, Alhazzani W, Calder PC, Casaer MP, et al. ESPEN guideline on clinical nutrition in the intensive care unit. Clin Nutr. 2019;38(1):48-79.

13. Resposta: d

Pode ocorrer uma associação entre o marasmo e o *kwashiorkor* em pacientes já possuidores de um processo de desnutrição crônica e que são acometidos por um processo agudo grave, tornando-se criticamente enfermos.

Bibliografia

1. Singer P, Blaser AR, Berger MM, Alhazzani W, Calder PC, Casaer MP, et al. ESPEN guideline on clinical nutrition in the intensive care unit. Clin Nutr. 2019;38(1):48-79.

14. Resposta: e

A desnutrição na doença hepática crônica está diretamente relacionada ao estágio clínico da doença, e até 72,4% dos pacientes aguardando transplante são desnutridos e 28% têm desnutrição grave. Na insuficiência hepática aguda, os pacientes têm menor reserva de glicogênio hepático e observam-se acentuada perda de vitaminas hidrossolúveis, hipermetabolismo, balanço nitrogenado negativo e catabolismo. A restrição proteica não está indicada para evitar ou controlar a encefalopatia hepática. Não há comprovações de diminuição de mortalidade dos pacientes com insuficiência hepática aguda com o uso de aminoácidos de cadeia ramificada.

Bibliografia

1. Singer P, Blaser AR, Berger MM, Alhazzani W, Calder PC, Casaer MP, et al. ESPEN guideline on clinical nutrition in the intensive care unit. Clin Nutr. 2019;38(1):48-79.

15. Resposta: c

A nutrição enteral, a princípio, é preferível como modalidade inicial de nutrição caso não haja contraindicação e incapacidade de alimentação oral habitual. As demais observações não configuram contraindicação absoluta à NE.

Bibliografia

1. Singer P, Blaser AR, Berger MM, Alhazzani W, Calder PC, Casaer MP, et al. ESPEN guideline on clinical nutrition in the intensive care unit. Clin Nutr. 2019;38(1):48-79.

16. Resposta: b

Uma meta-análise avaliou que o uso de procinéticos está associado a uma tendência de melhor tolerância à alimentação enteral (RR 0,65, IC 0,37, 1,14, p = 0,14). Isso é significativo para eritromicina intravenosa (geralmente em doses de 100 e 250 mg 3 vezes ao dia) (RR 0,58, CI 0,34, 0,98, p = 0,04) por dois a quatro dias, mas não para outros procinéticos como a metoclopramida (em doses usuais de 10 mg duas a três vezes ao dia). A incidência de pneumonia não foi afetada com o uso de procinéticos, mas apenas um estudo com eritromicina intravenosa relatou esse resultado. A eficácia da eritromicina ou de outros procinéticos diminui para um terço após 72 horas e deve ser descontinuada após 3 dias.

A medida do volume residual gástrico (VGV) para avaliação da disfunção gastrointestinal é comum e pode ajudar a identificar intolerância à NE durante o início e a progressão da NE. Sugerimos que a alimentação enteral seja adiada quando o VGV for > 500 mL/6 h. Nessa situação, e se o exame do abdome não sugerir uma complicação abdominal aguda, a aplicação de procinéticos deve ser considerada. ASPEN/SCCM e a iniciativa *Surviving Sepsis* recomendam o uso de me-

toclopramida procinética (10 mg três vezes ao dia) e eritromicina (3 e 7 mg/kg/dia) no caso de intolerância alimentar (recomendação fraca, baixa qualidade de evidências para a iniciativa de sobrevivência à sepse e para ASPEN/SCCM). Ambas as drogas também se mostraram eficazes para resíduos gástricos elevados em uma meta-análise anterior, não limitada a pacientes criticamente enfermos. Ambos os agentes foram associados à prolongação do QT e uma predisposição a arritmias cardíacas, mas grandes séries relataram apenas alguns efeitos adversos, como convulsões em pacientes neurológicos. A meta-análise baseada em seis estudos encontrou uma vantagem significativa para a eritromicina e seu uso deve ser encorajado por 24-48 horas, uma vez que promove a motilidade gástrica, e se um GRV grande (> 500 mL) ainda persistir, o uso de alimentação pós-pilórica deve ser considerado e a suspensão da NE, a menos que haja suspeita de uma nova complicação abdominal (obstrução, perfuração, distensão grave).

Bibliografia

1. Singer P, Blaser AR, Berger MM, Alhazzani W, Calder PC, Casaer MP, et al. ESPEN guideline on clinical nutrition in the intensive care unit. Clin Nutr. 2019;38(1):48-79.

17. Resposta: d

Considerando a referência que a banca da prova adotou (*Guideline* ESPEN 2019), a avaliação clínica é a ferramenta recomendada para avaliação nutricional, já que ainda não existem escores validados especificamente para UTI, portanto a resposta correta é a alternativa *d*.

É importante ressaltar, que o *Guideline* ESPEN 2019 recomenda a realização no NRS-2002 ou do NUTRIC-*Score* para avaliação do risco nutricional, porém essa recomendação não é adotada pela ESPEN, a qual é a referência da prova, portanto a alternativa *b* está errada.

Com relação a alternativa *a*, é importante notar a questão da temporalidade, sendo considerados pacientes em risco nutricional aqueles que permanecem mais de 48 horas internados em UTI.

E por fim, independentemente do IMC, todos os pacientes que são admitidos na UTI devem ser submetidos a avaliação nutricional. Portanto, a alternativa *c* também está errada.

Bibliografia
1. Singer P, Blaser AR, Berger MM, Alhazzani W, Calder PC, Casaer MP, et al. ESPEN guideline on clinical nutrition in the intensive care unit. Clin Nutr. 2019;38(1):48-79.

18. Resposta: c
De acordo com a ESPEN, a via de alimentação do paciente deve ser a mais fisiológica possível, ou seja, a via oral tem preferência sobre a via enteral, assim como esta tem preferência em relação à via parenteral.

Quando a via enteral é a opção, o acesso gástrico deve ser usado como primeira opção, ficando o acesso pós-pilórico reservado para os casos com intolerância a dieta, podendo ser considerada primeira opção para pacientes com fatores de risco para broncoaspiração (inabilidade de proteger via aérea, ventilação mecânica, idade maior que 70 anos, dentição em mau estado de conservação, posição supina, histórico de refluxo gastroesofágico, transporte para fora da UTI, baixa relação enfermagem/paciente e administração de dieta em *bolus*.

A dieta enteral deve ser iniciada precocemente, dentro de no máximo 48 horas para diminuir complicações infecciosas. Em caso de indisponibilidade do uso do trato gastrointestinal, a dieta parenteral deve ser iniciada em até 7 dias.

Bibliografia
1. Singer P, Blaser AR, Berger MM, Alhazzani W, Calder PC, Casaer MP, et al. ESPEN guideline on clinical nutrition in the intensive care unit. Clin Nutr. 2019;38(1):48-79.

19. Resposta: b
A forma recomendada para estimar a necessidade energética do paciente crítico em uso de ventilação mecânica é pela calorimetria indireta. Caso ela não esteja disponível é aceitável a utilização de fórmulas preditivas, sendo a mais simples delas (20-25 kcal/kg/dia) indicada pela ESPEN.

Independentemente do método utilizado para estimar o gasto energético do paciente, na fase aguda da doença é recomendada a prescrição de nutrição hipocalórica (até 70% do gasto energético calculado), pois nesta fase da doença o paciente encontra-se muito catabólico e, por si só, já produz grandes quantidade de energia pela quebra de moléculas.

Após a passagem da fase aguda, é possível aumentar a dieta progressivamente até atingirmos nutrição isocalórica (80-100% do gasto calórico do paciente). Quando a calorimetria indireta está disponível, a progressão pode ser realizada de maneira mais rápida, de modo a atingir a nutrição isocalórica já no 3º dia da terapia nutricional. Por outro lado, quando utilizamos fórmulas para estimar o gasto energético do paciente, a progressão deverá ser feita de maneira mais gradual, sendo que a nutrição isocalórica só será tentada a partir do 7º dia da terapia nutricional. A razão dessa diferença se deve ao fato de que quando a calorimetria indireta é usada, por se tratar de um valor com maior precisão, o risco de hiperalimentação e suas consequências (hiperglicemia ou síndrome de realimentação) diminui, de forma que é possível progredir a dieta mais rapidamente.

No caso descrito, como não há calorimetria indireta disponível, devemos lançar mão das fórmulas preditivas. Considerando o peso de 70 kg, 100% da meta calórica seria 1.750 kcal/dia (70 × 25) e 70%, 1.225 kcal/dia. Desse modo, a resposta correta é a *b*.

Bibliografia

1. Singer P, Blaser AR, Berger MM, Alhazzani W, Calder PC, Casaer MP, et al. ESPEN guideline on clinical nutrition in the intensive care unit. Clin Nutr. 2019;38(1):48-79.

20. Resposta: c

A intolerância gastrointestinal é comum na introdução e na progressão da dieta enteral. O procedimento mais comum para avaliar a tolerabilidade da dieta é a mensuração do volume residual gástrico.

Sua mensuração é recomendada especialmente no início da dieta enteral, porém não é necessária naqueles pacientes que já estão com dieta enteral.

Só há a necessidade de pausa da dieta quando o VRG é maior do que 500 mL/h. Mesmo nesta situação, a dieta pode ser reiniciada junto com a administração de procinéticos, caso a avaliação abdominal não seja sugestiva de patologia obstrutiva.

Em situações em que haja sinais de intolerância, porém com VRG baixo, é possível manter a infusão e realizar a infusão de procinéticos. Sendo a primeira escolha a eritromicina (3 a 7 mg/kg/dia) e a segunda, a metoclopramida (10 mg 3×/dia).

É importante lembrar que o uso de procinéticos apenas melhora a tolerabilidade, porém não tem impacto em outros desfechos. E ainda, se o paciente persiste com VRG > 500 mL/6h mesmo com otimização de procinéticos, é recomendada a passagem de via de alimentação pós-pilórica.

21. Resposta: a

A glutamina é um aminoácido não essencial e é o aminoácido mais abundante no nosso organismo. Em condições normais os estoques são mantidos pela ingesta e pela produção endógena, porém em situações nas quais há o aumento da síntese celular (como em grandes queimados e politraumatizados), a suplementação de glutamina diminui o risco de complicações infecciosas, bem como diminui o tempo de cicatrização.

Para grandes queimados (superfície corporal acometida > 20%), a ESPEN recomenda a administração de 0,3-0,5 g/kg/dia de glutamina por 10 a 15 dias e para pacientes traumatizados a dose é de 0,2-0,3 g/kg/dia.

Em relação ao paciente do caso clínico, podemos estimar a área queimada ao redor de 27% (18% do dorso e 4,5% da posterior da coxa), portanto ele teria indicação para reposição de glutamina.

Com relação ao aporte proteico, a ESPEN recomenda a administração de 1,3 g/kg/dia de proteína para pacientes críticos, independentemente da doença. E não há indicação de dieta hipercalórica.

Bibliografia

1. Singer P, Blaser AR, Berger MM, Alhazzani W, Calder PC, Casaer MP, et al. ESPEN guideline on clinical nutrition in the intensive care unit. Clin Nutr. 2019;38(1):48-79.

22. Resposta: a

Para responder a questão devemos lembrar que o propofol fornece 1,1 kcal/mL. Desse modo, se considerarmos a infusão de 25 mL/h de propofol, o volume em 24 horas será de 600 mL. Portanto, o paciente receberá 660 kcal apenas do propofol.

Além disso, ele está recebendo 720 mL de dieta por dia, o que corresponde a 720 kcal. Logo a resposta é 1.380 kcal.

23. Resposta: b

De acordo com a ESPEN, o aporte proteico para o paciente crítico deve corresponder a 1,3 g/kg de peso/dia. Como o paciente pesa 70 kg, ela necessita de 91 g/dia de proteínas. Considerando, que a paciente está recebendo 720 mL/dia de uma dieta com conteúdo proteico de 44 g/L, isso corresponde a 31 g/dia de aporte proteico. Portanto, há necessidade de suplementação de 60 g de proteína.

Bibliografia

1. Singer P, Blaser AR, Berger MM, Alhazzani W, Calder PC, Casaer MP, et al. ESPEN guideline on clinical nutrition in the intensive care unit. Clin Nutr. 2019;38(1):48-79.

24. Resposta: c

25. Resposta: b

26. Resposta: a

A ESPEN recomenda fortemente que a dieta em pacientes obesos seja guiada por calorimetria indireta (CI), pois há uma variação muito grande da composição corporal entre os pacientes obesos. Além disso, o gasto energético do tecido adiposo é menos da metade do gasto energético do tecido muscular (4,5 kcal/kg/dia *vs.* 13 kcal/kg/dia). Caso não haja possibilidade de CI, deve-se usar a fórmula de 20 a 25 kcal/kg de peso predito por dia.

Bibliografia

1. Singer P, Blaser AR, Berger MM, Alhazzani W, Calder PC, Casaer MP, et al. ESPEN guideline on clinical nutrition in the intensive care unit. Clin Nutr. 2019;38(1):48-79.

27. Resposta: c

O cálculo carga de soluto é feito conforme a tabela:

Nutrientes	Osmolalidade (mOsm)
Proteína	01 grama – 5,7 mOsm adultos
	01 grama – 4,0 mOsm crianças
Sódio	01 mEq – 01 mOsm
Potássio	01 mEq – 01 mOsm
Cloro	01 mEq – 01 mOsm
Conversão de mg para mEq	
mg de Na – dividir por 23	
mg de K – dividir por 39	
mg de Cl – dividir por 35	

Bibliografia

1. Hamano T. Mineral and bone disorders in conventional hemodialysis: Challenges and solutions. Semin Dial. 2018;31(6):592-8.

28. Resposta: b

A quantidade de água livre na dieta depende de sua concentração, conforme podemos observar na tabela a seguir.

Densidade calórica	% de água livre
0,9 a 1,2 kcal / mL (densidade padrão)	80-86%
1,3 a 1,5 kcal/mL	76-78%
> 1,5 kcal/mL	69-71%

Bibliografia

1. Jordan EA, Moore SC. Enteral nutrition in critically ill adults: Literature review of protocols. Nurs Crit Care. 2020;25(1):24-30.

PARTE VII

DISTÚRBIOS ENDOCRINOLÓGICOS NA UTI

Cetoacidose diabética e estado hiperglicêmico hiperosmolar

1. A cetoacidose diabética é uma condição aguda e grave que se desenvolve predominantemente em pacientes com *diabetes mellitus* do tipo 1 e é induzida pela deficiência ou ausência de atividade da insulina. Qual afirmativa a seguir não se relaciona à ausência de atividade insulínica?
   a) Diminuição da lipólise.
   b) Produção hepática de glicose acentuada.
   c) Diminuição da utilização de glicose nos tecidos.
   d) Diminuição da síntese proteica e aumento da proteólise.

2. Quais são os critérios para diagnóstico e classificação da cetoacidose diabética grave?
   a) Glicemia > 250; pH arterial < 7,0; bicarbonato sérico < 10.
   b) Glicemia > 250; pH arterial < 7,0; bicarbonato sérico = 10-15.
   c) Glicemia > 200; pH arterial 7,0-7,10; bicarbonato sérico = 10-15.
   d) Glicemia > 250; pH arterial 7,0-7,10; bicarbonato sérico = 10-15.
   e) Glicemia > 200; pH arterial 7,0-7,10; bicarbonato sérico < 10.

3. Qual deve ser a primeira medida a ser tomada na cetoacidose, por se entender que é a mais importante?
   a) Profilaxia da hipocalemia, com reposição precoce de potássio.
   b) Hidratação vigorosa pela administração de fluidos.
   c) Medidas de correção da acidose metabólica.
   d) Administração imediata de insulina regular.

4. Homem, 19 anos, chega à UTI com queixa de dor abdominal e vômitos há dois dias. Antecedente pessoal: *diabetes mellitus* tipo 1 há quatro anos, em uso de insulina NPH 12 UI pela manhã e 6 UI à tarde. Exame físico: regular estado geral, consciente, orientado, mucosas secas, FC = 140 bpm, FR = 30 irpm, PA = 100 x 70 mmHg, tempo de enchimento capilar = 3 segundos. Abdome: plano, flácido, ruídos hidroaéreos presentes, sem sinais de irritação peritoneal. Gasometria arterial: pH = 7,25; bicarbonato = 8 mEq/L, glicemia = 340 mg%.

   Os diagnósticos e as condutas são:

a) Hiperglicemia e desidratação; reposição volêmica com cristaloides e bicarbonato.

b) Hiperglicemia e desidratação; reposição volêmica com coloides e infusão de insulina.

c) Gastroenterite e desidratação; hidratação oral e insulina simples intramuscular.

d) Cetoacidose diabética; reposição volêmica com cristaloides e infusão de insulina.

5. Na cetoacidose diabética:

a) A gliconeogênese é intensa quando a glicose atinge valores entre 300 e 500 mg/dL.

b) O glucagon desempenha o menor papel na patogênese da CAD com níveis muito diminuídos.

c) A acidose metabólica resulta basicamente do aumento do lactato e da uremia.

d) A hiponatremia, a hipocalemia, o edema cerebral e a rabdomiólise são eventos pouco prováveis na CAD.

e) Um ataque de soro fisiológico "ao meio" sempre está indicado no início do tratamento.

6. Sobre a cetoacidose diabética, assinale a alternativa incorreta:

a) Pode ser precipitada por hemorragia gastrointestinal, infecções ou antipsicóticos atípicos.

b) Pode se manifestar por dor abdominal, simulando abdome agudo.

c) Pode se manifestar por importante leucocitose com desvio à esquerda, na ausência de infecção.

d) Sua mortalidade é comparável à da síndrome hiperosmolar hiperglicêmica não cetótica, se a glicemia for > 400 mg/dL.

e) Nos casos não complicados, pode ser eficazmente tratada com insulina lispro por via subcutânea (de hora em hora ou a cada 2 horas).

7. Mulher, 19 anos, com *diabetes mellitus* tipo 1 desde os 10 anos, chega ao pronto-socorro com dor abdominal, náusea, desorientação e desidratação. Exames: glicemia = 390 mg/dL; sódio = 136 mEq/L (VR 135-145); potássio = 3,2 mEq/L (VR 3,5 a 5); leucócitos = 14.000/mm³ (VR 5.000-10.000); pH = 7,09 (VR 7,35 a 7,45); bicarbonato = 7,8 mEq/L; creatinina = 1,9 mg/dL (VR 0,6 a 1,2). Além da hidratação, qual a conduta inicial mais adequada?

a) Bicarbonato de sódio.

b) Insulina regular em *bolus*.

c) Reposição de potássio.

d) Antimicrobiano.

8. Em um paciente com quadro de cetoacidose diabética, é correto afirmar:

a) O mais importante é a rápida redução da glicemia para níveis normais nas primeiras 2 horas.

b) A reposição de potássio só pode ser iniciada depois de compensar a acidose metabólica e a cetonemia.

c) Não restaurar a volemia muito rapidamente (administrar menos de 500 mL de SF por hora) para evitar a sobrecarga ventricular esquerda.

d) O terapêutico deve incluir: hidratação com solução salina a 0,9%, insulinoterapia e controle dos eletrólitos, principalmente K.

9. Mulher de 70 anos, previamente diabética, usa metformina, é admitida na UTI

com quadro suspeito de Covid-19. Estava em ventilação mecânica há 3 dias Exame clínico: T = 38,0°C, FC = 90 bpm, FR = 30 ipm, PA = 100 x 65 mmHg (ΔPP = 19), SpO_2 = 93%, glicemia = 290 mg/dL. RASS – 3 em uso de propofol 100 mg/h e fentanil 20 mcg/h. Em ventilação mecânica, modo pressão controlada (PCV), FR = 25 ipm, FIO_2 = 50%, PEEP = 12 cmH_2O, ΔP = 12 cmH_2O, Vc = 460 mL (peso predito = 80 kg). Em uso de noradrenalina 0,05 mcg/kg/minuto. Diurese = 280 mL (24 h), balanço hídrico (24 h) = + 450 mL. Exames laboratoriais: creatinina = 2,4 mg/dL, ureia = 250 mg/dL, potássio = 5,0 mEq/L, sódio = 145 mEq/L, pH = 7,34, $PaCO_2$ = 45 mmHg, PaO_2 = 64 mmHg, bicarbonato = 20 mEq/L e lactato = 34 mg/dL. Em relação a glicemia assinale a alternativa correta:

a) Iniciar insulina IV para atingir glicemia capilar entre 80 e 140 mg/dL.

b) Fazer 6 UI de insulina regular subcutânea agora.

c) Fazer 6 UI de insulina regular subcutânea agora e 10 UI de insulina NPH pela manhã e à noite.

d) Começar insulina intravenosa para atingir glicemia capilar entre 140 e 180 mg/dL.

10. Menina portadora de DM tipo 1, atualmente em uso irregular de insulina, apresenta nos últimos dias quadro progressivo de polidipsia, poliúria, dispneia (com respirações rápidas e profundas), desidratação e letargia. Além dessas manifestações clínicas, são necessários os seguintes parâmetros bioquímicos para se caracterizar um quadro de cetoacidose diabética:

a) Glicemia > 500 mg/dL; pH arterial < 7,35 e/ou bicarbonato < 12 mmol/L e cetonúria positiva.

b) Glicemia > 400 mg/dL; pH arterial < 6,9 e/ou bicarbonato < 8 mmol/L e cetonemia > 3 mmol/L.

c) Glicemia > 250 mg/dL; pH < 7,3 e/ou bicarbonato < 15 mmol/L e cetonemia > 3 mmol/L.

d) Glicemia > 400 mg/dL; pH < 7,2 e/ou bicarbonato < 12 mmol/L e cetonemia > 3 mmol/L.

11. Adolescente, 15 anos, portador de DM tipo 1 é internado por cetoacidose diabética, recebendo insulina regular em bomba de infusão contínua e solução fisiológica 0,9%, seguidos da administração de cloreto de potássio 19,1% por via endovenosa. Após algumas horas, há redução notável da glicemia e normalização do pH sanguíneo, porém acentuação da cetonemia. Qual a conduta mais apropriada nesta situação?

a) Prescrever antibioticoterapia empírica.

b) Aumentar a velocidade de infusão da insulina EV.

c) Mudar o tipo de insulina que vinha sendo utilizado.

d) Administrar *bolus* EV de bicarbonato de sódio para corrigir a acidose metabólica residual.

e) Manter o planejamento terapêutico programado.

12. Adolescente de 16 anos, DM tipo 1 desde os 4 anos de idade, veio trazido ao departamento de emergência por letargia, desidratação e desconforto respiratório. Os exames laboratoriais evidenciaram: glicemia 480 mg/dL, pH = 7,15, pCO_2 = 22 mmHg, K = 4,8 mEq/L, pO_2 = 105 mmHg, HCO_3 = 7 mEq/L e cetonúria 4+/4+. Qual a conduta mais apropriada neste momento?

a) Tratar a acidose com bicarbonato de sódio 8,4% e iniciar reposição volêmica com soro fisiológico 0,9%, ambos por via endovenosa.
b) Tratar a acidose com bicarbonato de sódio 8,4% e uma dose em *bolus* de insulina regular (0,1 U/kg), ambos por via endovenosa.
c) Administrar uma dose de ataque de insulina regular intravenosa (0,1 U/kg) associada à hidratação oral.
d) Instituir reposição hídrica com solução cristaloide na dose de 20-30 mL/kg na primeira hora e administrar insulina regular em bomba de infusão contínua (0,1 U/kg/h), ambos por via endovenosa.

13. São complicações possíveis e bem descritas do tratamento da cetoacidose diabética:
a) Hiperglicemia, oligúria e cegueira.
b) Hipoglicemia, hipocalemia e edema cerebral.
c) Hiperglicemia, infecção e neuropatia.
d) Hipoglicemia, alcalose metabólica e hipercalcemia.

14. Os critérios diagnósticos de estado hiperglicêmico hiperosmolar são:
a) Glicemia > 600 mg/dL, osmolaridade plasmática > 320 mOsm/kg e pH > 7,3.
b) Glicemia > 600 mg/dL, osmolaridade plasmática > 320 mOsm/kg e pH < 7,3.
c) Glicemia > 400 mg/dL, osmolaridade plasmática > 320 mOsm/kg e pH > 7,3.
d) Glicemia > 400 mg/dL, sódio > 150 mEq/L e pH > 7,3.

15. Em relação ao estado hiperglicêmico hiperosmolar (EEH), uma das principais complicações agudas do *diabetes mellitus* de longa data, é incorreto afirmar:

a) As características laboratoriais mais importantes são hiperglicemia acentuada, hiperosmolaridade plasmática e azotemia pré-renal.
b) Estão presentes sintomas de náuseas, vômitos, dor abdominal e respiração de Kussmaul.
c) É mais comum em indivíduos idosos e com DM tipo 2.
d) Ao exame físico, nota-se desidratação profunda, hipotensão arterial, taquicardia e alteração do nível de consciência.
e) É frequentemente desencadeado por uma doença grave concomitante, como infarto agudo do miocárdio, acidente vascular cerebral ou infecções.

 GABARITO COMENTADO

1. **Resposta: a**
Os eventos metabólicos da CAD assemelham-se a uma situação de jejum prolongado, em que a deficiência de insulina leva à alteração das três principais classes de nutrientes (lipídios, proteínas e carboidratos) e dos três principais sítios de armazenamento de energia (tecido adiposo, músculo esquelético e fígado).

Há importante elevação nos níveis de cortisol, glucagon, catecolaminas e hormônio do crescimento, resultando em uma aceleração do estabelecimento da hiperglicemia e da cetoacidose.

As manifestações decorrentes da extrema falta de insulina são:
- Excessiva produção hepática de glicose por aumento na gliconeogênese e glicogenólise;
- Hiperglicemia e hiperosmolaridade pela diminuição da utilização periférica da glicose;
- Aceleração da lipólise com liberação excessiva de ácidos graxos livres, que sofrem conversão hepática em cetonas;

- Aumento da proteólise e diminuição da síntese proteica, levando à transferência de aminoácidos, potássio, fosfato e magnésio do intra para o extracelular;
- Excessiva produção de prostaglandinas pelo tecido adiposo.

Bibliografia

1. Dhatariya KK, Vellanki P. Treatment of diabetic ketoacidosis (DKA)/hyperglycemic hyperosmolar state (HHS): novel advances in the management of hyperglycemic crises (UK Versus USA). Curr Diab Rep. 2017;17(5):33.

2. Resposta: a

As diretrizes dos Estados Unidos sugerem o uso de um limite de glicose > 250 mg/dL (13,9 mmol/L), presença de cetonas positivas no soro e na urina com um ânion *gap* aumentado e pH arterial < 7,3 para fazer o diagnóstico de CAD.

As diretrizes consensuais da American Diabetes Association (ADA) recomendam a avaliação da gravidade da CAD com base no estado mental junto com os parâmetros laboratoriais. Embora as diretrizes da ADA reconheçam que aproximadamente 10% dos pacientes com CAD apresentam níveis de glicose mais baixos, eles enfatizam que a principal característica diagnóstica da CAD é a cetonemia elevada. Para o diagnóstico de cetoacidose, as diretrizes da ADA 2009 recomendam que a medição de cetonas por reação como nitroprussiato seja usada porque normalmente se encontra mais disponível.

No entanto, uma vez que o beta-hidroxibutirato é o principal produto da cetogênese e a reação do nitroprussiato não o mede, as diretrizes da ADA sugerem a medição do beta-hidroxibutirato, se possível. Além disso, nas diretrizes dos Estados Unidos, o *anion gap* é usado nos critérios de diagnóstico.

A administração agressiva de salina fisiológica 0,9% pode causar hipercloremia e

diminuir o *gap* antes de um aumento do bicarbonato. Portanto, deve-se prestar atenção às concentrações de bicarbonato e não apenas ao hiato aniônico. As diretrizes da ADA também recomendam o uso do pH arterial, mas afirmam que o pH venoso também pode ser usado:

- Glicemia > 250 mg/dL pH arterial < 7,0.
- Bicarbonato sérico < 10 mEq/L.

E ainda: cetonúria e cetonemia positivas, osmolaridade efetiva (mOsm/kg) variável, *anion gap* > 12 e alteração do nível de consciência caracterizada por estupor/ coma.

Bibliografia

1. Dhatariya KK, Vellanki P. Treatment of diabetic ketoacidosis (DKA)/hyperglycemic hyperosmolar state (HHS): novel advances in the management of hyperglycemic crises (UK Versus USA). Curr Diab Rep. 2017;17(5):33.

3. Resposta: b

Ambos os documentos concordam que o tratamento primário deve ser a reposição de fluidos e que a reposição inicial de fluidos de escolha é uma solução de cloreto de sódio a 0,9%. Taxas de reposição de fluidos = 5-20 mL/kg/h (1-1,5 L) na primeira hora.

A taxa de infusão de insulina é 0,1 unidade/kg/h.

A terapêutica com insulina venosa é mandatória, mas pode piorar uma situação preexistente de hipocalemia, podendo causar arritmias graves, fraqueza na musculatura respiratória e até mesmo parada cardíaca com níveis iniciais de potássio abaixo de 3,3 mEq/L. Nessa situação, a infusão de insulina é contraindicada e a reposição de potássio deve ser instituída antes da insulinoterapia.

É consenso, atualmente, que o uso de esquemas de insulina ditos de baixa dosagem é mais adequado, pois são tão efetivos na redução da glicemia quanto esquemas com doses maiores e apresentam taxas menores de complicações, como a hipocalemia.

Uma reidratação adequada com correção subsequente do estado hiperosmolar resulta em uma resposta mais eficaz com baixas doses de insulina. A reposição volêmica adequada pode contribuir inicialmente para uma queda de 35 a 50 mg/dL por hora, pela hemodiluição e pelo aumento da perda urinária de glicose em razão da intensificação da perfusão renal.

Em relação à acidose metabólica, especialistas recomendam o uso de bicarbonato na CAD quando o pH for inferior a 6,9, uma vez que argumentos teóricos sugerem que a administração de bicarbonato e a reversão rápida da acidose podem prejudicar a função cardíaca, reduzir a oxigenação tecidual e promover hipocalemia.

Bibliografia

1. Islam T, Sherani K, Surani S, Vakil A. Guidelines and controversies in the management of diabetic ketoacidosis: a mini-review. World J Diabetes. 2018;9(12):226-9.

4. Resposta: d

A CAD é caracterizada pela associação de hiperglicemia, acidose metabólica e cetonemia. Atualmente, tem se observado o surgimento de uma condição clínica chamada CAD euglicêmica, em que a glicemia da chegada é menor que 300 mg/dL (uso de antidiabéticos inibidores de SGLT2).

Critérios de diagnóstico:
- Glicemia capilar > 200 mg/dL (11 mmol/L).
- Cetonúria/cetonemia positivas.
- pH < 7,3 ou bicarbonato < 15 mmol/L.

Classificação da gravidade da CAD:
- Ligeira: pH venoso < 7,3 ou bicarbonato < 15 mmol/L.
- Moderada: pH venoso < 7,2 ou bicarbonato < 10 mmol/L.

- Grave: pH venoso < 7,0 ou bicarbonato < 5 mmol/L.

Bibliografia

1. Evans K. Diabetic ketoacidosis: update on management. Clin Med (Lond). 2019;19(5):396-398.

5. Resposta: a

Na cetoacidose diabética, a maior produção hepática de glicose (gliconeogênese) se dá na faixa de glicemia entre 300-500 mg/dL. Os níveis de glucagon estão elevados na CAD. A acidose metabólica resulta principalmente do excesso de corpos cetônicos e da depleção de álcalis. A hiponatremia, o edema cerebral e a rabdomiólise são eventos que ocorrem com certa frequência e podem ser complicadores do quadro na CAD. Utiliza-se preferencialmente a solução fisiológica a 0,9% para a correção inicial da hiperosmolaridade, podendo-se utilizar a solução a 0,45% numa fase mais tardia do tratamento.

Bibliografia

1. Prova de título de especialista em Endocrinologia. Sociedade Brasileira de Endocrinologia. Disponível em: http://www.endocrino.org.br/questoes-comentadas. Acesso: março, 2015.

6. Resposta: d

A cetoacidose diabética (CAD) é uma acidose metabólica que ocorre pelo acúmulo de cetonas devido à diminuição intensa dos níveis de insulina. A cetoacidose é clinicamente caracterizada por desidratação, respiração acidótica e alteração do sensório. A CAD pode ser confundida com abdome agudo cirúrgico, por apresentar dor abdominal intensa e a leucocitose. Laboratorialmente, ela é caracterizada por: hiperglicemia (glicemia > 250 mg/dL); acidose metabólica (pH < 7,3 ou bicarbonato sérico < 15 mEq/L); cetonemia (cetonas totais > 3 mmol/L) e cetonúria. Coma e hipotermia constituem sinais de mau prognóstico na CAD, e a mortalidade chega a 5% nos melhores centros médicos. Situação diferente ocorre na síndrome hiperosmolar hiperglicêmica, que apresenta uma mortalidade bastante elevada (20 a 50%) e o prognóstico se agrava com a concomitância de insuficiência cardíaca e/ou renal. Os principais fatores precipitantes da CAD diabética são: omissão da insulinoterapia, infecções, situações de estresse agudo (acidente vascular encefálico, infarto agudo do miocárdio, pancreatite aguda, traumatismo, choque, hipovolemia, queimaduras, hemorragia gastrointestinal), gestação, problemas na bomba de insulina, abuso de drogas (álcool, cocaína) e medicações (corticosteroides, diuréticos, agentes simpaticomiméticos, bloqueadores α e β-adrenérgicos, inibidores de protease, antipsicóticos atípicos e outros).

Bibliografia

1. Evans K. Diabetic ketoacidosis: update on management. Clin Med (Lond). 2019;19(5):396-8.

7. **Resposta: c**

No diagnóstico, o potássio sérico pode estar elevado em 37% dos casos, secundário à acidose, normal em 58% ou baixo em 5% dos casos, dependendo das reservas prévias nos espaços intra e extracelulares, além de exigir bastante cuidado durante o tratamento, pelo risco de arritmias ou até de parada cardíaca. A insulina somente deve ser iniciada se o potássio for superior a 3,3 mEq/L, devido ao risco de arritmias associado à hipopotassemia.

A recomendação do uso de bicarbonato de sódio se reserva a casos graves de pacientes adultos com acidose com pH < 6,9. Caso seja indicado, a dose preconizada em adultos é de 50 a 100 mmol, diluídos em solução isotônica de 400 mL para reduzir o potencial risco de hipocontratilidade cardíaca e arritmias. Atenta-se para a chance de hipocalemia durante a administração do bicarbonato de sódio.

Bibliografia

1. Diabetes (type 1 and type 2) in children and young people: diagnosis and management. London: National Institute for Health and Care Excellence; 2020.
2. Dhatariya KK, Glaser NS, Codner E, Umpierrez GE. Diabetic ketoacidosis. Nat Rev Dis Primers. 2020;6(1):40.

8. **Resposta: d**

O tratamento básico se inicia com a prescrição de jejum na chegada à UTI. O reinício da dieta, em geral, ocorre quando glicemia < 250 mg/dL, pH > 7,3 e bicarbonato > 18 mEq/L, considerando paciente estável, sem vômitos, com ruídos hidroaéreos presentes e sem pancreatite aguda.

A hidratação deve considerar que na CAD grave o paciente possui 7-10% de desidratação. O déficit pode ser calculado. Déficit = % estimada de desidratação × peso corporal × 10 (em mL). A reposição inicial de volume nos adultos é feita tipicamente com a infusão IV rápida de 1 a 3 L de soro fisiológico a 0,9%, seguida de infusão de soro fisiológico na velocidade de 1 L/h ou mais, se necessário, para aumentar a pressão arterial, corrigir a hiperglicemia e manter o fluxo urinário adequado.

- Insulina: a hiperglicemia é corrigida pela administração de insulina regular (0,1 U/kg, IV inicialmente em *bolus*, seguida de infusão IV contínua de 0,1 U/kg/h em solução fisiológica a 0,9%). Suspender a insulina até o potássio sérico alcançar ≥ 3,3 mEq/L (≥ 3,3 mmol/L).
- Preparar solução de SF e insulina R (100 mL SF + 50 U insulina = 0,5 U/mL) e iniciar em bomba 0,1 UI/kg/h (0,2 mL/kg/h).
- Ajustar volume de infusão (dobrar ou reduzir) conforme glicemia capilar de 1 em 1 hora (objetivo: queda de 50-70 mg/dL nas glicemias capilares).
- Após correção da glicemia para níveis inferiores a 250 mg/dL (CAD), reduzir a in-

sulina para 0,02-0,05 UI/Kg/h, objetivar e manter dextro 150-200 mg/dL (CAD) ou 200-300 mg/dL (EHH).

- Iniciar insulina SC com 10 U de insulina regular quando pH > 7,3, HCO_3 > 18, *anion gap* < 12, melhora clínica (CAD) ou osm < 315 e paciente alerta (EHH) – se paciente bem, com exames mantidos 1 hora depois da insulina regular suspender a EV e deixar glicemia capilar de 4 em 4 horas. É fundamental que esta medida seja feita somente após atingir os critérios de resolução anteriormente citados e boa aceitação da dieta, minimizando o risco de hipoglicemia rebote.

A prevenção da hipopotassemia requer a reposição de 20 a 30 mEq de potássio a cada litro de líquido IV para manter o potássio sérico entre 4 e 5 mEq/L (4 a 5 mmol/L). Se o potássio sérico for < 3,3 mEq/L (3,3 mmol/L), a insulina deve ser suspensa e o potássio administrado na dose de 40 mEq/h até o potássio sérico ≥ 3,3 mEq/L (3,3 mmol/L); se o potássio sérico for > 5 mEq/L (5 mmol/L), a reposição de potássio pode ser suspensa.

Bibliografia

1. Sanz-Almazán M, Montero-Carretero T, Sánchez-Ramón S, Jorge-Bravo MT, Crespo-Soto C. Estudio descriptivo de las complicaciones agudas diabéticas atendidas en un servicio de urgencias hospitalario [Acute diabetic complications attended in a hospital emergency department: a descriptive analysis]. Emergencias. 2017;29(4):245-8.
2. Misra S, Oliver NS. Diabetic ketoacidosis in adults. BMJ. 2015;351:h5660.

9. Resposta: d

O controle glicêmico está baseado na manutenção da glicemia em níveis comprovadamente não prejudiciais ao tratamento do paciente crítico. Recomendações apontam manutenção da glicemia em valores menores que 180 mg/dL (< 10 mmol/L), ou ainda entre 140 e 180 mg/dL (7,8-10 mmol/L). Níveis de glicemia entre 80 e 110 mg/dL (4,4 mmol/L-6,1 mmol/L) mostram melhora na evolução clínica, porém maior frequência de eventos hipoglicêmicos. É esperado que a glicemia de internação seja mais elevada nos pacientes críticos devido ao estado clínico agudo e nenhuma intervenção aplicada a glicose sanguínea.

O maior estudo realizado até o momento para responder a pergunta dos níveis de glicemia que devem ser a meta em pacientes de UTI foi o NICE-SUGAR *trial*.

Houve a randomização de 6.104 pacientes (tanto clínicos quanto cirúrgicos) em unidade de terapia intensiva, comparando o uso intensivo da terapia com insulina (glicemia entre 81 e 108 mg/dL) e o controle convencional (< 180 mg/dL).

O resultado do estudo foi que os pacientes com controle mais intensivo, quando comparados aos de controle convencional:

- Em 90 dias, a mortalidade do grupo com controle mais intenso foi maior.
- Maior incidência de hipoglicemia grave.

Cálculo: uma unidade de insulina R, IV, reduz a glicemia em até 30 mg/dL.

Bibliografia

1. NICE-SUGAR Study Investigators, Finfer S, Chittock DR, Su SY, Blair D, Foster D, et al. Intensive versus conventional glucose control in critically ill patients. N Engl J Med. 2009;360(13):1283-97.
2. McMahon MM, Nystrom E, Braunschweig C, Miles J, Compher C. A.S.P.E.N. clinical guidelines: nutrition support of adult patients with hyperglycemia. JPEN J Parenter Enteral Nutr. 2013;37(1): 23-36.

10. Resposta: c

Para darmos o diagnóstico de cetoacidose diabética (CAD), são necessários os seguintes critérios laboratoriais: hiperglicemia (glicemia > 250 mg/dL), acidose metabólica com *anion gap* elevado (pH < 7,3 e/ou bicarbonato < 15-18 mmol/L, AG > 12) e cetose moderada (cetonemia > 3 mmol/L ou cetonúria ≥ 2+/4+). É importante lembrar que nem todos os critérios precisam estar presentes, como no caso de CAD euglicêmica, desencadeada principalmente pelo uso de determinadas medicações, como os inibidores da SGLT2, antipsicóticos de 2ª geração (ex.: olanzapina, clozapina) e insulina (uso recente, irregular e indevido).

Bibliografia

1. Diretrizes da Sociedade Brasileira de Diabetes 2019-2020. Disponíveis em: https://www.diabetes.org.br/profissionais/images/DIRETRIZES--COMPLETA-2019-2020.pdf.
2. Vilar L. Endocrinologia clínica, 7ª ed. Rio de Janeiro: Guanabara Koogan, 2021.

11. Resposta: e

No momento em que se inicia o tratamento da CAD com o clássico tripé terapêutico: (1) hidratação endovenosa, (2) avaliação/correção da calemia e (3) insulinoterapia, a glicemia tende a se normalizar antes do pH. Em geral, a compensação da glicemia (< 200-250 mg/dL) ocorrerá após uma média de 8 horas, enquanto a compensação da acidose (HCO_3 > 15-18 mmol/L, AG < 12 e pH > 7,3) só ocorre com uma média de 16 horas. Com relação à cetose, ocorre um fenômeno curioso e que pode levar à confusão. Os reagentes utilizados para detectar cetonemia e cetonúria conseguem determinar a presença de acetoacetato e acetona, mas não identificam o β-hidroxibutirato. Durante a insulinoterapia, o paciente vai melhorando seus distúrbios metabólicos (glicemia, acidose) e há conversão de β-hidroxibutirato em acetoacetato. Neste momento, os reagentes detectam maior quantidade de corpos cetônicos, o que dá a impressão equivocada de que a cetose piorou, o que não é verdade. Sendo assim, temos um conceito fundamental no tratamento da CAD: a cetonemia e a cetonúria não devem ser utilizadas como indicadores de resposta terapêutica. Portanto, no caso em questão a melhor opção é manter o planejamento terapêutico incialmente programado.

Bibliografia

1. Diretrizes da Sociedade Brasileira de Diabetes 2019-2020. Disponíveis em: https://www.diabetes.org.br/profissionais/images/DIRETRIZES--COMPLETA-2019-2020.pdf.
2. Vilar L. Endocrinologia clínica, 7ª ed. Rio de Janeiro: Guanabara Koogan, 2021.

12. Reposta: d

O quadro clínico-laboratorial trazido pela questão é compatível com cetoacidose diabética. Sendo assim, este paciente deve ser inicialmente manejado com reposição volêmica utilizando-se solução cristaloide, uma vez que este indivíduo se encontra, de maneira geral, bastante desidratado. Em seguida, pode ser iniciada infusão contínua de insulina regular (0,1 U/kg/h). A reposição de bicarbonato de sódio 8,4% não é necessária, a princípio, devendo ser indicada apenas em acidoses gravíssimas (pH < 6,9).

Bibliografia

1. Diretrizes da Sociedade Brasileira de Diabetes 2019-2020. Disponíveis em: https://www.diabetes.org.br/profissionais/images/DIRETRIZES--COMPLETA-2019-2020.pdf.
2. Vilar L. Endocrinologia clínica, 7ª ed. Rio de Janeiro: Guanabara Koogan, 2021.

13. Resposta: b

Como já discutido, o tratamento da CAD se inicia com o clássico tripé terapêutico: (1) hidratação endovenosa, (2) avaliação/correção da calemia e (3) insulinoterapia. O uso de insulina endovenosa pode levar o paciente à hipoglicemia, bem como uma redução acentuada da glicemia pode alterar a osmolaridade plasmática rapidamente e induzir o surgimento de edema cerebral. Ademais, o uso da insulina reduz a calemia por causar influxo celular de potássio; por conta disso, deve-se sempre avaliar a indicação de reposição calêmica, uma vez que estes pacientes já se encontram depletados de potássio pela diurese osmótica na cetoacidose e podem, com o tratamento, complicar com hipocalemia. Vale a pena citar duas outras complicações importantes: (1) trombose venosa profunda (visto que a CAD é uma condição pró-inflamatória e pró-trombótica) e (2) mucormicose (micose profunda invasiva, em geral acometendo os seios da face).

Bibliografia

1. Diretrizes da Sociedade Brasileira de Diabetes 2019-2020. Disponíveis em: https://www.diabetes.org.br/profissionais/images/DIRETRIZES-COMPLETA-2019-2020.pdf.
2. Vilar L. Endocrinologia clínica, 7ª ed. Rio de Janeiro: Guanabara Koogan, 2021.

14. Resposta: a

Para darmos o diagnóstico de estado hiperglicêmico hiperosmolar (EHH), são necessários os seguintes critérios laboratoriais: hiperglicemia extrema (glicemia > 600 mg/dL), hiperosmolaridade plasmática (osmolaridade plasmática efetiva > 320 mOsm/L) e ausência de acidose metabólica e cetose/cetonúria (pH > 7,3, HCO_3 > 18 mmol/l e cetonúria < +2/4+).

Bibliografia

1. Diretrizes da Sociedade Brasileira de Diabetes 2019-2020. Disponíveis em: https://www.diabetes.org.br/profissionais/images/DIRETRIZES-COMPLETA-2019-2020.pdf.
2. Vilar L. Endocrinologia clínica, 7ª ed. Rio de Janeiro: Guanabara Koogan, 2021.

15. Resposta: b

Sabe-se que os idosos são mais predispostos à ocorrência de EHH, pois desidratam com maior facilidade, muitos têm acesso limitado à água e são propensos a comorbidades graves, como IAM, AVC e infecções. Esta síndrome clínica é caracterizada por hiperglicemia, que leva à desidratação, aumento da osmolaridade plasmática e, frequentemente, achados de azotemia pré-renal. No momento em que a osmolaridade ultrapassa 320 mOsm/L, ocorre alteração no nível de consciência por desidratação neuronal, causando rebaixamento, estupor, sonolência e até coma. Por definição, não ocorre acidose metabólica ou acúmulo de cetoânions, não havendo dor abdominal nem respiração de Kussmaul.

Bibliografia

1. Diretrizes da Sociedade Brasileira de Diabetes 2019-2020. Disponíveis em: https://www.diabetes.org.br/profissionais/images/DIRETRIZES-COMPLETA-2019-2020.pdf.
2. Vilar L. Endocrinologia clínica, 7ª ed. Rio de Janeiro: Guanabara Koogan, 2021.

Crise tireotóxica

1. Sobre os distúrbios de hiperfunção tireoidiana no doente crítico, assinale a alternativa incorreta:
   a) A tempestade tireoidiana ou crise tireotóxica é um quadro de descompensação grave do hipertireoidismo e pode ser fatal se não tratada adequadamente.
   b) A crise, em geral, é precipitada por quadros infecciosos, trauma, procedimentos cirúrgicos de grande porte e uso de contraste baritado.
   c) O tratamento deve ser iniciado o mais precocemente possível, mesmo antes da confirmação laboratorial de hipertireoidismo.
   d) O tratamento da hiperfunção tireoidiana tem como alvo a inibição da síntese e secreção hormonais, reduzindo a conversão periférica de T3 em T4, bloqueando a ação de T4 livre, e, em casos mais graves, deve-se fazer a remoção extracorpórea desses hormônios.
   e) O tratamento de suporte inclui reposição hidroeletrolítica conforme necessário, sedação, controle dos dados vitais e administração de glicocorticoides.

2. Assinale a alternativa correta com relação ao coma mixedematoso:
   a) A dosagem total de T3 tem grande valor no diagnóstico do coma mixedematoso.
   b) Distensão abdominal por íleo paralítico é uma condição frequente no coma mixedematoso.
   c) Os valores baixos de T4 e TSH selam o diagnóstico laboratorial.
   d) Nesses pacientes, há uma resistência muito grande aos sedativos, em razão das alterações do sistema nervoso central que ocorrem no hipotireoidismo.
   e) O coma mixedematoso não ocorre na ausência de hipotireoidismo.

3. Assinale a alternativa correta quanto à avaliação do paciente cirúrgico portador de patologia endócrina:
   a) A resistência vascular diminuída, a hipovolemia e a disfunção de barorreceptores são achados frequentes no hipotireoidismo, contribuindo para a instabilidade hemodinâmica.
   b) O ACTH aumenta a produção de cortisol, que, em altas doses, tem ação pró-inflamatória pela estimulação da liberação de mediadores químicos.

c) A prazosina é uma droga alfa-1-seletiva, usada no tratamento do feocromocitoma de forma, pois nos tumores produtores de epinefrina induz mais taquicardia que as demais.

d) Deve-se pensar em síndrome inapropriada do hormônio antidiurético nos pacientes hipovolêmicos com sódio sérico baixo.

e) Há hipertrofia ventricular associada ao aumento de consumo de oxigênio no hipertireoidismo, o que predispõe a isquemia miocárdica, arritmias e insuficiência cardíaca, sendo a principal causa de mortalidade desses pacientes.

4. Assinale a alternativa correta com relação aos distúrbios da glândula tireoide no paciente crítico:

a) O TSH e o T4L apresentam sensibilidade regular quando usados em *screening* nos pacientes críticos, mas com boa especificidade.

b) Há várias alterações nos hormônios tireoidianos no paciente crítico, que são inespecíficas e relacionadas à gravidade da doença.

c) Sinais clássicos de crise tireotóxica: febre, taquicardia e alteração do nível de consciência.

d) Sinais clássicos do coma mixedematoso: hipotermia, alteração do nível de consciência e depressão cardiovascular.

5. Mulher, 35 anos, apresentando bócio difuso, oftalmopatia, dermopatia infiltrativa, tremores finos de extremidades, insônia e taquicardia. Na avaliação laboratorial da função tireoidiana, espera-se encontrar:

a) TSH suprimido, T3 e T4 elevados.

b) TSH suprimido, T3 e T4 suprimidos.

c) TSH elevado, T3 e T4 elevados.

d) TSH elevado, T3 e T4 suprimidos.

6. Mulher, 29 anos, há 3 meses apresenta quadro de palpitações, insônia, aumento do número de evacuações e perda ponderal não quantificada. Ao exame físico, está descorada +/4+ e apresenta aumento difuso da tireoide, sem nodulações palpáveis. Evidencia-se também hiperemia conjuntival, edema e retração palpebral. PA = 140 x 90 mmHg, FC = 115 bpm. Tremores de extremidades presentes. Exames laboratoriais: TSH < 0,03 UI/mL (VN: 0,5 a 4,5) e T4L = 4,2 ng/dL (VR: 0,7 a 1,5). Cintilografia da tireoide com captação difusamente aumentada. Qual a hipótese diagnóstica e a conduta neste momento?

a) Bócio multinodular tóxico, metimazol e betabloqueador.

b) Bócio multinodular tóxico, radioterapia e betabloqueador.

c) Doença de Graves, radioterapia e betabloqueador.

d) Doença de Graves, metimazol e betabloqueador.

7. Paciente de 32 anos apresenta quadro de emagrecimento (3 kg em 2 semanas), palpitações e intolerância ao calor. Ao exame, mostra-se taquicárdica (FC 120 bpm), com pele quente, tireoide palpável e volumosa, mas sem nodulações evidentes. Não havia sopro à ausculta nem sinais de oftalmopatia ou lesões na pele. Os exames laboratoriais demonstram: TSH 0,06 = UI/mL (VR: 0,27 a 4,5), T4 total = 16,4 µg/dL (VR: 5,1 a 14,1), T3 total = 215 ng/dL (VR: 80-200) e captação de iodo em 24 horas < 1% (VR: 15 a 35%). Com base no quadro apresentado, considere as assertivas abaixo:

I. Não se pode avaliar adequadamente o caso sem a dosagem dos anticorpos contra o receptor do TSH (TRAb)

II. O quadro não é compatível com tireotoxicose
III. Tireoidite subaguda e ingestão de hormônios tireoidianos são hipóteses diagnósticas importantes a serem consideradas

Dentre as assertivas, estão corretas:
a) Apenas I.
b) Apenas II.
c) Apenas III.
d) Apenas I e III.

8. Homem de 75 anos é diagnosticado com hipertireoidismo. O grupo de sintomas que mais provavelmente indicou este diagnóstico foi:
a) Tremor, amnésia e fácies bovina.
b) Cansaço, apraxia e adinamia.
c) Ataxia, constipação e anemia.
d) Fibrilação atrial, confusão mental e fraqueza.

GABARITO COMENTADO

1. **Resposta: b**
A tempestade tireoidiana ou crise tireotóxica é um estado de extremo hipertireoidismo e pode levar o indivíduo ao óbito se não tratada de maneira adequada.

Uma vez levantada a suspeita diagnóstica, o tratamento deve ser iniciado prontamente, mesmo antes da confirmação laboratorial do hipertireoidismo. Contrastes iodados, infecções, trauma e cirurgias de grande porte podem desencadear o quadro.

O tratamento de suporte inclui reposição hidroeletrolítica adequada, controle da febre e dos distúrbios cardiovasculares, sedação e administração de glicocorticoides. O tratamento dirigido para a hiperfunção da glândula envolve a inibição da síntese, secreção hormonal, diminuição da conversão periférica de T4 em T3 e o bloqueio da ação dos hormônios tireoidianos, além da remoção extracorpórea desses hormônios nos casos mais graves.

Bibliografia
1. Pokhrel B, Aiman W, Bhusal K. Thyroid Storm. Treasure Island: StatPearls Publishing; 2021.

2. **Resposta: e**
O coma mixedematoso é uma manifestação extrema de hipotireoidismo não tratado. Representa uma forma descompensada de hipotireoidismo marcada por grave comprometimento do sistema nervoso central e da função cardiovascular.

Trata-se de uma complicação rara, potencialmente fatal e difícil de ser reconhecida em razão da inespecificidade dos sintomas. Uma vez levantada a suspeita, o tratamento deve ser imediatamente instituído, mesmo antes da confirmação laboratorial de hipotireoidismo.

A presença de T4 total e livre diminuídos e TSH elevado permite confirmar o diagnóstico de hipotireoidismo, mas não de coma mixedematoso. Além disso, pacientes graves em UTI podem cursar com T3 e T4 baixos com TSH normal, condição essa conhecida como "síndrome do eutireóideo doente" ou "síndrome do T3 e T4 baixos". Como os receptores tireoidianos estão presentes em diversos tecidos, os achados clínicos podem manifestar-se por todo o organismo.

Todos os pacientes apresentam deterioração do estado mental, traduzida por depressão do sensório, sonolência, confusão mental e, raramente, coma. O quadro de narcose e hipóxia, decorrente de alterações respiratórias, contribui para agravar as alterações neurológicas e impõe muita cautela no uso de sedativos. Os efeitos cardiovasculares mais comuns incluem bradicardia, depressão da contratilidade ventricular, cardiomegalia e hipotensão. A manifestação renal mais temível é a insuficiência renal aguda decorrente da diminuição do fluxo plasmático renal e da taxa de filtração glomerular; e não por retenção urinária.

Bibliografia

1. Bertagnoli S, Marchandeau S. Myxomatosis. Rev Sci Tech. 2015;34(2):549-56, 539-47.

3. Resposta: e

A zona glomerulosa do córtex adrenal produz aldosterona, que regula o balanço de sódio, agindo no túbulo distal do néfron. Queda da volemia, sódio sérico baixo, potássio sérico alto e aumento dos níveis de estrógenos são estímulos para a liberação de aldosterona.

A regulação da síntese de aldosterona ocorre com pouca dependência de outros hormônios e está mais relacionada às concentrações dos eletrólitos dos líquidos extracelulares.

O hormônio adrenocorticotrófico (ACTH) aumenta a produção de cortisol, que, em altas doses, tem ação anti-inflamatória pela estabilização da membrana e inibição da liberação de mediadores inflamatórios.

A prazosina é uma droga alfa-1-bloqueadora seletiva e de ação curta. Por induzir menos taquicardia, é a droga de primeira opção nos tumores produtores de epinefrina. As manifestações cardiovasculares relacionadas ao hipotireoidismo são decorrentes da disfunção miocárdica, e a queda do DC ocorre por bradicardia e diminuição do volume sistólico. Nos casos de instabilidade hemodinâmica, a resistência vascular aumentada, hipovolemia, disfunção de barorreceptores e derrame pericárdico são os fatores envolvidos. Nos pacientes com hipertireoidismo, o sistema cardiovascular sofre grandes repercussões em razão do estímulo adrenérgico, com aumento do inotropismo, do cronotropismo e da resistência vascular periférica; resultando em aumento considerável do DC. O óbito nesses pacientes resulta da hipertrofia ventricular associada ao aumento do consumo de oxigênio, o que favorece a ocorrência de isquemia miocárdica, arritmias graves e insuficiência cardíaca.

Bibliografia

1. De Leo S, Lee SY, Braverman LE. Hyperthyroidism. Lancet. 2016;388(10047):906-18.

4. Resposta: a

Existem duas situações críticas relacionadas aos distúrbios da glândula tireoide, que, se não tratadas adequadamente, podem levar o paciente à morte: a crise tireotóxica (ou tempestade tireoidiana) e o coma mixedematoso. Para ambas as situações, uma vez levantada a suspeita, o tratamento deve ser instituído imediatamente, mesmo antes da confirmação laboratorial do diagnóstico. O diagnóstico geralmente é estabelecido pelos achados clínicos, e os níveis dos hormônios tireoidianos na crise permitem identificar um quadro de hipo ou hipertireoidismo, não confirmando *per se* o diagnóstico de crise tireotóxica e de coma mixedematoso. São, portanto, inespecíficos para essas situações.

Os achados clínicos da crise tireotóxica são os de hipermetabolismo, com febre sem causa infecciosa aparente, pele quente com sudorese abundante, taquicardia persistente e desproporcional à febre, taquiarritmias cardíacas (fibrilação atrial é a mais comum), náuseas, vômitos, dor abdominal, diarreia, icterícia, tremores, agitação e até quadros psicóticos.

Em relação ao coma mixedematoso, os achados mais frequentes são relacionados à situação de hipotireoidismo grave de longa duração, com hipotermia, bradicardia, pele seca, fria e infiltrada (edema não depressível), significativo comprometimento do sistema nervoso central, tempo prolongado dos reflexos osteotendinosos, hipotensão refratária e até estado de choque. Alteração do estado mental, termorregulação defectiva e um evento ou doença precipitante são os três elementos essenciais para o diagnóstico.

Bibliografia

1. Synoracki S, Ting S, Schmid KW. Entzündungen der Schilddrüse [Inflammatory diseases of the thyroid gland]. Pathologe. 2016;37(3):215-23.

5. **Resposta: a**

A questão traz um quadro clássico de síndrome tireotóxica, com claros sinais e sintomas decorrentes de hiperatividade adrenérgica (ex.: tremores finos, taquicardia) além de estigmas clássicos de uma etiologia subjacente, a doença de Basedow-Graves (bócio difuso e oftalmopatia). Nessa condição, há elevação dos hormônios tireoidianos de forma primária (elevação de T3 e T4) e consequente *feedback* negativo hipofisário, reduzindo a liberação de TSH.

6. **Resposta: d**

O caso clínico traz uma paciente do sexo feminino com sintomas clássicos de tireotoxicose, além de quadro mais arrastado (em torno de 3 meses), fazendo-nos pensar sempre em doença de Graves. A suspeita se confirma com os estigmas clínicos de bócio difuso e oftalmopatia. Está taquicárdica e demonstra tremor acentuado, o que exige instituição de tratamento para controle sintomático com betabloqueadores. Além disso, numa paciente jovem e "virgem" de tratamento, a primeira escolha é a prescrição de uma tionamida como o metimazol. É importante lembrar que a paciente deve se orientada a: (1) retornar em consulta médica para avaliação de hemograma (risco de agranulocitose) e (2) não engravidar em uso desta medicação pelo risco de malformações fetais da linha média do tipo aplasia cútis.

7. **Resposta: c**

Nesta questão, temos uma paciente que apresenta quadro compatível com tireotoxicose, representada por perda ponderal involuntária, taquiarritmia e intolerância ao calor associadas a evidências laboratoriais de excesso de hormônios tireoidianos (HT) circulantes. Para resolução da questão, é fundamental conhecer as diferenças entre tireotoxicose e hipertireoidismo. O termo tireotoxicose descreve a síndrome clínica secundária ao excesso de HT circulantes, enquanto hipertireoidismo se refere a um dos mecanismos causadores de tireotoxicose – o excesso de produção de HT pela própria glândula tireoide. Lembre que a tireotoxicose pode apresentar outras causas, como as tireoidites agudas/subagudas e a própria tireoidite factícia, secundária à ingestão de HT exógeno. Em ambas as condições, há um excesso de HT circulante que reduz diretamente a secreção hipofisária de TSH por *feedback* negativo. Com a baixa de TSH, as células foliculares perdem o principal estímulo para captação de iodo e produção hormonal, e por este motivo, a captação de iodo radioativo (RAIU) encontra-se abolida. Este dado é crucial para demonstrar que não há hipertireoidismo verdadeiro neste caso, apenas tireotoxicose. Sendo assim, está descartada a possibilidade de doença de Graves, sendo desnecessária a pesquisa do TRAb.

8. **Resposta: d**

O hipertireoidismo no idoso apresenta-se de uma forma peculiar, denominada apática. Nesta faixa etária, as manifestações adrenérgicas (ex.: agitação psicomotora, nervosismo, intolerância ao calor) não costumam estar presentes, dando lugar a alterações cardiovasculares (ex.: surgimento de fibrilação atrial e/ou insuficiência cardíaca refratárias ao tratamento) e sintomas de astenia, fraqueza muscular intensa e depressão grave, além de perda ponderal. Essa característica torna o diagnóstico clínico de hipertireoidismo bastante desafiador neste grupo de pacientes, devendo-se haver um baixo limiar para suspeita.

Bibliografia

1. Diretrizes Sociedade Brasileira de Diabetes 2019-2020. Disponíveis em: https://www.diabetes.org.br/profissionais/images/DIRETRIZES-COMPLETA-2019-2020.pdf.
2. Vilar, L. Endocrinologia Clínica, 7ª ed. Rio de Janeiro: Guanabara Koogan, 2021.

26
Insuficiência adrenal

1. Sobre os distúrbios da glândula adrenal no paciente grave, assinale a alternativa correta:
   a) A secreção de aldosterona na doença aguda grave tem importância, visto que o cortisol não tem efeito mineralocorticoide.
   b) A hipotensão prevalente na insuficiência adrenal decorre, principalmente, da excessiva perda de sal pelos rins.
   c) A hipopotassemia é frequente em casos de hipoadrenalismo, tanto primário quanto secundário.
   d) A apresentação da insuficiência adrenal aguda consiste em hipotensão não responsiva a fluidos e aumento da resistência vascular sistêmica, sem qualquer relação com o uso de corticosteroides.
   e) O uso prolongado de etomidato aumenta a mortalidade em decorrência de diminuição da síntese de cortisol.

2. Entre as drogas descritas a seguir, qual pode levar à insuficiência adrenal por alteração do metabolismo de cortisol hepático?
   a) Midazolam.
   b) Cetoconazol.
   c) Anfotericina lipossomal.
   d) Caspofungina.
   e) Etomidato.

GABARITO COMENTADO

1. Resposta: e

A insuficiência adrenal absoluta em pacientes críticos é rara, ocorrendo em menos de 30% dos casos, e associa-se, geralmente, a doença de Addison prévia ou pós-retirada de glicocorticoide.

Nesse contexto, ganha corpo o conceito de insuficiência adrenal relativa, em que o nível de cortisol, embora normal ou mesmo elevado, é ainda inadequado para o estresse fisiológico do paciente e pode ser incapaz de responder a qualquer estresse adicional.

A insuficiência adrenal pode ser classificada, de acordo com o mecanismo envolvido, em:

- Primária: causada por doenças que destroem o córtex da glândula adrenal;
- Secundária: por interferência na secreção de ACTH pela hipófise.
- Terciária: por interferência na secreção de CRH pelo hipotálamo.

Na doença aguda grave ocorre um aumento da concentração de cortisol plasmático, em níveis maiores do que os observados na síndrome de Cushing e também menos supressíveis pela administração exógena de glicocorticoides, com o propósito de aumentar a capacidade do organismo de lidar com as situações de estresse.

A insuficiência adrenal aguda geralmente se manifesta com instabilidade hemodinâmica refratária à reposição de fluidos e diminuição da resistência vascular sistêmica por conta da menor resposta vascular à angiotensina e à norepinefrina.

Na insuficiência adrenal crônica primária, a deficiência de mineralocorticoide provoca avidez por sal, hiponatremia, hipovolemia e hipotensão ortostática, ao passo que a deficiência de glicocorticoides promove astenia, anorexia, perda de peso, náuseas, vômitos e hipotensão.

Na insuficiência adrenal crônica secundária, não há deficiência de mineralocorticoide, pois o sistema renina-angiotensina está intacto, podendo ocorrer hiponatremia diluicional por aumento de vasopressina e retenção hídrica. A hipercalemia é um dos principais achados do hipoadrenalismo, tanto primário quanto secundário.

Quanto ao etomidato, Moore et al. demonstraram que o seu uso induz à supressão adrenocortical, mesmo após uma única dose, estando, portanto, contraindicado como agente sedativo em UTI.

Bibliografia

1. Pazderska A, Pearce SH. Adrenal insufficiency: recognition and management. Clin Med (Lond). 2017;17(3):258-62.

2. Resposta: a

Uma série de afecções adrenais pode causar diminuição de massa de tecido adrenocortical ou redução da síntese de esteroides, resultando em uma produção inadequada de cortisol, aldosterona e hormônios sexuais. Dessa forma, são produzidas as síndromes de insuficiência adrenocortical global ou, ocasionalmente, isolada. Dentre as drogas que podem levar à insuficiência adrenal, podemos destacar o etomidato e o cetoconazol.

Bibliografia

1. Pazderska A, Pearce SH. Adrenal insufficiency – recognition and management. Clin Med (Lond). 2017;17(3):258-62.

PARTE VIII

DISTÚRBIOS RENAIS E METABÓLICOS

27

Injúria renal aguda e terapia renal substitutiva na UTI

1. Em relação à disfunção renal em pacientes submetidos à cirurgia cardíaca, qual alternativa contém fatores de risco de alto poder preditivo para a possível evolução para terapia dialítica?
   a) Creatinina sérica pré-operatória $\geq$ 1,2 mg/dL, sexo feminino, cirurgia cardíaca de troca valvar.
   b) Creatinina sérica pré-operatória $\geq$ 2,1 mg/dL, qualquer cirurgia prévia que teve necessidade de tratamento dialítico no período pós-operatório, cirurgia cardíaca de troca valvar.
   c) Creatinina sérica pré-operatória $\geq$ 1,2 mg/dL, sexo masculino, cirurgia cardíaca de emergência.
   d) Creatinina sérica pré-operatória $\geq$ 1,2 mg/dL, utilização do balão de contrapulsação aórtica no período pré-operatório, cirurgia cardíaca de revascularização miocárdica prévia.
   e) Creatinina sérica pré-operatória $\geq$ 2,1 mg/dL, cirurgia de revascularização miocárdica e troca valvar, no mesmo tempo cirúrgico, utilização do balão de contrapulsação aórtica no período pré-operatório.

2. São indicações de terapia renal substitutiva de urgência em unidade de terapia intensiva:
   a) Acidose metabólica refratária, síndrome de lise tumoral, anemia hemolítica.
   b) Hipervolemia, acidose metabólica refratária, hipernatremia.
   c) Encefalopatia urêmica, acidose metabólica refratária, intoxicação por betabloqueador.
   d) Acidose metabólica refratária, hiperfosfatemia, arritmias pela uremia.
   e) Encefalopatia urêmica, intoxicação por acetaminofeno, acidose metabólica refratária.

3. Qual das alterações laboratoriais abaixo está presente na injúria renal aguda pré-renal?
   a) Sódio urinário acima de 20 mEq/L.
   b) Presença de cilindros granulosos na urina.
   c) Osmolaridade na urina abaixo de 350 mOsm.
   d) Relação ureia plasmática/urinária abaixo de 60.

4. Marque a alternativa que contém os fatores predisponentes para aumento da incidência de lesão renal aguda no pós-operatório imediato de revascularização miocárdica:
   a) Glicemia acima de 200 mg/dL no pré-operatório.
   b) Disfunção miocárdica leve.
   c) Idade acima de 60 anos.
   d) Creatinina no pré-operatório acima de 1,5 mg/dL.
   e) Utilização de circulação extracorpórea por 150 minutos.

5. O diurético furosemida é muito utilizado na terapia intensiva. Assinale a alternativa correta sobre esse fármaco.
   a) A concentração tubular de furosemida é dependente da eficácia da taxa de filtração glomerular, por esse motivo não tem efeito com a injúria renal aguda.
   b) É secretado no túbulo contorcido distal para fazer seu efeito na porção espessa ascendente da alça de Henle.
   c) O aumento do débito urinário após a administração de furosemida pode ser usado para avaliar a integridade da função tubular em pacientes com IRA precoce.
   d) Furosemida aumenta o transporte luminal de cloreto, favorecendo a natriurese e o aumento da diurese.

6. Qual é o exame, utilizado em ambiente de terapia intensiva à beira de leito, que pode definir injúria renal aguda?
   a) Ultrassonografia de rins e vias urinárias.
   b) Dosagem de eletrólitos e creatinina no sangue, osmolaridade e creatinina na urina.
   c) Uretrocistografia retrógrada.

   d) Dosagem urinária de mioglobina e lipídios.
   e) Cálculo dar elação ácido/base plasmático-urinária.

7. A IRA é uma das mais importantes complicações observadas em pacientes em unidades de terapia intensiva (UTI). Sua incidência varia de 20 a 40%. Devido à alta morbidade e mortalidade da IRA, a hemodiálise deve ser corretamente indicada. Assinale a alternativa que apresenta causas plausíveis para indicação do início de diálise:
   a) Encefalopatia urêmica, acidose refratária e intoxicação por betabloqueador.
   b) Hipovolemia, acidose e hipernatremia.
   c) Acidose, anemia hemolítica e síndrome de lise tumoral.
   d) Encefalopatia urêmica, acidose e hipermagnesemia.
   e) Hipercalemia, arritmias pela uremia e acidose metabólica sem compensação respiratória.

8. Quais são as causas mais frequentes de complicações extrarrenais nos pacientes com LRA (lesão renal aguda)?
   a) Hematológicas.
   b) Neurológicas.
   c) Pulmonares.
   d) Infecciosas.
   e) Cardiovasculares.

9. Em qual das situações abaixo pode-se constatar quadro clínico de aumento de ureia e creatinina, porém sem redução da taxa de filtração glomerular?
   a) Hipercatabolismo, uso de cefalosporinas e doença tubulointersticial.
   b) Cetoacidose diabética, uso de cimetidina, obstrução ureteral bilateral.

c) Administração de aminoácidos, hiper-catabolismo, uso de corticoide.

d) Cetoacidose diabética, doença vascular renal, uso de cimetidina.

e) Uso de cefalosporinas, uso de cimetidina e doença tubulointersticial.

10. Quais os fatores de risco para o desenvolvimento de nefropatia induzida por meio de contraste?

a) Idade > 40 anos, hiperuricemia, pequeno volume de contraste.

b) Idade > 40 anos, mieloma múltiplo, hipouricemia.

c) Idade > 40 anos, dislipidemia, mieloma múltiplo.

d) Grande volume de contraste, hipervolemia, idade > 50 anos.

e) Hipovolemia, mieloma múltiplo, falência hepática.

11. Sobre a IRA, é correto afirmar:

a) Na IRA pré-renal, o sódio urinário costuma ter níveis maiores que 40 mEq por litro.

b) Quimioterápicos causam IRA por provocar nefrite intersticial.

c) Mesmo com suspeita de doenças sistêmicas, não está indicado realizar biópsia renal precoce (1 a 5 dias).

d) Não há benefícios com o uso de diuréticos na IRA.

e) A evolução dos métodos dialíticos tem diminuído drasticamente as taxas de mortalidade.

12. Em relação à IRA pós-operatória, pode-se afirmar:

a) O primeiro passo é sempre identificar e excluir as causas reversíveis de IRA, como obstrução de vias urinárias e IRA pré-renal.

b) Normalmente, a evolução da injúria renal aguda isquêmica é de uma a duas semanas.

c) O tratamento da IRA do pós-operatório é diálise precoce.

d) A abordagem diagnóstica segue preceitos individualizados para o paciente cirúrgico.

e) O baixo débito cardíaco é uma causa importante de IRA. Nesses pacientes, a ventilação mecânica com pressão positiva melhora a oxigenação tecidual e leva a um melhor prognóstico.

13. Qual o diagnóstico provável e quais as estratégias possíveis para controlar o sangramento espontâneo de um paciente com uremia que apresenta número de plaquetas, tempo de protrombina e tempo parcial de tromboplastina normais?

a) Diminuição dos fatores de coagulação – transfusão de plaquetas, plasma e crioprecipitado.

b) Perda renal de fatores de coagulação – transfusão de crioprecipitado, plasma fresco e uso de ácido épsilon aminocaproico.

c) Trombocitopenia induzida pela heparina – transfusão de plaquetas, de crioprecipitado, ácido acetil salicílico.

d) Disfunção plaquetária – transfusão de plaquetas, uso de desmopressina e diálise.

14. Dentre as alternativas a seguir, escolha a melhor alternativa com a correspondência correta entre a etiologia e o exame complementar a ser solicitado:

I. Anemia hemolítica microangiopática

II. Mieloma múltiplo

III. Quimioterapia

IV. Rabdomiólise

V. Vasculite sistêmica

A. Cálcio sérico
B. Haptoglobina
C. Ácido úrico
D. Eosinofilia
E. Mioglobina sérica

a) 1-A, 2-B, 3-C, 4-D, 5-E.
b) 1-B, 2-A, 3-C, 4-E, 5-D.
c) 1-E, 2-C, 3-D, 4-A, 5-D.
d) 1-C, 2-A, 3-D, 4-E, 5-B.
e) 1-B, 2-A, 3-D, 4-C, 5-E.

15. Sobre a modalidade de hemodiálise *sustained low efficiency dialysis* (SLED), assinale a alternativa correta:
a) Instabilidade hemodinâmica é o principal fator de escolha.
b) Doses de noradrenalina maiores que 0,2 mcg/kg/minuto já sustentam a escolha.
c) As custosas são menores do que as terapias contínuas.
d) O equipamento utilizado é o mesmo que as terapias intermitentes convencionais.
e) Todas são corretas.

⊛ GABARITO COMENTADO

1. **Resposta: e**
O risco de desenvolvimento de injúria renal aguda no pós-operatório de cirurgia cardíaca pode ser avaliado por um escore clínico desenvolvido pela Cleveland Clinic Foundation, no qual foram identificados 13 fatores de risco pré-operatórios como preditores de morbidade e mortalidade pós-operatória (conforme tabela a seguir). Um valor numérico é dado a cada fator, e o escore varia de 0 a 17 pontos. O risco de desenvolvimento de IRA nos pacientes de baixo risco (escore 0 a 2) é de 0,4%, enquanto no grupo de alto risco (escore 9 a 13) o risco aumenta para 21,5%.

Dentre as variáveis avaliadas, as que somam maior quantidade de pontos são: creatinina sérica pré-operatória $\geq 2,1$ mg/dL (5 pontos), cirurgia de revascularização miocárdica e troca valvar, no mesmo tempo cirúrgico (2 pontos), utilização do balão de contrapulsação aórtica no período pré-operatório (2 pontos) (*Cleveland Clinic Foundation Acute Renal Failure Scoring System*, 2002).

Fatores de risco	Pontos
Sexo feminino	1
Insuficiência cardíaca congestiva	2
Fração de ejeção de VE < 35%	1
Uso de balão de contrapulsação aórtica no período pré-operatório	2
Doença pulmonar obstrutiva crônica	1
DM insulinodependente	1
Cirurgia cardíaca prévia	1
Cirurgia de emergência	2
Cirurgia valvar (unicamente)	1
Revascularização miocárdica + cirurgia valvar	2
Outras cirurgias cardíacas	2
Creatinina pré-operatória 1,2-2,1 mg/dL	2
Creatinina pré-operatória $\geq 2,1$ mg/dL	5

Bibliografia

1. Wang Y, Bellomo R. Cardiac surgery-associated acute kidney injury: risk factors, pathophysiology and treatment. Nat Rev Nephrol. 2017; 13(11):697-711.

2. **Resposta: e**
As principais indicações de TSR no ambiente de terapia intensiva estão listadas na tabela a seguir. É importante lembrar que a indicação deve ser precoce e frequente, com o objetivo de manter a ureia plasmática abaixo de 180 mg/dL e a creatinina menor que 8 mg/dL, para evitar complicações.

Indicações de TRS na UTI
Hipervolemia refratária/edema agudo de pulmão resistente a diuréticos
Hipercalemia refratária às medidas clínicas
Acidose metabólica refratária às medidas clínicas
Complicações de uremia (pericardite, encefalopatia e sangramentos)
Intoxicação por drogas de excreção renal

Bibliografia

1. Ronco C, Bellomo R, Kellum JA. Acute kidney injury. Lancet. 2019;394(10212):1949-64.

3. Resposta: c

É importante ter em mente que a injúria renal aguda denominada "pré-renal" tem como característica a função tubular intacta. Portanto, a alternativa correta é a *c*, que demonstra capacidade mantida de concentração urinária.

Índice	IRA pré-renal	NTA
Osmolaridade urinária	> 500 mOsm	< 350 mOsm
Osmolaridade urinária/ plasmática	> 1,3	< 1,1
Creatinina urinária/ plasmática	> 40	< 20
Sódio urinário	< 20 mEq/L	> 40 mEq/L
Excreção fracional de sódio (%)	< 1	> 3
Excreção fracional de ureia (%)	< 35	> 35

IRA: injúria renal aguda; NTA: necrose tubular aguda.

Bibliografia

1. Ronco C, Bellomo R, Kellum JA. Acute kidney injury. Lancet. 2019;394(10212):1949-64.

4. Resposta: e

Após a cirurgia cardíaca e dependente do critério utilizado, a lesão renal aguda pode ocorrer em até 41,3% dos pacientes, com necessidade de diálise em até 9,6% (principalmente em pacientes com lesão renal pré-operatória).

A deficiência de perfusão renal submetida a hipotensão sustentada no período perioperatório foi considerada a principal causa de IRA após cirurgia cardíaca.

Os fatores de risco preditivos para injúria renal grave pós-operatória incluem idade, sexo, contagem de leucócitos > 12.000/mm³, revascularização anterior, insuficiência cardíaca congestiva, doença vascular periférica, diabetes, hipertensão e balão intra-aórtico pré-operatório.

Na cirurgia cardiopulmonar, os quatro fatores de risco independentes mais importantes para IRA pós-operatória são idade avançada, injúria renal pré-operatória, tempo de circulação extracorpórea (CEC) > 140 minutos e hipotensão pós-operatória.

A mortalidade hospitalar é próxima de 1% quando não há piora na função renal, em torno de 20% com alterações moderadas da função renal e mais de 50% quando há necessidade de tratamento dialítico. Vários fatores têm sido relacionados na literatura científica com o aumento da incidência de lesão renal, e os mais importantes são a utilização e o tempo de CEC; idade; função renal pré-operatória; uso de drogas inotrópicas; uso de furosemida intraoperatória e comorbidades associadas, como diabetes, insuficiência cardíaca e doença vascular periférica. O desenvolvimento de IRA no pós-operatório de cirurgia cardíaca foi observado em pacientes com tempo de CEC superior a 90 minutos.

Bibliografia

1. Wang Y, Bellomo R. Cardiac surgery-associated acute kidney injury: risk factors, pathophysiology and treatment. Nat Rev Nephrol. 2017;13(11):697-711.

5. Resposta: c

A furosemida, um diurético de alça, não é filtrada com eficácia pelo glomérulo e, portanto, a concentração tubular da furosemida não depende da taxa de filtração glomerular. A furosemida é transportada para o túbulo proximal através dos capilares peritubulares e, em seguida, ganha acesso ao lúmen tubular por secreção ativa via sistema transportador aniônico orgânico humano no túbulo contorcido proximal. A furosemida então atinge a espessa alça ascendente de Henle, onde inibe o transporte luminal de cloreto, diminuindo a reabsorção de sódio, levando à natriurese e aumento do fluxo de urina. Portanto, a presença de resposta diurética rápida à furosemida indica fluxo sanguíneo renal razoavelmente intacto, capacidade secretora tubular proximal e função da porção espessa ascendente da alça de Henle e indica boa reserva funcional dos rins em pacientes com IRA. Portanto, o aumento do débito urinário após a administração de furosemida pode ser usado para avaliar a integridade da função tubular em pacientes com IRA precoce.

Bibliografia

1. Rajasekaran KK, Venkataraman R. furosemide stress test in predicting acute kidney injury outcomes. Indian J Crit Care Med. 2020;24(Suppl 3):S100-S101.

6. Resposta: b

A lesão renal aguda pode ser pesquisada pelo intensivista com a solicitação de exames séricos e de urina.

Os exames complementares que avaliam a injúria renal aguda são:

- Sangue: hemograma, creatinina, ureia, sódio, potássio, cálcio, gasometria venosa.
- Urina: bioquímica e análise do sedimento urinário.
- Imagem: ultrassonografia de rins e vias urinárias.
- Biópsia renal: considerar quando não há causa identificada.
- Outros exames: de acordo com a suspeita clínica.

Tabela de exames característicos da lesão renal aguda

Índice	IRA pré-renal	NTA
Osmolaridade urinária	500 mOsm	< 350 mOsm
Osmolaridade urinária/ plasmática	> 1,3	< 1,1
Creatinina urinária/ plasmática	> 40	< 20
Sódio urinário	< 20 mEq/L	40 mEq/L
Excreção fracional de sódio (%)	< 1	> 3
Excreção fracional de ureia (%)	< 35	> 35

Bibliografia

1. Farrar A. Acute Kidney Injury. Nurs Clin North Am. 2018;53(4):499-510.

7. Resposta: a

Observe o quadro a seguir:

Indicações de TRS na UTI
Hipervolemia refratária/edema agudo de pulmão resistente a diuréticos
Hipercalemia refratária às medidas clínicas
Acidose metabólica refratária às medidas clínicas
Complicações de uremia (pericardite, encefalopatia e sangramentos)
Intoxicação por drogas de excreção renal

Bibliografia

1. Alvarez G, Chrusch C, Hulme T, Posadas-Calleja JG. Renal replacement therapy: a practical update. Can J Anaesth. 2019;66(5):593-604.

8. Resposta: d

Infecções são as causas mais frequentes de complicações nos pacientes com IRA, principalmente nos casos de pós-operatório. São também as causas mais frequentes de óbito. As infecções mais comuns são as pulmonares, urinárias e sepse (80%, 60% e 30%, respectivamente). Os cateteres venosos, arteriais e vesicais, bem como os acessos vasculares para tratamento dialítico, se tornam as portas de entrada mais frequentes dos agentes infecciosos.

Bibliografia

1. Poston JT, Koyner JL. Sepsis associated acute kidney injury. BMJ. 2019;364:k4891.

9. Resposta: c

O item *c* apresenta situações em que a ureia (principalmente) e a creatinina podem se elevar sem a necessária diminuição da taxa de filtração glomerular. No paciente grave, há intenso catabolismo proteico, pois seu esqueleto carbônico é utilizado para a obtenção de energia, com liberação da parte nitrogenada, levando à maior perda de nitrogênio e à síntese de ureia.

O estado de hipercatabolismo é apresentado geralmente por uma resposta à estimulação do metabolismo no qual ocorrem grande utilização de energia, maior consumo de massa corporal magra, aumento da ureagênese e perda urinária de nitrogênio. O caráter catabólico é marcado pelo aumento da oxidação de lipídios, carboidratos e proteínas. É o principal produto terminal do metabolismo proteico. Os corticoides aumentam o catabolismo proteico.

Bibliografia

1. Poston JT, Koyner JL. Sepsis associated acute kidney injury. BMJ. 2019;364:k4891.

10. Resposta: e

O quadro a seguir relaciona os principais fatores de risco associados ao paciente e ao contraste para o desenvolvimento da nefropatia induzida por meio de contraste.

Associados ao paciente
Idade avançada
Doença renal prévia
Diabetes mellitus
Intolerância à glicose
Uso de droga nefrotóxica
Hipovolemia
Hipoxemia
Mieloma múltiplo
Insuficiência cardíaca
Cirrose
Hiperuricemia
Hipertensão arterial sistêmica
Procedimento de urgência
Anemia
Associados ao contraste
Osmolaridade elevada
Contraste ionizado
Concentração elevada
Volume administrado elevado
Administração arterial

Bibliografia

1. Mehran R, Dangas GD, Weisbord SD. Contrast-associated acute kidney injury. N Engl J Med. 2019;380(22):2146-55.

11. Resposta: d

O assunto já foi discutido em texto anterior.

12. Resposta: a

Na suspeita de injúria renal pós-operatória, o intensivista deve sempre excluir como prioridade causas reversíveis de injúria renal aguda como as citadas na afirmativa lesão renal aguda pré-renal, quadros obstrutivos e outros.

Bibliografia

1. Romagnoli S, Ricci Z, Ronco C. Perioperative acute kidney injury: prevention, early recognition, and supportive measures. Nephron. 2018; 140(2):105-10.

13. Resposta: d

Os distúrbios da coagulação dos pacientes com injúria renal, que podem se manifestar com sangramentos, habitualmente possuem a contagem de plaquetas, protrombina e tempo da tromboplastina parcial dentro dos valores normais. O mecanismo é uma disfunção plaquetária, com diminuição na produção do fator 3 de adesão plaquetária e alteração na interação das plaquetas com o endotélio dos vasos. A alternativa para a correção do distúrbio é a diálise, porém a administração de crioprecipitado poderá ser feita nos casos de urgência. A desmopressina em alta dosagem, 0,3 mcg/kg de peso corpóreo, via intravenosa ou subcutânea, leva ao aumento no plasma da atividade do fator coagulante VIII (VIII:C). Também aumenta o conteúdo do fator antígeno de Von Willebrand (vWF:Ag), e, por isso, pode ser usada nas situações clínicas de sangramento urêmico.

Bibliografia

1. Zhi DY, Lin J, Zhuang HZ, Dong L, Ji XJ, Guo DC, et al. Acute kidney injury in critically ill patients with sepsis: clinical characteristics and outcomes. J Invest Surg. 2019;32(8):689-96.

14. Resposta: b

Na anemia hemolítica microangiopática há diminuição dos níveis de haptoglobina, que forma um complexo com a hemoglobina, sendo esse complexo rapidamente retirado do plasma pelo sistema reticuloendotelial. Os níveis de ácido úrico se elevam durante a quimioterapia. Algumas vasculites sistêmicas evoluem com eosinofilia (síndrome de Churg-Strauss, atualmente denominada granulomatose eosinofílica com poliangeíte). A rabdomiólise se associa a níveis elevados de mioglobulina sérica e mioglobinúria.

Bibliografia

1. Brocklebank V, Wood KM, Kavanagh D. Thrombotic microangiopathy and the kidney. Clin J Am Soc Nephrol. 2018;13(2):300-17.

15. Resposta: a

O principal fator de escolha pela HE em detrimento das terapias intermitentes convencionais é a instabilidade cardiovascular. Em pacientes dependentes de doses de noradrenalina maiores que 0,2 mcg/kg/min, já se torna preferível a HE, assim como nos cardiopatas e hepatopatas descompensados, pacientes mais propensos a hipotensão intradialítica.

Bibliografia

1. Canaud B, Chazot C, Koomans J, Collins A. Fluid and hemodynamic management in hemodialysis patients: challenges and opportunities. J Bras Nefrol. 2019;41(4):550-9.
2. Custódio FB, Lima EQ. Hemodiálise estendida em lesão renal aguda. J Bras Nefrol. 2013;35(2):142-6.

Distúrbios acidobásicos e hidroeletrolíticos

1. Um paciente que apresenta em seu traçado eletrocardiográfico aumento da amplitude de onda P apiculada, depressão do segmento ST, achatamento da onda T e proeminência da onda U provavelmente tem:
   a) Hipocalemia.
   b) Hipocalcemia.
   c) Hipercalemia.
   d) Hiponatremia.

2. Assinale a alternativa correta sobre a hiponatremia:
   a) A água se move sem obstáculos pela barreira hematoencefálica, fazendo com que a principal alteração da hiponatremia seja neurológica.
   b) Uma das principais complicações do uso de diuréticos de alça no manejo da ICC é a hiponatremia hipertônica e hipervolêmica.
   c) A fim de evitar lesões no SNC, deve-se realizar uma correção rápida do sódio, para evitar lesões desmielinizantes do sistema nervoso central.
   d) Independentemente do valor do sódio sérico, a hiponatremia é considerada aguda quando se instala em período inferior a 24 horas.

3. Assinale a condição que não costuma cursar com hiperfosfatemia:
   a) Síndrome inapropriada do hormônio antidiurético.
   b) Hemólise.
   c) Rabdomiólise.
   d) Síndrome da lise tumoral.

4. Uma das principais causas de alterações do sódio é o paciente com distúrbios neurológicos graves. Nas situações em que o paciente apresenta densidade urinária de 1.015, sódio sérico de 139 mEq/L e poliúria, a principal hipótese diagnóstica é:
   a) Diabetes insípido central.
   b) Cerebropatia perdedora de sal.
   c) Síndrome inapropriada de hormônio antidiurético.
   d) Uso de diurético osmótico.
   e) Hiper-hidratação.

5. Assinale a alternativa correta em relação às alterações do metabolismo do cálcio e do fósforo:

a) A hiperfosfatemia grave pode causar rabdomiólise.
b) Na hipercalcemia crônica, temos calcificação dos gânglios da base, surdez neurossensorial e psicoses.
c) Tireotoxicose e doença de Addison podem causar hipercalcemia.
d) Hipocalcemia pode resultar em assistolia.
e) Um sintoma da hipercalcemia é o espasmo de laringe.

6. Assinale a alternativa correta em relação aos distúrbios eletrolíticos:
   a) Uma das causas de diabetes insípido nefrogênico é a hipocalcemia sustentada.
   b) Uma das características dos estágios iniciais de pacientes portadores de síndrome de secreção inapropriada do hormônio antidiurético são os níveis elevados de ácido úrico.
   c) Uma das complicações da suspensão súbita de corticoide de paciente usuário crônico é a hiponatremia e hiperpotassemia por um estado de hipocortisolismo.
   d) Caso haja associação de hiponatremia com hipo-osmolaridade, é raro que a retenção de água seja fator fisiopatológico.
   e) A quase totalidade dos casos de hiponatremia relacionados com uso de diuréticos é causada pelos tiazídicos.

7. Uma paciente dá entrada no PS com importante alteração do potássio sérico. Foi realizado o seguinte ECG:

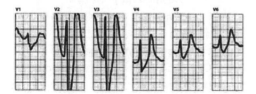

Assinale a alternativa que contém a melhor terapêutica para essa situação:
a) Reposição com KCl xarope e diurético poupador de potássio.
b) Reposição intravenosa de cloreto de potássio (KCl) 50 mEq/h.
c) Bicarbonato de sódio, sulfato de magnésio, hemodiálise e resina de troca.
d) Gluconato de cálcio, insulina com glicose, β-agonista inalatório e diurético de alça.
e) Reposição intravenosa de KCl 20 mEq/h.

8. Homem, 54 anos, submetido a hepatectomia, com sangramento aumentado no intraoperatório devido a intercorrências cirúrgicas, recebendo mais de dez unidades de concentrado de hemácias num período de seis horas. No pós-operatório imediato poderá ocorrer:
   a) Hipocalcemia.
   b) Hipercalemia.
   c) Hipernatremia.
   d) Hipocalemia.

9. Mulher de 75 anos está internada na UTI, é portadora de hipertensão arterial sistêmica e doença de Alzheimer. Faz uso diário de hidroclorotiazida, enalapril, donepezila e olanzapina. Não há relato de mudança recente na posologia dos fármacos. Exames laboratoriais coletados em avaliação inicial evidenciam: Na = 120 mEq/L (VR = 135-145); K = 3,8 mEq/L (VR 3,5-5,0) e função renal normal. Sobre a hiponatremia:
   a) Dentre as etiologias possíveis de hiponatremia, para o caso supracitado, estão: medicamentosa, insuficiência cardíaca e insuficiência adrenal.
   b) A correção com salina hipertônica deve ter como meta a concentração sérica de sódio de 145 mEq/L em 12 horas.

c) Tiazídicos são a única medicação prescrita que pode levar à hiponatremia.
d) Colesterol baixo, triglicérides baixos e hipoglicemia são causas de pseudo-hiponatremia.

10. Paciente de 30 anos, 47 kg, masculino, sabidamente diabético há 6 anos, foi admitido no pronto-socorro com quadro de desidratação, dor abdominal, hálito cetônico e os seguintes exames: Glicose = 450 mg/dL; Na =131 mEq/L; K = 4,2 mEq/L. Recebeu 1.500 mL de soro fisiológico (SF 0,9%) e insulina regular contínua por 6 horas. Os exames após esse período são: pH = 7,1; pCO2 = 20; Bic = 13; Na = 138; C = 117; K = 3,5; glicose = 180. A provável etiologia da acidose ao final das 6 horas do tratamento inicial é:
a) Acidose por acúmulo de ácidos não mensuráveis, pois ânion *gap* é normal.
b) Acidose hiperclorêmica, pois ânion *gap* é aumentado.
c) Acidose hiperclorêmica, pois ânion *gap* é normal.
d) Acidose por acúmulo de ácidos não mensuráveis, pois, ânion *gap* é aumentado.
e) Acidose mista: hiperclorêmica + cetoacidose.

11. Homem, 20 anos, interna na UTI por apresentar há dois dias tosse, febre e vômitos. Antecedentes pessoais: comunicação interventricular, em uso de digoxina e furosemida por via oral e cinco pneumonias anteriores, última há três meses. Exame físico: Regular estado geral, hipoativo, Temp.= 38°C, FR = 58 irpm, FC = 160 bpm, tempo de enchimento capilar= 2 segundos, saturação de oxigênio (ar ambiente) = 86%; Tórax: retração subcostal; Abdome: fígado palpável a 5 cm do rebordo costal direito, borda romba. Gasometria arterial: pH= 7,21; pO_2 = 65 mmHg; pCO_2= 55 mmHg; HCO_3 = 13 mEq/L. Radiografia de tórax: cardiomegalia global e opacidade difusa em bases pulmonares. As hipóteses diagnósticas são:
a) ICC descompensada, insuficiência respiratória, acidose mista.
b) ICC descompensada, insuficiência respiratória, acidose respiratória.
c) Pneumopatia crônica, cardiopatia congênita, acidose metabólica.
d) Pneumopatia crônica, cardiopatia congênita, acidose respiratória.

Responda as questões 12 e 13 considerando os dados apresentados a seguir:

Paciente idoso, portador de neoplasia de bexiga, sem outras comorbidades, no pós-operatório de ureterossigmoidostomia, apresenta acidose metabólica, na ausência de instabilidade hemodinâmica e disfunção renal.

12. Qual deve ser o tipo de acidose que o paciente, provavelmente, tem?
a) Com ânion *gap* elevado e normoclorêmica.
b) Com ânion *gap* normal e hiperclorêmica.
c) Com ânion *gap* elevado e hiperclorêmica.
d) Com ânion *gap* normal e normoclorêmica.

13. No caso apresentado anteriormente, em relação ao ânion *gap* urinário, é correto afirmar que:
a) É, provavelmente, positivo.
b) É calculado por (Na + K) – (Cl + HCO_3) na urina.
c) É, provavelmente, negativo.
d) Diferencia se a acidose é normo ou hiperclorêmica.

14. Homem de 55 anos foi submetido à ressecção de glioblastoma. Na^+ = 126 mEq/L, K^+ = 3,9 mEq/L, Na^+ urinário = 31 mEq/L, osmolalidade plasmática = 262 mosm/L.
A alteração laboratorial compatível com o diagnóstico mais provável é:
a) Ácido úrico sérico = 8,1 mg/dL.
b) Ureia = 81 mg/dL.
c) Osmolalidade urinária = 590 mosm/L.
d) Magnésio = 1,7 mg/dL.

15. Homem de 60 anos apresenta sódio sérico de 120 mEq/L. Está hidratado, sem edemas, a pressão arterial é 125 x 78 mmHg e o pulso 64 bpm. A osmolaridade sérica está diminuída e o sódio urinário é de 48 mEq/L. A etiologia menos provável para esta hiponatremia é:
e) Hipotireoidismo.
f) Uso de carbamazepina.
g) Diabetes insipidus.
h) Uso de hidroclorotiazida.

16. Sobre os distúrbios eletrolíticos observados na terapia intensiva, assinale a alternativa correta.
a) A hipernatremia é usualmente um problema de déficit de água e não um excesso de sódio, por isso os pacientes são hipovolêmicos nessa condição, e a sua correção rápida com SG5% está associada à mielinólise pontina e extrapontina, que apresenta alta morbidade.
b) Mudanças no pH estão associadas ao deslocamento transcelular de K^+ relativamente seguro, como na acidose metabólica, em que a hiperpotassemia observada não apresenta importantes efeitos cardíacos já que o potássio intramuscular está muito baixo (deslocado) e o potássio total está normal ou baixo no corpo.

c) O fosfato é necessário nos processos anabólicos e na geração de ATP, assim, pacientes desnutridos podem apresentar importante hiperfosfatemia devido aos efeitos anabólicos da insulina quando realimentados, podendo gerar fraqueza muscular proximal, dores no corpo e rabdomiólise importante.
d) Na hipocalcemia aguda, observam-se parestesias, o clássico sinal de Chvostek e Trousseau e convulsão, e no ECG observam-se o intervalo PR curto e o intervalo QT longo, associados com hipotensão e sinais de baixo débito.

17. Homem, 49 anos, sob tratamento de dor por litíase renal há 60 minutos no pronto-socorro (PS), quando apresentou hipotensão, sendo manejado com 2.500 mL de SSI em *bolus*. Ao ser reavaliado, apresentava Glasgow 15, colaborativo, PAM = 112 x 64 mmHg, P = 112 bpm, FR = 27 ipm, SaO_2 = 93% com O_2 suplementar 5 L/minuto. Exames laboratoriais: lactato de 3,1 mmol/L. Ainda sem vaga na UTI, permaneceu no PS, sendo reavaliado novamente 4 horas após com Glasgow 11, desorientado, PAM = 108 x 68 mmHg, P = 122 bpm, FR = 21 ipm, SaO_2 = 91% com O_2 suplementar 10 L/min e lactato de 1,2 mmol/L. A gasometria arterial nesse segundo momento demonstrava pH = 7,21; PaO_2 = 69 mmHg; $PaCO_2$ = 60 mmHg; HCO_3 = 26 mEq/L e SaO_2 = 91%.
Qual o distúrbio gasométrico identificado e o que ele representa?
a) Acidose metabólica e provável insuficiência renal aguda.
b) Acidose respiratória e provável fadiga ventilatória.
c) Acidose metabólica e acidose respiratória e provável hipercloremia.
d) Acidose respiratória e alcalose metabólica e provável congestão pulmonar.

18. Mulher, 38 anos, obesa (peso = 100 kg), diabética, refere dor lombar à direita, febre e vômitos há 1 dia. Medicada com ceftriaxone, dipirona, ondansetrona, SF 0,9% 3.000 mL há 12 horas. Exame físico: MEG, corada, hidratada, consciente e orientada, febril (39,7 °C). Aparelho respiratório: murmúrio vesicular presente com estertores finos bibasais. FR = 28 ipm. Aparelho cardiovascular: 2BRNF, sem sopros. FC = 115 bpm. PA = 98 x 76 mmHg, sem drogas vasoativas. Abdome doloroso à palpação, sinal de Giordano positivo à direita. Diurese em 12 horas: 490 mL. Exames laboratoriais: Na = 137 mmol/L, K = 4,1 mmol/L, creatinina = 1,1 mg/dL, lactato = 1,7 mmol/L (VR < 2,0 mmol/L), glicemia = 250 mg/dL, pH = 7,33, pO_2 = 90 mmHg, pCO_2 = 33 mmHg, HCO_2 = 18 mmol/L, sat O_2 = 97%. Qual é o diagnóstico?
    a) Lesão renal aguda.
    b) Estado hiperglicêmico hiperosmolar.
    c) Cetoacidose diabética.
    d) Choque séptico.

19. Homem de 60 anos é admitido no hospital com abscesso hepático volumoso, em choque séptico. em uso de noradrenalina (0,06 mcg/kg/min) e função renal em piora. Exames laboratoriais: creatinina = 2,5 mg/dL; ureia = 150 mg/dL; pH = 7,29; pCO_2 = 39 mmHg; bicarbonato = 14 mEq/L; SBE = – 8,5 mEq/L; Na^+ = 143 mEq/L; K^+ = 4,9 mEq/L; Cl^- = 90 mEq/L; lactato = 15 mg/dL; albumina = 1,9 g/dL. Assinale a melhor alternativa em relação ao estado acidobásico:
    a) Distúrbio misto.
    b) Acidose respiratória aguda.
    c) Alcalose metabólica.
    d) Ânion gap normal.

20. Um paciente chega ao departamento de emergência e sua gasometria arterial apresenta pH = 7,60, bicarbonato= 30 mEq/L e pCO_2 = 30 mmHg.
    Trata-se provavelmente do indivíduo com alguns dos seguintes achados:
    a) Febre, hipotensão arterial e pectorilóquia.
    b) Dispneia, terceira bulha e vômitos.
    c) Polidipsia, cetonúria e pectorilóquia.
    d) Oligúria, atrito pericárdico e vômitos.

Responda as questões 21 e 22 com o caso clínico a seguir:

Homem de 62 anos renal crônico em diálise teve falha de fístula arteriovenosa e está em uso de cateter venoso de longa permanência há três meses. Nas duas últimas sessões de hemodiálise, apresentou tremores e febre de 39,1°C. Foram coletadas hemoculturas pareadas (sangue e cateter). Na sessão seguinte de hemodiálise, apresentou hipotensão e febre, sendo então encaminhado ao pronto-socorro. Na admissão, foram checados os resultados das culturas:

- Sangue periférico (tempo de positivação = 8 horas): *Staphylococcus aureus*: oxacilina R, clindamicina R, sulfametoxazol-trimetoprim R, vancomicina S, linezolida S.
- Sangue de cateter (tempo de positivação = 5h30min): *Staphylococcus aureus*: oxacilina R, clindamicina R, sulfametoxazol-trimetoprim R, vancomicina S, linezolida S.

21. A conduta terapêutica inicial mais adequada é:
    a) Retirar cateter, introduzir vancomicina intravenosa.

b) Retirar cateter, introduzir linezolida intravenoso e repetir a hemocultura em 24 horas.
c) Manter cateter, introduzir vancomicina intravenosa e lockterapia.
d) Manter cateter, introduzir linezolida intravenosa.

22. Sobre a lockterapia, assinale a alternativa correta:
a) Não estaria indicada nesse caso porque o paciente está estável hemodinamicamente.
b) Não estaria indicada em usuários de cateter para hemodiálise.
c) Só pode ser usada para infecções por Cândida ou bacilos Gram-negativos.
d) Poderia ser usada em pacientes estáveis hemodinamicamente e com infecção por S. aureus coagulase negativa.

23. Homem, 42 anos, previamente hígido, chega UTI queixando-se de dor lombar intensa, tipo cólica, com irradiação para membro inferior esquerdo há duas horas, sem melhora com medicação oral. Sem outras queixas. Exame físico: Regular estado geral, FC = 152 bpm, FR = 26 irpm, T = 37,5°C, Tempo de enchimento capilar < 2 segundos, PA = 140 x 108 mmHg. Abdome: Giordano presente à esquerda. Após analgesia e hidratação apresentou melhora da dor e normalização dos sinais vitais. Foram coletadas duas amostras de hemocultura que ficaram positivas após 3 horas e 50 minutos de cultivo em meio automatizado. A bacterioscopia deste material evidenciou presença de bacilos Gram-negativos.
a) Amicacina por 14 dias.
b) Fosfomicina, dose única.
c) Cefazolina por 7 dias.
d) Ciprofloxacina por 14 dias.

24. Mulher, 35 anos, internada há 10 dias para tratamento de pneumonia em uso de ceftriaxona e azitromicina intravenosos. Há 2 dias apresenta diminuição da diurese e *rush* cutâneo. Exame físico: PA = 130 x 80 mmHg; FC = 78 bpm; T = 37,4°C; presença de exantema maculopapular discreto e difuso. Exames laboratoriais: Hb = 11,8 g/dL; Ht = 36%; leucócitos = 10.500/mm³; (55% segmentados, 24% linfócitos, 21% eosinófilos), plaquetas = 190.000/mm³; Na = 135 mEq/L; K = 4,0 mEq/L; Ca = 9,5 mg/dL. Creatinina = 2,3 mg/dL e ureia = 90 mg/dL. Urina: densidade = 1.010; pH = 5,6; proteína negativa; leucócitos = 19.000/mm³; hemácias = 4.000/mm³; eosinófilos presentes. Qual a melhor hipótese diagnóstica para injúria renal aguda da paciente?
a) Nefrite tubulointersticial aguda.
b) Infecção do trato urinário.
c) Necrose tubular aguda.
d) Glomerulonefrite difusa aguda.

25. Um paciente chega ao PS após ser vítima de desabamento de sua casa. Ficou retido nos escombros 14 horas e foi resgatado pelo bombeiro. Queixou-se de dor torácica e abdominal, mas com tomografias normais. Foi realizado o diagnóstico de fratura de fêmur. O paciente tinha uma urina escura e sedimentoscopia normal. Qual exame abaixo seria mais útil para esclarecimento diagnóstico?
a) Creatininofosfoquinase.
b) Gasometria arterial.
c) Bilirrubinas.
d) Porfitinas urinárias.

26. Mulher de 58 anos é admitida na UTI com quadro de hemorragia intracraniana na tomografia de crânio: sangramento núcleo-capsular direita. Antecedentes:

hipertensão arterial de difícil controle, dislipidemia. Exame clínico: PA = 185 x 115 mmHg, FC = 89 bpm, FR = 17 ipm, T = 36,5°C; SpO_2 = 95%, glicemia capilar = 143 mg/dL. Escala de Glasgow = 11 (AO = 4; MRM = 6; MRV = 1), hemiplegia direita. Restante do exame clínico normal. A paciente evoluiu com necessidade de intubação orotraqueal e tratamento cirúrgico. Após 72 horas, em ventilação mecânica controlada e realizando medidas de primeira linha para hipertensão intracraniana (PIC = 29 mmHg), apresentava sódio = 128 mEq/L (queda de 4-5 mEq/L/dia). Balanço hídrico acumulado = + 2 L. Diurese nas últimas 24 horas = 1.200 mL. Osmolaridade urinária = 800 mOsm/L. A conduta mais adequada neste momento é:
a) NaCl 20% 40 mL em *bolus* e NaCl 0,9% em 24 horas.
b) NaCl 3% 150 mL em *bolus* e NaCl 3% em 24 horas.
c) NaCl 3% em 24 horas.
d) Manitol e NaCl 0,9% em 24 horas.

27. Mulher de 70 anos, hipertensa e diabética, é admitida na UTI com quadro suspeito de Covid-19. Exame clínico: T = 38,5°C, FC = 95 bpm, FR = 25 ipm, PA = 100 x 64 mmHg (ΔPP = 17), SpO_2 = 93%, glicemia = 270 mg/dL. RASS – 5 em uso de midazolam e fentanil, pupilas isocóricas e fotorreagentes. Em ventilação mecânica, modo pressão controlada (PCV), FR = 25 ipm, FIO_2 = 60%, PEEP = 12 cmH_2O, ΔP = 12 cmH_2O, Vc = 500 mL (Peso predito = 60 kg). Em uso de noradrenalina 0,03 mcg/kg/minuto. A paciente está em uso de cisatracúrio contínuo. Diurese = 150 mL (24h), balanço hídrico (24h) = + 550 mL. Exames laboratoriais: creatinina = 2,4 mg/dL, ureia = 292 mg/dL, potássio = 5,3 mEq/L, sódio = 145 mEq/L, pH = 7,34, $PaCO_2$ = 45 mmHg, PaO_2 = 60 mmHg, bicarbonato = 23 mEq/L e lactato = 38 mg/dL. Em relação à lesão renal aguda, a próxima conduta mais adequada é:
a) Introduzir furosemida 1 mg por kilograma de peso intravenoso e aguardar o resultado de 1 mL/kg de peso na primeira hora de diurese.
b) Iniciar furosemida 1 mg/kg a cada 12 horas e aguardar uma resposta de diurese de 0,5 mL/kg por hora nas primeiras 12 horas.
c) Realizar expansão volêmica e balanço hídrico positivo.
d) Iniciar hemodiálise de urgência.

28. Mulher, 40 anos, trazida a UTI em confusão mental há 4 horas e episódio de convulsão tônico-clônica há 30 minutos. Antecedentes pessoais: nega uso de medicação. Exame físico: FC = 80 bpm, FR = 15 irpm, oximetria (ar ambiente) = 97%, PA = 126 x 80 mmHg, Pescoço: cicatriz cervical anterior com pontos, Escala de Coma de Glasgow: 13, sem déficit focal. Eletrocardiograma. Observe o ECG.

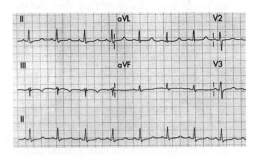

A conduta é:
a) Dosagem de enzimas cardíacas.
b) Tomografia computadorizada de crânio.
c) Dosagem de cálcio sérico.
d) Observação em pronto-socorro.

⊕ GABARITO COMENTADO

1. Resposta: a

Em vigência de hipocalemia, podemos encontrar alterações eletrocardiográficas: BAV, bradicardias, taquicardia atrial ectópica, *flutter* atrial, extrassístoles supraventricular e ventricular, taquicardia e fibrilação ventriculares, hipertensão arterial sistêmica e maior predisposição a intoxicação digitálica.

Nos pacientes sem cardiopatia subjacente, as arritmias são raras, mesmo quando o potássio plasmático está abaixo de 3 mmol/L, porém naqueles indivíduos com isquemia, insuficiência cardíaca e hipertrofia ventricular até mesmo hipocalemias leves a moderadas são mais prováveis de induzir alterações do ritmo cardíaco. No traçado eletrocardiográfico, pode-se observar achatamento ou inversão da onda T, aparecimento da onda U, depressão do segmento ST, aparente prolongamento do intervalo QT (na verdade QU), aumento da amplitude da onda P, prolongamento do intervalo PR e alargamento do QRS.

Bibliografia

1. Diebold M, Kistler AD. CME: Abklärung bei Hypokaliämie CME-Fragen [CME: Evaluation of Hypokalemia]. Praxis (Bern 1994). 2019;108(3): 207-13.

2. Resposta: a

A principal alteração da hiponatremia é neurológica, pois a água se move livremente através da barreira hematoencefálica. Essa afirmativa está correta. As demais estão erradas. Seguem as justificativas:

A hiponatremia é considerada aguda quando se instala em período inferior a 48 horas.

A correção do sódio precisa ser lenta, para evitar lesões desmielinizantes do sistema nervoso central. A maioria dos casos descritos na literatura relata desmielinização quando a velocidade da correção ultrapassa 12 mEq/L por dia. Os autores recomendam uma velocidade de correção que não ultrapasse 8 mEq/L por dia, e a correção inicial pode ser de até 1 a 2 mEq/L por hora nos casos de hiponatremia sintomática grave, mas sempre respeitando o máximo de 8 a 10 mEq/L nas 24 horas.

Os pacientes com insuficiência cardíaca congestiva são passíveis de apresentar hiponatremia hipotônica (e não hipertônica) hipervolêmica. Isso ocorre pela própria doença de base (ICC) e não em decorrência do uso de diuréticos de alça.

Bibliografia

1. Sterns RH. Treatment of severe hyponatremia. Clin J Am Soc Nephrol. 2018;13(4):641-9.

3. Resposta: a

As principais causas de hiperfosfatemia estão ilustradas na tabela a seguir.

Aumento da absorção	Diminuição da excreção renal	Redistribuição interna
Uso abusivo de laxativos à base de fosfato Hipervitaminose D	Insuficiência renal Hipoparatireoidismo Hipervitaminose D Hipovolemia Acromegalia	Lise tumoral Rabdomiólise Acidemia aguda

A síndrome de secreção inapropriada do hormônio antidiurético causa hiponatremia e não hiperfosfatemia.

Bibliografia

1. Nawal B, Izzedine H, Haddiya I, Bentata Y. Syndrome d'antidiurèse inappropriée néphrogénique [Nephrogenic syndrome of inappropriate antidiuresis]. Pan Afr Med J. 2019;32:210.
2. Martin J, Burnier M, Lu H. Conduite à tenir face au syndrome de sécrétion inappropriée

d'hormone antidiurétique (SIADH) [Approach to the syndrome of inappropriate antidiuretic hormone secretion (SIADH)]. Rev Med Suisse. 2018;14(628):2116-20.

4. Resposta: e

A principal hipótese é hidratação excessiva, uma vez que o paciente apresenta exames normais com poliúria. No caso de síndrome cerebral perdedora de sal e síndrome inapropriada de hormônio antidiurético, pode haver poliúria, mas ocorre hiponatremia hipo-osmolar. O diabetes insípido cursa com poliúria, hipernatremia e diminuição da densidade urinária. No uso excessivo de diurético osmótico, provavelmente haverá hipernatremia por desidratação. Portanto, nesse caso, a hidratação excessiva é a principal hipótese no caso em questão.

Bibliografia

1. Garrahy A, Moran C, Thompson CJ. Diagnosis and management of central diabetes insipidus in adults. Clin Endocrinol (Oxf). 2019;90(1):23-30.

5. Resposta: c

Conforme tabela apresentada a seguir, as causas de hipercalcemia, em que se podem notar as endocrinopatias, são hipertireoidismo e insuficiência adrenal.

Causas de hipercalcemia com base na dosagem do PTH intacto.

As demais alternativas estão erradas. Seguem as justificativas:

A hipocalcemia (e não hipercalcemia) pode causar laringospasmo.

A alteração eletrocardiográfica mais característica da hipocalcemia é o prolongamento do intervalo QT, que pode vir acompanhado de arritmias, como *torsades de pointes*.

Hipocalcemia (e não hipercalcemia) crônica está associada a calcificação dos gânglios da base, formação de catarata e distúrbios de comportamento.

Níveis de PTHI elevados
Hiperparatireoidismo primário
Uso de lítio
Hipercalcemia familiar hipocalciúrica

Níveis de PTHI baixos
Doenças malignas
Produtoras de PTH-rp (tumores epiteliais de pulmão, esôfago, cabeça e pescoço, ovário e bexiga)
Produtoras de 1,25(OH)2D$_3$ (linfomas)
Metástase óssea (mieloma, carcinoma de mama)
Doenças granulomatosas (sarcoidose, tuberculose, paracoccidioidomicose e hanseníase)
Endocrinopatias (hipertireoidismo, insuficiência adrenal)
Medicamentos (tiazídicos, vitaminas A e D, intoxicação por alumínio na IRC)

Outras causas
Síndrome leite-álcali
Nutrição parenteral total

Na rabdomiólise ocorre liberação de fosfato para o líquido extracelular, que, associada ao prejuízo da função renal, piora o quadro de hiperfosfatemia.

Bibliografia

1. Schöfl C. Update – Kalziumstoffwechsel [Update – Calcium Metabolism]. Dtsch Med Wochenschr. 2019;144(16):1125-32.
2. Carfagna F, Del Vecchio L, Pontoriero G, Locatelli F. Current and potential treatment options for hyperphosphatemia. Expert Opin Drug Saf. 2018;17(6):597-607.

6. Resposta: c

Alternativa *c* está correta: pode haver hiponatremia e hipercalemia no estado de hipocortisolismo, que acontece com a suspensão súbita de corticoide em pacientes que o utilizavam cronicamente

Na ocorrência de hiponatremia com hipo-osmolaridade é comum que a retenção de água seja fator fisiopatológico. Os dois principais mecanismos responsáveis pela geração da hiponatremia hipotônica são as perdas de sódio e/ ou a retenção hídrica. A hiponatremia hipotônica ou dilucional, a mais frequente das hiponatremias, é causada por retenção hídrica. Se o consumo de água ultrapassa a capacidade de excreção renal, a diluição dos solutos resultará em hipo-osmolaridade e hipotonicidade. A hiponatremia com expansão do compartimento extracelular geralmente é acompanhada de edema e pode ocorrer em estados edematosos, como insuficiência cardíaca crônica (ICC), cirrose e síndrome nefrótica.

Em relação aos níveis de ácido úrico na SIADH e na síndrome cerebral perdedora de sal, pode-se afirmar que a dosagem do ácido úrico pode ajudar na diferenciação, já que a hipouricemia está presente na síndrome perdedora de sal. Além disso, haverá sinais clínicos de hipovolemia na síndrome perdedora de sal, enquanto os pacientes com SIADH em geral são normovolêmicos.

Hipercalcemia (e não hipocalcemia) sustentada pode ser uma das causas de diabetes insípido nefrogênico.

Bibliografia

1. Lopes RD, Vendrame LS. Sódio, hipernatremia, hiponatremia. In: Lopes RD. Equilíbrio ácido-base e hidroeletrolítico. 3. ed. São Paulo: Atheneu, 2009.
2. Adrogué HJ, Madias NE. Hyponatremia. N Engl J Med. 2000; 342(21):1581-9.
3. Rose BD, Post TW. Clinical physiology of acid-base and electrolyte disorders. 5th ed. New York: McGraw-Hill: 2001. p. 333-44, 383-96, 836-57, 863-66, 898-910, 913-19.

7. **Resposta: d**

A figura a seguir mostra a chamada onda sinusoidal, decorrente de hipercalemia grave, bastante semelhante ao ECG apresentado na questão.

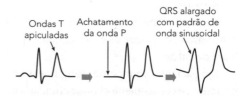

A tabela a seguir descreve as manifestações eletrocardiográficas da hipercalemia, conforme sua gravidade.

Nível sérico de potássio	
Hipercalemia leve	Onda T apiculada ("em tenda")
Hipercalemia moderada	Intervalo PR prolongado Achatamento da onda P Alargamento do QRS
Hipercalemia severa	Ausência da onda P Bloqueio intraventricular Onda sinusoidal Fibrilação ventricular, assistolia

Dessa forma, deve-se instituir o tratamento para hipercalemia grave, com alteração eletrocardiográfica. A alternativa *d* é a mais adequada, pois contém o gluconato de cálcio, primeira medida terapêutica a ser realizada na presença de hipercalemia com alteração eletrocardiográfica.

A tabela relembra as possibilidades terapêuticas para hipercalemia:

Estabilizador de membranas	Cálcio
Troca de compartimento	Insulina + glicose Bicarbonato de sódio b2-adrenérgico
Remoção de potássio	Diuréticos de alça/ tiazídicos Resina de troca Diálise

Bibliografia

1. Gerhardt LMS, Angermann CE. Hyperkaliämie [Hyperkalemia – Pathophysiology, prognostic significance and treatment options]. Dtsch Med Wochenschr. 2019;144(22):1576-84.

8. **Resposta: a**

Temos de lembrar que o conservante do concentrado de hemácias é o citrato, um quelante do cálcio.

Em pacientes com perdas sanguíneas importantes, e consequente choque circulatório, há uma diminuição da perfusão hepática. Assim, ocorre um aumento na concentração plasmática do citrato, devido à queda no seu metabolismo. Sendo o citrato um quelante de cálcio, pode ocorrer hipocalcemia, ocasionando arritmias cardíacas.

Bibliografia

1. Byerly S, Inaba K, Biswas S, Wang E, Wong MD, Shulman I, et al. Transfusion-related hypocalcemia after trauma. World J Surg. 2020;44(11):3743-50.

9. **Resposta: a**

A insuficiência adrenal primária (doença de Addison) corresponde à insuficiência do córtex da glândula adrenal em produzir os hormônios cortisol (um glicocorticoide) e aldosterona (um mineralocorticoide). O sódio em geral encontra-se baixo (hiponatremia) e o potássio pode estar elevado (hiperpotassemia), porém a presença das duas alterações nem sempre é observada. A prescrição de antipsicóticos (ex., olanzapina) para idosos requer (assim como para os antidepressivos) monitoramento dos níveis de sódio pouco tempo após o início do tratamento ou ajuste de dose, em função do risco aumentado de esses agentes exacerbarem ou induzirem, nessa faixa etária, síndrome da secreção inapropriada do hormônio antidiurético ou hiponatremia.

Bibliografia

1. Hoorn EJ, Zietse R. Diagnosis and treatment of hyponatremia: compilation of the guidelines. J Am Soc Nephrol. 2017;28(5):1340-9.

10. **Resposta: c**

O ânion *gap* [Na] – [HCO$_3$ + Cl], do paciente é 8 mEq/L. Esse valor pode ser considerado normal. Não foram apresentados os valores de albumina para correção do ânion *gap*:

Hiato aniônico corrigido = Hiato aniônico + 2,5(albumina normal – albumina observada).

Observa-se no paciente valores elevados de cloro. Por possível sobrecarga de administração de solução salina. Acidose com intervalo de ânions normal.

As causas mais comuns de acidose com intervalo de ânions normal são:
- Perdas GI ou renais de HCO_3^-.
- Excreção renal de ácidos prejudicada.

A acidose tubular renal prejudica a secreção de H$^+$ (tipos 1 e 4) ou a absorção de HCO_3^- (tipo 2). Excreção ácida prejudicada e intervalo de ânions normal também ocorrem em insuficiência renal inicial, doenças tubulointersticiais renais e por ingestão de inibidores da anidrase carbônica (p. ex., acetazolamida).

Bibliografia

1. Cashen K, Petersen T. Diabetic Ketoacidosis. Pediatr Rev. 2019;40(8):412-20.

11. **Resposta: a**

O paciente tem dois componentes de acidose. Uma acidose metabólica na qual a resposta fisiológica esperada seria um PaCO$_2$ de $1,5 \times HCO_3 + 8$ (±2). No entanto o paciente tem um PaCO$_2$ de 55 mmHg. Portanto, possui uma acidose mista, metabólica e respiratória.

Bibliografia

1. Schricker S, Schanz M, Alscher MD, Kimmel M. Metabolische Azidose: Diagnostik und Therapie [Metabolic acidosis : diagnosis and treatment]. Med Klin Intensivmed Notfmed. 2020;115(4):275-80.

12. Resposta: b

Perdas gastrointestinais de HCO_3^- devem ser lembradas, como as por diarreia (causa mais comum de acidose metabólica hiperclorêmica), uso de colestiramina, fístulas entéricas, biliares e pancreáticas ou ureterossigmoidostomia (pode ocorrer absorção de cloreto em troca da secreção de HCO_3^- na mucosa colônica, além de absorção de NH_4^+ urinário).

- Cálculo do ânion *gap*: AG = (NA + K+) − (Cl + HCO_3^-)
- Ânion *gap* corrigido: AGC = AG + [0,25 × (40 − albumina) − lactato]

13. Resposta: c

Ânion *gap* urinário = ([Na^+] + [K^+]) − (Cl−)

(−20 a 0 mEq/L)

A excreção renal de ácidos pode ser medida por meio da excreção de amônio (NH_4^+) e acidez titulável. Entre essas, a mais importante é a excreção de NH_4^+.Quando ocorre acidose metabólica, a excreção de NH_4^+ pode aumentar em quase dez vezes (devido à intensa geração de NH_3 no nível das células tubulares proximais, a partir do metabolismo de glutamina). Por ser um cátion, o amônio precisa ser excretado com um ânion, como o cloro. Quando a excreção de cloreto de amônio é elevada, a concentração urinária do ânion cloro supera a soma das concentrações dos cátions sódio e potássio, fazendo com que o ânion *gap* urinário apresente valores negativos.

O ânion *gap* urinário pode ser utilizado para auxiliar no diagnóstico diferencial das acidoses metabólicas hiperclorêmicas, distinguindo as causas renais das gastrintestinais. Quando de origem extrarrenal a excreção de ácidos está aumentada e o ânion *gap* é negativo.

Bibliografia

1. Palmer BF, Clegg DJ. Hyperchloremic normal gap metabolic acidosis. Minerva Endocrinol. 2019; 44(4):363-77.

14. Resposta: c

Os critérios para a definição de síndrome da secreção inapropriada do hormônio antidiurético seriam:

- Hipotonicidade e hiponatremia (osmolalidade plasmática < 280 mOsm/kg, sódio plasmático < 135 mEq/L).
- Urina inadequadamente concentrada (osmolalidade urinária > 100 mOsm/kg).
- Alta concentração de sódio na urina (> 20 mEq/L, exceto durante restrição de sódio).
- Ausência de excesso de sódio (edema) ou sinais clínicos de volume esgotamento.
- Função renal, cardíaca, hepática, adrenal e tireoidiana normais.

Os níveis de sódio e ácido úrico sofrem mais variação. A urina concentrada com hiponatremia verdadeira seria a principal característica.

Quatro mecanismos foram descritos para as ações da vasopressina durante a hipo-osmolalidade:

- Liberação não osmótica induzido por estímulos dos núcleos paraventricular ou supraópticos.
- Produção ectópica.
- Fatores que potencializam efeitos da vasopressina na função renal.
- Mutação ativadora do receptor de vasopressina.

O aumento do ADH, ou vasopressina, causa retenção de água e hipervolemia e estimula a secreção do peptídeo natriurético atrial, o que leva ao aumento da excreção renal de sódio e água. Além disso, o transporte tubular proximal fica inibido, levando a maior perda urinária de ácido úrico. A doença deve, então, ser suspeitada em pacientes com hiponatremia normovolêmica, hipo-osmolaridade sérica, hipouricemia e osmolaridade urinária acima de 100 mOsmol/kg, com aumento da natriurese, superior a 40 mEq/L.

Deve-se suspeitar que SIADH está presente em ambientes de cuidados intensivos conhecidos por aumentar o risco de liberação não osmótica ou ações de ADH, como pacientes com dor, náusea ou vômito, estado pós-anestésico ou doença pulmonar ou do SNC, como é o caso em questão.

Doenças neurológicas relacionadas a SIADH:

- Meningites e encefalites.
- Tumores.
- Traumas.
- Hidrocefalia.
- Abscesso cerebral.
- Síndrome de Guillain-Barré.
- Hematoma subdural.
- Acidente vascular cerebral.
- Trombose de seio cavernoso.

Bibliografia

1. Jones DP. Syndrome of inappropriate secretion of antidiuretic hormone and hyponatremia. Pediatr Rev. 2018;39(1):27-35.
2. Cui H, He G, Yang S, Lv Y, Jiang Z, Gang X, Wang G. Inappropriate antidiuretic hormone secretion and cerebral salt-wasting syndromes in neurological patients. Front Neurosci. 2019;13:1170.
3. Carvalho RR, Donadel CD, Cortez AF, Valviesse VRGA, Vianna PFA, et al. Síndrome da secreção inapropriada do hormônio antidiurético induzida pelo fitoterápico Harpagophytum procumbers: relato de caso. J Bras Nefrol. 2017;39(1):79-81

15. Resposta: c

A osmolalidade em geral é mantida entre 275 e 295 mosm/kg e o mecanismo para manter esta relação constante é a ingesta e a conservação de água. Na questão o examinador refere diminuição de osmolalidade sérica.

A vasopressina tem papel importante na resposta renal para conservar água. O filtrado glomerular é reabsorvido nas alças de Henle e apenas 18 litros entram no duto coletor. A vasopressina age sobre receptores antidiuréticos nos dutos coletores; ao agir nestes receptores, ocorre geração de AMP cíclico e transporte dos canais de aquaporina-2, que saem do citoplasma das células do duto coletor para superfície luminal; estes canais permitem movimento livre de água. Na ausência de vasopressina, os canais de aquaporina não ficam fora da membrana apical e a água não é transferida para fora do duto coletor. Outra função da vasopressina é a síntese dos canais de aquaporina. O diabetes insípido (DI) é uma síndrome caracterizada por uma excreção anormalmente grande de urina diluída. Quando a urina é colhida em condições *ad libitum*, o volume urinário excede 50 mL/kg, com osmolalidade urinária < 300 m/osm e densidade < 1.010. Esta síndrome é causada por redução da secreção ou da ação de vasopressina (AVP). Esta urina é caracteristicamente diluída, hipotônica e, ao contrário do diabetes, é insípida.

No diabetes insípido o paciente apresentaria concentração de sódio sérico mais elevada, com aumento da osmolalidade sérica, ao contrário do demostrado na questão.

O diabetes insípido pode ser subdividido em quatro causas fundamentais:

- Diminuição da secreção de AVP: diabetes insípido central.
- Diminuição do efeito do AVP: diabetes nefrogênico (ocorre por resistência ao AVP).
- Excesso de ingestão de água: anormalidade na sede (psicose).
- Metabolismo aumentado do AVP: diabetes gestacional.

Bibliografia

1. Weiner A, Vuguin P. Diabetes insipidus. Pediatr Rev. 2020;41(2):96-9.
2. Kavanagh C, Uy NS. Nephrogenic diabetes insipidus. Pediatr Clin North Am. 2019;66(1):227-34.

16. Resposta: d

A mielinólise pontinha está relacionada na realidade a rápida correção de hiponatremia. Correções rápidas da hipernatremia podem levar a edema cerebral.

Hiperpotassemia também pode ocorrer na acidose metabólica, como na cetoacidose diabética. As manifestações clínicas costumam ser neuromusculares, resultando em fraqueza muscular e toxicidade cardíaca que, se for grave, pode evoluir para fibrilação ventricular e assistolia.

O fosfato é necessário nos processos anabólicos e, portanto, a hipofosfatemia é característica.

Bibliografia

1. Matuszkiewicz-Rowińska J, Wojtaszek E. Hiperpotasemia [Hiperkalemia]. Wiad Lek. 2013; 66(4):294-8.

2. Adrogué HJ, Madias NE. Hypernatremia. N Engl J Med. 2000;342(20):1493-9.

17. Resposta: b

Na interpretação da gasometria encontramos um $PaCO_2$ elevado em vigência de um bicarbonato normal e acidemia. Analisando o quadro clínico e a hemogasometria chega-se à conclusão: acidose respiratória aguda.

Equação da acidose respiratória aguda:

$$HCO_3 \text{ esperado} = (PaCO_2 - 40) / 10 + 24.$$

18. Resposta: a

O paciente preenche critérios para injúria renal aguda segundo critérios KDIGO (Kidney Disease Improving Global Outcomes, 2012):

- O paciente não cumpre os critérios diagnósticos de cetoacidose diabética (tabela a seguir).
- O paciente não necessitou de drogas vasoativas e não apresenta sinais de choque associado ao seu processo inflamatório-infeccioso.

Diagnóstico/classificação da cetoacidose diabética (CAD) e estado hiperglicêmico hiperosmolar (EHH)

	CAD			EHH
	Leve	Moderada	Grave	
Glicemia (mg/dL)	> 250	> 250	> 250	> 600
pH	7,25-7,3	7,0-7,24	< 7,0	> 7,3
HCO_3 (mEq/L)	15-18	10-14,99	< 10	> 18
Corpos cetônicos urinários e/ou séricos	+	++	+++	Raro
Osmolaridade*	Variável	Variável	Variável	> 320 mOsm/kg
Ânion gap** > 10	> 12	> 12	< 12	
Sensório	Alerta	Obnubilado	Torporoso	Torpor/coma

* Osmolaridade = 2. [Na medido em mEQ/L] + (glicose em mg/dL)/18; Normal 290 ± 5. ** Ânion gap = Na − Cl − HCO_3 (em mEq/L); normal 9-12.

Estágio	Creatinina sérica	Débito urinário
1	1,5-1,9 vezes a basal em 7 dias ou > 0,3 mg/dL em 48 horas	< 0,5 mLkg/h por 6-12 horas
2	2,0-2,9 vezes a basal	< 0,5 mL/kg/h por > 12 horas
3	3,0 vezes a basal ou Elevação da creatinina basal para > 4 mg/dL ou Início de TRS ou Em pacientes < 18 anos, queda no RFG estimado pra < 35 mL/min por 1,73 m²	< 0,3 mL/kg/h por > 24 horas ou anúria

Fonte: Guidelines for acute kidney injury. Nephron Clin Pract. 2012;120(4):c179-84.

Bibliografia

1. Khwaja A. KDIGO clinical practice guidelines for acute kidney injury. Nephron Clin Pract. 2012; 120(4):c179-84.
2. Sánchez García C, Briones Castellanos M, Velasco Morales A. Acute kidney injury and diabetic ketoacidosis in pediatric patients: risk factors. Arch Argent Pediatr. 2020;118(2):135-8.

19. Resposta: a

O paciente tem uma acidose metabólica e uma acidose respiratória. O distúrbio é misto. O cálculo de ânion *gap* seria [Na] – [HCO$_3$ + Cl$^-$] = 143 – 104 = 39.

Lembre que ânion *gap* corrigido = ânion *gap* + 2,5 (albumina normal – albumina observada). Desse paciente seria em torno de 4,5.

Bibliografia

1. Kraut JA, Nagami GT. The serum anion gap in the evaluation of acid-base disorders: what are its limitations and can its effectiveness be improved? Clin J Am Soc Nephrol. 2013;8(11):2018-24.
2. Jurado RL, del Rio C, Nassar G, Navarette J, Pimentel JL Jr. Low anion gap. South Med J. 1998;91(7): 624-9

20. Resposta: b

O paciente tem uma alcalose metabólica não compensada, associada a uma alcalose respiratória.

As causas mais comuns de alcalose metabólica dividem-se em:

- Perda de H: as perdas gastrointestinais de H podem ocorrer devido a vômitos ou drenagem gástrica por sonda. As perdas renais de H se relacionam ao uso de diuréticos de alça ou tiazídicos, que promovem aumento do aporte distal de sódio e água, possibilitando a indução de excreção aumentada de H; ao hiperaldosteronismo, no qual o excesso de mineralocorticoides estimula a bomba H-ATPase e estimula reabsorção de Na, tornando a luz tubular mais eletronegativa, minimizando a reabsorção dos íons H e aumentando a excreção final de ácido.
- Adição de bicarbonato ao líquido extracelular: pode ocorrer devido à ingestão crônica ou excessiva de antiácidos ou infusão excessiva de bicarbonato ou precursores.

O aldosteronismo secundário é causado pela redução do fluxo sanguíneo renal, que estimula o sistema renina-angiotensina-aldosterona, com resultante hipersecreção de aldosterona. Causas de diminuição do fluxo sanguíneo renal são:

- Doença obstrutiva da artéria renal (p. ex., ateroma, estenose).
- Vasoconstrição renal (como ocorre na hipertensão acelerada).
- Distúrbios edematosos (p. ex., insuficiência cardíaca, cirrose com ascite, síndrome nefrótica).

Na questão, a presença de terceira bulha pode sugerir ICC.

Na alcalose metabólica, para o cálculo do limite de compensação, utilizamos uma fórmula que segue a "regra do 0,7 mais 20", obtendo, assim, uma estimativa da pCO_2 esperada:

$$pCO_2 \text{ esperada} = 0,7 \times [HCO_3] + 20 \text{ (variação de } \pm 5)$$

No caso o pCO_2 do paciente deveria ser em torno de 41 (variação de $\pm$ 5)

Bibliografia

1. Foy DS, de Morais HA. A quick reference on metabolic alkalosis. Vet Clin North Am Small Anim Pract. 2017;47(2):197-200.
2. Brinkman JE, Sharma S. Physiology, metabolic alkalosis. Treasure Island: StatPearls Publishing; 2020.

21. Resposta: a

22. Resposta: d

A suspeita de bacteriemia relacionada ao cateter deve existir sempre que um paciente com cateter de hemodiálise apresenta sinais e sintomas de infecção sistêmica. Como foi o caso de nosso paciente (febre, calafrios) e não haja evidências de outro sítio primário de infecção.

O diagnóstico de infecção de corrente sanguínea relacionada a cateter venoso central (ICSRC) pelos patógenos: *S. aureus*, *P. aeruginosa*, bacilos Gram-negativos resistentes e Cândida exigem a remoção do cateter.

Em relação à conduta: um recurso de grande utilidade para diagnosticar a infecção do cateter venoso central (CVC) é a determinação do tempo diferencial de positividade de hemoculturas, representado pelo intervalo decorrido entre a positivação de uma amostra obtida do CVC e outra colhida simultaneamente de um sítio periférico. Parte-se do pressuposto de que, se o cateter é a fonte da bacteriemia, a quantidade de bactérias presente em sua luz supera em muito a contida no sangue periférico, de modo que haverá crescimento bacteriano mais precoce na hemocultura obtida do dispositivo. Os estudos validaram um tempo de 120 minutos como corte ideal, o que significa que, se a hemocultura colhida do CVC se tornar positiva mais de duas horas antes da positivação da amostra periférica, a fonte da bacteriemia provavelmente estará no cateter. Essa informação é fundamental para a definição da conduta, uma vez que a resolução da maioria das infecções relacionadas a cateter de longa permanência depende da retirada do dispositivo. Além disso, algumas complicações possíveis – como endocardite e trombose séptica – devem ser investigadas e influen-

Concentrações finais de algumas soluções de lock de antibióticos com heparina usadas para tratamento de infecções primárias da corrente sanguínea (IPCS)/cateter venoso central (CVC)

Atividade	Antibióticos e suas concentrações	Heparina (U/mL)	Tempo de estabilidade
Contra Gram-positivos	Cefazolina 5 mg/mL	5.000	24h
	Vancomicina 5 mg/mL	5.000	72 h
Contra Gram-negativos	Ceftazidima 10 mg/mL	5.000	72h
	Gentamicina 1 mg/mL	2.500	72h
Combinações contra Gram-positivos e negativos	Cefazolina 10 mg/mL e gentamicina 5 mg/mL	5.000	48h
	Vancomicina 10 mg/mL e gentamicina 5 mg/mL	5.000	48h

ciam o tempo recomendado de terapia com antimicrobianos.

A chamada lockterapia estaria indicada em infecções de corrente sanguínea relacionadas ao cateter não complicadas:

- Estabilidade hemodinâmica.
- *S. coagulase* negativa, bacilos Gram-negativos ou enterococcus sensíveis a vancomicina.

Quanto a evolução clínica e novas hemoculturas:

- Deve ser suspensa se houver descompensação clínica e o cateter deve ser retirado.
- Cenários de hemodiálise possuem sucesso variado do tratamento 41-100% dos casos. A falha mais frequente é em *S. aureus*.
- Os pacientes devem ser monitorados.

Bibliografia

1. Chaves F, Garnacho-Montero J, Del Pozo JL, Bouza E, Capdevila JA, de Cueto M, et al. Diagnosis and treatment of catheter-related bloodstream infection: Clinical guidelines of the Spanish Society of Infectious Diseases and Clinical Microbiology and (SEIMC) and the Spanish Society of Spanish Society of Intensive and Critical Care Medicine and Coronary Units (SEMICYUC). Med Intensiva. 2018;42(1):5-36.
2. Ferrer C, Almirante B. Infecciones relacionadas con el uso de los catéteres vasculares [Venous catheter-related infections]. Enferm Infecc Microbiol Clin. 2014;32(2):115-24.

23. Resposta: d

A infecção do trato urinário (ITU) não complicada no homem adulto jovem é rara. Portanto, devem ser avaliadas presença de anormalidades anatômicas, cálculos ou obstrução urinária, história de cateterização ou instrumentação recente, cirurgia.

A pielonefrite é considerada não complicada se a infecção for causada por um patógeno, típico em paciente imunocompetente, sem malformação do trato urinário ou distúrbio renal. No gênero masculino, é quase sempre considerada complicada.

A pielonefrite aguda é uma infecção urinária que acomete o parênquima renal e o sistema coletor. Os agentes infecciosos mais comuns são bactérias Gram-negativas, incluindo *E. coli* (82% em mulheres e 73% em homens), *Klebsiella* (2,7% em mulheres e 6,2% em homens), *Proteus*, *Enterobacter* e *Pseudomonas*.

O paciente tem hemocultura positiva e é do sexo masculino, por isso a melhor resposta seria cipro por 14 dias.

Bibliografia

1. Johnson JR, Russo TA. Acute Pyelonephritis in Adults. N Engl J Med. 2018;378(1):48-59. Erratum in: N Engl J Med. 2018;378(11):1069.
2. Hudson C, Mortimore G. The diagnosis and management of a patient with acute pyelonephritis. Br J Nurs. 2020;29(3):144-50.

24. Resposta: a

O diagnóstico clínico de nefrite intersticial aguda (NIA) é sugerido em pacientes com deterioração insidiosa da função renal sem fatores para necrose tubular aguda ou obstrução do trato utinário. Em caso de NIA medicamentosa são comuns outras manifestações alérgicas como febre, exantema e artralgias. Eosinofilúria é um importante achado principalmente na NIA medicamentosa. Hematúria e piúria ocorrem em cerca de 60% dos casos. A injúria renal aguda é variável e pode chegar à necessidade de terapia de substituição renal.

Bibliografia

1. Torregrosa E, Rovira RE, Calvo C, Hernández-Jaras J, Maduell F, García H. Nefritis intersticial aguda por omeprazol [Acute interstitial nephritis associated with omeprazole therapy]. Nefrologia. 2004;24 Suppl 3:61-3.

2. Alvarez Navascués R, Bastardo Z, Fernández Díaz M, Guerediaga J, Quiñones L, Pinto J. Loratadina y nefritis intersticial aguda [Acute interstitial nephritis induced by loratadine]. Nefrologia. 2003;23(4):355-8.

25. Resposta: a

O diagnóstico de rabdomiólise consiste nos achados clínicos e laboratoriais de mioglobinúria e CPK elevadas (mais que 5 vezes o limite superior da normalidade). Os níveis de CPK se elevam a partir de 12 a 24 horas da injúria, com picos entre 1 e 3 dias, e declínio após 3 a 5 dias da cessação da lesão muscular. A dosagem de mioglobina ou mioglobinúria é menos sensível que a dosagem de CPK para diagnosticar a rabdomiólise, no entanto, é a primeira substância muscular a se elevar e a primeira que contribui para o dano renal. O cálcio inicialmente encontra-se em quantidade reduzida.

Bibliografia

1. Hong JY, Nam EM, Lee J, Park JO, Lee SC, Song SY, et al. Randomized double-blinded, placebo-controlled phase II trial of simvastatin and gemcitabine in advanced pancreatic cancer patients. Cancer Chemother Pharmacol. 2014;73(1):125-30.
2. BanasikM, KuzniarJ, Kusztal M, Porazko T, Weyde W, Klingler M. Myoglobinuria caused by exertional rhabdomyolysismis diagnosed as psychiatric ilness. Med Sci Monit. 2008;14(1): CS1-4

26. Resposta: b

A paciente tem hipertensão intracraniana (PIC = 29), síndrome inapropriada de hormônio antidiurético em vigência de hiponatremia. A osmolalidade sérica deveria ser mantida acima de 280 mOsm/L e o melhor é mantê-la entre 295 e 305 ou até 320 mOsm/L. Hiponatremia é comum nos pacientes com hipertensão intracraniana, principalmente nos pacientes com hemorragia subaracnóidea, e deve ser evitada ou prontamente tratada. A solução salina hipertônica (SSH), em soluções a 3%, 7,5% ou 23,4%, administrada rapidamente, nos volumes de 100 a 250 mL, é usada também com efeitos similares ao manitol, mas em geral é mais potente.

Bibliografia

1. Miller ME and Suarez JI. Cerebral edema and intracranial dynamics: monitoring and management of intracranial pressure. In: Suarez SI. Critical care neurology and neurosurgery, ed. New Jersey: Humana Press; 2004. p. 47-100.

27. Resposta: c

De acordo com os estudos de Michard et al., um valor de delta PP > 13% é um bom indicador de que o paciente vai responder a um desafio com volume. Observe a figura a seguir. A análise da variação na pressão de pulso pode ajudar a identificar em que fase da curva de Frank-Starling se encontra o paciente. No entanto, algumas condições precisam ser satisfeitas:

- Os pacientes precisam estar em ventilação mecânica, sedados e paralisados.
- A ventilação mecânica deve estar em modo de controle de volume, com volume corrente > 8 mL/kg.
- Não deve haver arritmia, *shunt* intracardíaco ou doença valvular significativa.
- Os traçados do pulso arterial e da ventilação mecânica precisam ser impressos em uma mesma folha, e o delta PP deve ser calculado com a fórmula mencionada anteriormente. De forma alternativa, o delta PP pode ser monitorado continuamente (*online*) por meio do uso de um dos novos monitores mencionados (PiCCO ou PulseCO).

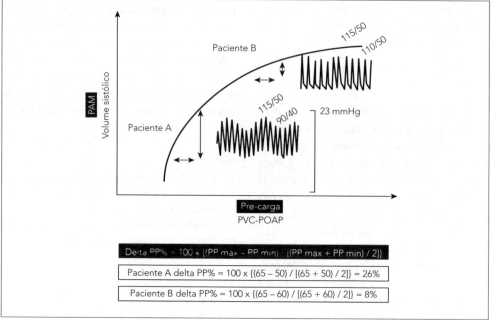

Fonte: Rocha et al., 2010.

Bibliografia

1. Rocha PN, Menezes JAV, Suassuna JHR. Avaliação hemodinâmica em paciente criticamente enfermo. J Bras Nefrol. [internet]. 2010;32(2):201-12.

28. Resposta: c

A hipocalcemia aguda pode ser mortal, já que os pacientes podem apresentar tetania, convulsões ou arritmias cardíacas. No eletrocardiograma, a hipocalcemia pode causar prolongamento do segmento ST e do intervalo QT devido a um aumento na duração do *plateau* do potencial de ação. Em presença de hipocalcemia, a polaridade da onda T pode permanecer inalterada. Embora, em certas ocasiões, a onda T pode diminuir, tornar-se plana ou inverter ligeiramente a polaridade nas derivações com complexos QRS positivos.

A paciente possui uma cirurgia de cabeça e pescoço e possivelmente retirada de paratireoides.

Causas de hipocalcemia: hipoparatiroidismo, pós-cirúrgico ou pós-radiação, autoimune, congênito, pseudo-hipoparatireoidismo, hipomagnesemia ou hipermagnesemia grave, deficiência de vitamina D ou resistência à vitamina D, insuficiência renal ou doença hepática terminal causadores de deficiência de vitamina D, hiperfosfatemia, pancreatite aguda, síndrome do osso faminto pós-paratireoidectomia, quelação, choque séptico ou doenças críticas, quimioterapia, medicamentos (fenobarbital, doses intravenosas elevadas de bisfosfonatos).

Bibliografia

1. Kelly A, Levine MA. Hypocalcemia in the critically ill patient. J Intensive Care Med. 2013; 28(3):166-77.
2. Fong J, Khan A. Hypocalcemia: updates in diagnosis and management for primary care. Can Fam Physician. 2012;58(2):158-62.

PARTE IX

NEUROINTENSIVISMO

29
Acidentes vasculares encefálicos

1. É critério de exclusão para trombólise:
   a) PAS < 145 mmHg e/ou PAD < 100 mmHg.
   b) Idade < 40 anos.
   c) Glicemia < 180 mg%.
   d) AVE nos últimos 16 meses.
   e) Tempo do evento agudo superior a 5 horas.

2. A principal causa de hemorragia intracraniana espontânea é:
   a) Distúrbios de coagulação.
   b) Glioblastoma.
   c) Hipertensão arterial sistêmica.
   d) Doenças inflamatórias do SNC.
   e) Meningites.

3. Faz parte do tratamento que o médico intensivista deve realizar no acidente vascular isquêmico:
   a) Controlar a pressão arterial para manter a pressão arterial diastólica entre 50 e 65 mmHg.
   b) Heparinizar todos os casos.
   c) Corticoide no edema cerebral e $PaCO_2$ < 25 mmHg.
   d) Aspirina em todos os casos.
   e) Suporte de via aérea, trombólise em pacientes abaixo de 3 horas de isquemia sem contraindicações.

4. Observe a figura a seguir e assinale a alternativa correta.

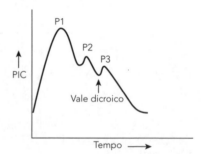

   a) O componente cardíaco é P1 e corresponde à fase de contração isovolumétrica.
   b) A amplitude de P2 pode ser interpretada com magnitude da complacência cerebral.
   c) A amplitude de P1 pode ser interpretada como magnitude do fluxo sanguíneo cerebral.
   d) A PIC não tem relação direta com a pressão de perfusão cerebral.

⊕ GABARITO COMENTADO

1. Resposta: e

Os critérios de exclusão para trombólise no acidente vascular encefálico isquêmico são: início dos sintomas acima de 3 horas da admissão, glicemia capilar inferior a 50 mg/dL, pressão arterial sistólica > 185 mmHg e pressão arterial diastólica > 110 mmHg, idade menor que 18 anos, AVE prévio e/ou traumatismo craniano nos últimos 3 meses, ausência de sangramento ativo e/ou uso de anticoagulantes e/ou antiagregantes plaquetários, ausência de infarto do miocárdio nos últimos 3 meses, realização de cirurgia de grande porte nos últimos 14 dias, história de sangramento intracraniano no passado, tomografia computadorizada anormal na admissão do paciente.

Bibliografia

1. Rabinstein AA. Update on treatment of acute ischemic stroke. Continuum (Minneap Minn). 2020;26(2):268-86.
2. Adams Jr HP, del Zoppo G, Alberts MJ, Bhatt DL, Brass L, Furlan A, et al.; American Heart Association; American Stroke Association Stroke Council; Clinical Cardiology Council; Cardiovascular Radiology and Intervention Council; Atherosclerotic Peripheral Vascular Disease and Quality of Care Outcomes in Research Interdisciplinary Working Groups. Guidelines for the early management of adults with ischemic stroke. Stroke. 2007;38(5):1655-711.

2. Resposta: c

O principal mecanismo de hemorragia intracerebral (HI) espontânea primária é a ruptura de um vaso decorrente de lesões crônicas (espessamento e lesão da parede arteriolar) ocasionados pela força de cisalhamento (*shear stress*) por meio da hipertensão arterial sistêmica (vasculopatia hipertensiva ou denominada *lipo-halinosis*). Outra causa primária menos frequente seria a deposição de proteínas anômalas (angiopatia amiloide). Causas secundárias de HI incluem malformações arteriovenosas (MAV), aneurismas saculares, coagulopatias, doenças infecciosas e/ou inflamatórias e tumores cerebrais.

Bibliografia

1. Maher M, Schweizer TA, Macdonald RL. Treatment of Spontaneous Subarachnoid Hemorrhage: Guidelines and Gaps. Stroke. 2020;51(4):1326-1332.

3. Resposta: e

Pacientes que se encontram na fase aguda do AVEi e não preenchem critérios para trombólise intravenosa e/ou intra-arterial devem ser manejados inicialmente com cuidados de suporte respiratório, circulatório e hemodinâmicos, evitando lesões secundárias por hipóxia, hipotensão arterial, hiperglicemia, desnutrição, úlceras gástricas e profilaxia de eventos trombóticos, como trombose venosa profunda. A utilização de medicações para profilaxia secundária, ou seja, após o evento ocorrido, deve compreender o uso de antiagregantes plaquetários (aspirina, clopidogrel, dipiridamol), uso de hipolipemiantes orais (sinvastatina, rosuvastatina) e anticoagulação oral caso existam trombo intracavitário cardíaco e/ou fibrilação atrial. Conforme discutido anteriormente, não está indicado corticoide nessa situação. Em relação aos níveis pressóricos desejados na fase aguda do AVEi, recomenda-se iniciar anti-hipertensivos quando a PAS > 220 mmHg e/ou PAD > 120 mmHg em pacientes que não receberam trombolítico, e nos pacientes que foram submetidos a trombolíticos manter PAS < 185 mmHg e PAD < 110 mmHg.

Bibliografia

1. Rabinstein AA. Update on treatment of acute ischemic stroke. Continuum (Minneap Minn). 2020;26(2):268-86.

4. **Resposta: b**

Uma curva de pressão intracraniana (PIC) normal possui característica pulsátil com componentes respiratória e cardíaca. A componente respiratória reflete a compressão da caixa torácica durante a respiração e sua amplitude varia de 2 a 10 mmHg. A componente cardíaca de uma onda de PIC normalmente possui três picos, que correspondem à pressão dentro do ciclo cardíaco, com sua amplitude variando de 1 a 4 mmHg. P1 é a onda de percussão, corresponde ao pulso arterial transmitido através do plexo coroide dentro do líquido cefalorraquidiano. P2 é a onda tidal, representando a complacência cerebral e pode ser descrita como a reflexão do pulso arterial durante a sístole rebatida no parênquima. P3 é a onda dicroica, representando o fechamento da valva aórtica.

Bibliografia

1. Sharma S, Hashmi MF, Kumar A. Intracranial hypertension. Treasure Island: StatPearls Publishing; 2020.
2. Rehder D. Idiopathic intracranial hypertension: review of clinical syndrome, imaging findings, and treatment. Curr Probl Diagn Radiol. 2020;49(3):205-14.

Abordagem da hemorragia intracerebral na UTI

1. Sobre a hemorragia intracerebral, assinale a alternativa correta:
   a) O nível da pressão arterial (extremos superiores) > 200 mmHg, posterior a HIC, não é preditivo de expansão do hematoma.
   b) Manter a pressão < 140 mmHg diminuiu a mortalidade dos pacientes.
   c) Manter a pressão < 140 mmHg diminuiu o índice de incapacidade, ou deficiências graves depois do evento.
   d) O melhor fármaco é o nitrato.
   e) O uso da pressão arterial invasiva é aceito e aconselhável.

2. Sobre a hemorragia intracerebral (HIC), responda qual a alternativa correta:
   a) A monitorização cardíaca é essencial porque as alterações no segmento ST e intervalo QT são comuns.
   b) O ecocardiograma é obrigatório em todos os pacientes.
   c) O EEG é obrigatório em todos os pacientes vítimas de HIC.
   d) Todos os pacientes plaquetopênicos devem receber DDAVP.
   e) Todas as alternativas estão corretas.

3. Homem de 46 anos adentra na UTI com cefaleia de forte intensidade, vômitos e hemiplegia direita com afasia. Tomografia de crânio: sangramento núcleo-capsular. Antecedentes: hipertensão arterial de difícil controle, dislipidemia. Exame clínico: PA = 180 x 110 mmHg, FC = 92 bpm, FR = 18 ipm, T = 36,8°C; SpO_2 = 95%, glicemia capilar = 143 mg/dL. Escala de Glasgow = 10 (AO = 4; MRM = 5; MRV = 1), restante do exame clínico normal. Abordagem adequada da pressão arterial sistólica deve ser feito com:
   a) Propranolol para manter < 180 mmHg.
   b) Nitroprussiato de sódio para manter 140-160 mmHg.
   c) Nitroprussiato de sódio para manter 110-140 mmHg.
   d) Hidralazina e furosemida para manter < 220 mmHg.

 GABARITO COMENTADO

1. **Resposta: e**
   O nitrato deve ser evitado porque aumenta a PIC, prejudica a autorregulação cerebral e potencializa a vasodilatação cerebral.

Grandes diminuições de PA não mostraram alteração na mortalidade e desfechos primários importantes (*major disability*), embora manter PA no nível de 140 mmHg tenha sido seguro nos estudos e pode ser realizado, melhorando o *ranking* de escores neurológicos após o evento.

Bibliografia

1. Rabinstein AA. Update on treatment of acute ischemic stroke. Continuum (Minneap Minn). 2020;26(2):268-86.

2. Resposta: a

A monitorização cardíaca desses pacientes é obrigatória nos primeiros dias, especialmente nos hipertensos com abordagem farmacológica. Alterações de segmento ST, QT e arritmias são comuns e associadas a aumento da mortalidade. A reversão dos efeitos clínicos associados a AAS ou clopidogrel com plaquetas ou DDAVP não está determinada. O EEG está indicado em pacientes com diminuição do nível de consciência desproporcional ao dano cerebral.

Bibliografia

1. Ziai WC, Carhuapoma JR. Intracerebral hemorrhage. Continuum (Minneap Minn). 2018;24(6): 1603-22.

3. Resposta: b

Diversos estudos (INTERACT I e II e ATACH I e II) avaliaram o efeito da redução aguda (< 24 h) da PA, com o objetivo de reduzir o volume de sangramento. Não houve resultados favoráveis. Uma revisão sistemática recente mostrou que a redução da PA para níveis < 140 mmHg não melhorou o prognóstico e esteve associada com maior risco de piora da função renal. A maioria dos autores recomenda PA sistólica em torno 160 mmHg (140-180) e a diastólica em torno de 110 mmHg. No paciente em coma, Glasgow < 8, a prioridade é monitorar a pressão intracraniana e ajustar a PA para manter a PPC > 70 mmHg.

Bibliografia

1. Hill MD, Muir KW. INTERACT-2. Stroke. 2013;44:2951-2.
2. Anderson CS, Huang Y, Arima H, Heeley E, Skulina C, Parsons MW, et al; for the INTERACT Investigators. Effects of early intensive blood pressure-lowering treatment on the growth of hematoma and perihematomal edema in acute intracerebral hemorrhage. Stroke. 2010;41:307-12.

Estado de mal epiléptico

1. Um paciente apresenta crises convulsivas há 40 minutos, sem recuperação do nível de consciência entre as crises. Assinale a alternativa correta:
   a) É definido como estado de mal epiléptico parcial complexo.
   b) Succinilcolina deve ser utilizada nesse caso.
   c) A presença de liberação esfincteriana não faz parte do quadro clínico.
   d) A prioridade inicial deve ser a proteção da via aérea.
   e) Barbitúricos são drogas de primeira escolha.

Sobre o caso clínico a seguir, responda as questões 2 e 3.

Mulher de 65 anos, com antecedente de hipertensão arterial, dislipidemia, fibrilação atrial, acidente vascular cerebral isquêmico há três anos com sequelas (hemiparesia direita), apresenta abalos no braço esquerdo, não responde e evoluiu com abalos nos quatro membros. A crise persistiu, a família chamou o resgate e o paciente foi trazido para a sala de emergência mantendo o quadro há aproximadamente 15 minutos. Glicemia capilar: 158 mg/dL.

2. Sobre a definição da situação clínica do paciente responda a alternativa correta.
   a) Não podemos considerar como estado de mal epiléptico.
   b) Uma crise convulsiva de duração superior a 30 minutos deve ser considerada estado de mal epiléptico.
   c) A definição operacional seria ≥ 5 minutos de convulsões contínuas.
   d) A definição operacional não autoriza o início de tratamento como estado de mal epiléptico.

3. Além de monitorização e oxigênio, a conduta inicial mais adequada neste momento é:
   a) Intubação orotraqueal, diazepam intravenoso e dose de ataque de fenobarbital por se tratar de um paciente em estado de mal epiléptico.
   b) Diazepam intravenoso e manter a via aérea pérvia com anteriorização da mandíbula.
   c) Iniciar dose de ataque de fenitoína como tratamento inicial.
   d) Diazepam intravenoso e não iniciar dose de ataque de outro medicamento não benzodiazepínico caso as convulsões pararem.

4. Mulher, 32 anos, é trazida por familiares apresentando movimentos tônico-clônicos generalizados há 6 minutos. Na chegada, a paciente é levada para a sala de urgência. No leito, apresenta saturação de O_2 de 94%; dextro = 140 mg/dL, mantendo-se em crise. A equipe tentou obtenção de acesso venoso, sem sucesso. Qual a medicação mais adequada por via intramuscular?
   a) Midazolam.
   b) Fenitoína.
   c) Diazepam.
   d) Fenitoína.

 GABARITO COMENTADO

1. Resposta: d

O estado de mal epiléptico (EME) é definido como crises contínuas de pelo menos 30 minutos ou crises sem completa recuperação da consciência nos intervalos com mesma duração de tempo. Seu tratamento inicial se baseia no controle do "ABC", ou seja, proteção de via aérea, oxigenação, circulação, administração de tiamina e glicose hipertônica e benzodiazepínico de curta duração (diazepam e/ou lorazepam). Fenitoína e barbitúricos são drogas de segunda e terceira escolhas no algoritmo de tratamento, assim como não podemos definir o tipo de crise com base em mioclonias e/ou liberação esfincteriana.

Bibliografia
1. Pichler M, Hocker S. Management of status epilepticus. Handb Clin Neurol. 2017;140:131-51.

2. Resposta: c

3. Resposta: b

A duração da atividade convulsiva contínua usada para definir o estado de mal epiléptico variou ao longo do tempo. Historicamente, a Liga Internacional contra a Epilepsia (ILAE) e outros definiram o *status epilepticus* como uma crise epiléptica única com duração > 30 minutos ou uma série de crises epilépticas durante as quais a função não é recuperada entre eventos ictais em um período de 30 minutos.

Devido à urgência clínica no tratamento do estado de mal epiléptico convulsivo generalizado (GCSE), entretanto, uma definição de 30 minutos não é prática nem apropriada na prática clínica. Depois que as convulsões continuarem por mais de alguns minutos, o tratamento deve começar sem demora.

Considerando a necessidade de avaliação e intervenção rápidas em GCSE para evitar morbidade cardiovascular e estado refratário, uma definição operacional aceita de GCSE consiste no seguinte:
- ≥ 5 minutos de convulsões contínuas; ou
- ≥ 2 crises discretas entre as quais há recuperação incompleta da consciência.

Em 2015, a ILAE publicou uma definição conceitual revisada de *status epilepticus* que incorpora dois momentos, t1 e t2.
- O primeiro, t1, é o momento em que a atividade convulsiva em curso deve ser considerada anormalmente prolongada, com probabilidade de parar espontaneamente e quando o tratamento para o estado de mal epiléptico deve ser iniciado.
- O segundo, t2, é o tempo após o qual a atividade convulsiva em andamento apresenta um risco significativo de complicações em longo prazo.

A definição da ILAE é a seguinte: "*Status* epiléptico é uma condição resultante da falha dos mecanismos responsáveis pelo término das convulsões ou do início de mecanismos que levam a convulsões anormalmente prolongadas (após o ponto t1). É uma condição que pode ter consequências de longo prazo (após o momento t2), incluindo morte neuronal, lesão neuronal e alteração das redes neuronais, dependendo do tipo e da duração das crises."

Para GCSE, a proposta da ILAE especifica que t1 e t2 são 5 e 30 minutos, respectivamente, com base nos melhores dados disponíveis de estudos em animais e clínicos. Para outros tipos de estado de mal epiléptico, os intervalos de tempo mais apropriados para t1 e t2 não foram bem definidos e são muito mais especulativos, particularmente para o estado não convulsivo. A ILAE sugere o uso de t1 e t2 de 10 e > 60 minutos para estado epiléptico focal com comprometimento da consciência (frequentemente denominado estado epiléptico parcial complexo) e t1 de 10 a 15 minutos para estado de ausência de estado epiléptico. Não há dados disponíveis que sugiram qualquer t2 particular para estado de ausência de estado epiléptico.

O manejo inicial é dividido em três fases: avaliação e tratamento de suporte; terapia farmacológica inicial com benzodiazepínico; e terapia urgente que atinge o controle de longo prazo usando um anticonvulsivante não benzodiazepínico, como a fosfenitoína. Apesar do tratamento inicial, aproximadamente 20 por cento dos pacientes desenvolvem estado epiléptico refratário e requerem terapia adicional.

Terapia farmacológica inicial

Quando o acesso IV está disponível, os benzodiazepínicos são o tratamento de primeira linha para o GCSE. Além disso, o tratamento com um anticonvulsivante não benzodiazepínico (ou seja, fosfenitoína, valproato ou levetiracetam) é recomendado para prevenir a recorrência, mesmo que as convulsões tenham cessado após o tratamento com benzodiazepínico. No Brasil usamos

fenitoína, porém os estudos utilizam os fármacos mencionados.

Lorazepam 0,1 mg/kg deve ser administrado por via intravenosa a uma taxa máxima de 2 mg/minuto, permitindo alguns minutos (por exemplo, 3 a 5 minutos) para avaliar seu efeito antes de decidir se doses adicionais são necessárias. Uma alternativa à dose de ataque inicial de lorazepam com base no peso é uma dose fixa de 4 mg, repetida se ainda houver convulsões. Diazepam 0,15 mg/kg, IV, até 10 mg por dose, pode ser substituído se lorazepam não estiver disponível.

Se as convulsões continuarem neste ponto, doses adicionais de lorazepam podem ser infundidas a uma taxa máxima de 2 mg/minuto e um segundo cateter intravenoso colocado. Não há dose máxima definida de lorazepam; os médicos devem ser orientados pelo efeito clínico (incluindo na pressão arterial) e controle das crises, tanto clinicamente quanto por EEG, quando disponível. Mesmo que a atividade convulsiva pare após o lorazepam, uma dose de ataque de um anticonvulsivante não benzodiazepínico deve ser seguida para manter o controle das convulsões.

Entre os medicamentos anticonvulsivantes que podem ser administrados por via intravenosa, há evidências de alta qualidade do estudo *Established Status Epilepticus Treatment Trial* (ESETT) de que a fosfenitoína, o valproato e o levetiracetam são igualmente eficazes e têm taxas semelhantes de efeitos adversos. Sugerimos o tratamento com fosfenitoína, valproato ou levetiracetam, em vez de medicamentos anticonvulsivantes alternativos.

- A fosfenitoína é iniciada com uma dose de ataque de 20 mg/kg de equivalentes de fenitoína (PE) (ou 20 mg/kg para fenitoína), infundida de 100 a 150 mg de PE por minuto (ou 25 a 50 mg/minuto para fenitoína), mas a taxa de infusão deve ser reduzida se ocorrerem efeitos adversos significativos. A fenitoína (mas não a fosfenitoína) e qualquer um dos benzodiazepínicos são incompatíveis e precipitarão se infundidos pela mesma linha intravenosa; isso também se aplica à fenitoína e a qualquer fluido com glicose/dextrose. Uma dose adicional de 5 a 10 mg de PE/kg de fosfenitoína ou 5 a 10 mg/kg de fenitoína pode ser administrada 10 minutos após a infusão inicial se as convulsões persistirem, até uma dose cumulativa máxima de 30 mg/kg.

- Valproato é administrado com uma dose de ataque de 30 mg/kg e infundido a uma taxa de 10 mg/kg por minuto em adultos.
- O levetiracetam é administrado na dose de ataque de 60 mg/kg (máximo de 4500 mg) em infusão durante 15 minutos.

A escolha entre esses anticonvulsivantes pode ser feita de acordo com fatores individuais do paciente, como comorbidades e possíveis efeitos adversos, bem como a disponibilidade local e a experiência clínica. É necessário julgamento clínico para determinar a seleção e dosagem de fármacos anticonvulsivantes não benzodiazepínicos para pacientes em terapia crônica com um dos agentes preferidos antes do início do GCSE. Como exemplo, para um paciente em tratamento com fenitoína antes do início de GCSE que é conhecido por ter uma dose ou nível terapêutico recente de fenitoína, é razoável usar valproato ou levetiracetam (em vez de fenitoína ou fosfenitoína) como o segundo agente para GCSE. Da mesma forma, para um paciente com valproato crônico que é conhecido por ter uma dose ou nível terapêutico recente, é razoável usar fenitoína/fosfenitoína ou levetiracetam (em vez de valproato) como o segundo agente para GCSE. Em contraste, para um paciente em uso crônico de fenitoína ou valproato, que se pensa ter um baixo nível de medicamento, uma dose de carga adicional e proporcional desse medicamento valeria a pena.

Demora muito para obter os níveis de levetiracetam no contexto urgente de GCSE. Consequentemente, para pacientes que tomam levetiracetam crônico, é razoável usar fenitoína ou valproato como o segundo agente para GCSE se a dosagem recente ou nível de levetiracetam for desconhecido. Uma alternativa é fazer o próprio levetiracetam, uma vez que não há risco sério para os níveis transitórios de levetiracetam supraterapêutico.

Bibliografia

1. Yasam VR, Senthil V, Jakki SL, Jawahar N. Status epilepticus: an overview. Curr Drug Metab. 2017;18(3):174-85.
2. Sculier C, Gaspard N. New onset refractory status epilepticus (NORSE). Seizure. 2019;68:72-78.

4. Resposta: a

Uma importante metanálise, divulgada em março de 2017, avaliou 11 estudos realizados duplo-cego randomizados no período de 1997 a 2013, que analisaram populações adulta e pediátrica quanto ao uso de benzodiazepínicos aplicados pela via intravenosa *versus* outras vias (intramuscular ou intranasal). Os benzodiazepínicos mais utilizados foram diazepam IV (dose entre 0,2 e 0,5 mg/kg), lorazepam IV (0,1-02 mg/kg) e midazolam IM ou IN (0,2-0,5 mg/kg).

O estudo dessa metanálise evidencia superioridade e segurança da via não intravenosa, principalmente intranasal e intramuscular, em relação à intravenosa no cuidado do paciente com *status epilepticus* que não possui acesso venoso instalado em vigência da crise convulsiva. Para o paciente que já possui acesso venoso pérvio (previamente hospitalizado por exemplo), esta deve ser a via preferida para administração da medicação, pois nesse caso o tempo para obtenção de acesso venoso não será contado. A via não intravenosa é um meio de tratamento rápido e prático para o paciente, porém mesmo quando utilizada, todo paciente em vigência de crise ou *status epilepticus* necessitará de um acesso venoso, caso precise de drogas de segunda linha para controle de suas crises, como fenitoína.

Bibliografia

1. Alshehri A, Abulaban A, Bokhari R, Kojan S, Alsalamah M, Ferwana M, et al. Intravenous versus non-intravenous benzodiazepines for the abortion of seizures: a systematic review and meta-analysis of randomized controlled trials. Acad Emerg Med. 2017;24(7):875-83.

2. Silbergleit R, Lowenstein D, Durkalski V, Conwit R; Neurological Emergency Treatment Trials (NETT) Investigators. RAMPART (Rapid Anticonvulsant Medication Prior to Arrival Trial): a double-blind randomized clinical trial of the efficacy of IM midazolam versus IV lorazepam in the pre-hospital treatment of status epilepticus by paramedics. Epilepsia. 2011;52(Suppl8):45-7.

Delirium e estados confusionais

1. Qual das alternativas a seguir apresenta os critérios diagnósticos de *delirium*?
   a) Distúrbios da memória, agressividade e hiponatremia.
   b) Instalação progressiva, hipercalcemia e sonolência.
   c) Desorganização do pensamento, falta de atenção, alteração aguda do estado mental.
   d) Instalação aguda, distúrbio do ciclo sono-vigília e acidose metabólica.

2. Todos são fatores de risco para ocorrência de *delirium* na UTI, exceto:
   a) Ventilação mecânica invasiva.
   b) Interrupção diária da sedação.
   c) Contenção no leito.
   d) Dificuldade auditiva.
   e) Dificuldade visual.

3. Em relação ao *delirium* e outros distúrbios comportamentais em pacientes de UTI, é correto afirmar que:
   a) A deficiência do neurotransmissor acetilcolina é a principal base fisiopatológica do *delirium* em idosos.
   b) A administração intravenosa de haloperidol está contraindicada.

   c) O *delirium* não está relacionado a mortalidade.
   d) O *delirium* não tem relação com dificuldades visuais e auditivas.
   e) Os benzodiazepínicos e opioides utilizados em UTI podem provocar alterações cognitivas em pacientes idosos por efeito neurotóxico.

4. Sobre o *delirium*, assinale a alternativa correta:
   a) As principais características do *delirium* são a agitação psicomotora e as alterações acidobásicas.
   b) Independentemente do tipo de *delirium*, sua manifestação se correlaciona com maior permanência na UTI e no hospital e aumento da morbimortalidade.
   c) A prevalência de *delirium* em pacientes dentro de UTI gerais é de 80%, em média.
   d) A agressividade e alterações metabólicas são critérios obrigatórios para o diagnóstico de *delirium*.
   e) O *delirium* é mais comum em mulheres e em pacientes com pneumonia.

GABARITO COMENTADO

1. Resposta: c

Os critérios diagnósticos para *delirium* segundo DSM-IV são:

- Perturbação da consciência (ou seja, redução da clareza da consciência em relação ao ambiente), com redução da capacidade de direcionar, focalizar, manter ou deslocar a atenção.
- Uma alteração na cognição (tal como déficit de memória, desorientação, perturbação da linguagem) ou desenvolvimento de perturbação da percepção que não é mais bem explicada por demência preexistente, estabelecida ou em evolução.
- A perturbação desenvolve-se ao longo de curto período de tempo (em geral, de horas a dias), com tendência a flutuações no decorrer do dia.

Existem evidências, a partir da história, do exame físico ou de achados laboratoriais, de que a perturbação é causada por consequências fisiológicas diretas de condição médica geral.

Entretanto, podemos utilizar outro método de avaliação de *delirium* validado em terapia intensiva denominado CAM-ICU (*Confusion Assessment Method-Intensive Critical Unit*).

Devem estar presentes os seguintes fatores:

- Início agudo e flutuante do estado mental.
- Falta de atenção.
- Pensamento desorganizado ou alteração do nível de consciência.

Bibliografia

1. Mattison MLP. Delirium. Ann Intern Med. 2020; 173(7):ITC49-ITC64.

2. Resposta: b

A utilização de protocolos dentro das UTI, como interrupção diária da sedação, está associada a redução do tempo de ventilação mecânica, pneumonia associada à ventilação mecânica, exames complementares adicionais, como tomografia computadorizada de crânio e, principalmente, diminuição da ocorrência de *delirium*. Sabe-se que a presença de *delirium* em UTI está associada ao aumento de morbimortalidade e fatores principiantes, como imobilidade, desidratação, dificuldade visual e ventilação, que devem ser prontamente revertidos.

Bibliografia

1. Slooter AJ, Van De Leur RR, Zaal IJ. Delirium in critically ill patients. Handb Clin Neurol. 2017;141:449-66.

3. Resposta: e

A fisiopatologia do *delirium* ainda não está bem elucidada, porém existe uma série de teorias (dopaminérgica, colinérgica, inflamatória, sinalização celular e da oferta de oxigênio) a respeito. A teoria da dopamina relaciona o excesso desse neurotransmissor na disfunção cognitiva. A presença de *delirium* em terapia intensiva está associada ao aumento de morbimortalidade. A ocorrência de efeitos extrapiramidais, assim como efeitos arritmogênicos, independe da via de administração de haloperidol, mas sim de seu efeito cumulativo. Existem múltiplos fatores implicados no *delirium*, por exemplo, gravidade da doença, exposição a fármacos, ventilação mecânica e bexigoma. O simples fato de desenvolver *delirium* apresenta fator independente para disfunção cognitiva nos sobreviventes à alta hospitalar. Está comprovado desenvolvimento de *delirium* com administração de benzodiazepínicos, assim como sua associação a disfunção cognitiva em pacientes idosos.

Bibliografia

1. Slooter AJ, Van De Leur RR, Zaal IJ. Delirium in critically ill patients. Handb Clin Neurol. 2017; 141:449-66.
2. Morandi A, Jackson JC. Delirium in the intensive care unit: a review. Neurol Clin. 2011;29(4):749-63.

4. Resposta: b

O *delirium* pode ser classificado como hiperativo e hipoativo. Este último apresenta um desafio no seu reconhecimento, retardando o tratamento e aumentando a morbimortalidade em ambientes de terapia intensiva. Está muito bem estabelecido o comprometimento cognitivo em médio e longo prazos de pacientes que desenvolvem *delirium* em UTI, principalmente idosos. A prevalência de *delirium* em UTI gira em torno de 20-42%, dependendo da região geográfica e da população estudada (idosos *versus* jovens). Existem três tipos de *delirium*: hiperativo, hipoativo e misto. A maior incidência está relacionada ao *delirium* hipoativo e misto em pacientes idosos. A agressividade não é critério de diagnóstico obrigatório para *delirium*, e sim início agudo e flutuante do estado mental, falta de atenção e pensamento desorganizado.

Bibliografia

1. Slooter AJ, Van De Leur RR, Zaal IJ. Delirium in critically ill patients. Handb Clin Neurol. 2017;141:449-66.

33

Hemorragia subaracnoide

1. Sobre questões de neurointensivismo, pode-se dizer que:
   a) Autorregulação é a habilidade de manter a mesma pressão arterial média durante variações do fluxo sanguíneo cerebral.
   b) Alterações de $PaCO_2$ sempre se relacionam a aumento do fluxo sanguíneo cerebral com manutenção da pressão arterial média.
   c) O risco de vasospasmo cerebral após a hemorragia subaracnóidea deve ser uma preocupação do intensivista, e a hiper-hidratação é um cuidado.
   d) Pacientes em pós-operatório de neurocirurgia devem realizar traqueostomia com Glasgow = 9.
   e) Hipertermia não é fator relacionado a pior prognóstico no acidente vascular encefálico isquêmico e no traumatismo craniano.

2. Com relação ao uso de nimodipino na hemorragia subaracnóidea, está correto afirmar que:
   a) Deve-se utilizar a dose de 80 mg, de 4/4 h, VO ou VS, dependendo da classificação clínica.
   b) Está contraindicado em HSA.

   c) Deve ser utilizado apenas nos casos de vasospasmo sintomático.
   d) Recomenda-se o uso profilático de nimodipino 240 mg, por dia, em 4 doses VO/VSNE, independentemente da classificação clínica.

3. Paciente pós-HSA evolui em coma com imagem de inundação ventricular com sangue. Segundo as classificações das escalas clínicas de Hunt-Hess (H-H) e Fisher, ele apresenta:
   a) H-H IV e Fischer IV.
   b) H-H V e Fisher V.
   c) H-H IV e Fisher III.
   d) H-H V e Fisher IV.
   e) H-H III e Fisher IV.

4. Paciente de 55 anos chega ao hospital com cefaleia súbita, acompanhada de confusão mental e hemiplegia esquerda. Tomografia de crânio apresenta hemorragia cerebral e inundação ventricular. Sobre essa situação clínica, é correto afirmar que:
   a) O paciente deve receber drogas vasoativas imediatamente.
   b) O paciente deve ter bom prognóstico.
   c) Ressangramento é uma complicação possível e precoce.

d) O uso de betabloqueador modifica a evolução do vasospasmo arteriográfico.
e) A ressonância nuclear magnética é exame obrigatório.

5. O eixo neuroendócrino está relacionado ao estado de choque em qual situação?
   a) Trauma raquimedular e acidente vascular encefálico isquêmico insular.
   b) Acidente vascular hemorrágico.
   c) Hemorragia subaracnóidea, trauma cranioencefálico e acidente vascular encefálico hipotalâmico.
   d) Hemorragia subaracnóidea, infecção de sistema nervoso central e acidente vascular encefálico isquêmico.
   e) Infecção de sistema nervoso central.

6. Paciente de 28 anos, sexo masculino, dá entrada na sala de emergência com história de cefaleia súbita, de forte intensidade, associada a rebaixamento do nível de consciência e crise convulsiva tônico-clônica generalizada. Na admissão paciente apresenta escala de coma de Glasgow = 4, pupilas isocóricas e fotorreagentes. Realizada tomografia de crânio que evidenciou a presença de sangue no espaço subaracnoide associada a hemorragia intraventricular. Sobre este quadro clínico é correto afirmar:
   a) Pode-se classificar tomograficamente a hemorragia descrita como Fisher II.
   b) A maioria dos ressangramentos ocorre entre o 8° e 10° dia, período de fibrinólise do coágulo formado no primeiro sangramento.
   c) O melhor preditor da ocorrência de vasoespasmo é a quantidade de sangue nas fissuras e cisternas cerebrais visto na tomografia de crânio inicial.
   d) A terapia do "triplo H" deve ser utilizada no tratamento do vasoespasmo, independentemente do tratamento do aneurisma devido às graves sequelas motoras.

 GABARITO COMENTADO

1. **Resposta: c**
Autorregulação refere-se à habilidade da vasculatura cerebral em manter o fluxo sanguíneo cerebral (FSC) relativamente constante (FSC = PPC ÷ RVC), em que PPC é a pressão de perfusão cerebral e RVC é a resistência vascular cerebral. Entretanto, em pacientes com TCE e/ou AVCI, ocorre perda da autorregulação cerebral e o FSC se torna dependente da pressão arterial média (PAM).

PPC = PAM – PIC
Em que PIC = pressão intracraniana.

A hipercapnia promove vasodilatação arteriolar cerebral, aumento do FSC, podendo levar a hipertensão intracraniana (HIC) e diminuição da pressão de perfusão cerebral. A hiperoxia pode acarretar vasoconstrição e diminuição do FSC. A classificação de Fisher é um preditor de vasospasmo nos casos de HSA. Fisher 1, 2 e 4 se associam a baixa incidência de vasospasmo e Fisher 3, vasospasmos severos, assim como a quantidade de cisternas acometidas pela classificação de Hijdra. A Escala de Coma de Glasgow foi desenvolvida e validada para pacientes com TCE transferidos para outras situações neurológicas. Nesse cenário, a Escala de Glasgow de 9 pode ser exclusivamente pelo déficit verbal e/ou abertura ocular. Segundo as recomendações da Sociedade de Neurointensivismo para cuidados e manuseio de hemorragia subaracnóidea aneurismática, a hiperglicemia (glicemia > 200 dg/mL) está associada a maior risco de infecção e vasospasmo, e, portanto, deve ser tratada.

Bibliografia

1. Muehlschlegel S. Subarachnoid hemorrhage. Continuum (Minneap Minn). 2018;24(6):1623-57.

2. **Resposta: d**

A utilização de nimodipino 60 mg, de 4/4 horas, VO/ SNE, associa-se a redução de vasospasmo, independentemente da classificação de Hunt-Hess. Está indicado em todos os casos de HAS de forma profilática, reduzindo significativamente os eventos isquêmicos e, por consequência, o vasospasmo. Devemos lembrar que pode ocorrer hipotensão associada a essa medicação, possibilitando piora da isquemia.

Bibliografia

1. Long B, Koyfman A, Runyon MS. Subarachnoid hemorrhage: updates in diagnosis and management. Emerg Med Clin North Am. 2017; 35(4):803-24.

3. **Resposta: d**

A classificação clínica de Hunt-Hess no caso clínico será V, e a classificação tomográfica de Fisher para hemorragia subaracnóidea com inundação ventricular é Fisher IV.

Bibliografia

1. Xie Z, Hu X, Zan X, Lin S, Li H, You C. Predictors of shunt-dependent hydrocephalus after aneurysmal subarachnoid hemorrhage? A systematic review and meta-analysis. World Neurosurg. 2017;106:844-860.e6

4. **Resposta: c**

Esse caso evidencia HSA com classificação Hunt-Hess (H-H) IV e tomográfica Fisher V. O exame de fundo de olho auxilia o médico na identificação de complicações como edema de papila e, indiretamente, é um sinal de hipertensão intracraniana (HIC), mas não a causa da hemorragia cerebral. O exame pa-

drão-ouro para classificação de hemorragia é a tomografia computadorizada e o uso de nimodipino (bloqueador de canal de cálcio) não modifica o curso do vasospasmo arteriográfico em evolução, mas sim as medidas adjuvantes, como hipervolemia, hipertensão, hemodiluição e tratamento endovascular. O ressangramento está intimamente relacionado à severidade da HSA, por meio da escala de H-H, assim como hidrocefalia, e geralmente ocorre nos primeiros 14 dias do início do quadro.

Bibliografia

1. Xie Z, Hu X, Zan X, Lin S, Li H, You C. Predictors of shunt-dependent hydrocephalus after aneurysmal subarachnoid hemorrhage? a systematic review and meta-analysis. World Neurosurg. 2017;106:844-860.e6.

5. **Resposta: c**

Diversos mecanismos de lesão hipofisária têm sido propostos, como compressão da glândula e/ou edema com compressão dos núcleos hipotalâmicos, fratura craniana, hemorragia, aumento da pressão intracraniana, hipóxia ou lesões diretas ao hipotálamo, haste hipofisária ou hipófise. Os vasos do sistema porta-hipotalâmico-hipofisário são particularmente vulneráveis a traumatismos cranianos, resultando em infarto da adeno-hipófise. As situações clínicas que alteram o eixo hipotálamo-hipófise, com consequente comprometimento do funcionamento da tireoide e da glândula adrenal, são hemorragia subaracnóidea, TCE e acidente vascular encefálico hipotalâmico.

Bibliografia

1. Hong GK, Payne SC, Jane JA Jr. Anatomy, physiology, and laboratory evaluation of the pituitary gland. Otolaryngol Clin North Am. 2016;49(1):21-32.

6. Resposta: c

As alterações nas funções cerebrais parecem estar relacionadas à presença de sangue no espaço subaracnóideo, sendo a escala de Fisher (EF) a forma de mensuração do conteúdo hemático, realizada por meio da tomografia computadorizada, mais utilizada na prática neurocirúrgica.

Grau	Descrição
Fisher 1	Nenhum sangue subaracnóideo detectado
Fisher 2	Sangramento difuso com todas as camadas verticais (fissura inter-hemisférica, cisterna insular, cisterna ambiens) < 1 mm de espessura
Fisher 3	Coágulo localizado (definido como 3 x 5 mm) ou sangramento com camadas verticais > 1 mm de espessura
Fisher 4	Coágulo intraventricular ou intraparenquimatoso, com ou sem HSA difusa

Em termos de mortalidade, 18% dos pacientes com hemorragia subaracnoide (HSA) evoluem para óbito intra-hospitalar, sendo as principais causas os efeitos diretos da hemorragia inicial (55%) e o ressangramento do aneurisma (17%). Como preditores dessa mortalidade, encontraram-se: EF modificada, idade do paciente, presença de perda de consciência no íctus, escala de Glasgow na admissão e tamanho do aneurisma.

Classificação de Hunt-Hess

É uma escala com base em achados clínicos, usada na admissão do paciente para classificar a gravidade da hemorragia subaracnóidea aneurismática. A partir dela, é possível determinar o risco de mortalidade cirúrgica. As pontuações mais altas, que refletem a gravidade progressivamente maior da hemorragia e consequente disfunção neurológica, estão associadas a uma mortalidade geral mais alta.

Bibliografia

1. Frontera JA, Claassen J, Schmidt JM, Wartenberg KE, Temes R, Connolly ES Jr, et al. Prediction of symptomatic vasospasm after subarachnoid hemorrhage: the modified fisher scale. Neurosurgery. 2006;59(1):21-7; discussion 21-7.
2. Melinosky C, Kincaid H, Claassen J, Parikh G, Badjatia N, Morris NA. The Modified Fisher Scale Lacks Interrater Reliability. Neurocrit Care. 2020.

34

Monitorização neurológica

1. Em relação à doação de órgãos, pode-se dizer que:
   a) A confirmação de morte encefálica não exige o uso de exames complementares.
   b) O diagnóstico de morte encefálica (ME) baseia-se em um critério: comprovação de ausência de função do tronco encefálico.
   c) Deve-se sempre pedir a dosagem sérica ou urinária de fármacos utilizados.
   d) O exame do potencial doador em ME é sempre de pupilas médio-fixas, pois há hipertensão intracraniana.
   e) A doação multivisceral compreende transplante em bloco de estômago, intestino delgado, pâncreas e fígado.

2. Considerando o paciente em morte encefálica (ME), não doador, assinale a alternativa correta:
   a) Com a confirmação do diagnóstico, devemos continuar o tratamento normalmente.
   b) Confirmado o diagnóstico, a família deve ser comunicada. A suspensão de tratamentos considerados fúteis deverá ser retirada.

   c) A decisão de suspender o suporte avançado de vida na ME depende da autorização da família e do médico assistente.
   d) O paciente deve continuar recebendo drogas vasoativas.

3. Quando um paciente doador de órgãos está com hipotensão e morte encefálica, todos os diagnósticos devem ser considerados, exceto:
   a) Hipernatremia.
   b) Disfunção miocárdica.
   c) Hipotermia.
   d) Hipocalcemia.
   e) Hipovolemia.

4. Qual das opções a seguir não está associada a lesão cerebral secundária nos pacientes neurológicos?
   a) Pressão de perfusão cerebral > 60 mmHg.
   b) Febre.
   c) Hipercapnia.
   d) Hipertensão intracraniana.
   e) Hipóxia.

5. Os tumores cerebrais estão associados a hipertensão intracraniana:
   a) O exame de fundo de olho não pode auxiliar o diagnóstico.
   b) As herniações supratemporais são sempre laterais.
   c) O nervo abducente tem sua função frequentemente comprometida por compressão de seu trajeto periférico.
   d) O III par craniano nunca é acometido.

6. Quanto à hidrocefalia, é correto afirmar que:
   a) Pode ser classificada como comunicante ou obstrutiva.
   b) O exame mais bem indicado é a ressonância nuclear magnética.
   c) A comunicante não se relaciona a infecção.
   d) A obstrutiva poupa o IV ventrículo.
   e) A causa mais provável relacionada à hipertensão intracraniana, depois da derivação ventriculoperitoneal, não é a obstrução nem o deslocamento.

7. Paciente vítima de trauma cranioencefálico na UTI é prioridade, exceto:
   a) Controlar a pressão intracraniana.
   b) Controlar a temperatura.
   c) Manter pressão de perfusão intracraniana > 60 mmHg.
   d) Manter PCO_2 inferior a 20 mmHg.

8. Qual das seguintes afirmações em relação ao tratamento do TCE grave está correta?
   a) Manter PIC entre 20 e 25 mmHg.
   b) A pressão de perfusão cerebral deve ser mantida entre 50 mmHg e 70 mmHg.
   c) A pressão de perfusão cerebral deve ser > 80 mmHg.
   d) Corticosteroides são fármacos com sólida evidência no controle da PIC.

9. O uso de corticoide no edema cerebral encontra evidências em que situação?
   a) Hemorragia subaracnóidea.
   b) Traumatismo cranioencefálico.
   c) Tumores cerebrais.
   d) Acidente vascular encefálico hemorrágico.

10. São complicações em pós-operatório de neurocirurgia:
    a) Hipóxia, febre, anemia, hiperglicemia.
    b) Infecções, hipóxia, hipocalcemias.
    c) Hematomas cerebrais, vasospasmo, hidrocefalia.
    d) Hipercalcemias, infecções, hipóxia.
    e) Hiponatremia, hiperglicemia, hidrocefalia.

GABARITO COMENTADO

1. **Resposta: e**

O diagnóstico de morte encefálica é estabelecido com base nos critérios clínicos, porém sua confirmação exige a realização de exames complementares. A dosagem sérica e a urinária de drogas sedativas e/ou psicotrópicas não necessitam ser realizadas, mas deve-se respeitar sua meia-vida plasmática em relação à última dose administrada para iniciar o protocolo de morte encefálica (12 horas ± sedação/curare, 24 a 48 horas ± barbitúricos). No exame ocular do potencial doador, podemos encontrar pupilas médias ou dilatadas (4 a 9 mm) fixas. Na realidade, doação multivisceral compreende transplante em bloco de estômago, intestino delgado, pâncreas e fígado. Até o momento, poucos centros transplantadores possuem infraestrutura para realização de tal procedimento e com casuística limitada, englobando coração, pele, córnea, fígado, rins, pâncreas e, em alguns casos, pulmão. O teste da atropina consiste na ausência de aumento da frequência cardíaca, após administração de 2 mg de atropina. Isso ocorre em virtude da ausência de tônus vagal confirmando disfunção da porção caudal do tronco. Não pode ser utilizado como critério isoladamente nem deve ser utilizado em casos de neuropatia autonômica ou em pacientes transplantados cardíacos com denervação das fibras autonômicas cardíacas.

2. Resposta: b

Em primeiro lugar, devemos considerar a definição de morte pelo prisma da bioética e do ponto de vista jurídico (penal e civil). A bioética define morte como ausência de atividade cerebral (lesão encefálica) e, do ponto de vista jurídico, como ausência de atividade cardiocirculatória. Existe uma divergência entre as definições, pois as condutas baseadas no prisma da bioética podem acarretar complicações jurídicas ao médico. Nesse sentido, o diagnóstico de morte encefálica em um paciente não doador pode ser considerado óbito pelo prisma da bioética e dos protocolos de doação de órgãos, porém, se não houver consentimento da família, não deveremos desligar os aparelhos, pois não existe legislação que nos ampare nesse sentido nem há cessação da atividade circulatória. Existe um parecer do Conselho Federal de Medicina (Processo-consulta CFM n. 7.311/97) sobre o assunto, declarando "Pensamos que sim, pois a verificação da morte por quaisquer critérios é um ato de competência do médico". No entanto, deverão ter os médicos a sensibilidade para que esse seu poder não venha a constituir-se em uma causa adicional de dor àqueles que já passam pelo sofrimento da perda de um ente querido e que devem encontrar no médico uma mensagem de alívio e solidariedade.

3. Resposta: a

Hipovolemia relativa pode estar associada ao doador em potencial em virtude de um desequilíbrio na homeostase vascular e vasodilatação sistêmica, ocasionando hipotensão.

A presença de morte encefálica, dependendo da causa subjacente, como hemorragia subaracnóidea, pode desenvolver uma tempestade de neurotransmissores capazes de ocasionar a síndrome de takotsubo, que se caracteriza por disfunção ventricular esquerda súbita associada a sinais de choque, alterações do segmento ST ao eletrocardiograma e coronárias normais. A regulação do cálcio é de extrema importância no correto funcionamento celular, transmissão neural e estabilidade de membrana. A presença de hipocalcemia severa está associada a hipotensão refratária em pacientes críticos e potenciais doadores. Não há evidência de hiponatremia com hipotensão nessa situação.

Bibliografia

1. Dictus C, Vienenkoetter B, Esmaeilzadeh M, Unterberg A, Ahmadi R. Critical care management of potential organ donors: our current standard. Clin Transplant. 2009;23(Suppl.21):2-9.

4. Resposta: a

Uma série de medidas pode ser realizada para evitar lesão cerebral secundária em pacientes neurológicos, por exemplo, manter pressão arterial média suficiente para garantir pressão de perfusão cerebral (PPC = PAM – PIC) acima de 60 mmHg, e, em decorrência desse fato, toleramos hipertensão arterial em pacientes neurológicos. Existem dados de literatura para a realização de hipotermia terapêutica em pacientes pós-parada cardiopulmonar cerebral e em pacientes com TCE grave em virtude de redução da taxa metabólica cerebral, redução da pressão intracraniana (PIC), do volume sanguíneo cerebral, fluxo sanguíneo cerebral, redução de danos neurológicos em curto e médio prazos. A hipocapnia leve (PCO2 entre 30 e 35 mmHg), através de hiperventilação otimizada (hiperventilação, monitor de PIC/PAM e monitorização de bulbo jugular), pode ser realizada em situações de HIC, porém a hipocapnia *per se* pode precipitar e/ou exacerbar a isquemia cerebral em razão da vasoconstrição global. A hipóxia em detrimento da hiperoxia promove lesão secundária, assim como a hipocalemia não tem efeito cerebral direto.

Bibliografia

1. El-Dib M, Soul JS. Monitoring and management of brain hemodynamics and oxygenation. Handb Clin Neurol. 2019;162:295-314.

5. **Resposta: c**

A presença de papiledema é a manifestação clínica relacionada à hipertensão intracraniana no exame de fundo de olho. As herniações supratentoriais podem ser laterais (Uncal) e/ou centrais. Quando ocorre hérnia uncal (mais comum), o lobo temporal frequentemente se projeta para o tronco cerebral, comprimindo o III par craniano (oculomotor), manifestando-se clinicamente com rebaixamento do nível de consciência, dilatação pupilar ipsilateral, hemiparesia contralateral, postura de descerebração e PIC elevada. Nos casos de herniação central, ocorrem alteração da consciência e dos movimentos oculares e postura em flexão e/ou extensão. Existe uma forte correlação de cefaleia e HIC em virtude do aumento de volume sanguíneo dentro de cavidade óssea com baixa complacência. A letargia associada ao edema peritumoral (edema vasogênico) relaciona-se a edema difuso da substância branca cerebral. O nervo abducente é responsável pela inervação de apenas um músculo: o reto lateral do olho. Ele tem função motora, permitindo a lateralização do globo ocular. Surge a partir do núcleo abducente, situado na base da ponte, abaixo do assoalho do quarto ventrículo, e cursa ventralmente pela ponte, emergindo da superfície ventral do tronco encefálico, entre a ponte e a pirâmide bulbar. Continua anteriormente, através do seio cavernoso, e entra na fissura orbitária superior. Pode estar relacionado a lesão do núcleo abducente na ponte (síndrome de Millard-Gubler) e a compressão no trajeto periférico por aneurisma, tumor e/ou trauma.

Bibliografia

1. Suneja M, Sanders ML. Hypertensive emergency. Med Clin North Am. 2017;101(3):465-78.

6. **Resposta: a**

A hidrocefalia pode ser classificada como comunicante e/ou obstrutiva. A hidrocefalia comunicante é definida como uma dificuldade (infecção, sangramento, trauma) de absorção do liquor pelas granulações aracnoides na superfície da pia-máter no espaço subaracnóideo. A hidrocefalia obstrutiva relaciona-se a obstrução do aqueduto de Sylvius ou do quarto ventrículo (forame de Luschka e/ou de Magendie) por processo infeccioso, inflamatório, sangue e/ou processo expansivo. Dependendo da classificação e etiologia, o tratamento definitivo será diferente. Os exames complementares de imagem dependerão da suspeita diagnóstica e da sensibilidade de cada método. Sinais clínicos de herniação são considerados uma emergência neurocirúrgica, e tratamento cirúrgico imediato deve ser considerado. A causa mais provável relacionada à HIC, após derivação ventriculoperitoneal, é obstrução e/ou deslocamento da derivação.

Bibliografia

1. Langner S, Fleck S, Baldauf J, Mensel B, Kühn JP, Kirsch M. Diagnosis and differential diagnosis of hydrocephalus in Adults. Rofo. 2017;189(8): 728-39.
2. Filippidis AS, Kalani MY, Rekate HL. Hydrocephalus and aquaporins: lessons learned from the bench. Childs Nerv Syst. 2011;27(1):27-33.

7. **Resposta: d**

No caso presente, a ECO2 (extração cerebral de O_2) é de 45%, o que demonstra vasoconstrição excessiva, refletindo um quadro de hipoperfusão cerebral relativa (hipóxia oliguêmica cerebral) associada a um quadro de aumento de consumo cerebral relacionado à hipertermia. Nesse caso, devemos imediatamente controlar a hipertermia (baixar a temperatura) e modificar os parâmetros ventilatórios orientados por PIC e SjO_2. Para reduzir a vasoconstrição, elevaríamos a frequência respiratória com consequente aumento da PCO_2 ou $ETCO_2$. As medidas adicionais, como manitol, transfusão e coma barbitúrico, seriam importantes para controle da hipertensão intracraniana, porém, a PIC está aceitável (17 mmHg).

Bibliografia

1. Khellaf A, Khan DZ, Helmy A. Recent advances in traumatic brain injury. J Neurol. 2019; 266(11):2878-89.
2. Farahvar A, Huang JH, Papadakos PJ. Intracranial monitoring in traumatic brain injury. Curr Opin Anaesthesiol. 2011;24(2):209-13.

8. Resposta: b

Não existe até o momento evidência de que a utilização de corticosteroides melhore e/ou auxilie o controle da pressão intracraniana (PIC), mas sim aumenta a mortalidade relacionada ao seu uso em casos de TCE grave. A utilização de manitol deve ser realizada na dose de 0,25-1 g/kg em *bolus* a cada 3 a 6 horas de intervalo quando houver sinais de HIC, e não de forma profilática. As recomendações da Brain Trauma Foundation são manter PIC < 20 mmHg e pressão de perfusão cerebral (PPC) entre 50 e 70 mmHg. Em situações de TCE grave em que não se disponha de monitorização multimodal neurológica, associada a sinais clínicos de deterioração neurológica, por exemplo, sinais de herniação ou localizatórios, está indicada a hiperventilação.

Bibliografia

1. Stocchetti N, Carbonara M, Citerio G, Ercole A, Skrifvars MB, Smielewski P, Zoerle T, Menon

DK. Severe traumatic brain injury: targeted management in the intensive care unit. Lancet Neurol. 2017;16(6):452-64.
2. Brain Trauma Foundation; American Association of Neurological Surgeons; Congress of Neurological Surgeons; Joint Section on Neurotrauma and Critical Care; AANS/CNS, et al. Guidelines for the management severe traumatic brain injury. II. Hyperosmolar therapy. J Neurotrauma. 2007;24 (Suppl.1):S14-20.

9. Resposta: c

Não existe evidência de que a utilização de corticosteroides auxilie, ou seja, esteja indicada nos casos de acidente vascular encefálico, TCE e/ou hemorragia subaracnóidea. Sua única evidência está relacionada ao edema cerebral secundário aos tumores cerebrais.

Bibliografia

1. Stocchetti N, Carbonara M, Citerio G, Ercole A, Skrifvars MB, Smielewski P, et al. Severe traumatic brain injury: targeted management in the intensive care unit. Lancet Neurol. 2017; 16(6):452-64.

10. Resposta: c

Situações ameaçadoras à vida no pós-operatório de neurocirurgia e consideradas lesões secundárias são hérnias cerebrais, hematomas, vasoespasmo, hidrocefalia, lesões vasculares, hipóxia, hipotensão arterial, hipertermia e hiperglicemia. A presença de hipóxia e hipotensão nas primeiras 24 horas de pós-operatório está associada a aumento de morbimortalidade em unidades de terapia intensiva neurológica. A presença de hiponatremia e anemia pode ser decorrente de manipulações cirúrgicas e/ou decorrente de desarranjos neuronais pelos mecanismos citados inicialmente.

Bibliografia

1. Chughtai KA, Nemer OP, Kessler AT, Bhatt AA. Post-operative complications of craniotomy and craniectomy. Emerg Radiol. 2019;26(1):99-107.

PARTE X

DISTÚRBIOS INFECCIOSOS NA UTI

Sepse grave e choque séptico

1. O maior determinante da capacidade de transportar oxigênio pela circulação em um paciente com sepse grave é:
   a) A resistência vascular sistêmica.
   b) A pressão arterial média acima de 65 mmHg.
   c) O débito cardíaco.
   d) A frequência cardíaca.

2. No choque séptico, outros fatores além da hipoperfusão podem contribuir para o acúmulo de lactato, exceto:
   a) Diminuição da atividade da piruvato desidrogenase.
   b) Disfunção mitocondrial.
   c) Diminuição da *clearance* de lactato pelos rins.
   d) Aumento do fluxo hepático de alanina a partir da musculatura esquelética.

3. Os mediadores inflamatórios têm papel crucial na fisiopatologia do choque circulatório, em particular do choque séptico. Qual dos mediadores a seguir tem atividade anti-inflamatória?
   a) Interleucina-1.
   b) Interleucina-6.
   c) Interleucina-10.

d) Interferon gama.
e) Fosfolipase A2.

4. Paciente com choque séptico, com disfunções plaquetária e renal, em uso de corticoide e em ventilação mecânica, tem indicação de:
   a) Uso de bloqueador de bomba de prótons em doses terapêuticas pelo risco elevado de úlcera de estresse.
   b) Uso de cimetidina em altas doses via sonda enteral.
   c) Profilaxia parenteral de úlcera de estresse.
   d) Infusão endovenosa de bicarbonato de sódio para alcalinização do pH gástrico.
   e) Endoscopia digestiva alta profilática, para investigação de possíveis lesões de base.

5. Uma paciente de 34 anos de idade, com antecedente de pielonefrite, deu entrada no serviço de emergência discretamente sonolenta, com perfusão lentificada, FC = 125 bpm, FR = 30 ipm, PA = 80 x 60 mmHg, Giordano positivo, lactato arterial = 4,2 mmol/L e gasometria arterial com pH = 7,2 e bicarbonato = 12,4 mEq/L.

Com base nessa situação hipotética e no *Surviving Sepsis Campaign: International Guidelines for Management of Sepsis and Septic Shock* (2016), assinale a alternativa que apresenta a conduta correta no manuseio da paciente.

a) Utilizar qSOFA para rastreamento da sepse.

b) Iniciar ressuscitação volêmica com cristaloide (pelo menos 30 mL/kg) até em três horas.

c) Iniciar hidrocortisona se a paciente evoluir para choque séptico.

d) Infusão de insulina se a paciente apresentar duas medidas consecutivas de glicemia acima de 180 mg/dL.

e) Administrar bicarbonato de sódio IV devido à acidose metabólica importante.

6. Paciente de 65 anos de idade, do sexo masculino, foi admitido pelo SAMU com confusão mental, febre de 38,8°C, desidratado, com saturação de 90% recebendo suporte de O_2 a 2 L por minuto. Foram realizados exames de sangue e adicionados ao escore Quick SOFA na emergência hospitalar, denotando um valor de 3 pontos. Sua pressão arterial média na admissão era de 70 mmHg, além de apresentar lactato inferior a 2 mmol/L. Seu hemograma demonstrou importante leucocitose, com desvio à esquerda.

Em relação ao referido caso clínico e em conhecimentos médicos correlatos, julgue os itens a seguir. Responda se a afirmação é certa (C) ou é errada (E).

( ) É necessário realizar hemocultura e aguardar os resultados para iniciar antibioticoterapia.

( ) Caso o quadro clínico do paciente evolua para hipotensão, a primeira atitude a ser tomada na sala de emergência é a infusão de noradrenalina.

( ) O escore Apache II tem se demonstrado superior ao Quick SOFA no reconhecimento da sepse, principalmente na sala de emergência.

( ) De acordo com a nova classificação de sepse, devemos classificar a sepse em grave ou não.

( ) Não existem critérios para choque séptico.

7. Em relação à disfunção miocárdica na sepse é correto afirmar:

a) Fração de ejeção fica diminuída.

b) A noradrenalina é a medicação de escolha para tratar a disfunção miocárdica da sepse.

c) O débito cardíaco, apesar de depressão miocárdica, continua alto por vasodilatação.

d) Nesta condição a vasopressina é droga da escolha.

8. Em relação ao uso de corticoides em pacientes com sepse é correto afirmar:

a) Os corticoides reduzem a mortalidade de pacientes com choque séptico e disfunção miocárdica.

b) Os corticoides devem ser usados exclusivamente em pacientes sépticos que apresentam choque sético.

c) O uso de corticoides aumenta a sobrevivência dos pacientes em sepse.

d) A dose recomendada é 200 mg de hidrocortisona por dia.

9. Paciente do sexo feminino, 50 anos, no 3° PO de colecistectomia eletiva, apresentando: T = 38,7°C; FC = 125 bpm; FR = 29 irpm e leucocitose (15.800/mm³). A sua PA = 82/53mmHg, após reposição de 2.000 mL de soro fisiológico, está confu-

sa, oligúrica e com lactato sérico de 4,2 mMol/L (N até 1,6 mMol/L). A SaO_2 = 98% e a SvO_2 = 80%. Uma tomografia computadorizada de abdome evidenciou uma coleção subfrênica. Neste momento, o quadro sindrômico acima é mais apropriadamente designado por:

a) Choque séptico.
b) Sepse.
c) SIRS.
d) Bacteriemia.

10. No diagnóstico e na conduta em pacientes com sepse está correto dizer que:
a) A coleta para hemoculturas deve ser realizada após o início da antibioticoterapia.
b) Não se administra cristaloides no momento da hipotensão.
c) O lactato é um importante parâmetro para o diagnóstico de choque séptico.
d) Associação de antibióticos deve aguardar resultado das culturas.
e) Só iniciar uso de vasopressores quando a pressão arterial média estiver ≥ 65 mmHg.

11. Sobre a reposição volêmica no choque séptico, é correto afirmar que:
a) Deve-se aguardar o resultado de exames laboratoriais para definir a necessidade de administrar volume.
b) A ressuscitação inicial da hipoperfusão induzida pela sepse deve ser feita utilizando cristaloides em volume de pelo menos 30 mL/kg durante as primeiras três horas de atendimento.
c) O uso de parâmetros estáticos para definir fluidorresponsividade deve prevalecer sobre o uso de parâmetros dinâmicos.
d) Como metas, é melhor utilizar os parâmetros de pressão venosa central

(PVC) e saturação venosa central de oxigênio (SvO_2) em vez de níveis de lactato arterial para guiar a reposição volêmica.
e) Não é possível estabelecer um alvo inicial para pressão arterial média em pacientes com choque séptico recebendo vasopressores. Deve-se utilizar parâmetros como débito urinário, frequência cardíaca e perfusão periférica.

12. Sobre as contraindicações para doação de órgãos, é correto afirmar que:
a) A sepse é contraindicação absoluta à doação de órgãos.
b) No Brasil, potencial doador HIV positivo pode ser doador para receptor também portador de HIV.
c) O doador portador de vírus B ou C de hepatite é contraindicação absoluta para doação de fígado.
d) O doador com insuficiência renal aguda em hemodiálise não pode ser doador de rins.
e) Endocardite bacteriana não contraindica a doação, desde que o paciente tenha recebido ao menos 48 horas de antibioticoterapia adequada e a infecção esteja controlada.

13. A.L.X., 46 anos, feminina, foi admitida na UTI por choque séptico secundário a pneumonia bacteriana causada por *Streptococcus pneumoniae*. Atualmente, com PAM = 114/76 mmHg, em uso de norepinefrina 0,6 mcg/kg/min e vasopressina 0,32 UI/min, sob ventilação mecânica invasiva (PaO_2/FiO_2 = 212), débito urinário inferior a 0,5 mL/kg/hora e extremidades cianóticas, com áreas de necrose. Laboratório com plaquetas 98.000/mm^3 e lactato arterial 1,3 mmol/L (lactato arterial na entrada era 5,4 mmol/L). Levando em consi-

deração os dados apresentados, assinale a alternativa incorreta.

a) A paciente apresenta disfunções orgânicas cardiovascular, renal, hematológica e respiratória e não se encontra em choque nesse momento.

b) A utilização da vasopressina pode ser indicada como vasopressor inicial caso haja indicação no choque sético.

c) A nova definição de sepse (Sepsis-3) enfatiza a presença de resposta potencialmente letal, não homeostática à infecção, sendo a presença de disfunção orgânica definidora da síndrome.

d) A utilização do qSOFA no atendimento pré-hospitalar, enfermarias e pronto atendimento é capaz de identificar pacientes com suspeita de infecção e elevado risco de desfecho desfavorável, tal como aumento da mortalidade hospitalar.

e) A dosagem de procalcitonina auxilia na definição de suspensão de antibioticoterapia em pacientes sépticos.

14. Mulher de 70 anos, 70 kg e 1,69 m é submetida a laparotomia por perfuração de víscera oca. Evolui no segundo dia pós-operatório com choque séptico. Apesar de reposição volêmica adequada e uso de noradrenalina em altas doses, permanece hipotensa. O ecocardiograma realizado à beira do leito mostrou ventrículo esquerdo normal e hiperdinâmico. O índice cardíaco é de 4,5 $L.min^{-1}.m^{-2}$. Qual vasopressor poderia ser combinado?

a) Levosimedan.

b) Vasopressina.

c) Dobutamina.

d) Milrinona.

e) Dopamina.

15. Mulher de 80 anos encontra-se na UTI por causa de acidente vascular cerebral isquêmico e coma com necessidade de intubação traqueal há 4 dias. Na visita beira-leito foi constatado surgimento de secreção purulenta na aspiração traqueal, febre (38,5°C) e necessidade de aumento da FIO_2 (de 25 para 60% para manter uma SpO_2 entre 94 e 96%). A radiografia de tórax do dia mostrava opacidades intersticiais e alveolares no 1/3 inferior do campo pulmonar direito tendo um exame normal à admissão. Uma amostra de secreção traqueal foi enviada para cultura de microrganismos. Além disso, a paciente apresentou hipotensão com necessidade de uso de vasopressor (noradrenalina). Quanto à tomada de decisão sobre antibioticoterapia para esta paciente, qual conduta é a mais recomendável?

a) Iniciar de imediato antibioticoterapia de amplo espectro.

b) Solicitar dosagem de procalcitonina antes de decidir pelo início de antibioticoterapia.

c) Aguardar resultado de cultura de secreção traqueal. Se positiva, iniciar esquema para germes isolados.

d) Checar valores de proteína C-reativa e leucograma em relação ao basal para decidir início de antibioticoterapia.

16. Um paciente está internado na UTI em ventilação mecânica. Seu diagnóstico é sepse de foco pulmonar. Inicia uma diarreia profusa dois dias seguidos. O diagnósico de *Clostridium difficile* foi considerado. Com relação a este organismo, assinale a alternativa correta.

a) Em aproximadamente 50% dos casos a diarreia associada a antibiótico está associada ao *Clostridium*.

b) Os betalactâmicos são os antibióticos da prática clínica menos associados a *Clostridium*.

c) A diarreia pode iniciar semanas depois do término do antibiótico.

d) Portadores assintomáticos de *Clostridium* entre pacientes hospitalizados têm prevalência baixa.

17. Um paciente de 27 anos, 72 kg de peso, foi admitido na UTI com sepse meningocócica. Na chegada ele tinha um lactato de 5 mmol/L, pulso = 160 bpm, PA = 76 x 45 mmHg. Tempo de enchimento capilar de 5 segundos. Foi intubado na emergência e introduziram um acesso central. Foram realizados 4 litros de cristaloide. Pulsos cheios e membros inferiores com temperatura preservada. Assinale a alternativa correta sobre a sequência de conduta.

a) Hidrocortisona.

b) *Bolus* com albumina 4,5%, 20 mL/kg de peso.

c) Infusão de vasopressina.

d) Infusão de noradrenalina.

e) Realizar *bolus* de cristaloide até lactato < 2 mmol/L.

18. Em relação à sepse, é incorreto afirmar:

a) Sepse é caracterizada por uma disfunção orgânica ameaçadora a vida causada por uma resposta desregulada do hospedeiro frente a uma infecção.

b) Sua fisiopatologia é complexa e depende da interação de diversos fatores, dentre estes, a virulência do microrganismo invasor, fatores genéticos, características do hospedeiro e a participação de citocinas.

c) Frente a um processo infeccioso, por meio de um desequilíbrio da resposta inflamatória sistêmica, somada à exa-

cerbação da cascata de coagulação e prejuízo da fibrinólise, ocorre má perfusão tecidual, com subsequente disfunção orgânica, que em seu pior cenário culmina em falência múltipla de órgãos e óbito.

d) Com identificação precoce e terapia adequada é possível, muitas vezes, interferir nessa cascata de eventos, revertendo o processo.

e) Apresenta elevada incidência, baixa mortalidade e impacto global.

19. Sobre a sepse, é incorreto afirmar:

a) Sepse é uma condição prevalente e de grande letalidade no contexto mundial.

b) Demanda grande parcela de recursos financeiros e operacionais.

c) Com as recentes conquistas no conhecimento de sua fisiopatologia e no desenvolvimento de novas estratégias terapêuticas, observamos uma diminuição em sua incidência, apesar dos elevados índices de mortalidade.

d) A relevância da sepse advém não só de sua gravidade, mas também da incidência elevada e alto consumo de recursos hospitalares, sendo dessa forma indispensável o domínio técnico e prático do médico assistente e de toda equipe multidisciplinar.

e) O reconhecimento precoce é peça chave no cuidado ao paciente.

20. Em relação à atual definição de sepse e choque séptico, assinale a alternativa coreta:

a) Sepse é definida pela presença de infecção, além do score qSOFA maior ou igual a 3.

b) Sepse grave é definida pela presença de infecção documentada, além dos critérios de SIRS (síndrome da resposta inflamatória sistêmica) e de uma disfunção orgânica.

c) Choque séptico é definido pela presença de sepse com hipotensão.

d) Sepse é definida pela presença de disfunção orgânica ameaçadora à vida secundária a uma resposta desregulada do hospedeiro à infecção.

e) Choque séptico é definido pela presença de disfunção orgânica ameaçadora à vida secundária à infecção grave.

21. De acordo com as novas definições de sepse e choque séptico, NÃO podemos afirmar:

a) Foi abolido o termo "sepse grave".

b) As definições diagnósticas deixam de utilizar o SIRS e agora utilizam uma infecção suspeita ou documentada associada a uma variação ≥ 2 pontos no *Sequential Organ Failure Assesment* (SOFA).

c) Choque séptico passa a ser definido por sepse com necessidade de terapia com vasopressores para manutenção de PAM ≥ 65 mmHg e lactato > 2 mmol/L (18 mg/dL) após adequada ressuscitação volêmica.

d) Sepse é definida como disfunção orgânica com risco de vida causada por uma resposta desregulada do hospedeiro à infecção. A disfunção orgânica pode ser identificada como uma alteração aguda no total SOFA escore ≥ 2 pontos, consequente à infecção.

e) Os critérios do qSOFA incluem frequência cardíaca, alteração no estado mental e pressão sistólica ≤ 100 mmHg.

22. De acordo com a última atualização, os critérios de SIRS não são mais obrigatórios para se definir sepse, a qual passa a ser definida como infecção suspeita ou

documentada associada à variação aguda de 2 pontos ou mais no *Sequential Organ Failure Assesment* (SOFA). Fazem parte do escore SOFA:

a) Creatinina, bilirrubina, frequência respiratória, relação paO_2/FiO_2.

b) Creatinina, bilirrubina, PAM, frequência cardíaca, escala de coma de Glasgow.

c) Frequência cardíaca, PAM, plaquetas, escala de coma de Glasgow.

d) Relação paO_2/FiO_2, plaquetas, escala de coma de Glasgow, bilirrubina.

e) Frequência respiratória, relação paO_2/FiO_2, plaquetas, bilirrubina.

23. Assinale a alternativa CORRETA:

a) A mortalidade por sepse e choque séptico no Brasil é baixa quando comparada a outros países em desenvolvimento.

b) Em relação à fisiopatologia da sepse, podemos afirmar que os principais mecanismos envolvidos são: exacerbação das cascatas inflamatória e de coagulação e aumento de fibrinólise.

c) O escore qSOFA (quickSOFA) deve ser utilizado para triagem de pacientes sépticos, uma vez que possui alta sensibilidade.

d) Sepse é uma emergência médica e seu tratamento deve ser instituído precocemente por ser tempo dependente e ter impacto na sobrevida dos pacientes.

e) O lactato e a procalcitonina são biomarcadores específicos da sepse e devem ser utilizados em todos os pacientes sépticos na sua admissão.

24. De acordo com a fisiopatologia da sepse, assinale a alternativa CORRETA:

a) Diminuição da inflamação, aumento da coagulação e prejuízo da fibrinólise.

b) Aumento da inflamação, aumento da coagulação e prejuízo da fibrinólise.

c) Aumento da inflamação, diminuição da coagulação e prejuízo da fibrinólise.

d) Aumento da inflamação, aumento da coagulação e aumento da fibrinólise.

e) Diminuição da inflamação, diminuição da coagulação e aumento da fibrinólise.

25. Em relação à fisiopatologia da sepse, podemos afirmar, EXCETO:

a) Ocorrem fenômenos inflamatórios, que incluem ativação de citocinas, tais como interleucinas 1 (IL-1), 2 (IL-2), 6 (IL-6), 8 (IL-8), 12 (IL-12), TNF-α (fator de necrose tumoral alfa) e TNF-β (fator de necrose tumoral beta) associado à produção de óxido nítrico, radicais livres de oxigênio e expressão de moléculas de adesão no endotélio, além do comprometimento do processo de coagulação, com aumento dos fatores pró-coagulantes e redução dos anticoagulantes e da fibrinólise.

b) A interação entre citocinas também promove uma série de alterações hemodinâmicas encontradas na sepse, tais como aumento da permeabilidade vascular, diminuição da resistência vascular periférica e inotropismo negativo.

c) No paciente séptico ocorre exacerbação da coagulação, comprometimento dos mecanismos de anticoagulação e redução da fibrinólise, levando a trombose na microcirculação.

d) A ativação do fator XII pode acionar a via intrínseca da coagulação, resultando em coagulação intravascular disseminada.

e) A microcirculação não é o alvo da injúria promovida pela sepse.

26. Em relação às alterações ocorridas no aparelho circulatório decorrentes da sepse, podemos afirmar, EXCETO:

a) A característica hemodinâmica principal da sepse é uma vasodilatação arterial generalizada com queda na resistência vascular sistêmica associada.

b) Mudanças no desempenho ventricular sistólico e no diastólico são manifestações precoces na sepse.

c) Um potencial fator que contribui para a persistência de vasodilatação é a secreção compensatória diminuída de vasopressina.

d) A hipotensão é a expressão mais grave da disfunção circulatória observada na sepse. Ocorre pela redistribuição do volume intravascular, resultante da maior resistência vascular, e pela menor permeabilidade endotelial.

e) A hiporresponsividade vascular induzida pela sepse gera considerável heterogeneidade na distribuição normal do fluxo sanguíneo sistêmico aos órgãos.

27. De acordo com as disfunções ocorridas decorrentes da sepse, assinale a alternativa incorreta:

a) Nos pulmões, o dano endotelial ocasiona aumento da permeabilidade microvascular, que, associado à excessiva administração de fluidos e consequente aumento no volume intersticial, leva a edema pulmonar, alteração na relação ventilação-perfusão e hipóxia.

b) A hiperbilirrubinemia direta e a colestase, mais do que a lesão hepatocelular, são comuns na sepse.

c) A disfunção hepática pode contribuir para o funcionamento inadequado do sistema reticuloendotelial e agravar quadros de encefalopatias metabólicas e de coagulopatias.

d) As causas da insuficiência renal na sepse são multifatoriais: choque circulatório, distúrbios locais de circulação, necrose tubular aguda, síndrome compartimental abdominal e uso de substâncias nefrotóxicas.

e) A combinação de insuficiência renal aguda e sepse está associada a baixa mortalidade.

28. De acordo com as disfunções ocorridas na sepse, escolha a alternativa correta:

a) Define-se como SARA grave paciente com PaO_2/FiO_2 = 101 a 200 mmHg, com PEEP ≥ 5 cmH_2O.

b) Na disfunção respiratória decorrente da sepse, ocorre redução na complacência pulmonar, pela presença de colapso alveolar secundário a diminuição da permeabilidade vascular e diminuição de surfactante.

c) Segundo os novos conceitos e de acordo com *Acute respiratory distress syndrome: the Berlin Definition*, pode-se classificar síndrome do desconforto respiratório agudo como leve ou grave.

d) Nos pulmões, o dano endotelial ocasiona aumento da permeabilidade microvascular, que, associado à excessiva administração de fluidos e consequente aumento no volume intersticial, leva a edema pulmonar, alteração na relação ventilação-perfusão e hipóxia.

e) Define-se como SARA leve paciente com PaO_2/FiO_2 = 101 a 200 mmHg, com PEEP ≥ 5 cmH_2O.

29. A sepse é responsável por diversas disfunções em diferentes órgãos, tecidos e sistemas. Em relação às disfunções ocorridas na sepse, podemos afirmar, exceto:

a) Dentre as disfunções cardiovasculares, podem ocorrer taquicardia, hipotensão, hiperlactatemia, edema periféri-co, diminuição da perfusão periférica, livedo elevação de enzimas cardíacas e arritmias.

b) Na sepse ocorrem vasodilatação e aumento da resistência vascular sistêmica, culminando em hipotensão.

c) Dentre as disfunções endócrinas e metabólicas podem ocorrer hiperglicemia, hipertrigliceridemia, catabolismo proteico, hipoalbuminemia, hipotensão por comprometimento suprarrenal e redução dos hormônios tireoidianos.

d) Dentre as disfunções hepáticas, podem ocorrer colestase, aumento de enzimas canaliculares e elevação discreta de transaminases.

e) Dentre as disfunções hematológicas, podem ocorrer plaquetopenia, alterações do coagulograma, anemia, leucocitose, leucopenia e desvio à esquerda.

30. Em relação às disfunções encontradas na sepse, podemos afirmar, exceto:

a) A hipotensão é decorrente, principalmente, da vasodilatação (redução da resistência vascular sistêmica) e diminuição nas pressões de enchimento das câmaras cardíacas.

b) É considerado SDRA grave quando a relação PaO_2/FiO_2 estiver entre 101 a 200 mmHg com PEEP ≥ 5 cmH_2O.

c) Dentre as disfunções neurológicas, pode-se destacar o *delirium*, bastante presente, e as polineuropatias.

d) A disfunção adrenal pode contribuir para o quadro de vasodilatação e hipotensão já característicos da sepse.

e) Dentre as disfunções hematológicas, podem ocorrer disfunção plaquetária, coagulação intravascular disseminada (CIVD), plaquetopenia, alterações do coagulograma, anemia, leucocitose, leucopenia e desvio à esquerda.

31. Em relação ao diagnóstico de sepse, é correto afirmar:
   a) Em relação ao diagnóstico laboratorial, não há nenhum exame laboratorial específico, que permita o diagnóstico de sepse, no entanto algumas alterações laboratoriais podem ajudar no diagnóstico como leucocitose ou leucopenia, desvio à esquerda, trombocitopenia, hiperbilirrubinemia, alterações no coagulograma, hipoglicemia, aumento de PCR, VHS e procalcitonina, aumento de ureia e creatinina, hiperlactatemia, aumento do *base excess*, acidose metabólica, elevação da saturação venosa central de oxigênio ($SvcO_2$).
   b) A sepse se manifesta através de alterações nos sinais vitais e principalmente se revela por alterações hemodinâmicas, não tendo importância os sinais e sintomas da infecção que a desencadeou.
   c) Para o diagnóstico, deve-se levar em conta algumas alterações nos sinais vitais como taquicardia, taquipneia, dessaturação, hipotensão, alteração do estado mental, febre ou hipotermia, além de manifestações de má perfusão tecidual como livedo reticular, extremidades frias, tempo de enchimento capilar diminuído, oligúria, rebaixamento no nível de consciência, dentre outros.
   d) A sepse pode levar a uma série de disfunções orgânicas, associadas ao aumento da oferta de oxigênio e a alterações celulares.
   e) O reconhecimento precoce das disfunções orgânicas é de extrema importância na prática clínica.

32. Em relação às manifestações clínicas e laboratoriais da sepse, assinale a alternativa correta:
   a) Após o qSOFA, a confirmação de disfunção orgânica da sepse utiliza o SOFA, cujos parâmetros considerados são a relação PaO_2/FiO_2; frequência respiratória; plaquetopenia; bilirrubinas; PAM; escala de coma de Glasgow; creatinina e débito urinário.
   b) A hipotermia em pacientes com sepse, mantida durante sua evolução, sem apresentar febre, não tem relação com prognóstico.
   c) Taquipneia e taquicardia não são achados frequentes no início da síndrome séptica.
   d) Hipotensão é pouco encontrada na apresentação dos pacientes sépticos.
   e) Cianose periférica, palidez e livedo reticular são os achados marcantes nos pacientes com descompensação hemodinâmica, enquanto cianose central, dispneia e tiragem, associadas a estertores difusos na ausculta, são encontradas na lesão pulmonar aguda/síndrome do desconforto respiratório agudo (SDRA).

33. Dentre as principais medidas iniciais a serem tomadas no tratamento do paciente séptico estão as descritas a seguir, EXCETO:
   a) Reposição volêmica com 30 mL/kg de cristaloides.
   b) Uso de corticoides para todos os pacientes sépticos.
   c) Antibioticoterapia de amplo espectro endovenoso na primeira hora.
   d) Coleta de lactato e culturas antes do início dos antimicrobianos.
   e) Uso de vasopressores, se hipotensão persistir, durante ou após reposição volêmica, com intuito de manter PAM $\geq$ 65 mmHg.

34. Em relação à antibioticoterapia no tratamento do paciente séptico é CORRETO afirmar:
   a) Antibióticos só podem ser iniciados após estabilização hemodinâmica.
   b) A identificação do sítio da infecção, bem como do agente etiológico, não contribui para melhora do prognóstico.
   c) Iniciar antibioticoterapia endovenosa de modo empírico na primeira hora, após colher culturas pertinentes, é determinante na melhora do prognóstico.
   d) A escolha do esquema antibiótico a ser utilizado nestes casos deve ser baseada nos resultados de culturas, devendo-se aguardar o resultado destas antes de iniciar o tratamento.
   e) Nunca utilizar associação de antibióticos, pois podem facilitar as superinfecções.

35. Quanto ao manejo do paciente séptico, é CORRETO afirmar que:
   a) Dobutamina é útil no contexto de sepse para manter um débito cardíaco suprafisiológico no contexto de maior demanda tecidual.
   b) Vasopressina não possui efeitos adversos relacionados a dose infundida, por isso é o segundo vasopressor mais utilizado.
   c) Os vasopressores só devem ser administrados após a infusão do volume total dos cristaloides
   d) Vasopressores podem ser infundidos em acessos periféricos enquanto se providenciam acessos centrais
   e) O vasopressor de escolha é a dopamina por benefícios na função renal.

36. Quanto à administração de fluidos na sepse, é correto afirmar:

   a) O volume de cristaloides que deve ser administrado para qualquer paciente séptico é de 20 mL/kg na primeira hora.
   b) O tipo de solução que deve ser utilizada são os coloides por maior efeito oncótico e com isso, melhor expansão volêmica e melhora na sobrevida.
   c) Dentre os cristaloides, as soluções balanceadas como Ringer Lactato e Plama Lite vêm se tornando preferenciais sobre o soro fisiológico.
   d) A albumina é contraindicada no contexto de sepse.
   e) Os amidos são alternativas aos cristaloides com base em estudos de não inferioridade.

37. Nos pacientes sépticos em que o suporte ventilatório é necessário, é CORRETO afirmar que:
   a) Deve-se utilizar estratégia protetora de VM, com volume corrente de 4 a 6 mL/kg de peso predito, pressão de platô menor que 30 cmH$_2$O e, quando necessários, bloqueadores neuromusculares por menos de 48 horas (sempre que possível).
   b) Utilizar volumes correntes maiores que 12 mL/kg, por maior necessidade de combate à acidose.
   c) Todos os pacientes sépticos devem receber O$_2$ independentemente dos níveis de saturação de oxigênio.
   d) Pacientes sépticos, quando intubados, devem sempre receber altas doses de sedativos para que possam ser melhor acoplados ao ventilador.
   e) Ventilação não invasiva deve ser realizada rotineiramente para todos os pacientes pela evidência de melhores desfechos.

38. No contexto do cuidado do paciente séptico, outras medidas que possuem relevância são:
   a) A hiperglicemia é extremamente deletéria para pacientes críticos, por isso, o controle glicêmico estrito deve ser buscado.
   b) A transfusão de hemocomponentes deve ser feita de maneira profilática para todos os pacientes a fim de otimizar a perfusão tecidual.
   c) O controle da acidose tem papel secundário, visto que de pouco influencia no que diz respeito à estabilidade cardiovascular.
   d) Vitaminas possuem forte evidência científica e seu uso deve ser rotineiro.
   e) O adequado manejo dos eletrólitos no contexto da sepse é importante pelo seu papel na homeostase dos diversos sistemas.

39. Quanto a avaliação da resposta terapêutica na sepse, é correto afirmar que:
   a) O lactato pode ser utilizado como parâmetro isolado de resposta ao tratamento.
   b) Em países com indisponibilidade de recursos os parâmetros clínicos perfusionais podem ser utilizados com esta finalidade.
   c) SvO_2 é uma medida confiável e não apresenta muitos fatores capazes de influenciar na sua mensuração, por isso, quando abaixo de 70% já indica uso de dobutamina.
   d) O delta PP é de fácil aplicação e por isso é amplamente realizado no contexto das emergências.
   e) As medidas de delta $PaCO_2$ são as mais fidedignas neste contexto.

 GABARITO COMENTADO

1. **Resposta: c**

   A questão primordial no tratamento do choque é reconhecer se a oferta de oxigênio (DO_2) atende às demandas dos tecidos (VO_2). O débito cardíaco é o principal responsável pela oferta de oxigênio e nutrientes aos tecidos, portanto, é o principal determinante da capacidade de transportar oxigênio pela circulação. A importância do DC fica evidente ao lembrarmos das fórmulas de oferta e consumo de O_2:

   - DO_2 (oferta de oxigênio) = DC × CaO × 10 (mL/min)
   - VO_2 (consumo de oxigênio) = DC × C(a-v) × 10 (mL/min)

   O débito cardíaco é parte essencial da avaliação de pacientes em choque circulatório, sendo definido como:

   DC = frequência cardíaca (FC) × volume de ejeção sistólico (VS)

   A FC, tanto alta quanto baixa, raramente é o principal problema durante estados de choque circulatório, mas pode se tornar importante em doenças primárias do ritmo cardíaco.

   O VS possui quatro componentes principais: a pré-carga, a contratilidade, a complacência ventricular e a pós-carga.

   Bibliografia
   1. Font MD, Thyagarajan B, Khanna AK. Sepsis and septic shock: basics of diagnosis, pathophysiology and clinical decision making. Med Clin North Am. 2020;104(4):573-85.

2. **Resposta: c**

   Sabe-se que o maior responsável pela *clearance* de lactato é o fígado (e não os rins, como consta na alternativa *c*). As demais alternativas relatam fatores que contribuem para o acúmulo de lactato no paciente séptico: hipoperfusão tecidual, diminuição da atividade da piruvato desidrogenase e disfunção mitocondrial.

Bibliografia

1. Liu Z, Meng Z, Li Y, Zhao J, Wu S, Gou S, Wu H. Prognostic accuracy of the serum lactate level, the SOFA score and the qSOFA score for mortality among adults with Sepsis. Scand J Trauma Resusc Emerg Med. 2019;27(1):51.

3. Resposta: c

A interleucina 10 (IL-10) (*human interleukin*-10) é um fator desativante de macrófago, que atua nas células dos macrófagos a fim de produzir efeitos inibidores nas células T e *natural killer*. Ela também regula o crescimento e/ou diferenciação das células B, granulócitos, neutrófilos, células dendríticas, queratinócitos e células endoteliais. Vários parasitas, bactérias, fungos e vírus deprimem a resposta imune do hospedeiro tanto induzindo a produção de IL-10 ou codificando seu próprio IL-10 homólogo. Apesar de ser um potente imunossupressor, IL-10 é também um antipirético. Níveis circulantes de IL-10 estão aumentados em asma alérgica, esclerose sistêmica, vários tipos de câncer, pacientes pós-transplantados e na sepse. O potencial terapêutico da IL-10 inclui a artrite reumatoide, lúpus eritematoso sistêmico, esclerose múltipla e infecções por HIV.

Bibliografia

1. Wei H, Li B, Sun A, Guo F. Interleukin-10 family cytokines immunobiology and structure. Adv Exp Med Biol. 2019;1172:79-96.

4. Resposta: a

Profilaxia de úlcera de estresse está recomendada em pacientes considerados de alto risco e internados em unidades de tratamento intensivo (UTI). São considerados fatores de risco para sangramento gastrointestinal alto a ventilação mecânica por mais de 48 horas e/ou coagulopatias. Outros fatores incluem: sepse, choque séptico, trauma de crânio e de coluna, insuficiência hepática, insuficiência renal, grandes queimados, altas doses de glicocorticoides e úlcera péptica prévia.

Não há recomendação para profilaxia de úlcera de estresse em pacientes internados em enfermarias. Embora os IBP (omeprazol, pantoprazol, lanzoprazol, rabeprazol, esomeprazol e tenatoprazol) sejam as drogas mais usadas, deve-se, em caso de contraindicações para o seu uso, utilizar os antagonistas do receptor H2 da histamina (cimetidina, ranitidina, nizatidina e famotidina).

Uma vez que a eficácia do IBP é a mesma, independentemente da via de administração, se o paciente tiver capacidade de deglutir, a via oral deverá ser a principal via de administração do fármaco. As indicações de uso intravenoso são restritas aos pacientes com sangramento por ulceração péptica ou com evidência endoscópica de sangramento recente, e que não podem utilizar a via oral. Pode ser também usada em condições excepcionais, como hipersecreção gástrica associada com neoplasia, Zollinger-Ellison incapazes de fazer uso oral, risco de recorrente sangramento em pacientes com sangramento prévio e na prevenção de ulcerações por estresse (profilaxia de úlcera de estresse) em pacientes de alto risco internados em UTI e que não possam fazer uso da medicação por via oral.

Bibliografia

1. Barletta JF, Bruno JJ, Buckley MS, Cook DJ. Stress ulcer prophylaxis. Critical Care Medicine. 2016; 44(7):1395-405.

5. Resposta: d

As recomendações são as seguintes para glicemia.

- Recomendação de uma abordagem proto-colizada para a gestão de glicose no sangue em pacientes na UTI com sepse, começando a administração de insulina quando dois níveis de glicose no sangue consecutivos forem > 180 mg/dL. Esta abordagem deve visar um nível superior de glicose no sangue ≤ 180 mg/dL em vez de um nível superior de glicose no sangue ≤ 110 mg/dL (recomendação forte, alta qualidade de evidência).
- Recomendação que os valores de glicose no sangue sejam monitorados a cada 1 a 2 horas, até que os valores de glicose e a taxa de infusão de insulina sejam estáveis, então a cada 4 horas em pacientes que recebem infusões de insulina (BPS).
- Recomendação que os níveis de glicose obtidos com o teste de ponto de tratamento do sangue capilar sejam interpretados com cautela, pois tais medições podem não estimar com precisão os valores de sangue arterial ou glicemia plasmática (BPS).
- Sugerimos o uso de sangue arterial em vez de sangue capilar para testes de ponto de tratamento usando medidores de glicose se os pacientes tiverem cateteres arteriais (recomendação fraca, baixa qualidade de evidência).

Bibliografia

1. Singer M, Deutschman CS, Seymour CW, Shankar-Hari M, Annane D, Bauer M, et al. The Third International Consensus Definitions for Sepsis and Septic Shock (Sepsis-3). JAMA. 2016;315(8):801-10.

6. **Resposta: E, E, E, E, C**

O choque séptico ocorre no contexto de um estado de hipoperfusão. É "um subconjunto de sepse no qual anormalidades circulatórias e celulares/metabólicas subjacentes são profundas o suficiente para aumentar substancialmente a mortalidade." Com base em uma grande análise de banco de dados e um processo Delphi, a força-tarefa Sepsis-3 identificou critérios clínicos para choque séptico como: 1) hipotensão; 2) necessidade de vasopressores; e 3) lactato > 2 mmol/L.

Analisando as afirmações da questão temos:

- É necessário realizar hemocultura e aguardar os resultados para iniciar antibioticoterapia – ERRADO. Não se deve esperar o resultado das culturas para iniciar antimicrobianos de amplo espectro, o que deve ser feito logo após o diagnóstico de sepse, em até 1 hora.
- Caso o quadro clínico do paciente evolua para hipotensão, a primeira atitude a ser tomada na sala de emergência é a infusão de noradrenalina – ERRADO. Deve ser iniciada reposição volêmica com cristaloides, avaliando-se concomitantemente a necessidade de vasopressores.
- O escore Apache II tem se demonstrado superior ao Quick SOFA no reconhecimento da sepse, principalmente na sala de emergência – ERRADO. O Apache II é um escore prognóstico, aplicado geralmente na admissão de pacientes em unidades de terapia intensiva, nas primeiras 24 horas. Não se trata de escore específico para sepse.
- De acordo com a nova classificação de sepse, devemos classificar a sepse em grave ou não – ERRADO. O termo sepse grave foi abolido na atual classificação, sendo utilizados apenas os termos "sepse" e "choque séptico", com suas respectivas definições.
- Não existem critérios para choque séptico – CORRETO. O paciente em questão não preenche critérios para choque séptico neste momento, uma vez que não apre-

senta hipotensão com necessidade de vasopressores, nem hiperlactatemia.

Bibliografia

1. Singer M, Deutschman CS, Seymour CW, Shankar-Hari M, Annane D, Bauer M, et al. The Third International Consensus Definitions for Sepsis and Septic Shock (Sepsis-3). JAMA. 2016;315(8):801-10.

7. Resposta: a

A disfunção miocárdica da sepse caracteriza-se por dilatação ventricular, queda da fração de ejeção, diminuição do volume sistólico, aumento da frequência cardíaca, diminuição dos índices de trabalho ventricular, aumento das pressões de enchimento das câmaras cardíacas e hiporresponsividade à infusão de catecolaminas.

Hipocinesia global, diminuição da fração de ejeção para valores abaixo de 50% do valor normal, aumento no diâmetro diastólico final dos ventrículos direito e esquerdo são achados ecocardiográficos e são reversíveis nos pacientes sobreviventes; os não sobreviventes podem mostrar uma fração de ejeção menos rebaixada, sem dilatação ventricular e com disfunção diastólica grave, decorrente de infiltrado celular e edema nos miócitos.

Bibliografia

1. Pool R, Gomez H, Kellum JA. Mechanisms of organ dysfunction in sepsis. Crit Care Clin. 2018;34(1): 63-80.

8. Resposta: d

A recomendação do *Surviving Sepsis Campaign* atual é: "Não sugerimos o uso de hidrocortisona intravenosa para tratar pacientes de choque séptico se a ressuscitação e a terapia vasopressora adequadas forem capazes de restaurar a estabilidade hemodinâmica. Se isso não for possível, sugerimos hidrocortisona intravenosa a uma dose de 200 mg por dia" (recomendação fraca, baixa qualidade de evidência). Portanto, a alternativa *d* é correta, lembrando que os corticoides são recomendados no contexto de choque séptico com insuficiência adrenal relativa. Novos estudos com corticoides na sepse e choque séptico são publicados frequentemente e as recomendações podem ser atualizadas, uma vez que se trata de assunto polêmico, ainda sem consenso.

Bibliografia

1. García-Gigorro R, Molina-Collado Z, Sáez-de la Fuente I, Sanchez-Izquierdo JÁ, Montejo González JC. Application of the new Sepsis-3 definition in a cohort of patients with severe sepsis and septic shock admitted to Intensive Care Unit from the Emergency Department. Med Clin (Barc). 2019;152(1):13-6.

9. Resposta: a

O choque séptico é definido como um subconjunto da sepse em que as anormalidades subjacentes do metabolismo circulatório e celular são profundas o suficiente para aumentar substancialmente a mortalidade. As definições da força-tarefa de 2001 descreveram o choque séptico como "um estado de insuficiência circulatória aguda". As definições mais recentes favoreceram uma visão mais ampla para diferenciar o choque séptico da disfunção cardiovascular isolada e para reconhecer a importância das anormalidades celulares. Houve um acordo unânime de que o choque séptico deve refletir uma doença mais grave com uma probabilidade muito maior de morte do que a sepse isolada.

Pacientes com choque séptico podem ser identificados com uma situação clínica de sepse com hipotensão persistente exigindo vasopressores para manter a PAM de 65 mmHg e tendo um nível de lactato sérico > 2 mmol/L (18 mg/dL) apesar da ressuscitação com volume adequado. Com esses critérios, a mortalidade hospitalar é superior a 40%.

Bibliografia

1. García-Gigorro R, Molina-Collado Z, Sáez-de la Fuente I, Sanchez-Izquierdo JÁ, Montejo González JC. Application of the new Sepsis-3 definition in a cohort of patients with severe sepsis and septic shock admitted to Intensive Care Unit from the Emergency Department. Med Clin (Barc). 2019;152(1):13-6.

10. Resposta: c

Pacientes com choque séptico podem ser identificados no contexto clínico de sepse com hipotensão persistente, requerendo vasopressores para a manutenção de PAM > 65 mmHg e tendo um nível de lactato > 2 mmol/L (18 mg/dL), apresentando mortalidade hospitalar superior a 40%. Em relação às demais alternativas apresentadas temos que:

- A coleta para hemoculturas deve ser realizada idealmente antes do início da antibioticoterapia.
- Cristaloides devem ser administrados em pacientes sépticos com hipotensão arterial.
- Associação de antibióticos não deve aguardar resultado das culturas, uma vez que a antibioticoterapia deverá ser empírica, precoce e de amplo espectro (não sendo necessário aguardar resultado das culturas). A escolha do esquema antibiótico deve se basear no provável foco/sítio da infecção, levando-se em conta se esta foi adquirida em ambiente hospitalar ou domiciliar.
- O uso de vasopressores é recomendado quando a pressão arterial média estiver abaixo de 65 mmHg, podendo ser utilizado durante ou após a reposição volêmica.

Bibliografia

1. Singer M, Deutschman CS, Seymour CW, Shankar-Hari M, Annane D, Bauer M, et al. The Third International Consensus Definitions for Sepsis and Septic Shock (Sepsis-3). JAMA. 2016;315(8):801-10.

11. Resposta: b

A reposição volêmica deve ser iniciada imediatamente após o diagnóstico de sepse com hipotensão e/ou hiperlactatemia, e pode ser completada em até 3 horas. Os fluidos de escolha para a reposição volêmica são os cristaloides e a quantidade recomendada é de 30 mL/kg, podendo ser ajustada conforme necessidade do paciente.

Em relação às demais alternativas, seguem os comentários:

- Não há necessidade de se aguardar o resultado de exames laboratoriais para definir a necessidade de administrar volume, uma vez que a hipotensão já indica necessidade de reposição volêmica.
- O uso de parâmetros dinâmicos para se avaliar fluidorresponsividade é superior aos parâmetros estáticos, devendo-se dar preferência aos primeiros (parâmetros dinâmicos são mais fidedignos).
- A terapia guiada por metas não é mais recomendada, uma vez que trabalhos multicêntricos, duplo-cegos, randomizados e meta-análises demonstraram que não havia benefício em perseguir valores padronizados de pressão venosa central (PVC) e saturação venosa central de oxigênio (SvO_2) para todos os pacientes.
- A pressão arterial média (PAM) recomendada em pacientes com choque séptico recebendo vasopressores é ≥ de 65 mmHg com adequada perfusão dos órgãos.

Bibliografia

1. Levy MM, Evans LE, Rhodes A. The Surviving Sepsis Campaign Bundle: 2018 Update. Crit Care Med. 2018;46(6):997-1000.

12. Resposta: e

Sepse não inviabiliza a doação de órgãos, desde que o doador esteja recebendo antibioticoterapia adequada e a infecção esteja controlada. Os transplantes de órgãos de doadores sépticos têm resultados tão bons quanto os de órgãos de doadores sem infecção, tanto em relação à morbidade quanto à mortalidade. Em um estudo com 268 doadores, não houve nenhum caso em que a bactéria isolada no sangue dos doadores fosse a mesma encontrada nas culturas dos receptores. A alternativa *e* apresenta a afirmação correta. A endocardite bacteriana não contraindica a doação de órgãos para transplantes, desde que o paciente tenha recebido ao menos 48 horas de antibioticoterapia adequada e a infecção esteja controlada.

Bibliografia

1. Rech TH, Rodrigues Filho EM. Manuseio do potencial doador de múltiplos órgãos. Rev Bras Ter Intensiva [online]. 2007;19(2):197-204.

13. Resposta: b

O vasopressor de escolha no choque séptico é a noradrenalina. A vasopressina pode ser utilizada com vasopressor auxiliar (segunda droga) a ser associada à noradrenalina, mas não como primeira droga ou droga de escolha. Em relação às demais alternativas, estão todas corretas. A paciente em questão apresenta disfunções orgânicas cardiovascular, renal, hematológica e respiratória. A sepse é definida como disfunção orgânica ameaçadora à vida caracterizada por uma resposta desregulada do hospedeiro frente à infecção. O qSOFA possui alta especificidade em predizer mortalidade em pacientes sépticos. A dosagem de procalcitonina auxilia na definição de suspensão de antibioticoterapia em pacientes sépticos.

14. Resposta: b

O ensaio VASST, um RCT que compara a norepinefrina sozinha com a norepinefrina mais a vasopressina a 0,03 U/minuto, não apresentou diferença no resultado na população de intenção de tratamento. Uma análise de subgrupos definida *a priori* demonstrou uma melhor sobrevivência entre os pacientes que receberam menos de 15 µg/minuto de norepinefrina na randomização com a adição de vasopressina; no entanto, a lógica preliminar para esta estratificação baseou-se na exploração do benefício potencial na população que requer ≥ 15 µg/minuto de norepinefrina. Maiores doses de vasopressina têm sido associadas a isquemia cardíaca, digital e esplâncnica, e devem ser reservadas para situações nas quais os vasopressores alternativos falharam.

No ensaio VANISH, 409 pacientes com choque séptico foram randomizados em um esquema fatorial (2×2) para receber vasopressina com placebo ou hidrocortisona, ou norepinefrina com placebo ou hidrocortisona. Não houve diferença significativa nos dias livres de falência renal ou na morte; no entanto, o grupo de vasopressina teve menos uso de TSR. Em uma meta-análise atualizada para incluir os resultados do ensaio VANISH, os dados de nove ensaios (n = 1.324 pacientes com choque séptico), comparando norepinefrina com vasopressina (ou terlipressina) não demonstraram diferença significativa na mortalidade (RR, 0,89; 95% CI, 0,79-1,00; evidência de qualidade moderada).

A vasopressina, 0,03 unidades/minuto, pode ser adicionada à norepinefrina com a intenção de aumentar a MAP ou diminuir a dose de norepinefrina. A vasopressina de baixa dose não é recomendada como vasopressor inicial único para o tratamento da hipotensão induzida por sepse, e o vasopressor para o tratamento da hipotensão induzida por sepse e as doses de vasopressina superiores a 0,03-0,04 unidades/minuto devem ser reservadas para a terapia de resgate (falha em alcançar PAM adequada com outros agentes vasopressores).

Bibliografia

1. García-Gigorro R, Molina-Collado Z, Sáez-de la Fuente I, Sanchez-Izquierdo JÁ, Montejo González JC. Application of the new Sepsis-3 definition in a cohort of patients with severe sepsis and septic shock admitted to Intensive Care Unit from the Emergency Department. Med Clin (Barc). 2019;152(1):13-6.

15. Resposta: a

Uma vez que há presença de disfunção orgânica com piora clínica, neste caso representada pela hipotensão com necessidade de vasopressor (noradrenalina) e também pela queda da relação PaO_2/FiO_2, o mais adequado é o início imediato de antibioticoterapia. O quadro descrito é compatível com o diagnóstico de choque séptico de foco pulmonar (pneumonia associada à ventilação mecânica), sendo necessário o tratamento compatível, com a abertura do protocolo, o que inclui início da antibioticoterapia empírica, precoce e de amplo espectro.

Bibliografia

1. Singer M, Deutschman CS, Seymour CW, Shankar-Hari M, Annane D, Bauer M, et al. The Third International Consensus Definitions for Sepsis and Septic Shock (Sepsis-3). JAMA. 2016;315(8):801-810.

16. Resposta: c

Ao redor de 20-25% dos casos de diarreia associados ào antibiótico são por *Clostridium*. Idosos, imunossupressores e internação hospitalar recente são fatores de risco. Desenvolvimento de diarreia após 72 horas de admissão hospitalar e início do antibiótico é um forte indício. Betalactâmicos, clindamicina e cefalosporinas são muito associados a infecção por *Clostridium*. A prevalência de portadores assintomáticos é alta entre pacientes internados. O início da diarreia pode variar de alguns dias após o início do antibiótico até algumas semanas após sua interrupção.

Bibliografia

1. Bartlett JG, Gerding DN. Clinical recognition and diagnosis of Clostridium difficile infection. Clin Infect Dis. 2018;46(Suppl1):S12-8.

17. Resposta: d

A terapia vasopressora de escolha já foi explorada por vários estudos: SOAP, VASST. Foram observados mais efeitos indesejados com dopamina que noradrenalina e o não benefício da adição de vasopressina a vasopressores *open label*. A recomendação de primeira escolha do *Sepsis Suviving Campaign* é noradrenalina. A utilização da albumina na reposição volêmica da sepse é controversa. Há uma recomendação fraca como segunda escolha na reposição pelo *Sepsis Surviving Campaign*.

18. Resposta: e

Sepse é caracterizada por uma disfunção orgânica ameaçadora à vida causada por uma resposta desregulada do hospedeiro frente a uma infecção. Sua fisiopatologia é complexa e depende da interação de diversos fatores, dentre estes, a virulência do microrganismo invasor, fatores genéticos, características do hospedeiro e a participação de citocinas. Frente a um processo infeccioso, por meio de um desequilíbrio da resposta inflamatória sistêmica, somada à exacerbação da cascata de coagulação e prejuízo da fibrinólise, ocorre má perfusão tecidual, com subsequente disfunção orgânica, que em seu pior cenário culmina em falência múltipla de órgãos e óbito. Com identificação precoce e terapia adequada é possível, muitas vezes, interferir nessa cascata de eventos, revertendo o processo. É de suma importância a detecção precoce da sepse, visto que a rápida instituição da terapêutica é crucial na oportunidade de reverter a doença, salvando-se vidas. Deve, portanto, ser encarada como uma urgência médica. A despeito das recentes conquistas no conhecimento de sua fisiopatologia e no desenvolvimento de novas estratégias terapêuticas, observamos aumento progressivo em sua incidência e elevados índices de mortalidade. Ela é a principal causa de óbito em pacientes críticos nos Estados Unidos e a décima causa de óbito geral, sendo responsável por cerca de 2% de todas as internações, com 59% dos pacientes sépticos necessitando de cuidados intensivos, totalizando cerca de 10% das admissões em UTI. Este número vem aumentando progressivamente com o passar do tempo no mundo todo. Apesar dos avanços no conhecimento desta síndrome, a mortalidade continua extremamente elevada, sobretudo se houver demora no diagnóstico e se as medidas terapêuticas conhecidas não forem tomadas rapidamente.

19. Resposta: c

A despeito das recentes conquistas no conhecimento de sua fisiopatologia e no desenvolvimento de novas estratégias terapêuticas, observamos aumento progressivo na incidência da sepse e elevados índices de mortalidade. Segundo o Centers for Disease Control and Prevention (CDC), anualmente, pelo menos 1,7 milhão de adultos desenvolvem sepse e cerca de 270.000 morrem em consequência desta. Outro dado apontado é que um a cada três pacientes que evoluem a óbito no hospital tem sepse.

No Brasil, segundo o estudo *Sepsis Prevalence Assessment Database* (SPREAD) a incidência de sepse no contexto de terapia intensiva foi de 36,3 casos por 1.000 pacientes/dia, com cerca de 1/3 dos leitos de UTI ocupados por pacientes sépticos, com mortalidade correspondente a 55,7% destes. Há divergências no prognóstico dos atendimentos realizados no serviço público em comparação aos hospitais particulares, refletindo a importância dos insumos para a assistência efetiva. Quanto ao impacto de recursos de saúde, segundo o estudo COSTS a mediana do custo total do tratamento da sepse foi de $US 9632, sendo ainda maior em pacientes não sobreviventes. Por meio de medidas operacionais e terapêuticas é possível reduzir esses números, como demonstrado por exemplo na Austrália e Nova Zelândia, onde a mortalidade relacionada a choque séptico reduziu de 35% em 2000 para 18,4% em 2012, representando uma queda anual média de 1,3%. Em países com recursos limitados, a exemplo do Brasil, estudos demonstraram resultados conflitantes no que diz respeito a implementação de protocolos de cuidado, inclusive com aumento da incidência e mortalidade por sepse nos últimos anos. O fato é que indiscutivelmente todos os trabalhos mostram que o principal determinante na diminuição da mortalidade é o reconhecimento precoce da sepse.

20. Resposta: d

Segundo a mais recente diretriz do *Surviving Sepsis Campaign*, a definição de sepse é: "presença de disfunção orgânica ameaçadora à vida secundária a uma resposta desregulada do hospedeiro à infecção". Toda sepse é grave, desta forma o termo "sepse grave" se tornou inapropriado. Na fisiopatologia da sepse existe não só a participação de fatores relacionados à infecção, mas também do hospedeiro. Choque séptico atualmente é considerado sepse com necessidade de terapia com vasopressores para manutenção de PAM ≥ 65 e lactato > 2 mmol/L (18 mg/dL) após adequada ressuscitação volêmica.

21. Resposta: e

Os critérios qSOFA incluem frequência respiratória, alteração no estado mental e pressão sistólica ≤ 100 mmHg, conforme tabela a seguir.

Critérios qSOFA (SOFA rápido)
Frequência respiratória ≥ 22/minuto
Alteração no estado mental
Pressão arterial sistólica ≤ 100 mmHg

22. Resposta: d

Os critérios de SIRS não são mais obrigatórios para se definir sepse, a qual passa a ser definida como infecção suspeita ou documentada associada à variação aguda de 2 pontos ou mais no *Sequential Organ Failure Assesment* (SOFA) demonstrado na tabela abaixo.

23. Resposta: d

Um dos principais determinantes na redução da mortalidade na sepse é a identificação precoce dos pacientes, antibioticoterapia e expansão volêmica, quando indicados. A mortalidade no Brasil ainda é elevada aliada às disparidades entre a assistência pública e privada. O score qSOFA é uma ferramenta de estratificação de pacientes com maior gravidade, sendo pouco sensível. Dessa forma, não deve ser utilizado como triagem de pacientes sépticos. Não existe evidência que suporte o uso de procalcitonina de rotina para todos os pacientes. O lactato é um marcador importante, porém pouco específico e deve ser analisado criteriosamente.

24. Resposta: b

No racional fisiopatológico da sepse diversos mecanismos pró-inflamatórios estão envolvidos como interleucinas, TNF-alfa, radicais livres entre outros. Além disso, as vias da coagulação podem ser ativadas e junto com prejuízo da fibrinólise podem resultar em trombose da microcirculação e consequente inadequada oferta de oxigênio aos tecidos.

25. Resposta: e

A sepse resulta de uma complexa interação entre o microrganismo infectante e a resposta imune, pró-inflamatória e pró-coagulante do hospedeiro. Ocorrem fenômenos inflamatórios, que incluem ativação de citocinas, tais como interleucinas 1 (IL-1), 2 (IL-2), 6 (IL-6), 8 (IL-8), 12 (IL-12), TNF-α (fator de necrose tumoral alfa) e TNF-β (fator de necrose tumoral beta), associados à produção de óxido nítrico, radicais livres de oxigênio e expressão de moléculas de adesão no endotélio, além do comprometimento do processo de coagulação, com aumento dos fatores pró-coagulantes e

SOFA (*Sequential [Sepsis-Related] Organ Failure Assessment Score*)					
Escore	0	1	2	3	4
Sistema respiratório (paO_2/FiO_2)	$\geq$ 400	< 400	< 300	< 200 com suporte ventilatório	< 100 com suporte ventilatório
Coagulação (plaquetas x 10^3)	$\geq$ 150	< 150	< 100	< 50	< 20
Fígado – bilirrubina (mg/dL)	< 1,2	1,2-1,9	2,0-5,9	6,0-11,9	> 12
Sistema cardiovascular	PAM $\geq$ 70 mmHg	PAM < 70 mmHg	Dopamina < 5 ou dobutamina (qualquer dose)	Dopamina 5,1-15 ou epinefrina $\leq$ 0,1 ou norepinefrina $\leq$ 0,1	Dopamina > 15 ou epinefrina > 0,1 ou norepinefrina > 0,1
Sistema nervoso central (Escala de Coma de Glasgow)	15	14-13	12-10	9-6	< 6
Renal (creatinina /diurese)	< 1,2	1,2-1,9	2,0-3,4	3,5-4,0 < 500	> 5,0 < 200

redução dos anticoagulantes e da fibrinólise. A interação entre TNF-alfa e IL-1 propicia o desenvolvimento de um estado pró-coagulante, através da inibição da trombomodulina e do receptor endotelial da proteína C, impedindo a ativação da proteína C e aumentando a síntese do inibidor do ativador do plasminogênio 1 (PAI-1), interrompendo a fibrinólise e favorecendo tromboses na microcirculação, o que leva à redução da oferta de oxigênio aos tecidos com consequente aumento do metabolismo anaeróbio e hiperlactatemia. Além disso, os níveis de TAFI (inibidor da fibrinólise ativado pela trombina) também estão aumentados, inibindo o tPA (plasminogênio tecidual ativado). Portanto, no paciente séptico ocorre exacerbação da coagulação, comprometimento dos mecanismos de anticoagulação e redução da fibrinólise, levando a trombose na microcirculação.

A interação entre citocinas também promove uma série de alterações hemodinâmicas encontradas na sepse, tais como aumento da permeabilidade vascular, diminuição da resistência vascular periférica e inotropismo negativo.

A microcirculação é o alvo possivelmente mais importante da injúria promovida pela sepse. Ocorre uma diminuição no número de capilares funcionantes, o que prejudica a capacidade máxima de extração de oxigênio. Isto pode ser explicado por compressão extrínseca dos capilares por edema tecidual e endotelial, e pela oclusão do lúmen capilar por leucócitos e eritrócitos. Distúrbios vasculares podem ser também produzidos diretamente pelas endotoxinas, através da via alternativa do complemento, induzindo vasodilatação, aumento da permeabilidade vascular, potencialização da agregação plaquetária e ativação/agregação de neutrófilos, com consequente extravasamento capilar, além de liberação de calicreína, cininogênio e bradicinina, que contribuem para vasodilatação e hipotensão.

A ativação do fator XII pode acionar a via intrínseca da coagulação, resultando em coagulação intravascular disseminada. Todas essas alterações juntas (hipovolemia, vasodilatação e trombose da microcirculação) podem levar a inadequação da oferta de oxigênio em relação a demanda do organismo. Ao mesmo tempo, o organismo contrarregula essa resposta com desencadeamento de resposta anti-inflamatória. O desequilíbrio entre essas duas respostas gera a disfunção orgânica.

26. Resposta: d

A característica hemodinâmica principal da sepse é uma vasodilatação arterial generalizada com queda na resistência vascular sistêmica associada. A vasodilatação que ocorre na sepse decorre da ação de mediadores vasoativos. O óxido nítrico (NO) e as prostaciclinas desempenham papel fundamental neste processo. Citocinas aumentam a expressão da enzima óxido nítrico sintetase induzível na vasculatura. A liberação de NO pela ação desta enzima é maior e mais prolongada quando comparada pela ação da enzima óxido nítrico sintetase endotelial constitucional. Adicionalmente, o potente efeito vasodilatador do NO produz resistência vascular à ação vasopressora da angiotensina II e da norepinefrina. Um potencial fator que contribui para a persistência de vasodilatação é a secreção compensatória diminuída de vasopressina. Mudanças no desempenho ventricular sistólico e no diastólico são manifestações precoces na sepse. Inicialmente, a função ventricular pode ser capaz de aumentar o débito cardíaco por meio do mecanismo de Frank Starling, porém este aumento pode ser insuficiente para as necessidades metabólicas e o estado hiperdinâmico do paciente. Adicionalmente, ocorre depressão miocárdica, pela ação de citocinas como TNF-alfa, disfunção diastólica e miocardite intersticial. A hiporresponsividade vascular induzida pela sepse gera considerável heterogeneidade na distribuição normal do fluxo sanguíneo sistêmico aos órgãos. Há prejuízo na habilidade normal em redistribuir fluxo sanguíneo aos órgãos nobres (coração e cérebro) quando a oferta de oxigênio está deprimida.

A microcirculação é o alvo possivelmente mais importante da injúria promovida pela sepse. Ocorre uma redução no número de capilares funcionantes, o que prejudica a capacidade máxima de extração de oxigênio. Isto pode ser explicado por compressão extrínseca dos capilares por edema tecidual e endotelial e pela oclusão do lúmen capilar por leucócitos e eritrócitos. A ativação e disfunção endotelial observada na sepse acarreta edema tecidual generalizado, rico em proteínas, prejuízo na anticoagulação e aumento nas moléculas de adesão. A hipotensão é a expressão mais grave da disfunção circulatória observada na sepse. Ocorre pela redistribuição do volume intravascular, resultante da menor resistência vascular, e pela maior permeabilidade endotelial. Outros mecanismos também contribuem para a hipotensão: vasodilatação, que diminui o retorno venoso ao coração, e liberação de substâncias depressoras do miocárdio.

27. Resposta: e

A combinação de insuficiência renal aguda e sepse está associada a 70% de mortalidade. As demais alternativas estão corretas.

28. Resposta: d

A disfunção respiratória na sepse pode se manifestar por dispneia, taquipneia, cianose e hipoxemia. Ocorre redução na complacência pulmonar, pela presença de colapso alveolar secundário ao aumento da permeabilidade vascular e diminuição de surfactante. Consequentemente, esses pacientes apresentam oxigenação inadequada, com redução na relação PaO_2/FiO_2. Segundo os novos conceitos e de acordo com *Acute respiratory distress syndrome: the Berlin Definition* pode-se classificar síndrome do desconforto respiratório agudo como leve, moderada ou grave, conforme representado na tabela a seguir.

Bibliografia

1. ARDS Definition Task Force; Ranieri VM, Rubeneld GD, Thompson BT, Ferguson ND, Caldwell E, et al. Acute respiratory distress syndrome: the Berlin Definition. JAMA. 2012;307(23):2526-33.

Síndrome do desconforto respiratório agudo (SDRA)			
Temporalidade	Dentro de uma semana após lesão clínica conhecida ou sintomas respiratórios novos/piorando.		
Imagem do tórax (radiografia)	Opacidades bilaterais – que não podem ser completamente explicadas por derrame pleural, atelectasias lobar/pulmonar ou nódulos.		
Origem do edema	Insuficiência respiratória devido a fator de risco conhecido e não complemente explicada por insuficiência cardíaca ou sobrecarga hídrica. Necessita de avaliação objetiva da IC ou sobrecarga hídrica se não houver fator de risco.		
	SDRA leve	SDRA moderada	SDRA grave
Oxigenação	PaO_2/FiO_2 201 a 300 mmHg com PEEP $\geq$ 5 cmH_2O	PaO_2/FiO_2 101 a 200 mmHg com PEEP $\geq$ 5 cmH_2O	PaO_2/FiO_2 $\leq$ 100 mmHg com PEEP $\geq$ 5 cmH_2O
Alterações fisiológicas adicionais	N/A	N/A	N/A

Fonte: ARDS Definition Task Force et al., 2012.

29. Resposta: b

Na sepse ocorrem vasodilatação e diminuição da resistência vascular sistêmica, culminando em hipotensão.

Principais manifestações clínicas da sepse

Sistemas	Sinais, sintomas e alterações laboratoriais
Cardiovascular	Taquicardia, hipotensão, hiperlactatemia, edema periférico, diminuição da perfusão periférica, livedo, elevação de enzimas cardíacas e arritmias.
Respiratória	Dispneia, taquipneia, cianose e hipoxemia.
Neurológica	Confusão, redução do nível de consciência, *delirium*, agitação e polineuromiopatias.
Renal	Oligúria e elevação de escórias.
Hematológica	Plaquetopenia, alterações do coagulograma, anemia, leucocitose, leucopenia e desvio à esquerda.
Gastroenterológicas	Gastroparesia, íleo adinâmico, úlceras de estresse, hemorragias digestivas, diarreia e distensão abdominal.
Hepáticas	Colestase, aumento de enzimas canaliculares e elevação discreta de transaminases.
Endócrinas e metabólicas	Hiperglicemia, hipertrigliceridemia, catabolismo proteico, hipoalbuminemia, hipotensão por comprometimento suprarrenal e redução dos hormônios tireoidianos.

30. Resposta: b

É considerado SDRA grave quando a relação PaO_2/FiO_2 for $\leq$ a 100 mmHg com PEEP $\geq$ 5 cmH_2O. As demais afirmativas estão corretas.

31. Resposta: e

A sepse se manifesta por alterações nos sinais vitais e principalmente se revela por alterações hemodinâmicas, além dos sinais e sintomas da própria infecção que a desencadeou. É importante lembrar que o diagnóstico precoce da sepse é fundamental para que as medidas sejam implementadas o mais rapidamente possível, ainda em seu estágio inicial, em que a chance de evitar o óbito e a reversão do quadro são maiores. Para o diagnóstico, deve-se levar em conta algumas alterações nos sinais vitais como taquicardia, taquipneia, dessaturação, hipotensão, alteração do estado mental, febre ou hipotermia, além de manifestações de má perfusão tecidual como livedo reticular, extremidades frias, tempo de enchimento capilar aumentado, oligúria, rebaixamento no nível de consciência, dentre outros. Em relação ao diagnóstico laboratorial, não há nenhum exame laboratorial específico que permita o diagnóstico de sepse, no entanto algumas alterações laboratoriais podem ajudar no diagnóstico como leucocitose ou leucopenia, desvio à esquerda, trombocitopenia, hiperbilirrubinemia, alterações no coagulograma, hiperglicemia, aumento de PCR, VHS e procalcitonina, aumento de ureia e creatinina, hiperlactatemia, aumento do *base excess*, acidose metabólica, redução da saturação venosa central de oxigênio ($SvcO_2$).

A sepse pode levar a uma série de disfunções orgânicas, associadas a redução da oferta de oxigênio e a alterações celulares. As principais disfunções são cardiovascular, respiratória, neurológica, renal, hematológica, intestinal e endócrina. O reconhecimento precoce das disfunções orgânicas é de extrema importância na prática clínica.

32. Resposta: e

Após a publicação dos critérios mais recentes de sepse, foi proposta a utilização do qSOFA (pelo menos dois alterados de FR $\geq$ 22, alteração de estado mental – Escala Coma de Glasgow alterada, PAS $\leq$ 100) para avaliação inicial do paciente séptico. Contudo, esse escore havia sido previamente validado como rastreio fora do contexto de UTI e recebeu várias críticas para seu uso na triagem, por ser pouco sensível, podendo não rastrear pacientes sépticos em fases mais precoces. Além disso, o qSOFA apresenta alta especificidade para predizer mortalidade dos pacientes, devendo ser utilizado com essa finalidade (e não para triagem). Após o qSOFA, a confirmação de disfunção orgânica da sepse utiliza o SOFA, cujos parâmetros considerados são a relação PaO_2/FiO_2; plaquetopenia; bilirrubinas; PAM; escala de coma de Glasgow; creatinina ou débito urinário.

Febre, em geral acima de 38°C, é habitualmente verificada, podendo ser acompanhada de calafrios. Pode estar ausente nos extremos de idade, em idosos e recém-nascidos e nos pacientes imunodeprimidos e renais crônicos.

Hipotermia pode também ser a manifestação inicial do quadro, sendo geralmente seguida de febre, no decorrer da sepse. Pacientes que se manifestam inicialmente com hipotermia e assim se mantêm durante sua evolução, sem apresentar febre, costumam cursar com pior prognóstico.

Taquipneia e taquicardia também são achados frequentes no início da síndrome séptica. Hiperventilação é comum (traduzindo-se na gasometria com queda na $PaCO_2$), sendo habitualmente acompanhada de agitação psicomotora e ansiedade. Em idosos, quadro de *delirium*, com alteração aguda do comportamento e da sensopercepção, pode ser a primeira manifestação, sobretudo naqueles que já têm doença neurológica prévia.

Hipotensão, embora não seja critério essencial para definir sepse, é encontrada na apresentação em até um terço dos pacientes sépticos.

Classicamente, fala-se em dois padrões de sepse; um hiperdinâmico, com predomínio de taquicardia, vasodilatação periférica, pressão arterial divergente e hiperventilação, predominante nas infecções por Gram-negativos; e um hipodinâmico, com predomínio de vasoconstrição, pressão arterial convergente e oligúria, relacionado a germes Gram-positivos. Apesar de apontarem a causa, tais padrões se sobrepõem, e não se pode inferir a etiologia da sepse com base somente nesses protótipos clínicos. Icterícia pode ser um achado na sepse de foco biliar (colangite, colecistite), na lesão hepática aguda por hipofluxo e na colestase transinfecciosa. Cianose periférica, palidez e livedo reticular são os achados marcantes nos pacientes com descompensação hemodinâmica, enquanto cianose central, dispneia e tiragem, associados a estertores difusos na ausculta, são encontrados na lesão pulmonar aguda/síndrome do desconforto respiratório agudo (SDRA).

33. Resposta: b

O uso de corticoides na sepse é um tema que levanta muitas discussões. Segundo a literatura atual o corticoide somente é indicado no contexto de choque séptico refratário a adequada reposição volêmica e terapia vasopressora na dose de 200 mg de hidrocortisona IV por dia.

As demais alternativas estão corretas: coleta de lactato, coleta de culturas antes dos antimicrobianos, antibioticoterapia de amplo espectro endovenoso na primeira hora, reposição volêmica com cristaloides, uso de vasopressores.

34. Resposta: c

As medidas terapêuticas na sepse devem ser realizadas em paralelo visto que a agilidade das medidas se relaciona com melhores desfechos. Dentre estas medidas, antibioticoterapia de amplo espectro, preferencialmente após coleta de culturas, possui forte evidência de redução na mortalidade. Caso não seja possível uma rápida coleta, não se deve atrasar a antibioticoterapia. A busca pelo sítio responsável, bem como dos patógenos envolvidos deve ser exaustiva, pois possibilitam guiar e descalonar antibioticoterapia bem como impedir a perpetuação do processo.

35. Resposta: d

A administração de vasopressores não necessariamente precisa aguardar a infusão do volume total de cristaloides, mas sim pode ser infundida paralelamente a fim de evitar hipotensão prolongada, está associada a piores desfechos. O vasopressor de escolha é a noradrenalina, com menor risco de arritmias quando comparado à dopamina. A vasopressina possui dose limite de 0,04 U/minuto, doses maiores estão associadas a isquemia mesentérica e coronariana. A infusão de vasopressores pode ser realizada em acessos periféricos, desde que calibrosos, com a correta monitorização e sobre período de tempo limitado.

36. Resposta: c

O volume recomendado de 30 mL/kg é indicado para pacientes com hipotensão ou lactato > 4 mmol/L. Os coloides como a albumina não se mostraram superiores aos cristaloides e ainda possuem valor elevado, sendo menos custo-efetivas. Segundo o *Surviving Sepsis Campaign* a albumina pode ser considerada quando houver grande volume de infusão de cristaloides. Sabe-se que o cloreto de sódio, quando em grandes infusões, pode provocar acidose hiperclorêmica com trabalhos mostrando piores desfechos renais e inclusive em mortalidade. Os amidos sabidamente estão associados a piores desfechos renais, além de não se mostrarem custo-efetivos, dessa

forma não são recomendados na expansão volêmica da sepse.

37. Resposta: a

Os pacientes devem receber oxigênio suplementar somente na existência de hipoxemia. A dose de sedativos sempre deve aliar menor dose necessária para garantir menor incidência de assincronias. A evidência para o uso de ventilação não invasiva inclui pacientes com edema agudo de pulmão e insuficiência respiratória no contexto de doença pulmonar obstrutiva crônica, o uso rotineiro em todos os pacientes não possui evidência segundo a literatura atual. A estratégia de ventilação protetora é a recomendada para pacientes sépticos. Isso inclui a utilização de volumes correntes < 6 mL/kg, pressão de platô < 30 cmH_2O, posição prona quando relação PaO_2/FiO_2 < 150 e, quando indicado, bloqueio neuromuscular por menos de 48 horas (sempre que possível).

38. Resposta: e

No que diz respeito ao controle glicêmico estrito *versus* controle permissivo da glicemia houve maior incidência de hipoglicemia no grupo estrito sem que houvesse desfechos positivos. A transfusão de hemocomponentes deve ser restrita, indicada quando Hb < 7 g/dL associada à decisão da equipe assistente. O controle da acidose é extremamente importante, visto que em meio ácido, vasopressores como a noradrenalina perdem eficácia, além de que a acidose está associada a piores desfechos renais e de mortalidade. O uso do bicarbonato intravenoso para controle da acidose está indicado na acidose metabólica quando pH < 7,2. Vitaminas não possuem evidência robusta na literatura que permita seu uso rotineiro. Os eletrólitos devem ser controlados, a exemplo do cálcio, participante ativo da contração cardíaca e do tônus vascular.

39. Resposta: b

A avaliação da resposta terapêutica de pacientes sépticos deve ser multiparamétrica. Tanto parâmetros clínicos quanto laboratoriais devem ser utilizados em conjunto. Nenhum método isoladamente é capaz de predizer uma adequada resposta. O lactato é um marcador de perfusão tecidual, no entanto pode se apresentar elevado secundário ao uso de vasopressores como adrenalina, ou ainda apresentar-se elevado no contexto de disfunção hepática prévia. A SvO_2 pode estar falsamente elevada no contexto de hipotermia e sedação.

O delta PP depende que o paciente esteja intubado, com Pai instalada, volume corrente de 8 mL/kg e em ritmo sinusal, situações que dificilmente são vistas no cenário de emergência. A medida do delta $PaCO_2$ está sujeita a vieses como disfunção mitocondrial e até mesmo erros de coleta. Por fim, em cenários de poucos recursos, trabalhos demonstraram que é possível avaliar a resposta terapêutica por meio de parâmetros clínicos, como diurese e tempo de enchimento capilar que reforçam a importância do cuidado beira-leito.

Pneumonias

1. Em relação à pneumonia associada a ventilação mecânica (PAVM), analise as assertivas abaixo:

   I. O tratamento antibiótico deve ser tão curto quanto possível e em episódios de (PAVM) documentada microbiologicamente pode ser restrito a 8 dias de duração.

   II. O diagnóstico microbiológico baseado em lavado broncoalveolar é mais acurado e seu uso está associado a melhores desfechos clínicos em pacientes críticos.

   III. O uso de rodízio de antibióticos como estratégia para controlar a resistência bacteriana resultou em menores taxas de PAVM e menor resistência, com maior homogeneidade na escolha de antimicrobianos.

   Quais estão corretas?
   a) Apenas I.
   b) Apenas II e III.
   c) Apenas III.
   d) Apenas I e II.
   e) Apenas I e III.

2. Sobre as infecções relacionadas à assistência (infecção associada à assistência a saúde), assinale a alternativa correta.

   a) Define-se infecção relacionada à assistência aquela que ocorre após a internação e que não estava presente nem em estado de latência anteriormente à data de admissão.

   b) A inserção de dispositivos protéticos operatórios não prejudica a resposta imune à infecção, pois geralmente são materiais inertes.

   c) As infecções relacionadas à assistência são aquelas causadas por bactérias multirresistentes.

   d) A pneumonia associada à assistência é aquela que se desenvolve exclusivamente em decorrência da ventilação mecânica.

3. Caso um colega solicitasse uma vaga de UTI para um paciente com pneumonia adquirida na comunidade (PAC) quais seriam os critérios de PAC grave para internação na unidade? Assinale uma das alternativas.

   a) Choque séptico, hipercapnia e comprometimento multilobar.

b) Necessidade de ventilação mecânica, $PaO_2/FiO_2 < 250$ e leucocitose.
c) Choque séptico, $PaO_2/FiO_2 < 250$ e hipercapnia.
d) Comprometimento multilobar, Choque séptico e $PaO_2/FiO_2 < 250$.
e) Necessidade de ventilação mecânica, choque séptico e leucocitose.

4. As infecções associadas à assistência a saúde são graves no ambiente de terapia intensiva, sendo mais frequentes a pneumonia associada à ventilação e a infecção associada a cateteres venosos. Os germes mais frequentes para esses dois tipos de infecção são, respectivamente,
a) *Pseudomonas* e *Klebsiella*.
b) *Acinetobacter* e *Klebsiella*.
c) *S. aureus* e *Acinetobacter*.
d) *Pseudomonas* e *S. aureus*.

5. A patogênese da pneumonia relacionada à assistência a saúde envolve a interação entre patógeno, hospedeiro e outras variáveis epidemiológicas. O risco de pneumonia aumenta com a necessidade de ventilação mecânica. São medidas recomendadas para a prevenção de pneumonias associadas à assistência a saúde:
a) Manter o paciente em decúbito elevado 30-45 graus.
b) Realizar profilaxia de TVP/TEP.
c) Manter o *cuff* do tubo desinsuflado e manter o paciente em posição supina reta.
d) Realizar higiene oral no paciente com clorexidina a 0,12%.

6. Um homem de 78 anos é admitido na UTI com pneumonia adquirida na comunidade CURB-65 escore 5. Seu radiograma de tórax mostra um derrame pleural. Assinale a alternativa correta.

a) *Legionella* deve ser testada de rotina com exame de escarro.
b) O paciente pode ter indicação de unidade de terapia intensiva para seu tratamento.
c) Como o paciente não tem comorbidades devem ser iniciados antibióticos orais imediatamente.
d) Os corticosteroides estão recomendados para todos os casos com suspeita de agentes atípicos.
e) Se o pH do derrame pleural for > 7,2 o paciente deve ser drenado.

7. Quando o diagnóstico de pneumomia associada a ventilação mecânica for possível. Assinale a alternativa correta.
a) CPIS > 6 tem alta especificidade para o diagnóstico.
b) A pneumonia associada à ventilação mecânica pode ocorrer a qualquer momento do paciente em ventilação mecânica.
c) Os cuidados relacionados ao ventilador incluem diminuições de volume corrente e pressões de via aérea.
d) O uso de tubos com a possibilidade de aspiração subglótica tem boa evidência para prevenção em relação à pneumonia associada a ventilação mecânica.
e) A pneumonia associada a ventilação tardia, após cinco dias, está relacionada a *Streptococcus* e *Staphylococcus*.

8. Você recebe o resultado microbiológico solicitado para um paciente em ventilação mecânica em insuficiência respiratória aguda grave e uma área de opacificação e cavitação unilateral no radiograma de tórax. A referência é de crescimento precoce no lavado broncoalveolar de Panton-Valentine leukocidin producing *Staphylococcus aureus*. O paciente está

recebendo amoxa-clavulim para pneumonia adquirida na comunidade. O paciente está com pioras progressivas nos níveis de oxigenação e parâmetros do choque séptico. Qual seria a melhor conduta:

a) Meropenem, clindamicina e flucloxacilina.
b) Adicionar imunoglobulina a terapia antibiótica que está sendo realizada.
c) Clindamicina, linezolida e rifampicina e considerar imunoglobulina.
d) Vancomicina de acordo com antibiograma.
e) Pentamidina em nebulização e linezolida e considerar imunoglobulina.

Responda as questões 9 e 10 sobre as definições de PAV.

9. Sobre os conceitos de pneumonia associada à ventilação mecânica (PAV), assinale a alternativa correta.
a) Para as definições de PAV é obrigatório o seguimento com radiograma de tórax.
b) É necessário estabelecer uma linha de base de PEEP e FiO_2 por 24 horas dois dias seguidos.
c) Os pacientes em PRONA devem ser avaliados para pneumonia associada a ventilação mecânica.
d) Os pacientes devem apresentar piora da oxigenação com aumentos da PEEP de pelo menos 2 cmH_2O.

10. Sobre a definição de PAV, assinale a alternativa correta:
a) Cultura positiva de aspirado traqueal não é suficiente para o diagnóstico, sendo obrigatório o uso do lavado broncoalveolar.
b) Para efeito clínico a beira-leito considerar PAV, tanto a PAV possível como a PAV provável.

c) A PAV não é considerada por consenso global evento prevenível na UTI quando o paciente tem mais que 3 dias de VMI.
d) A sedação profunda, evitando a "briga" com o ventilador, é considerada medida protetora.

11. Homem de 72 anos vem ao departamento de emergência referindo febre e prostração progressiva há doze dias, que foi tratada como quadro viral em um serviço externo e hoje amanheceu confuso. Exame clínico: sonolência, obedecendo a ordens simples, desorientado no tempo e no espaço, rigidez de nuca. Fundo de olho normal. Estrabismo convergente à esquerda. Glicemia capilar = 88 mg/dL. Tomografia de crânio normal. Liquor: aspecto levemente turvo e xantocrômico; células: $430/mm^3$ (linfócitos: 34%; monócitos: 15%; neutrófilos: 43%; macrófagos: 4%), hemácias: 5 mm^3; glicorraquia: 24; proteínas: 322 (até 40 mg/dL); lactato: 59,2 (até 20 mg/dL); bacterioscópico, PBAAR e pesquisa de fungos negativas. O tratamento específico para a etiologia mais provável do quadro deste paciente é:
a) Esquema básico para tuberculose.
b) Ampicilina.
c) Ceftriaxone.
d) Aciclovir.

12. Sobre infecção de partes moles, considere as seguintes afirmativas:
I. A gangrena necrosante sinergística clinicamente descrita como dor intensa, edema local importante, rápida progressão da lesão e resposta pobre à antibioticoterapia é causada pela associação de *Streptococcus* microaerofílicos e *Staphylococcus aureus*.

II. A presença de crepitação da área infectada é um sinal patognomômico da presença de *Clostridium* spp.

III. Alguns *Streptococcus pyogenes* e *Staphylococcus aureus* secretam potentes exotoxinas, e mesmo lesões aparentemente superficiais ou até ocultas de pele podem estar associadas à síndrome do choque tóxico, caracterizada por *rash* macular difuso, choque e disfunção precoce de múltiplos órgãos.

IV. As formas espontâneas de mionecrose por *Clostridium* spp estão geralmente relacionadas à malignidade do trato gastrointestinal ou quimioterapia com lesão de mucosas e apresentam baixa mortalidade.

Assinale a alternativa correta.

a) Somente a afirmativa IV é verdadeira.
b) Somente as afirmativas I e III são verdadeiras.
c) Somente as afirmativas II e III são verdadeiras.
d) Somente as afirmativas I, II e IV são verdadeiras
e) As afirmativas I, II, III e IV são verdadeiras.

13. Sobre infecção fúngica, assinale a alternativa correta.

a) Em um paciente com pneumonia comunitária sob tratamento empírico com ceftriaxona e azitromicina, mas cujo aspirado traqueal, coletado antes do início dos antibióticos, demonstrou apenas crescimento de *Candida albicans*, deve-se escalonar o tratamento com fluconazol ou anfotericina B.

b) O crescimento de cândida nas hemoculturas convencionais é muito ruim, necessitando-se, na suspeita clínica, de coleta de hemoculturas específicas para fungo ou da dosagem de beta-D-glucana que apresenta elevada sensibilidade e especificidade, com poucos falsos positivos.

c) Anfotericina desoxicolato apresenta uma excelente atividade fungicida, mas seu uso está limitado à frequente toxicidade associada com aumento da mortalidade, particularmente pela disfunção renal com hiperpotassemia associada, exigindo cuidados específicos para evitar ao máximo reposição de potássio ou medicamentos com potássio na fórmula.

d) Surto de aspergilose está associado a construções e reformas físicas em hospitais; pacientes neutropênicos e transplantados são o grupo de maior risco de infecção, embora imunocompetentes em uso de corticoide inalatórios também possam ser afetados.

14. Mulher de 27 anos é admitida na unidade de terapia intensiva com choque séptico secundário à pneumonia de lobo inferior direito, com necessidade de noradrenalina (0,1 mcg/kg/min) e ventilação mecânica. Está em uso de ceftriaxone e claritromicina. Após 48 horas de internação, evoluiu com aumento da dose de noradrenalina para 0,6 mcg/kg/min, oligúria e mantém-se em ventilação mecânica. Hemocultura positiva para *Streptococcus pneumoniae*, sensível à penicilina. Lactato arterial = 45 mg/dL.

A conduta mais apropriada em relação ao tratamento anti-infeccioso é:

a) Manter esquema antimicrobiano.
b) Suspender claritromicina e realizar ultrassonografia de tórax.
c) Escalonar antimicrobianos para vancomicina e piperacilina-tazobactam.
d) Associar vancomicina e realizar tomografia de tórax.

15. Mulher de 62 anos vem ao pronto-socorro com episódios de sudorese e dispneia progressiva há oito dias. Negava febre, dor, palpitação e síncope. Tem prótese biológica mitral há sete anos por valvulopatia reumática. Exame clínico: bom estado geral, descorada +/+4, ictérica+1/+4, afebril, FC = 88 bpm, FR = 25 irpm, $SatO_2$ = 93%, PA = 108 x 64 mmHg, tempo de enchimento capilar < 3 segundos. Bulhas rítmicas com hipofonese de B1, sopro holossistólico +4/+6 em foco mitral. Estertores finos bibasais. Fígado palpável a 4 cm do rebordo costal direito doloroso e homogêneo, baço percutível e não palpável e edema +2/+4 bilateral indolor em membros inferiores. Hb = 10,0 g/dL; leucograma = 10.000 leucócitos/mm³; plaquetas = 85.000/mm³, Na^+ = 133 mg/dL, K^+ = 4,2 mg/dL, Cr = 1,2 mg/dL, U = 38 mg/dL, PCR = 45 mg/dL. Urina I: proteínas = 1,1 g/L, leucócitos = 40.000/mm³ e presença de cilindros hemáticos. Eletrocardiograma: ritmo sinusal e sobrecarga de câmaras esquerdas. Radiografia de tórax: aumento de área cardíaca e duplo contorno atrial com aumento da vascularização peri-hilar e cefalização de trama vascular bilateral. Ecocardiograma transtorácico: regurgitação periprotética mitral importante, sem vegetações ou trombos.

O diagnóstico mais provável seria:
a) Endocardite infecciosa possível.
b) Disfunção degenerativa de prótese valvar mitral.
c) Infecção urinária e insuficiência cardíaca.
d) Lúpus eritematoso sistêmico.

16. Com base no texto da questão 15, qual seria a melhor conduta?

a) Furosemida e troca da válvula mitral na internação.
b) Três pares de hemocultura, ecocardiograma transesofágico, furosemida, antibioticoterapia e troca da válvula mitral na internação.
c) Urocultura e dois pares de hemocultura, ultrassonografia de vias urinárias, ceftriaxone e compensação de insuficiência cardíaca.
d) FAN, anti-DNAn, complemento total, C3/C4, pulsoterapia com metilprednisolona.

17. Paciente feminina, 22 anos, com 27 semanas de gestação, internada em unidade de terapia intensiva para tratamento de sepse urinária. Evolui com parada cardiorrespiratória presenciada. Iniciadas manobras de reanimação cardiopulmonar (RCP) prontamente e de forma adequada. Após 4 minutos de RCP a paciente não apresenta retorno de circulação espontânea. Nesse momento, qual a melhor conduta a ser tomada?
a) Cessar esforços de reanimação cardiopulmonar.
b) Infundir bicarbonato de sódio 1 mEq por kg de peso corporal.
c) Realizar esvaziamento do útero gravídico com parto cesariano.
d) Posicionar a paciente em decúbito lateral esquerdo e continuar a RCP.

18. Mulher, 21 anos, refere febre, mialgia, cefaleia e náuseas há 6 dias. Exame físico: BEG, corada. Aparelho cardiovascular: 2 bulhas rítmicas e normofonéticas, sem sopros; FC = 98 bpm; PA = 94 x 60 mmHg. Aparelho respiratório: MV reduzido no 1/3 inferior do hemitórax direito; FR = 27 ipm. Abdome: RHA presentes;

dor moderada à palpação profunda em mesogástrio, sem visceromegalias. Edema +/4+ depressível em MMII. Pele: petéquias em ambas as pernas. Exames laboratoriais: hemograma: Hb = 14,0 g/dL; Ht = 42%; glóbulos brancos = 2.800/mm³ (segmentados: 33%; linfócitos: 60%); plaquetas = 16.000/mm³. AST =124 (VR < 32 U/L); ALT = 64 (VR < 31 U/L). Pesquisa do antígeno NS1 para dengue negativo. Ultrassonografia de abdome: ascite de moderado volume. Qual é a conduta mais adequada?
a) Esfregaço do sangue periférico e corticoide.
b) Drenagem de tórax e antibiótico.
c) Paracentese diagnóstica e diurético.
d) Sorologia para dengue e hidratação.

19. Homem, 47 anos, com infecção pelo HIV, está em tratamento para histoplasmose disseminada com anfotericina B desoxicolato há 14 dias. Foram realizados exames bioquímicos para monitorar potenciais efeitos adversos da medicação, seguidos de ECG (figura abaixo). Qual é a alteração laboratorial mais provável para o quadro?

a) Hipofosfatemia.
b) Hipomagnesemia.
c) Hipercalemia.
d) Hipocalcemia.

20. Homem, 60 anos, internado há 20 dias devido à cirurgia ortopédica. Evoluiu com febre, tosse produtiva e dispneia. Após 6 dias de antibioticoterapia apresenta mioclonias em membros superiores, afasia e rebaixamento do nível de consciência. Creatinina = 2,8 mg/dL, ureia = 80 mg/dL. EEG: descargas periódicas generalizadas, com ondas morfológicas trifásicas. Qual é o antibiótico provavelmente responsável pelo quadro neurológico?
a) Meropenem.
b) Cefepime.
c) Vancomicina.
d) Piperacilina-tazobactam.

21. Mulher, 40 anos, apresenta febre e cefaleia há 3 dias, evoluindo com confusão mental há 1 dia e rebaixamento do nível de consciência com necessidade de intubação orotraqueal. Exame físico: REG, rigidez de nuca presente. Tomografia de crânio: sem alterações. Análise do líqui-

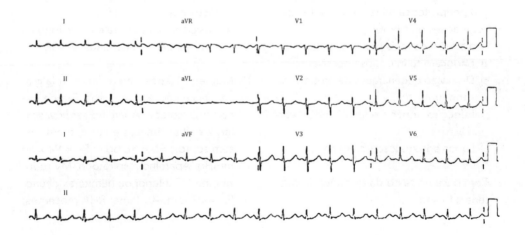

do cefalorraquidiano coletado em região lombar: aspecto turvo; células = 550 leucócitos/mm³ (36% linfócitos, 64% neutrófilos), 4 hemácias/mm³; Gram: diplococos Gram-positivos; glicose = 5 mg/dL; proteína = 400 mg/dL; lactato = 16 mmol/L. Qual tipo de precaução deve ser instituído neste momento?
a) Por gotículas.
b) Por aerossóis.
c) De contato.
d) Padrão.

22. Homem, 22 anos, em tratamento de sarcoma de Ewing. Realizou quimioterapia há 13 dias, e recebeu filgrastima por 6 dias. Procurou atendimento médico com queda do estado geral e febre há 24 horas. Exame físico: REG, desidratado ++/4+; FC = 102 bpm; PA = 110 x 70 mmHg. Hemograma: Hb = 9,5 g/dL; glóbulos brancos = 200/μL; neutrófilos segmentados = 0/μL; plaquetas = 30.000/μL. Demais exames laboratoriais e de imagem sem alterações. Foi internado e iniciados cefepime e filgrastima. Após 2 dias mantém febre (3 picos diários), estado geral regular; FC = 115 bpm, PA = 68 x 48 mmHg. Novo hemograma: Hb = 9,5 g/dL; glóbulos brancos = 900/μL; neutrófilos segmentados = 280/μL; plaquetas = 40.000/μL. Qual a conduta quanto à antibioticoterapia neste momento?
a) Associar vancomicina.
b) Associar voriconazol.
c) Trocar por meropenem.
d) Trocar por piperacilina+ tazobactam.

23. Mulher, 32 anos, admitida no pronto-socorro trazida pelo SAMU. Antecedente pessoal: insuficiência renal crônica secundária à nefropatia diabética. Exame físico: Glasgow 11 oximetria de pulso (ar ambiente) = 90%, pressão arterial média (PAM) = 43 mmHg, FC = 135 bpm, Temp. = 38,1°C, hiperemia e saída de secreção purulenta em local de inserção de cateter de hemodiálise. Quais as condutas a serem tomadas nas primeiras 3 horas?
a) Intubar, iniciar ventilação mecânica, colher gasometria arterial e hemograma, iniciar noradrenalina para atingir PAM de 65 mmHg.
b) Dosar lactato sérico, colher hemoculturas, iniciar antibioticoterapia venosa de amplo espectro, infundir 30 mL/kg de solução cristaloide e ofertar oxigênio.
c) Intubar, iniciar ventilação mecânica, inserir cateter de artéria pulmonar, colher hemoculturas e iniciar antibioticoterapia de amplo espectro.
d) Realizar tomografia de crânio, puncionar veia central, colher hemograma e dosar lactato, infundir 50 mL/kg de solução cristaloide e ofertar oxigênio.

 GABARITO COMENTADO

1. **Resposta: a**

Um período de antibiótico de 8 dias parece seguro na PAV. Esta duração pode ser encurtada quando um algoritmo guiado por procalcitonina é usado ou quando os ajustes do ventilador (PEEP ≤ 5 cmH$_2$O e FiO$_2$ ≤ 40%) são estáveis por 48 horas após o início do antibiótico. Como a procalcitonina níveis acima de 1,5 ng /mL após três dias de tratamento pareceram fortemente associados a um desfecho ruim, reavaliação da acurácia do diagnóstico e busca de coleções drenáveis (por exemplo, abscesso pulmonar ou empiema) e revisão de esquemas antimicrobianos terapêuticos prontamente revisitados quando os níveis de procalcitonina permanecem elevados. No entanto, dados definitivos carecem de *Pseudomonas*, *Acinetobacter*, *Stenotrophomonas* e MRSA.

Bibliografia

1. Timsit JF, Esaied W, Neuville M, Boadma L, Mourvilier B. Update on ventilator-associated pneumonia. F1000Res. 2017;6:2061.

2. **Resposta: a**

Pneumonia adquirida no hospital (PAH) é definida por uma infecção do parênquima pulmonar que ocorreu pelo menos 48 horas após a internação hospitalar. Pneumonia associada à ventilação mecânica (PAVM) desenvolve-se em pacientes em unidade de terapia intensiva (UTI) mecanicamente ventilados por pelo menos 48 horas.

Bibliografia

1. Timsit JF, Esaied W, Neuville M, Boadma L, Mourvilier B. Update on ventilator-associated pneumonia. F1000Res. 2017;6:2061.

3. **Resposta: d**

A classificação do risco do paciente com PAC é primordial para a escolha do antibiótico e a via de administração mais adequados e o local do tratamento.

O artigo revê os critérios mais utilizados para avaliar se a PAC tem risco baixo ou se há possibilidade de um desfecho mais grave, como a necessidade de admissão à UTI, o risco de falência terapêutica e a necessidade de suporte ventilatório e circulatório.

Os principais critérios de escalonamento são:

- *Pneumonia Severity Index* (calculadora de PSI simplificada).
- CURB-65 (*Mental confusion, Urea, Respiratory rate, Blood pressure and Age* ≥ *65 years*).
- CRB-65 (com todos os critérios do CURB-65, porém sem a dosagem de ureia).
- Diretrizes da American Thoracic Society (ATS) e Infectious Diseases Society of America (IDSA) de 2007.

- SCAP (*Severe Community-Acquired Pneumonia*).
- SMART-COP (*Systolic blood pressure, Multilobar involvement, Albumin, Respiratory rate, Tachycardia, Confusion, Oxygenation and pH*).

O texto reforça a indicação do uso de escores de boa acurácia e simplicidade de uso como o CRB-65.

Bibliografia

1. Recomendações para o manejo da pneumonia adquirida na comunidade 2018. J Bras Pneumol. 2018;44(5): 405-23.

4. **Resposta: b**

São em geral os mais prevalentes.

Podemos encontrar diversos agentes etiológicos relacionados às pneumonias, sendo estas: bactérias, vírus, fungos, parasitas. No entanto, as pneumonias bacterianas são as que possuem maior incidência, em decorrência de sua grande resistência frente aos antimicrobianos.

As principais bactérias relacionadas à PAVM na UTI são: *Pseudomonas aeuroginosa, Staphylococcus aureus, Acinetobacter* spp., *Escherichia coli, Klebsiella* spp., *Enterobacter* spp., *Protheus mirabilis, Klebsiella pneumoniae, Streptococcus hemolyticus* e *Staphylococcus pnemoniae*.

Bibliografia

1. Torres A, Niederman M, Chastre J. International ERS/ESICM/ESCMID/ALAT guidelines for the management of hospital-acquired pneumonia and ventilator-associated pneumonia. Eur Respiratory J. 2017;50:1700582.

5. **Resposta: c**

Elevação da cabeceira reduz o risco de macro e microbroncoaspiração. Profilaxia de TVP/TEP reduz o tempo de ventilação mecânica invasiva e internação. A higiene oral é uma tentativa de reduzir a colonização das vias aéreas.

Bibliografia

1. Spalding MC, Cripps MW, Minshall CT. Ventilator-associated pneumonia: new definitions. Crit Care Clin. 2017;33(2):277-292.

6. Resposta: b

O CURB 65 escore é validado como preditor de mortalidade para pneumonias adquiridas na comunidade. Um ponto para cada fator de risco. É recomendado pela British Society Thoracic. Esse escore também pode ser utilizado para indicar onde o paciente deve ser conduzido.

- Confusão de início recente.
- Ureia maior que 7 mmOL/L.
- Frequência respiratória > 30 p/minuto.
- Pressão arterial sistólica < 90 mmHg ou diastólica ≤ 60 mmHg.
- Idade de 65 ou mais.

Escore e local de condução do caso:
- 4-5: precisa de hospitalização e considera-se necessidade de terapia intensiva adulto.

Para as pneumonias com suspeita de micoplasma a análise de PCR por meio de amostras do trato respiratório é diagnóstica. Antígeno urinário de legionela é o método de escolha para o diagnóstico de pneumonia por legionela.

Corticosteroides não estariam indicados para o caso. Pneumonias adquiridas na comunidade com derrames pleurais com pH < 7,2 devem ser drenados.

Bibliografia

1. Ilg A, Moskowitz A, Konanki V, Patel PV, Chase M, Grossestreuer AV, Donnino MW. Performance of the CURB-65 Score in predicting critical care

interventions in patients admitted with community-acquired pneumonia. Ann Emerg Med. 2019; 74(1):60-68.

7. Resposta: d

Todos os escores diagnósticos *Clinical Pulmonary Infection Score* (CPIS) e *Hospital in Europe Link for Infection Control through Surveillance* (HELICS) têm baixa especificidade e sensibilidade.

A aspiração subglótica parece ter boa evidência para redução dos eventos de pneumonia associada a ventilação mecânica. A VAP precoce normalmente é causada por flora orofaríngea, incluindo estreptococos e estafilococos. VAP tardia é normalmente associada a infecção por Gram-negativos entéricos.

8. Resposta: c

Panton-Valentine leukocidin (PVL) é uma toxina extracelular produzida pelo *S. aureus*, a qual pode ser meticilina-resistente ou sensível. Embora normalmente associada com infecções de pele e tecidos moles. Pode se transformar em pneumonia necrotizante hemorrágica. A terapia é antibioticoterapia agressiva precoce. A mortalidade pode chegar a 75% dos casos.

A recomendação é o uso da combinação entre clindamicina, linezolida (para o *clearance* da toxina) e rifampicina (stafilo). Além disso, o uso de 2 g/kg imunoglobulina IV deve ser recomendado como terapia adjuvante porque neutraliza exotoxinas e superantígenos.

Bibliografia

1. Zhou K, Li C, Chen D, Pan Y, Tao Y, Qu W, Liu Z, Wang X, Xie S. A review on nanosystems as an effective approach against infections of *Staphylococcus aureus*. Int J Nanomedicine. 2018;13:7333-47.

9. Resposta: b

10. Resposta: b

Para utilizar o novo algoritmo de PAV é necessário estabelecer uma linha de base. A linha de base é definida como a menor medida da PEEP e FiO_2 em um período de 24 horas com pelo menos dois dias de estabilidade ou melhora. A partir daí comparam-se diariamente os parâmetros com essa linha de base. O paciente deve estar em VMI por pelo menos 3 dias, > 18 anos e não estar em uso de modo ventilatório de resgate: PRONA, ECMO. Estabelecida a linha de base PEEP e FiO_2 por dois dias seguidos o paciente deve apresentar os seguintes parâmetros de piora de oxigenação:

- FiO_2 de base aumenta $\geq 0{,}20$ e permanece por mais de 48 horas; ou
- PEEP aumenta ≥ 3 cmH_2O e permanece por mais de 48 horas.

Condição associada a ventilação mecânica (CAV): dentro ou após os 3 dias iniciais de VMI e dentro dos 2 dias de piora dos parâmetros de oxigenação o paciente apresenta ambos os critérios:

- T > 38 ou < 36 ou leucócitos > 12.000 ou < 4.000/mm^3; e
- Foi iniciado novo agente antibiótico e continuado por mais de 4 dias calendário.

Condição infecciosa associada a ventilação mecânica (CIAV): dentro dos 2 dias de piora dos parâmetros de oxigenação pelo menos um dos critérios *é* encontrado:

- Secreções respiratórias purulentas (traqueia ou brônquio > 25 neutrófilos < 10 células epiteliais por campo).
- Culturas positivas (escarro, lavado broncoalveolar, tecido pulmonar ou escovado protegido).

PAV provável

CIAV: secreções respiratórias purulentas e um dos seguintes critérios:

- Cultura positiva de aspirado traqueal > 10^5 UFC ou lavado > 10^4 UFC ou escovado protegido 10^3 UFC
- Um dos seguintes sem necessidade de secreção purulenta: líquido pleural positivo, ou histopatológico pulmonar positivo, ou teste positivo para legionela ou teste positivo para infecção viral (adenovírus, influenza etc.

Para efeitos de decisão clínica a beira-leito, a PAV provável ou a PAV possível devem ser consideradas PAV.

Bibliografia

1. Spalding MC, Cripps MW, Minshall CT. Ventilator-associated pneumonia: new definitions. Crit Care Clin. 2017;33(2):277-92.

11. Resposta: a

Pacientes com meningite tuberculosa geralmente se apresentam com rigidez de nuca, cefaleia, febre e vômitos, sintomas semelhantes a meningite bacteriana.

Algumas características ajudam a distinguir as duas meningites. Uma delas é o tempo entre o início dos sintomas e a apresentação clínica da meningite, em geral, dentro de uma semana, na meningite bacteriana e com mais de uma semana na tuberculosa. Exceções *Brucella* e *Listeria*.

Além disso, os sintomas neurológicos: alteração de consciência, mudança de personalidade e coma são mais comuns na tuberculosa. Paralisias dos nervos cranianos II e VI também são mais comuns na tuberculosa.

Fases da meningite tuberculosa:

- Prodrômica: 1 a 3 semanas.
- Meningítica: sintomas e sinais neurológicos.
- Paralítica: coma, hemiparesia.

Achados típicos do liquor: contagem de leucócitos entre 100-500 cle/microl. com predominância de linfócitos. No início do curso da doença uma contagem mais baixa e/ou predominância neutrofílica pode ser observada. A concentração de proteína normalmente entre 100 e 500 mg/dL, glicose < 45 mg/dL. Esfregaços e cultura de BAAR sensibilidade de 30-60%.

Pelo exposto e analisando o caso, o melhor diagnóstico seria neurotuberculose.

Bibliografia

1. Chin JH. Neurotuberculosis: a clinical review. Semin Neurol. 2019;39(4):456-61.
2. Handattu K, Bhaskaranand N, Kini SB. Neurobrucellosis mimicking neurotuberculosis. Indian J Pediatr. 2018;85(7):574.

12. Resposta: b

Sobre a afirmativa IV: casos espontâneos raramente ocorrem, geralmente causados por bacteriemia por *C. septicum* que se origina de perfuração oculta do cólon em pacientes com câncer de cólon, diverticulite ou isquemia do intestino. Como *C. septicum* tolera o oxigênio, a infecção pode se disseminar amplamente para a pele normal e tecidos moles. Neutropenia concomitante, independentemente da causa, predispõe à bacteriemia por *C. septicum*, o que resulta em prognóstico reservado; o prognóstico é pior se ocorrer hemólise intravascular.

Sobre a afirmativa II: o principal sintoma da infecção necrosante de partes moles é dor de forte intensidade. Em pacientes com sensibilidade normal, dor desproporcional aos achados clínicos pode ser um indício precoce. Entretanto, em áreas denervadas por neuropatia periférica, a dor pode ser mínima ou ausente. O tecido afetado é eritematoso, quente e edemaciado, descorando-se rapidamente. Bolhas, crepitação (resultante de gás no tecido mole) e gangrena podem se desenvolver. Os tecidos subcutâneos necrosam (incluindo a

fáscia adjacente), com disseminação para o tecido adjacente. Os músculos não são afetados no início. Os pacientes estão agudamente enfermos, com febre alta, taquicardia, alteração do estado mental, variando desde confusão até embotamento, e hipotensão. Se houver bacteriemia ou sepse há necessidade de agressivo suporte hemodinâmico. Síndrome de choque tóxico estreptocócico pode se desenvolver. Não é patognomônico de *Clostridium* spp.

Bibliografia

1. Gegúndez Gómez C, Monjero Ares MI, Cao Pena J, Costa Buján JA, Conde Vales J, Arija Val JF. Mionecrosis por Clostridium como complicación de hernioplastia inguinal [Clostridium myonecrosis: a complication of inguinal hernia repair]. Cir Esp. 2007;81(2):99-101.
2. González Robledo J, Pérez Losada ME, Ballesteros Herráez JC, Rodríguez Encinas A. Shock séptico por mionecrosis primaria del psoas [Septic shock due to primary myonecrosis of psoas]. Med Intensiva. 2011;35(3):196.

13. Resposta: d

Sobre a alternativa *a*: Quando há isolamento de *Candida* spp na corrente sanguínea, por estar associado frequentemente à evidência clínica de sepse e alta mortalidade, deve ser instituído rapidamente o tratamento antifúngico. Se formos seguir as recomendações do IDSA (Infectious Diseases Society of America), devemos utilizar anfotericina B ou fluconazol endovenoso para terapia empírica de pacientes não neutropênicos com suspeita de candidíase disseminada se houver isolamento de *Candida* em mais de dois locais (aí sim secreção traqueal), além de outros fatores de risco para candidemia, como por exemplo terapia antimicrobiana, presença de cateter central e hemodiálise em pacientes que apresentam febre e não exista outra explicação. Ou seja, não é o simples fato do isolamento deste patógeno em outros locais que nos obriga a utilizar uma droga que possa ser nefrotóxica ao paciente (anfotericina B) ou uma outra droga que possa ter menos efeitos colaterais, mas induzir resistência a várias espécies de *Candida*, principalmente as não albicans.

14. Resposta: b

Vários são os benefícios de interpretação proporcionados pela ultrassonografia (US) de tórax na beira do leito. O caso não se refere à inadequação da cobertura antibiótica. A análise do antibiograma permitiu inclusive descalonamento. Porém, a paciente piorou. Qual seria o motivo? Um derrame pleural, por exemplo. A US poderia ajudar no raciocínio diagnóstico do caso.

Com transdutores de alta resolução (5 a 17 MHz) o eco pleural pode ser dividido em três elementos: pleura visceral, espaço pleural e pleura parietal, sendo possível inclusive o estudo da gordura extrapleural normal. O tempo total do exame é estimado em cerca de 10 a 15 minutos. A ultrassonografia pode ser usada para esclarecer a natureza de densidades pleurais, efusões pleurais e espessamento pleural. Pode também diferenciar lesões pleurais de parenquimatosas, visualizar o parênquima doente obscurecido por efusão pleural e detectar septações pleurais e outras anormalidades pleurais. Faz o diagnóstico diferencial de doenças do parênquima pulmonar como consolidação, atelectasia e tumor. Diferencia massas tumorais císticas de sólidas, tumor ou efusão pleural grande ou persistente, esclarece um líquido subpulmonar ou subfrênico, massa tumoral da parede torácica ou líquido pleural. A US pode detectar volumes pequenos de líquido entre os folhetos pleurais. Enquanto em uma radiografia de tórax (em incidência posteroanterior) são necessários aproximadamente 150 mL de líquido para que haja alteração significativa no exame, na US é possível detectar volumes tão pequenos quanto 5 mL.

No caso da Covid-19, em que temos uma patologia que cursa com edema pulmonar ou infiltrado intersticial, há formação de múltiplas imagens que chamamos de linhas B. Além disso, pode ser identificado espessamento pleural e broncograma aéreo, se houver.

Bibliografia

1. Wongwaisaywan S, Suwannanon R, Sawatmongkorngul S, Kaewlai R. Emergency Thoracic US: The Essentials. Radiographics. 2016;36(3):640-59.
2. Santos TM, Franci D, Coutinho CMG, Ribeiro DL, Schweller M, Matos-Souza JR, Carvalho-Filho MA. A simplified ultrasound-based edema score to assess lung injury and clinical severity in septic patients. Am J Emergency Med. 2013; 31:1656-60.

15. Resposta: a

16. Resposta: b

A evolução do perfil epidemiológico da endocardite infecciosa é altamente variável de acordo com o microrganismo causador, a presença ou ausência de doença cardíaca preexistente e a forma de apresentação.

Por isso, a endocardite infecciosa deve ser suspeitada em uma variedade de diferentes situações clínicas.

Pode apresentar-se como infecção aguda, rapidamente progressiva; subaguda ou doença crônica com febre baixa e sintomas não específicos, o que pode frustrar ou confundir a avaliação inicial.

Até 90% dos pacientes apresentam febre, muitas vezes associada a sintomas sistêmicos de calafrios, falta de apetite e perda de peso. Sopros cardíacos são encontrados em até 85% dos pacientes; estes presentes na paciente.

É importante lembrar-se também dos possíveis sinais laboratoriais de infecção, como a proteína C-reativa elevada, leucocitose, anemia e hematúria microscópica, todos presentes na paciente. Entretanto, também não têm especificidade.

Lembrar que a apresentação atípica é comum em idosos ou imunocomprometidos, nos quais a febre é menos frequente do que em jovens indivíduos.

Pelo exposto e apesar da ausência de febre 80-85%, muito presente nas endocardites agudas < 2 semanas, o diagnóstico de endocardite protética tardia > 12 meses não pode ser descartado e deve ser investigado. O ecocardiograma transesofágico deve ser solicitado assim como pares de hemoculturas.

Hemoculturas – endocardite aguda:

- Três coletas de sítios diferentes com volume de 20 mL (10 mL frasco aeróbio e 10 mL frasco anaeróbio) por coleta. Total de 6 frascos (60 mL).
- Intervalo de no mínimo 30 minutos entre as coletas: 0, 30 minutos e 60 minutos.
- Em até 1 hora, para iniciar ATB empírico: estafilococos, estreptococos e enterococcos.
- Coleta no período febril não aumenta a sensibilidade.

Bibliografia

1. Cahill TJ, Prendergast BD. Infective endocarditis. Lancet. 2016;387(10021):882-93.
2. Wang A, Gaca JG, Chu VH. Management considerations in infective endocarditis: a review. JAMA. 2018;320(1):72-83.

17. Resposta: c

Uma vez que os esforços iniciais para ressuscitação materna podem não ter sucesso, a preparação para *perimortem cesarean delivery* (PMCD) deve começar cedo na ressuscitação, uma vez que diminuir o tempo para a cesárea está associado a melhores resultados fetais.

Em um estudo de coorte no Reino Unido, o tempo médio desde o colapso até a cesárea foi de 3 minutos em mulheres que sobreviveram, em comparação com 12 minutos em não sobreviventes. Neste estudo, 24/25 crianças sobreviveram quando a cesárea ocorreu dentro

de 5 minutos após a parada cardíaca materna em comparação com 7/10 crianças quando a cesárea ocorreu mais de 5 minutos após a parada cardíaca. A sobrevivência neonatal foi documentada com PMCD realizado até 30 minutos após o início da parada cardíaca materna. A recomendação do especialista para cronometrar a cesárea em parada cardíaca em menos de 5 minutos continua sendo uma meta importante, embora raramente alcançada. Não há evidências para um limite de sobrevivência específico em 4 minutos.

Bibliografia

1. Panchal AR, Bartos JA, Cabañas JG, Donnino MW, Drennan IR, Hirsch KG, et al; Adult Basic and Advanced Life Support Writing Group. Part 3: Adult Basic and Advanced Life Support: 2020 American Heart Association guidelines for cardiopulmonary resuscitation and emergency cardiovascular care. Circulation. 2020;142(16suppl2):S366-S468.

18. Resposta: d

As manifestações clínicas iniciais da dengue hemorrágica são as mesmas descritas nas formas clássicas de dengue. Entre o terceiro e o sétimo dia do início da doença, quando da defervescência da febre, surgem sinais e sintomas como vômitos importantes, dor abdominal intensa, hepatomegalia dolorosa, desconforto respiratório, letargia, derrames cavitários (pleural, pericárdico, ascite), que alarmam a possibilidade de evolução do paciente para formas hemorrágicas da doença.

Após 5 dias de início dos sintomas o resultado negativo do NS1 para dengue exige a sorologia. O NS1 é uma glicoproteína altamente conservada, presente em altas concentrações no soro de pacientes infectados pelo vírus da dengue, razão pela qual pode ser identificado logo após o surgimento dos sintomas e antes do aparecimento de anticorpos específicos. Independentemente do método utilizado, porém, o pico de sensibilidade da dosagem do

NS1 ocorre mesmo no terceiro dia de febre, com declínio progressivo até o quinto dia, sendo geralmente negativa a partir do sétimo dia, quando se inicia a produção de anticorpos e a neutralização do antígeno. Nesse momento, a sorologia se impõe como o exame de escolha para o diagnóstico. A dengue deve ser considerada no diagnóstico diferencial de pacientes com febre, hemoptise e infiltração pulmonar difusa. Os achados de imagem mais comuns na dengue são áreas bilaterais de opacidade em vidro fosco ou consolidação e derrames pleurais bilaterais. As manifestações hemorrágicas na dengue são causadas pela fragilidade vascular, plaquetopenia e coagulopatia de consumo, devendo ser investigadas clínica e laboratorialmente (prova do laço, TAP, TTPA, plaquetometria, coagulograma). As alterações hepáticas refletidas como hepatomegalia, aumento das enzimas hepáticas, hepatite fulminante e encefalopatia já foram descritas tanto em casos de dengue clássico como em casos de dengue hemorrágico. Observam-se alterações de enzimas hepáticas no paciente. A contagem de leucócitos é variável, podendo ocorrer desde leucopenia até leucocitose leve. A linfocitose com atipia linfocitária é um achado comum. A paciente se encontra hipotensa com Ht de 42%, devendo receber hidratação vigorosa.

Bibliografia
1. Guzman MG, Harris E. Dengue. Lancet. 2015; 385(9966):453-65.
2. Moi ML, Takasaki T. [Dengue Fever]. Rinsho Byori. 2016;64(9):1033-43.

19. Resposta: b
Fármacos podem causar hipomagnesemia. Exemplos são o uso regular (> 1 ano) de inibidores da bomba de prótons e uso concomitante de diuréticos. Anfotericina B pode causar hipomagnesemia, hipopotassemia e lesão renal aguda. O risco de cada uma delas aumenta com a duração da terapia com anfotericina B e o uso concomitante de outro agente nefrotóxico. É menos provável que anfotericina B lipossomal cause qualquer lesão renal ou hipomagnesemia. Hipomagnesemia geralmente desaparece com a interrupção da terapia. O paciente apresenta um intervalo QT aumentado. Essa alteração é comumente associada a hipomagnesemia.

Bibliografia
1. Gragossian A, Bashir K, Friede R. Hypomagnesemia. Treasure Island: StatPearls Publishing; 2020.
2. Noirclerc N, Delfanne C, Dompnier A. Fibrillation atriale et allongement du QT sur hypomagnésémie secondaire à un traitement par inhibiteur de la pompe à protons [Atrial fibrillation and QT prolongation due to proton pump inhibitor-induced hypomagnesemia]. Ann Cardiol Angeiol (Paris). 2020;69(4):201-3. French.

20. Resposta: b
O diagnóstico de encefalopatia induzida por cefepime deve ser lembrado durante a avaliação de pacientes torporosos/comatosos, sobretudo naqueles com alteração da função renal.

A encefalopatia por cefepime se caracteriza por quadro clínico de alteração do sensório, geralmente associada a extrema agitação, associado a padrão de eletroencefalografia (EEG) peculiar, constituído por descargas generalizadas de ondas agudas periódicas a 2 Hz. O termo "periódico" é aplicado a ondas ou complexos EEG que ocorrem de forma intermitente a intervalos aproximadamente regulares.

Bibliografia
1. Appa AA, Jain R, Rakita RM, Hakimian S, Pottinger PS. Characterizing cefepime neurotoxicity: a systematic review. Open Forum Infect Dis. 2017;4(4):ofx170.

2. Payne LE, Gagnon DJ, Riker RR, Seder DB, Glisic EK, Morris JG, Fraser GL. Cefepime-induced neurotoxicity: a systematic review. Crit Care. 2017;21(1):276.

21. Resposta: d

A paciente possui uma meningite possivelmente pelo *Streptococcus pneumoniae*. É um coco Gram-positivo que se dispõe dois a dois (diplococos) e em pequenas cadeias, alfa hemolítica, encapsulado. Trata-se de um caso grave com 20-30% de mortalidade mesmo se tratada.

A precaução padrão é aplicada em todas as situações de atendimento a pacientes, independentemente da suspeita de doenças transmissíveis. Previne a transmissão de microrganismos inclusive quando a fonte é desconhecida. Protege profissional e previne a transmissão cruzada entre pacientes. Higienização das mãos, luvas, avental, máscara, óculos e protetor facial, prevenção de acidentes perfurocortantes, descontaminação do ambiente.

Precaução de contato

Indicações: infecção ou colonização por microrganismo multirresistente, varicela, infecções de pele e tecidos moles com secreções não contidas no curativo, impetigo, herpes zoster disseminado ou em imunossuprimido etc.

Use luvas e avental durante toda a manipulação do paciente, de cateteres e sondas, do circuito e do equipamento ventilatório e de outras superfícies próximas ao leito. Coloque-os imediatamente antes do contato com o paciente ou as superfícies e retire-os logo após o uso, higienizando as mãos em seguida.

Quando não houver disponibilidade de quarto privativo, a distância mínima entre dois leitos deve ser de 1 metro. Equipamentos como termômetro, esfignomanômetro e estetoscópio devem ser de uso exclusivo do paciente.

Precaução por gotículas

Indicações: meningites bacterianas (meningocócica), coqueluche, difteria, caxumba, influenza, rubéola etc.

Quando não houver disponibilidade de quarto privativo, o paciente pode ser internado com outros infectados pelo mesmo microrganismo. A distância mínima entre dois leitos deve ser de 1 metro.

O transporte do paciente deve ser evitado, mas, quando necessário, ele deverá usar máscara cirúrgica durante toda sua permanência fora do quarto.

Precaução por aerossóis (Covid-19)

Precaução padrão: higienize as mãos antes e após o contato com o paciente, use óculos, máscara cirúrgica e/ou avental quando houver risco de contato de sangue ou secreções, descarte adequadamente os perfurocortantes. Máscara PFF2 (N-95) (profissional)

Mantenha a porta do quarto sempre fechada e coloque a máscara antes de entrar no quarto.

Quando não houver disponibilidade de quarto privativo, o paciente pode ser internado com outros pacientes com infecção pelo mesmo microrganismo.

Pacientes com suspeita de tuberculose resistente ao tratamento não podem dividir o mesmo quarto com outros pacientes com tuberculose.

O transporte do paciente deve ser evitado, mas quando necessário o paciente deverá usar máscara cirúrgica durante toda sua permanência fora do quarto.

22. Resposta: a

O paciente evoluiu com neutropenia febril após a quimioterapia. A neutropenia é definida pela contagem absoluta de neutrófilos < 1.500 células/µL, sendo considerada grave quando < 500 células/µL ou quando é esperada uma diminuição para < 500 células/μL nas próximas 48 horas. A febre é definida temperatura oral ou timpânica ≥ 38,3°C (equivalente a temperatura axilar > 37,8°C) ou temperatura ≥ 38°C sustentada por 1 hora.

Associação de vancomicina 1 g 12/12h se: consolidação pulmonar, cateter venoso central, instabilidade hemodinâmica, colonização por *Staphylococcus* Oxa-R ou *Pneumococo* resistente a penicilina, hemocultura em andamento com crescimento de coco Gram-positivo e mucosite grave.

O paciente evolui com instabilidade hemodinâmica na questão.

Sobre uso dos fatores de crescimento de colônias de granulócitos, o G-CSF humano é uma glicoproteína que regula a produção e liberação de neutrófilos funcionais da medula óssea. Granulokine contendo r-metHuG-CSF (filgrastim) causa aumentos acentuados nas contagens de neutrófilos do sangue periférico dentro de 24 horas, com aumentos menores nos monócitos. Os neutrófilos produzidos em resposta ao filgrastim mostram função normal ou melhorada conforme demonstrado por testes de função quimiotática e fagocítica.

Uma meta-análise publicada em 2005 demonstrou que o G-CSF foi associado com diminuição do tempo de hospitalizações e do tempo para recuperação do número de neutrófilos. Um efeito no limite da significância estatística (0,26-1,00) ocorreu quanto a mortalidade relacionada com infecção, mas não ocorreu diferença quanto à mortalidade geral. O *guideline* da IDSA, por exemplo, não recomenda o uso de G-CSF para tratamento dos pacientes com neutropenia febril.

23. **Resposta: b**

A paciente parece estar em quadro de sepse, possivelmente relacionado ao cateter venoso central. A paciente deve receber oxigenioterapia, colheita de hemoculturas, hidratação vigorosa e início da utilização precoce de antibióticos.

Bibliografia

1. Latif A, Halim MS, Pronovost PJ. Eliminating Infections in the ICU: CLABSI. Curr Infect Dis Rep. 2015;17(7):491.
2. Ling ML, Apisarnthanarak A, Jaggi N, Harrington G, Morikane K, Thule TA, et al. APSIC guide for prevention of Central Line Associated Bloodstream Infections (CLABSI). Antimicrob Resist Infect Control. 2016;5:16.

PARTE XI

TRAUMAS

37
Trauma abdominal

1. Sobre o trauma raquimedular e o uso de corticosteroides, marque a alternativa correta:
   a) Deve ser utilizada sempre hidrocortisona.
   b) O uso de dexametasona nunca está indicado.
   c) O uso de dexametasona está sempre indicado.
   d) O uso de metilprednisolona está indicado até 8 horas do trauma.

2. Sobre as fraturas traumáticas de pelve em sua fase aguda (24-48 horas), qual das complicações citadas a seguir não está correta?
   a) Choque hipovolêmico.
   b) Lesão renal aguda por rabdomiólise.
   c) Síndrome de Ogilvie.
   d) Embolia gordurosa.

3. Considere um paciente vítima de trauma abdominal fechado há cerca de 8 horas, apresentando choque hipovolêmico refratário com necessidade de politransfusão. Após abordagem pela equipe da cirurgia geral, ele apresenta evidências de ruptura esplênica e lesão vascular de difícil controle em retroperitônio à laparotomia.

Qual seria, em sequência, a abordagem ideal?
   a) Esplenectomia, com ligadura minuciosa dos vasos sangrantes; transfusão de plasma fresco congelado 8 mL/kg no intraoperatório.
   b) Cirurgia de controle de danos; transferência no pós-operatório imediato para unidade pós-anestésica, para desmame ventilatório.
   c) Cirurgia de controle de danos; correção de hipotermia, acidose metabólica e coagulopatia; retorno para controle de danos definitivos 48 a 72 horas após a cirurgia inicial.
   d) Cirurgia de controle de danos; arteriografia no pós-operatório imediato; se não houver sangramento ativo, programação de fechamento de cavidade 24 horas após arteriografia.

4. A mioglobinúria é um achado frequente nos casos graves de síndrome do esmagamento, pela rabdomiólise. Sobre esse assunto, assinale a alternativa incorreta:
   a) Em casos de síndrome do esmagamento, a mioglobinúria, associada a hipoperfusão, é a principal causa de lesão renal aguda.

b) A presença de mioglobina na urina só pode ser confirmada por meio de testes bioquímicos, espectrofotométricos ou imunológicos.

c) É possível diferenciar clinicamente a mioglobinúria da hemoglobinúria, pela avaliação da coloração do plasma, que se encontrará escuro.

d) A lesão renal aguda induzida por rabdomiólise por liberação de pigmento heme não proteico ocorre pela soma dos mecanismos de obstrução tubular, lesão celular direta em túbulo proximal e vasoconstrição renal.

5. Qual dos testes a seguir é o mais específico para avaliar o paciente com suspeita de lesão abdominal após trauma?
a) Tomografia computadorizada.
b) Ultrassonografia de abdome.
c) Lavagem peritoneal diagnóstica.
d) Exame físico frequente do abdome.

6. Uma menina de 10 anos, hemodinamicamente normal, foi internada para observação na unidade de terapia intensiva pediátrica. A tomografia de abdome confirmou uma lesão esplênica grau III (moderada a grave). Qual dos achados a seguir obriga a laparotomia imediata?
a) Amilase sérica de 200.
b) 14.000 leucócitos.
c) Ruptura extraperitoneal de bexiga.
d) Pneumoperitônio em tomografia de controle.

7. Um homem de 60 anos levou uma facada no flanco direito, posteriormente. Testemunhas afirmam que a arma era uma faca pequena. Frequência cardíaca: 90 batimentos por minuto; pressão arterial: 128/72 mmHg; frequência respiratória: 24 incursões por minuto. Conduta mais apropriada neste momento:

a) Tomografia computadorizada de abdome com triplo contraste.
b) Laparotomia exploradora.
c) Exame físico seriado.
d) Sutura do ferimento e seguimento ambulatorial.

8. A conduta mais frequentemente adotada diante de um paciente vítima de trauma abdominal penetrante por arma de fogo na face anterior do abdome é:
a) Lavado peritoneal.
b) Laparotomia exploradora.
c) Pesquisa de pneumoperitônio.
d) Observação e decisão, na dependência da evolução.

9. No paciente vítima de trauma abdominal com hemorragia aguda, é CORRETO afirmar:
a) O hemograma é um bom guia para orientar a reposição volêmica.
b) O sangue total constitui o principal líquido a ser infundido.
c) Alterações da pressão arterial ocorrem precocemente, antes da taquicardia.
d) Usualmente, é necessário repor inicialmente 1 litro de soro fisiológico e avaliar a resposta.

10. Coloque na sequência correta respondendo as questões abaixo, sob os métodos diagnósticos no trauma abdominal fechado:
I. Método mais sensível para diagnóstico de hemoperitônio.
II. Método mais específico para diagnóstico de lesão órgão-específica.
III. Não invasivo e facilmente repetido.

a) TC / LPD / US.
b) TC / LPD / LPD.
c) LPD / TC / US.
d) LPD / US / TC.

11. Paciente masculino de 30 anos, vítima de ferimento por arma branca em região de transição toracoabdominal esquerda, encontra-se com PA = 120 x 80 mmHg, P = 100 ppm e abdome indolor a palpação profunda. Toque retal com sangue em dedo de luva. Qual é a melhor conduta?
    a) Tomografia triplo contraste.
    b) Videolaparoscopia.
    c) Laparotomia exploradora.
    d) Observação e exame físico seriado.

12. Paciente chega à UTI com história de acidente de moto há 48 horas. Refere um episódio de febre e dor abdominal difusa. Ao exame físico, encontra-se corado, taquicárdico, taquipneico e hipotenso. Apresenta sinais de irritação peritoneal difusa. Provavelmente trata-se de:
    a) Choque hemorrágico.
    b) Choque séptico.
    c) Choque neurogênico.
    d) Choque medular.

13. Todas as afirmativas abaixo são indicações formais de laparotomia exploradora no traumatizado:
    a) Irritação peritoneal difusa após trauma abdominal contuso.
    b) Evisceração após ferimento penetrante.
    c) Ferimento abdominal por arma de fogo.
    d) Trauma abdominal contuso com hematúria.

 GABARITO COMENTADO

1. **Resposta: d**
   Uma possível lesão traumática da coluna vertebral, com ou sem déficits neurológicos (motor/sensitivo), deve ser sempre excluída em vítimas de trauma multissistêmico. Em vítimas de trauma que se apresentam acordadas e alertas, a ausência de dor e hipersensibilidade ao longo da coluna, virtualmente, exclui a presença de lesões. Em pacientes que apresentem alteração do nível de consciência, o médico deverá solicitar exames de imagem que excluam lesões traumáticas de coluna. A utilização dos mecanismos de imobilização deve ser realizada até que seja descartada lesão na coluna.

   Nos Estados Unidos, o tratamento usual e aceito em casos de lesão não penetrante de medula espinhal é a administração de metilprednisolona nas primeiras 8 horas após o trauma. A dose a ser administrada é de 30 mg/kg nos primeiros 15 minutos, seguidos de 5,4 mg/kg por hora. Naqueles pacientes que iniciaram o tratamento até 3 horas de trauma, a medicação deve ser infundida por 24 horas. Nos pacientes que receberam a metilprednisolona entre 3 e 8 horas após o trauma, deve-se mantê-la por 48 horas. Não há benefício comprovado na utilização de esteroides em vítimas de TRM com mais de 8 horas.

Bibliografia
1. Schulz-Drost S. Thoraxtrauma: Aktuelles zum interdisziplinären Management von Thoraxwand – und Organverletzungen [Thoracic trauma: Current aspects on interdisciplinary management of thoracic wall and organ injuries]. Unfallchirurg. 2018;121(8):594-5.

2. **Resposta: b**
   Existem poucas lesões que apresentam um espectro clínico tão amplo e um desafio tão significativo como as fraturas pélvicas. Alguns pacientes podem apresentar lesões mínimas, sem a necessidade de intervenção cirúrgica, enquanto outros podem necessitar de tratamento cirúrgico, reposição de hemoderivados, arteriografia e embolização. A pelve é formada por um anel extremamente resistente e sustentada por ligamentos, sendo necessária

uma força de grande intensidade para ocasionar fraturas. São conhecidos três mecanismos básicos de fratura: a compressão lateral, a compressão anterossuperior e as lesões lineares verticais de cisalhamento, decorrentes das quedas de alturas.

A diferenciação de sangramento intra-abdominal e do sangramento da fratura, por vezes, pode se tornar uma tarefa difícil. O exame físico e o lavado peritoneal diagnóstico não são muito confiáveis. O ultrassom direcionado ao trauma (FAST) e a tomografia podem ser úteis para diagnosticar a lesão. Em razão do mecanismo de trauma violento, com grande lesão muscular envolvida, o paciente poderá apresentar níveis elevados de CPK e consequente rabdomiólise. Complicações pulmonares podem se associar a grandes traumas pélvicos secundários à contusão pulmonar, a insuficiência pós-traumática relacionada com a embolia ou a distúrbio respiratório relacionado à infusão de líquidos. A síndrome de Ogilvie é condição clínica com sinais, sintomas e aparência radiológica de dilatação acentuada de cólon sem causa mecânica e pode complicar com o rompimento do cólon e sepse abdominal, e não se relaciona à fase inicial de fratura de bacia.

Bibliografia

1. Coccolini F, Stahel PF, Montori G, Biffl W, Horer TM, Catena F, et al. Pelvic trauma: WSES classification and guidelines. World J Emerg Surg. 2017;12:5.

3. **Resposta: c**

É preocupante o potencial desenvolvimento do chamado "ciclo vicioso do sangramento". Esse ciclo de coagulopatia, após exsanguinação, ocorre por vários mecanismos e pode levar a hipotermia e acidose. Isso gera mais sangramento e uma espiral progressiva, podendo levar o paciente à morte. O controle

de danos advoga a abreviação da laparotomia e outros procedimentos cirúrgicos, após o controle inicial do sangramento e da contaminação terem sido feitos. A reoperação programada também faz parte da estratégia cirúrgica. O tratamento envolve três tempos:

- Laparotomia abreviada com controle rápido da hemorragia e contaminação, as hemorragias provenientes das lesões esplênicas podem ser controladas por sutura do parênquima, e os hematomas retroperitoneais podem exigir embolização e tamponamento por compressas.
- Reanimação em UTI com a reposição de fluidos, hemoderivados, corrigindo-se, assim, a coagulopatia, a acidose e a hipotermia. Assim que houver estabilização do quadro, o próximo tempo será realizado.
- Reoperação programada com tratamento de todas as lesões, retirada de compressas e síntese da parede.

Duas situações merecem destaque em relação a reoperações não programadas: o sangramento persistente (principal causa), provavelmente decorrente da falha de identificação de foco hemorrágico ativo durante a laparotomia abreviada, e a síndrome compartimental abdominal.

Bibliografia

1. Cohen MJ, Christie SA. Coagulopathy of Trauma. Crit Care Clin. 2017;33(1):101-18.

4. **Resposta: c**

A síndrome do esmagamento é descrita como um conjunto de manifestações sistêmicas resultantes da lesão à célula muscular em decorrência da pressão ou esmagamento. Após algumas horas de liberação de fluxo arterial, instala-se a oligúria e a urina apresenta-se de coloração acastanhada, em virtude da presença de mioglobina livre no plasma. A presença de mioglobina na urina só pode ser confirmada por meio de testes bioquímicos, espectrofotométricos e imunológicos. Clinicamente, diferencia-se a mioglobinúria da hemoglobinúria levando-se em conta a coloração do plasma. A urina escura em presença de plasma claro ocorre na mioglobinúria, ao passo que nas hemólises a coloração do plasma se altera. A mioglobinúria associada à hipovolemia é a principal causa de insuficiência renal aguda.

Bibliografia

1. Li N, Wang X, Wang P, Fan H, Hou S, Gong Y. Emerging medical therapies in crush syndrome – progress report from basic sciences and potential future avenues. Ren Fail. 2020;42(1):656-66.

5. **Resposta: a**

O exame mais específico para avaliar o paciente com suspeita de lesão abdominal após trauma é a tomografia computadorizada do abdome, que além de identificar a presença de líquido na cavidade abdominal define o órgão ou órgãos acometidos e o grau de lesão orgânica.

Bibliografia

1. ATLS: Advanced Trauma Life Support, 10ª ed, 2019.
2. Tallo FS, Lopes AC. Tratado de medicina de urgência e emergência, 2 vols, 1. ed. São Paulo: Atheneu; 2018.

6. **Resposta: d**

Das alternativas apresentadas, a que define a necessidade de laparotomia é a presença do pneumoperitônio que indica uma lesão de víscera oca, as outras alternativas não necessariamente necessitam de laparotomia.

Bibliografia

1. ATLS, Advanced Trauma Life Support, 10ª ed, 2019.

2. Tallo FS, Lopes RD, Lopes AC, Baitello AL. Atendimento ao paciente vítima de trauma: abordagem para o clínico. Série Emergências Clínicas Brasileiras. São Paulo: Atheneu; 2016.

7. **Resposta: a**

As lesões penetrantes por arma branca na região do flanco e do dorso do abdome em pacientes estáveis podem ser tratadas conservadoramente desde que esteja disponível tomografia computadorizada do abdome com contraste e condições de seguimento intensivo do paciente e não sendo obrigatoriamente indicada a laparotomia exploradora.

Bibliografia

1. ATLS, Advanced Trauma Life Support, 10ª ed, 2019.
2. Tallo FS, Lopes AC. Tratado de medicina de urgência e emergência, 2 vols, 1. ed. São Paulo: Atheneu; 2018.

8. **Resposta: b**

As alternativas *a*, *c* e *d* estão incorretas, pois os casos de trauma penetrante por arma de fogo, nos quais há estabilidade hemodinâmica e alto potencial de destruição, atingindo qualquer região do abdome, devem ser submetidos à laparotomia na grande maioria das vezes.

Bibliografia

1. Tallo FS, Lopes RD, Lopes AC, Baitello AL. Atendimento ao paciente vítima de trauma: abordagem para o clínico. Série Emergências Clínicas Brasileiras. São Paulo: Atheneu; 2016.
2. Tallo FS, Lopes AC. Tratado de medicina de urgência e emergência, 2 vols, 1. ed. São Paulo: Atheneu; 2018.

9. **Resposta: d**

Um paciente com trauma abdominal apresentando hemorragia aguda inicialmente se repõe 1 L de soro fisiológico e avalia a resposta após a infusão de cristaloide nos pacientes com choque grau 3 ou 4, após inicia-se a infusão de hemoderivado. O hemograma nos momentos iniciais não é um bom guia para orientar a reposição de volume ou a transfusão.

Bibliografia

1. ATLS, Advanced Trauma Life Support, 10ª ed, 2019.
2. Tallo FS, Lopes AC. Tratado de medicina de urgência e emergência, 2 vols, 1. ed. São Paulo: Atheneu; 2018.

10. Resposta: c

O método mais sensível para o diagnóstico de hemoperitônio é o lavado peritoneal diagnóstico com uma sensibilidade de 98%; método mais específico para o diagnóstico de lesão órgão-específica é a tomografia computadorizada de abdome e o exame que pode ser inicialmente utilizado é não invasivo e facilmente repetido é o ultrassom de abdome.

Bibliografia

1. Tallo FS, Lopes RD, Lopes AC, Baitello AL. Atendimento ao paciente vítima de trauma: abordagem para o clínico. Série Emergências Clínicas Brasileiras. São Paulo: Atheneu; 2016.
2. Tallo FS, Lopes AC. Tratado de medicina de urgência e emergência, 2 vols, 1. ed. São Paulo: Atheneu; 2018.

11. Resposta: c

O paciente com ferimento na transição toracoabdominal esquerda por arma branca sem instabilidade hemodinâmica e sem irritação peritoneal, porém que apresenta no toque retal sangue no dedo de luva que é indicativo de perfuração de víscera oca é indicação de laparotomia exploradora imediata.

Bibliografia

1. Tallo FS, Lopes RD, Lopes AC, Baitello AL. Atendimento ao paciente vítima de trauma: abordagem

para o clínico. Série Emergências Clínicas Brasileiras. São Paulo: Atheneu; 2016.
2. Tallo FS, Lopes AC. Tratado de medicina de urgência e emergência, 2 vols, 1. ed. São Paulo: Atheneu; 2018.

12. Resposta: b

No caso de paciente com choque e sinais de irritação peritoneal difusa que se apresenta com mais de 48 horas após o evento traumático, o mais provável é choque séptico.

Bibliografia

1. ATLS, Advanced Trauma Life Support, 10ª ed, 2019.
2. Tallo FS, Lopes AC. Tratado de medicina de urgência e emergência, 2 vols, 1. ed. São Paulo: Atheneu; 2018.

13. Resposta: d

As indicações de laparotomia no trauma abdominal são: sinais de irritação peritoneal, choque e distensão abdominal e instabilidade hemodinâmica com exame positivo (ultrassom ou TC de abdome); nos ferimentos por arma de fogo existe indicação formal de laparotomia na grande maioria dos casos; em ferimentos penetrantes por arma branca a presença de evisceração ou choque é indicação de laparotomia .Outras indicações são a presença de pneumoperitônio ou toque retal positivo para sangue em pacientes com ferimento penetrante na cavidade abdominal.

Bibliografia

1. ATLS, Advanced Trauma Life Support, 10ª ed, 2019.
2. Tallo FS, Lopes RD, Lopes AC, Baitello AL. Atendimento ao paciente vítima de trauma: abordagem para o clínico. Série Emergências Clínicas Brasileiras. São Paulo: Atheneu; 2016.

Trauma torácico

1. Paciente de 24 anos com trauma torácico fechado por acidente automobilístico apresentou taquicardia paroxística nas primeiras 24 horas de internação.
   Assinale a melhor hipótese diagnóstica dentre as alternativas a seguir:
   a) Tamponamento cardíaco.
   b) Contusão miocárdica.
   c) Pneumotórax hipertensivo.
   d) Ruptura diafragmática.

2. Assinale a alternativa que não representa uma vantagem da traqueostomia:
   a) Pode facilitar desmame.
   b) Facilita higiene brônquica.
   c) Realimentação precoce.
   d) Aumenta a necessidade de opioides por causa da dor.

3. Assinale a alternativa correta com relação à drenagem em selo d'água:
   a) Deve ser realizada pelo médico disponível para o procedimento com treinamento prévio.
   b) O procedimento deve ser postergado caso haja distúrbios de hemostasia presentes.

   c) Na suspeita de pneumotórax hipertensivo é preciso chamar o cirurgião para realizar o procedimento.
   d) Antibioticoprofilaxia é obrigatória.
   e) O dreno deve ser inserido no 6° espaço intercostal posterior.

4. Assinale a alternativa correta com relação ao trauma cardíaco:
   a) Apresentação clínica com arritmias graves é incomum.
   b) A oclusão da artéria coronária é uma lesão incomum.
   c) O derrame pericárdico de 100 a 200 mL raramente causa repercussões hemodinâmicas.
   d) Atraso diagnóstico não é fator prognóstico desfavorável.

5. Considere uma drenagem torácica em selo d'água em paciente com traumatismo torácico, na qual o aspecto morfológico da secreção é leitoso.
   Assinale a alternativa correta:
   a) Um dos diagnósticos diferenciais é o de fístula traqueoesofágica.
   b) Devem ser solicitadas as dosagens de triglicerídeos e linfócitos no líquido pleural.

c) A principal hipótese diagnóstica é a de empiema não tratado.

d) Institui-se antibioticoterapia de amplo espectro.

e) O diagnóstico de lesão pancreática pós-trauma, com evolução para derrame pleural, impõe o uso de nutrição parenteral total exclusiva.

6. Sobre o trauma de tórax, marque a alternativa incorreta:

a) A realização de uma radiografia de tórax deve ser considerada parte da avaliação primária.

b) Pacientes vítimas de trauma torácico e asfixia traumática apresentam bom prognóstico.

c) A reposição volêmica vigorosa deve ser guiada por monitorização hemodinâmica invasiva.

d) O hemotórax está, na maioria das vezes, relacionado a lesões de vasos intercostais ou do parênquima pulmonar.

e) Independentemente da causa, a maior parte dos traumas torácicos não necessita de intervenção cirúrgica de emergência.

7. Considere um paciente vítima de trauma torácico fechado, apresentando radiografia de tórax com evidência de pneumomediastino 12 horas após a admissão hospitalar. Foi solicitada endoscopia digestiva de emergência, que confirma o diagnóstico de laceração esofágica. Qual deve ser a abordagem terapêutica nesses casos?

a) Debridamento local, drenagem cervical, início de NPT, antibioticoterapia profilática.

b) Debridamento local, esofagostomia cervical, antibioticoterapia profilática, sondagem nasoenteral intraoperatória para nutrição enteral precoce.

c) Esofagectomia, drenagem cervical, início de NPT, antibioticoterapia profilática.

d) Esofagectomia, jejum, antibioticoterapia profilática, avaliação de início de dieta por via oral após 4 a 5 dias da intervenção cirúrgica.

8. Sobre a toracocentese e suas possíveis complicações, assinale a alternativa que não corresponde a uma complicação comum desse procedimento:

a) Fístula broncopleural.

b) Laceração de vasos intercostais.

c) Hipoalbuminemia.

d) Síncope vasovagal.

9. A síndrome de descompressão pós-mergulho corresponde ao efeito da volta de um mergulhador à superfície de forma rápida, após passar um longo período a uma grande profundidade. A respeito das medidas a serem tomadas nessa síndrome, todas as alternativas estão corretas, exceto:

a) Caso haja proposta de câmara hiperbárica, realizar drenagem precoce de pneumotórax.

b) Reposição volêmica com fins de manter normovolemia, evitando edema adicional de sistema nervoso central.

c) Colocar o paciente em posição de Trendelemburg.

d) Oxigenoterapia em altas concentrações de oxigênio.

10. Pacientes vítimas de trauma cardíaco morrem, na maioria das vezes, antes de receberem atendimento médico, em virtude da sua gravidade. Sobre esse agravo, é correto afirmar:

a) O trauma cardíaco fechado frequentemente leva a trombose e dissecção das artérias coronárias.

b) A maioria das lesões cardíacas por arma branca evolui com choque hipovolêmico.

c) Na suspeita de tamponamento por trauma penetrante cardíaco, deve-se proceder imediatamente a uma pericardiocentese, para afastar esse diagnóstico.

d) A câmara cardíaca mais frequentemente acometida no trauma cardíaco penetrante é o átrio direito.

e) No trauma cardíaco fechado, a câmara mais frequentemente envolvida é o ventrículo direito.

11. Um paciente de 32 anos, politraumatizado grave, chega à sala de trauma após acidente automobilístico. O paciente é prontamente atendido e passa pelas seguintes avaliações: avaliação das vias aéreas; avaliação da circulação. Exclusão de lesão intracraniana fatal. Qual outra lesão com alto potencial de mortalidade que deve ser prontamente excluída nesse momento?
a) Lesão de víscera maciça.
b) Lesão de mesentério.
c) Lesão de aorta torácica.
d) Contusão pulmonar.
e) Contusão miocárdica.

12. Um adolescente cai de sua bicicleta e é atropelado por um caminhão. Ao chegar ao pronto-socorro, ele está consciente, alerta e com a fisionomia assustada, mas não em sofrimento. A radiografia do tórax apresenta um nível hidroaéreo na base do pulmão esquerdo, onde a sonda nasogástrica parece enrolar-se de maneira a ascender para dentro da cavidade torácica à esquerda. O próximo passo da conduta é:

a) Toracotomia imediata.
b) Laparotomia imediata.
c) Esofagogastroscopia.
d) Remoção e recolação da sonda nasogástrica e realização de lavagem peritoneal diagnóstica.

13. Paciente de 22 anos foi vítima de ferimento por arma branca em hemitórax direito há 30 minutos, foi trazido pelo SAMU e na emergência tem PA= 80 x 60 mmHg, P = 120 bpm, FR = 36 ipm. No exame físico: BRNF sem sopros em 2T, murmúrio vesicular (MV) presente em hemitórax esquerdo e ausente em hemitórax direito com hipertimpanismo. Qual a melhor hipótese diagnóstica para este paciente?
a) Tamponamento cardíaco.
b) Hemotórax maciço.
c) Pneumotórax hipertensivo.
d) Hérnia diafragmática e D.

14. Paciente é vítima de trauma por arma de fogo ao nível do 4° EICD na face anterior do tórax, após drenagem do tórax em selo d'água que dá saída de 500 mL de sangue + ar apresenta melhora transitória, seguida de franca insuficiência respiratória. Qual deve ser a conduta mais correta?
a) Entubação orotraqueal.
b) Toracotomia direita.
c) TC de tórax.
d) Reavaliar o funcionamento do sistema de drenagem.

15. Com relação ao trauma torácico, é INCORRETO dizer que:
a) A maioria dos pacientes portadores de hemotórax deverá ser submetido à toracotomia.
b) Deve-se afastar lesão de esôfago, nas feridas por arma de fogo, com transfixação do mediastino.

c) A tomografia computadorizada é um bom método para avaliar a presença e a extensão da contusão pulmonar.

d) A drenagem profilática do espaço pleural deve ser avaliada nos pacientes com enfisema subcutâneo, que vão ser submetidos à ventilação mecânica ou anestesia geral.

16. Um homem de meia idade sofre múltiplas lesões numa colisão de carros e é levado para um hospital comunitário. Está hemodinamicamente normal, mas apresenta fraturas e lacerações evidentes na face. O murmúrio vesicular está discretamente diminuído no hemitórax direito, mas o paciente não tem dispneia. O abdome é flácido e os ruídos hidroaéreos são normais. Seu escore na Escala de Coma de Glasgow é 9. A radiografia de tórax mostra um pequeno pneumotórax à direita e um possível alargamento de mediastino. Este hospital não tem especialidades cirúrgicas e o centro de trauma mais próximo fica a 64 km por transporte terrestre. Antes do transporte, devem ser feitos todos os procedimentos a seguir, exceto:
a) Arteriografia de tórax.
b) Intubação traqueal.
c) Drenagem de tórax.
d) Oferta de O_2 suplementar.

17. Um homem de 23 anos levou quatro facadas no hemitórax direito durante uma discussão, e foi levado de ambulância para UTI de um hospital comunitário que tem condições de realizar qualquer cirurgia. Feita a intubação traqueal e a drenagem de tórax, é infundido um litro de solução cristaloide. A pressão arterial agora é 60/0 mmHg, a frequência cardíaca 160 batimentos por minuto e a respiratória 34 incursões por minuto (com O_2 a

100%). O próximo passo mais adequado na abordagem deste paciente é:
a) Fazer um E FAST (avaliação ultrassonográfica direcionada para trauma).
b) Fazer arteriografia.
c) Transferência imediata para o centro cirúrgico.
d) Transferência imediata para um centro de trauma.

18. Uma mulher de 33 anos foi vítima de colisão automobilística com impacto frontal. Demorou 30 minutos para retirá-la do carro. Na chegada ao pronto-socorro, tem frequência cardíaca de 120 batimentos por minuto, pressão arterial de 90/70 mmHg, frequência respiratória de 16 incursões por minuto e Glasgow de 15. O exame físico mostra murmúrio vesicular presente bilateralmente e simétrico, equimose na parede anterior do tórax. O abdome é discretamente distendido e doloroso à palpação mas sem dor à descompressão. A bacia é estável. Os pulsos distais são palpáveis nos 4 membros sendo levada a UTI do seu hospital. Dos diagnósticos a seguir, o mais provável é:
a) Choque hemorrágico.
b) Tamponamento cardíaco.
c) Hemotórax maciço.
d) Pneumotórax hipertensivo.

19. Uma atleta de 22 anos foi esfaqueada no terceiro espaço intercostal esquerdo, na linha axilar anterior. Na chegada a UTI, 30 minutos após o incidente, ela está acordada, alerta. Frequência cardíaca: 110 batimentos por minuto; pressão arterial: 80/60 mmHg; frequência respiratória: 20 incursões por minuto. O raio X mostra um grande hemotórax à esquerda. Drenado o tórax, há saída imediata de 1.600 mL de sangue. Próximo passo no tratamento desta paciente:

a) Toracoscopia.
b) Colocar um segundo dreno de tórax.
c) Preparar para toracotomia exploradora.
d) Arteriografia para embolizar os vasos intercostais.

20. Um jovem de 20 anos, vítima de acidente de trânsito há 15 minutos, chega à emergência com queixa de dispneia, dor torácica e ausculta respiratória diminuída à direita e hipertimpanismo. Sua saturação de oxigênio é de 97%. A conduta inicial neste paciente deve ser:
    a) Punção torácica à direita.
    b) Drenagem torácica à direita.
    c) Máscara de oxigênio – 10 litros/minuto.
    d) Radiografia torácica.

21. Assinale a alternativa correta relacionada ao trauma torácico:
    a) A conduta inicial para o paciente com contusão pulmonar é drenagem torácica.
    b) A característica mais específica do hemotórax maciço é a presença de estase jugular.
    c) O diagnóstico de pneumotórax hipertensivo se faz normalmente na avaliação primária.
    d) Fraturas de terço superior dos arcos costais apresentam como complicação mais letal hemopneumotórax.

22. Um homem de 60 anos é vítima de ferimento por arma branca na face anterior do tórax, à esquerda, numa tentativa de assalto. Na chegada à UTI ele está ansioso e apresenta sudorese profusa. Indique o achado que pode significar que a causa do choque pode não ser hipovolemia:
    a) Taquicardia.
    b) Distensão das veias do pescoço.
    c) Pele fria.
    d) Pressão venosa central baixa.

 GABARITO COMENTADO

1. **Resposta: b**

O trauma torácico é uma causa importante de morte. Uma grande parte desses pacientes morre logo após chegar ao hospital, e muitos desses óbitos poderiam ser evitados por meio de medidas diagnósticas e terapêuticas imediatas. A toracotomia se faz necessária em menos de 10% dos traumas contusos, e em 15% a 30% das lesões torácicas penetrantes. As principais prioridades de manejo de pacientes com trauma de parede torácica são assegurar a permeabilidade das vias aéreas, iniciar suporte de ventilação adequados e administrar oxigênio e o tratamento do choque. Para estabelecermos um diagnóstico, é importante conhecer o mecanismo de trauma, início e progressão dos sintomas e a história médica pregressa. Na entrada do paciente, na sala de emergência, ele deverá ser monitorizado com cardioscopia e oximetria. O exame físico deve incluir inspeção do tórax com verificação de expansibilidade, simetria, presença de hematomas, equimose, lacerações, abrasões, ferimentos abertos; palpação em busca de crepitação, enfisema subcutâneo, dor localizada; percussão: se hipertimpanismo ou macicez, pensar em pneumo e hemotórax; e ausculta do murmúrio vesicular: se ausente, descartar a presença de hemotórax e pneumotórax. Na avaliação primária deve ser solicitada radiografia (Rx) de tórax e gasometria arterial.

O tamponamento cardíaco resulta mais comumente de ferimentos penetrantes, embora os traumas contusos também possam causar derrame pericárdico. O saco pericárdico é uma membrana inelástica, e apenas uma pequena quantidade de sangue é suficiente para restringir a atividade cardíaca, interferindo no enchimento cardíaco. O diagnóstico pode ser difícil, e tríade do tamponamento-tríade de Beck consiste em elevação da pressão venosa, hipotensão e abafamento de bulhas.

O tratamento inclui o esvaziamento do saco pericárdico pela pericardiocentese.

O trauma cardíaco contuso pode resultar em contusão do músculo miocárdico, ruptura de câmaras cardíacas ou laceração valvular. Os doentes podem se queixar de desconforto torácico, que pode ser confundido em virtude dos traumatismos de parede torácica. As sequelas importantes são a hipotensão, anormalidades de condução diagnosticadas ao ECG e anormalidades de motilidade da parede do miocárdio. No ECG, podemos observar extrassistolia ventricular, taquicardia sinusal, fibrilação atrial, bloqueio de ramo e alterações do ST. A monitorização cardíaca contínua deve ser realizada nas primeiras 24 h, em que o risco de desenvolvimento de arritmias súbitas é mais elevado.

No pneumotórax hipertensivo, o politraumatizado apresenta sinais de instabilidade hemodinâmica, expansibilidade e murmúrio vesicular ausentes no local da lesão e hipertimpanismo à percussão. Tardiamente observamos o desvio de traqueia e cianose. O tratamento inclui a descompressão torácica no segundo espaço intercostal na linha hemiclavicular, seguido da drenagem torácica em selo d'água.

A ruptura traumática do diafragma é mais facilmente diagnosticada do lado esquerdo, provavelmente, porque o fígado possa diminuir as lesões à direita. O trauma contuso produz lesões radiais no músculo que podem levar a herniações. A avaliação radiológica inicial pode ser erroneamente interpretada como elevação da cúpula diafragmática, dilatação gástrica aguda, hemopneumotórax loculado e contusão pulmonar. Na suspeita de lesão diafragmática à esquerda, deve-se passar uma sonda nasogástrica e observá-la ao Rx. Procedimentos contrastados e endoscópicos também são utilizados para confirmação diagnóstica. Raramente é realizado o diagnóstico de hérnia diafragmática direita no período pós-traumático imediato, em razão do bloqueio do fígado a herniações da cavidade torácica. Imagem sugestiva de elevação de hemicúpula direita pode ser útil para o diagnóstico.

A ruptura traumática de aorta é uma causa comum de morte súbita, após colisões de automóveis ou queda de grande altura. Os doentes potencialmente tratáveis costumam ter uma ruptura incompleta perto do ligamento arterioso da aorta, e a manutenção da integridade da camada adventícia ou o hematoma contido previnem a morte imediata. Sinais e sintomas específicos estão frequentemente ausentes. Alguns sinais radiológicos podem estar presentes, como alargamento do mediastino, apagamento do botão aórtico, desvio da traqueia para a direita, apagamento da janela da artéria pulmonar, rebaixamento do brônquio-fonte esquerdo, desvio do esôfago, alargamento da faixa paratraqueal, alargamento das interfaces para espinhais, derrame extrapleural apical, hemotórax e fratura do primeiro e segundo arcos intercostais ou escápula. A tomografia helicoidal de tórax tem se mostrado um método acurado para triagem de doentes com suspeita de lesão de aorta torácica. A ecografia transesofagiana também pode ser utilizada, com a vantagem de ser menos invasiva. O método padrão é a arteriografia. O tratamento pode incluir a sutura primária da aorta, até a ressecção da área traumatizada com interposição de um enxerto.

Bibliografia

1. Schulz-Drost S. Thoraxtrauma: Aktuelles zum interdisziplinären Management von Thoraxwand – und Organverletzungen [Thoracic trauma: Current aspects on interdisciplinary management of thoracic wall and organ injuries]. Unfallchirurg. 2018;121(8):594-5.

2. Resposta: d

A traqueostomia constitui uma incisão ou abertura efetuada na traqueia que leva à formação de um orifício, o traqueostoma, e permite uma exteriorização da luz traqueal. A manutenção dessa abertura por meio de uma cânula no interior da traqueia constitui a chamada traqueostomia. As vantagens da traqueostomia incluem a possibilidade de realimentação oral precocemente, desmame com maior segurança da ventilação mecânica, facilidade na higiene brônquica e maior mobilidade ao paciente no leito.

Bibliografia
1. Bontempo LJ, Manning SL. Tracheostomy Emergencies. Emerg Med Clin North Am. 2019;37(1):109-19.

3. Resposta: a

A toracostomia por drenagem é um procedimento comum na prática clínica, doloroso, que pode ser realizado por qualquer médico, com treinamento prévio, apesar de ser um procedimento que não está isento de riscos e complicações. O objetivo é evacuar ar e líquidos pela inserção de um dreno estéril dentro do espaço pleural. A presença de fluidos e ar no espaço pleural pode levar a alterações na ventilação e consequente piora das trocas gasosas. Os sintomas e a gravidade serão dependentes do volume e da rapidez com que os fluidos e o ar se acumulem. A drenagem torácica é realizada no 4º ou 5º espaço intercostal na linha axilar anterior. Não se recomenda a antibioticoterapia profilática. O pneumotórax hipertensivo se caracteriza por instabilidade hemodinâmica, assimetria torácica, estase jugular e hipertimpanismo à percussão. Tardiamente podem surgir cianose e desvio da traqueia. O tratamento deve ser realizado com a descompressão torácica imediata com Abocath calibroso no 2º espaço intercostal da linha hemiclavicular. O diagnóstico é clínico, não sendo necessária a realização de radiografia antes do procedimento. Após a toracostomia por agulha, será necessária a drenagem torácica em selo d'água.

Bibliografia
1. Hess DR. Inhaled carbon monoxide: from toxin to therapy. Respir Care. 2017;62(10):1333-42.

4. Resposta: b

O trauma cardíaco fechado pode resultar em contusões do músculo cardíaco, ruptura de câmaras cardíacas, dissecção e/ou trombose de artérias coronárias ou laceração valvular. O diagnóstico de contusão cardíaca é confirmado pelo início súbito de anormalidades do ECG da admissão ou hipotensão que não é explicada pelas lesões. Os achados de autópsia em pacientes que morreram de lesões cardíacas incluem lacerações do coração, ruptura de válvulas, hematoma miocárdico transmural ou raramente oclusão de artéria coronariana principal induzida traumaticamente. A presença de lesões significativas associadas, ferimentos por arma de fogo, laceração de vasos coronarianos, lesões de múltiplas câmaras bem como atraso do diagnóstico e tratamento são fatores prognósticos desfavoráveis. No trauma, apenas 100 a 200 mL de líquido podem causar tamponamento se houver um acúmulo rápido e o pericárdio não tiver tido tempo suficiente de se distender. Em contrapartida, em pacientes clínicos, os derrames que se acumulam lentamente podem alcançar tamanhos volumosos sem sintomas.

Bibliografia
1. Ketai L, Primack SL. Thoracic trauma. In: Hodler J, Kubik-Huch RA, von Schulthess GK, editors. Diseases of the chest, breast, heart and vessels 2019-22: Diagnostic and Interventional Imaging [Internet]. Cham: Springer; 2019. Chapter 12.

5. Resposta: b

O paciente apresentou um quilotórax secundário ao trauma torácico, que constitui a segunda maior causa de quilotórax. O trauma penetrante fechado ou aberto e os procedimentos cirúrgicos correspondem à maior incidência de casos de quilotórax. O diagnóstico é sugerido pela presença de líquido de aspecto leitoso, obtido na toracocentese. A dosagem de triglicerídeos no líquido pleural acima de 110 mg/dL confirma a presença de quilotórax. A terapia mais conservadora inicia-se com dieta hipogordurosa com triglicerídeos de cadeia média e drenagem torácica em selo d'água. A expansão pulmonar nesses casos é essencial, pois a aposição da pleura sobre a fístula acelera o seu fechamento. A drenagem ainda permite o controle do débito diário da fístula do ducto torácico, facilitando o controle das perdas hidroeletrolíticas. A nutrição parenteral total com jejum oral é utilizada, uma vez que tanto as dietas pobres em TG quanto as que possuem TG de cadeia média podem aumentar o débito do quilo. Após a redução do débito da fístula, pode-se optar pela pleurodese.

Bibliografia

1. Rodríguez-Hidalgo LA, Concepción-Urteaga LA, Cornejo-Portella JL, Alquizar-Horna ON, Aguilar-Villanueva DA, Concepción-Zavaleta MJ, et al. A case report of tuberculous chylothorax. Medwave. 2019;19(5):e7655.

6. Resposta: c

O trauma de tórax é uma importante causa de morte, sendo que muitas dessas mortes poderiam ser evitadas com medidas diagnósticas e terapêuticas imediatas. Podemos observar que dos pacientes que apresentam trauma torácico fechado apenas 10% necessitarão de toracotomia de emergência, e, dos traumas penetrantes, 15% a 30%. Fazem parte do tratamento desses pacientes medidas relativamente simples, como intubação orotraqueal, ventilação mecânica, drenagem torácica e reanimação com líquidos. Faz parte dos exames subsidiários da avaliação primária a radiografia de tórax na incidência AP. Uma grande parte dos doentes que foram vítimas de trauma torácico, bem como aqueles que sofreram asfixia traumática, apresenta bom prognóstico. A causa mais comum de hemotórax é a laceração pulmonar ou ruptura de um vaso intercostal ou da artéria mamária interna em decorrência do trauma penetrante ou fechado.

Bibliografia

1. Schreyer C, Schwab R. Management beim Thoraxtrauma und bei intrathorakalen Verletzungen [Management of thoracic trauma and intrathoracic injuries]. Chirurg. 2020;91(6):517-30.

7. Resposta: c

A lesão do esôfago, embora relativamente rara, é um desafio em virtude da complexidade de suas apresentações, seu manejo e suas várias opções de tratamento. Apesar do avanço das técnicas, a morbidade e mortalidade das lesões continuam altas. Alguns aspectos devem ser destacados, como a falta de proteção da traqueia e do esôfago, a falta de uma cobertura serosa, a irrigação sanguínea segmentar com pouca circulação colateral, a proximidade com a traqueia e os planos dos espaços paraesofágicos e pré-vertebrais se comunicarem livremente como mediastino. Uma das opções de tratamento para correção da lesão descrita é a realização de debridamento, exteriorização do esôfago, utilização de antibioticoterapia profilática contra germes da pele e da flora oral e passagem de sonda nasoentérica para realizar a nutrição enteral precoce.

8. Resposta: c

A toracocentese consiste na manutenção de um cateter no espaço pleural para coleta de amostras (diagnóstico) ou drenagem (terapêutica) de coleções líquidas pleurais. A punção pode ser realizada com segurança na ausência de transtornos de hemostasia, nos derrames que se estendem por mais de 10 mm da parede torácica interna na radiografia em decúbito lateral. Na presença de derrames loculados, torna-se necessário o auxílio da punção guiada por US ou CT. As complicações mais comuns da toarcocentese incluem pneumotórax, hemotórax, laceração de vasos intercostais, sangramento da parede torácica e formação de hematoma e a formação de fístula broncopleural.

Bibliografia

1. Godfrey MS, Bramley KT, Detterbeck F. Medical and surgical management of empyema. Semin Respir Crit Care Med. 2019;40(3):361-74

9. Resposta: c

A entrada de gás no sistema vascular é um risco em diversas práticas clínicas e é associada a mortalidade e morbidade importantes. Independentemente da causa, atenção e cuidado em diversos procedimentos podem evitá-la. O tratamento envolve, inicialmente, cuidados básicos de ressuscitação e manutenção de condições respiratórias, cardiovasculares e neurológicas. Podemos considerar medidas fundamentais: administração de oxigênio em altas concentrações, expansão volêmica e oxigenoterapia hiperbárica. No passado se recomendava a utilização da posição de Trendelemburg, com a cabeça em nível mais baixo que as pernas, a fim de evitar que bolhas de gás ainda presentes na circulação e nas câmaras cardíacas atingissem o cérebro. Evidências recentes revelam que essa posição pode agravar o edema cerebral que se desenvolve nesses pacientes. A recomendação atual é a manutenção do decúbito horizontal simples.

Bibliografia

1. Malik N, Claus PL, Illman JE, Kligerman SJ, Moynagh MR, Levin DL, et al. Air embolism: diagnosis and management. Future Cardiol. 2017;13(4):365-78.

10. Resposta: e

A lesão cardíaca pode variar desde a contusão cardíaca até a ruptura de câmaras cardíacas e lesões valvulares. A câmara mais acometida é o ventrículo direito, em virtude de sua posição anatômica anterior, próxima ao esterno. Nos traumas penetrantes, a hemorragia pode levar ao tamponamento cardíaco ou a vultosas perdas volêmicas. A abordagem inicial desses doentes deve seguir sistematicamente as indicações preconizadas para o atendimento inicial do politraumatizado. Nos doentes com trauma penetrante que se apresentam instáveis, além da abordagem inicial ao politraumatizado, poderá ser realizada uma toracotomia de emergência. Os doentes estáveis devem ser submetidos a avaliação radiológica para verificação da trajetória e para descartar outras prováveis lesões. No trauma fechado pode ocorrer a dissecção das artérias coronárias; entretanto, essa situação não é tão frequente.

Bibliografia

1. Morley EJ, English B, Cohen DB, Paolo WF. Blunt cardiac injury: emergency department diagnosis and management. Emerg Med Pract. 2019;21(3):1-20.

11. Resposta: c

A ruptura aórtica traumática é uma causa comum de morte súbita após colisões de automóveis ou quedas de grandes alturas. Se o doente sobrevive ao evento inicial, a recuperação costuma ser possível desde que a ruptura aórtica seja identificada e tratada precocemente. Sinais e sintomas específicos de ruptura de aorta estão frequentemente ausentes. Deve haver alto índice de suspeição pelo mecanismo de trauma, e alguns achados radiológicos podem auxiliar no diagnóstico, como alargamento do mediastino, obliteração do cajado aórtico, desvio da traqueia para a direita, rebaixamento do brônquio fonte esquerdo, elevação do brônquio fonte direito, desvio do esôfago, hemotórax à esquerda e fratura de primeiro e segundo arcos costais.

Bibliografia

1. Ben Hammamia M, Ben Mrad M, Ziadi J, Derbel B, Miri R, Ben Abdelaziz E, et al. Endovascular repair of traumatic aortic isthmic rupture: early and mid-term results. J Med Vasc. 2020;45(5):254-9.

12. Resposta: b

O achado apresentado na radiografia de sinais hidroaéreos no tórax e a presença da sonda nasogástrica no tórax, após traumatismo toracoabdominal é indicativo de uma hérnia diafragmática do lado esquerdo e a conduta imediata mais frequentemente adotada é a laparotomia exploradora.

Bibliografia

1. ATLS, Advanced Trauma Life Support, 10ª ed, 2019.
2. Tallo FS, Lopes AC. Tratado de medicina de urgência e emergência, 2 vols, 1. ed. São Paulo: Atheneu; 2018.

13. Resposta: c

O paciente, após ferimento por arma branca no hemitórax direito, apresenta instabilidade respiratória e hemodinâmica pelos dados clínicos apresentados e a lesão está localizada no hemitórax direito, diante destes achados e da presença do hipertimpanismo no hemitórax direito. A hipótese mais adequada é pneumotórax hipertensivo.

Bibliografia

1. ATLS, Advanced Trauma Life Support, 10ª ed, 2019.
2. Tallo FS, Lopes AC. Tratado de medicina de urgência e emergência, 2 vols, 1. ed. São Paulo: Atheneu; 2018.

14. Resposta: d

A primeira medida após realização de procedimento de emergência deve ser checar se o procedimento foi adequado e se o sistema está em funcionamento. No caso da drenagem de tórax a primeira medida após a realização do procedimento é reavaliar o sistema de drenagem de tórax.

Bibliografia

1. ATLS, Advanced Trauma Life Support, 10ª ed, 2019.
2. Tallo FS, Lopes AC. Tratado de medicina de urgência e emergência, 2 vols, 1. ed. São Paulo: Atheneu; 2018.

15. Resposta: a

A maioria dos portadores de hemotórax é tratado com a simples drenagem de tórax em cerca de 80%; nas lesões transfixantes do mediastino é fundamental afastar lesões das vias aéreas e digestivas, então traqueia e esôfago devem ser avaliados. O melhor método para avaliar o diagnóstico e a gravidade da contusão pulmonar é a tomografia computadorizada. Em situações de transporte do paciente traumatizado ou outros procedimentos que necessitem de anestesia geral deve ser considerada a drenagem profilática do espaço pleural.

Bibliografia

1. ATLS, Advanced Trauma Life Support, 10ª ed, 2019.
2. Tallo FS, Lopes RD, Lopes AC, Baitello AL. Atendimento ao paciente vítima de trauma: abordagem para o clínico. Série Emergências Clínicas Brasileiras. São Paulo: Atheneu; 2016.

16. Resposta: a

As alternativas *b*, *c* e *d* estão corretas, pois antes do encaminhamento, o paciente deve ser completamente examinado, e todos os procedimentos médicos necessários para a estabilização devem ser realizados. A transferência somente será processada após a identificação e o tratamento inicial das condições que impliquem risco de morte. É obrigatória a comunicação prévia entre o médico que encaminha e aquele que vai receber o paciente diretamente e/ou via Central de Regulação Médica. Todos os dados relacionados à história do trauma e às avaliações primária e secundária devem ser informados ao médico que receberá o traumatizado. Durante o transporte, o paciente grave ou potencialmente grave deverá ser preferencialmente acompanhado por médico, tendo suas condições clínicas continuamente controladas. Quando o paciente requerer tratamento que ultrapassa os recursos humanos, materiais e tecnológicos da instituição, ele deve ser transferido sem perda de tempo para um centro de maior complexidade. A necessidade de transferência deve ser estabelecida precocemente. Procedimentos ou exames que não vão ser tratados no local de origem devem ser evitados.

Bibliografia

1. Mackersie RC. Pitfalls in the evaluation and resuscitation of the trauma patient. Emerg Med Clin North Am. 2010;28(1):1-27.
2. PHTLS: Atendimento pré-hospitalar ao traumatizado-básico e avançado, 9ª ed. Rio de Janeiro: Elsevier; 2018.
3. Tallo FS, Lopes AC. Tratado de medicina de urgência e emergência, 2 vols, 1. ed. São Paulo: Atheneu; 2018.

17. Resposta: a

O paciente se apresenta com sinais evidentes de choque, após ferimento penetrante no hemitórax direito; as medidas iniciais da avaliação primária (ABC) estão sendo realizadas. A principal causa de choque no paciente traumatizado é a hemorragia nas cavidades corporais (tórax e abdome) e deve se afastar as causas não hemorrágicas de choque. Em pacientes adultos traumatizados, as causas de choque não hemorrágico incluem tamponamento cardíaco e pneumotórax hipertensivo. Essas lesões são mais bem detectadas pelo exame físico e pela avaliação ultrassonográfica (E-FAST).

Bibliografia

1. ATLS, Advanced Trauma Life Support, 10ª ed, 2019.
2. Tallo FS, Lopes AC. Tratado de medicina de urgência e emergência, 2 vols, 1. ed. São Paulo: Atheneu; 2018.

18. Resposta: a

Diante de um paciente com sinais de choque em que o exame físico não evidencia sinais de sangramento no tórax e na pelve e ausência de sinais de tamponamento cardíaco e pneumotórax hipertensivo a hipótese mais provável é choque hemorrágico.

Bibliografia

1. ATLS, Advanced Trauma Life Support, 10ª ed, 2019.
2. Tallo FS, Lopes AC. Tratado de medicina de urgência e emergência, 2 vols, 1. ed. São Paulo: Atheneu; 2018.

19. Resposta: c

O tratamento inicial do hemotórax maciço consiste na drenagem torácica e reposição volêmica vigorosa. O sangue coletado da cavidade pleural pode ser infundido por via venosa (autotransfusão). A drenagem de volume sanguíneo superior a 2 a 3 mL/kg por hora, nas horas subsequentes à drenagem, indica a necessidade de toracotomia exploradora.

Bibliografia

1. ATLS, Advanced Trauma Life Support, 10ª ed, 2019.
2. Tallo FS, Lopes AC. Tratado de medicina de urgência e emergência, 2 vols, 1. ed. São Paulo: Atheneu; 2018.

20. Resposta: d

No paciente estável, com suspeita de pneumotórax, antes da drenagem de tórax em selo d'agua que é o tratamento específico recomendado, deve ser realizada a radiografia de tórax para definição diagnóstica.

Bibliografia

1. ATLS, Advanced Trauma Life Support, 10ª ed, 2019.
2. Tallo FS, Lopes AC. Tratado de medicina de urgência e emergência, 2 vols, 1. ed. São Paulo: Atheneu; 2018.

21. Resposta: c

A contusão pulmonar é a lesão torácica potencialmente letal, localizada no parênquima pulmonar, mais frequentemente observada no trauma contuso. Para os casos mais leves, a observação rigorosa, o controle da dor e a infusão criteriosa de líquidos e fisioterapia respiratória são medidas terapêuticas eficazes. Nos casos graves, que evoluem com hipoxemia refratária e insuficiência respiratória, a ventilação mecânica invasiva ou não invasiva é necessária. A drenagem torácica não tem indicação.

A presença de 1.500 mL de sangue ou mais de sangue na cavidade pleural é definida como hemotórax maciço. O paciente apresenta-se em estado grave, com hipotensão arterial e dificuldade respiratória com murmúrio vesicular abolido no hemitórax afetado. As veias do pescoço podem estar ingurgitadas ou em colapso.

A avaliação primária e a reanimação têm por função minimizar os riscos à vida do paciente traumatizado, e o pneumotórax hipertensivo pode evoluir em poucos minutos após o trauma, sendo então fundamental o seu reconhecimento e tratamento precoce.

As fraturas de primeiros arcos costais (primeiro a terceiro) são indicativas de trauma de alta energia cinética, uma vez que elas estão protegidas pela escápula, clavícula e membro superior, podendo associar-se a lesões pulmonares graves e trauma de aorta e grandes vasos.

Bibliografia

1. ATLS, Advanced Trauma Life Support, 10ª ed, 2019.
2. Tallo FS, Lopes AC. Tratado de medicina de urgência e emergência, 2 vols, 1. ed. São Paulo: Atheneu; 2018.

22. Resposta: b

Na avaliação do ferimento penetrante do trauma de tórax, a distensão das veias do pescoço, isoladamente, não é compatível com o choque hipovolêmico.

Bibliografia

1. ATLS, Advanced Trauma Life Support, 10ª ed, 2019.
2. Tallo FS, Lopes RD, Lopes AC, Baitello AL. Atendimento ao paciente vítima de trauma: abordagem para o clínico. Série Emergências Clínicas Brasileiras. São Paulo: Atheneu; 2016.

Traumatismo cranioencefálico

1. Um paciente vítima de acidente automobilístico há 24 horas chega ao PS com Glasgow 6/10 (AO 1, RV – IOT, RM 5 esquerda/2 direita). A realização da TC de crânio, entretanto, não demonstrou nenhuma lesão. A causa mais provável, segundo a classificação tomográfica de Marshall, e a taxa de mortalidade atribuída são, respectivamente:
   a) Lesão axonal difusa moderada, lesão cerebral difusa – II/ Mortalidade de 14%.
   b) Lesão axonal difusa grave, lesão cerebral difusa – I/ Mortalidade de 10%.
   c) Concussão cerebral. Lesão cerebral difusa – IV/ Mortalidade de 10%.
   d) Hemorragia subaracnóidea traumática, lesão cerebral difusa – IV/ Mortalidade de 34%.
   e) Hematoma epidural laminar, lesão cerebral difusa – IV/ Mortalidade de 34%.

2. De acordo com a classificação tomográfica de Marshall para o traumatismo cranioencefálico, classifique a seguinte descrição radiológica: "Edema cerebral difuso, com apagamento de sulcos e cisternas e ausência de desvio de linha média > 5 mm."

   a) II.
   b) I.
   c) V.
   d) III.
   e) IV.

3. Qual dos sinais abaixo não é indicativo de fratura de base de crânio?
   a) Hematoma periorbitário bilateral (fácies de guaxinim).
   b) Hematoma na região da mastoide (sinal de Battle).
   c) Otoliquorragia.
   d) Anisocoria.

4. Uma jovem sofre traumatismo cranioencefálico grave em decorrência de colisão de carros. Apresenta escore de 6 na Escala de Coma de Glasgow, pressão arterial de 140/90 mmHg e frequência cardíaca de 80 batimentos por minuto. Está intubada e em ventilação mecânica. As pupilas têm 3 mm de diâmetro e reagem à luz de forma simétrica. Aparentemente não há outras lesões. Princípio mais importante a ser seguido no tratamento inicial do traumatismo cranioencefálico desta paciente:

a) Administrar diurético osmótico.
b) Evitar lesão cerebral secundária.
c) Tratar agressivamente a hipertensão sistêmica.
d) Distinguir entre hematoma intracraniano e edema cerebral.

5. Adolescente, 15 anos, caiu do telhado após ser baleado em região abdominal. Exame físico: corado, anisocórico, Glasgow = 10, PA = 120 x 80 mmHg, orifício de entrada do projétil em região epigástrica e saída em região dorsal esquerda. A conduta é:
a) Laparotomia exploradora e avaliação neurológica na sala de cirurgia.
b) Tomografia computadorizada de crânio, com tratamento cirúrgico a seguir.
c) Laparotomia exploradora com avaliação do neurologista na recuperação anestésica.
d) Laparotomia exploradora e craniotomia sem exames prévios.

6. A conduta inicial para o paciente com trauma craniano após acidente motociclístico, com Glasgow de 8 é:
a) Entubação orotraqueal.
b) Máscara de oxigênio.
c) Tomografia computadorizada.
d) Manitol.

7. Todos os sinais clínicos a seguir são sugestivos de hipertensão intracraniana, EXCETO:
a) Anisocoria.
b) Queda da Escala de Glasgow em mais de 2 pontos.
c) Bradicardia.
d) Hipotensão arterial.

8. Todas as condutas a seguir podem ser realizadas em pacientes com fratura de base de crânio, EXCETO:
a) Sondagem vesical.
b) Sondagem nasogástrica.
c) Monitorização hemodinâmica.
d) Tomografia computadorizada.

9. A tomografia computadorizada de crânio deve ser realizada nas seguintes situações, exceto:
a) Trauma craniano leve com perda de consciência.
b) Trauma craniano moderado.
c) Vômitos incoercíveis com perda de consciência.
d) Trauma craniano leve sem perda de consciência.

10. A tríade de Cushing no trauma craniano corresponde a:
a) Hipertensão arterial, taquicardia e taquipneia.
b) Hipotensão arterial, taquicardia e taquipneia.
c) Hipotensão arterial, taquipneia e bradicardia.
d) Hipertensão arterial, bradicardia e alterações do ritmo respiratório.
e) Hipertensão arterial, bradipneia e taquicardia.

11. No paciente traumatizado com edema cerebral, a hipercarbia deve ser evitada para prevenir:
a) Insuficiência respiratória.
b) Alcalose metabólica.
c) Vasodilatação arterial cerebral.
d) Edema pulmonar neurogênico.

12. Um homem de 25 anos, vítima de colisão automobilística, foi levado a UTI. Suas pu-

pilas reagem lentamente à luz e ele abre os olhos a estímulos dolorosos. Não obedece a ordens simples, mas geme periodicamente. O braço direito tem uma deformidade e não responde a estímulo doloroso; no entanto, a mão esquerda movimenta-se em direção ao estímulo. Ambas as pernas estão rigidamente estendidas. Seu escore na Escala de Coma de Glasgow é:
a) 4.
b) 6.
c) 9.
d) 12.

GABARITO COMENTADO

1. **Resposta: a**

As lesões difusas ou inerciais são decorrentes do mecanismo de aceleração e desaceleração e se associam a traumas de alta velocidade, como quedas de moto e acidentes com automóveis, quedas e esporte. Normalmente, ocorrem sem que haja impacto direto no crânio e, dessa forma, não são encontrados sinais externos de trauma. O substrato das lesões difusas é produzido pelo dano axonal, que pode ser apenas funcional ou anatômico. O politraumatizado pode se encontrar assintomático ou apresentar lesões mais severas, que podem incluir alterações de memória, coma e morte. Do ponto de vista anatômico, são três os principais elementos determinantes das lesões inerciais: a velocidade, a magnitude e a direção do movimento.

A concussão cerebral leve é a forma mais benigna das lesões difusas, e não há perda da consciência. O paciente se apresenta confuso e desorientado, podendo ser encontrada amnésia retrógrada.

Na concussão cerebral clássica ocorre perda de consciência com duração de alguns minutos até algumas horas. O politraumatizado pode acordar confuso, desorientado e com amnésia.

A lesão axonal difusa (LAD) é a forma mais grave das lesões difusas, com perda de consciência maior que 6 h. Pode ser classificada em leve, moderada e grave. Na forma leve, a perda de consciência se prolonga por um período de 6 a 24 h, sendo pouco frequente, representando 19% dos casos de LAD. A forma moderada do coma é mais prolongada, sendo maior que 24 h, mas não há comprometimento do tronco cerebral. É a forma mais frequente de LAD (45% dos casos), e os pacientes podem permanecer em coma por dias a semanas antes de sua recuperação. Alguns pacientes terão uma recuperação parcial, com sequelas de memória, personalidade, cognitivas e intelectuais. Cerca de 28% dos doentes podem morrer em razão de complicações do coma prolongado. A forma grave pode estar associada à ruptura de um número variável de axônios em ambos os hemisférios, e a lesão pode se estender para o tronco e diencéfalo. Os doentes podem permanecer em coma por muitos meses. Sinais de sofrimento de diencéfalo e tronco podem ser observados, como postura de descerebração, hipertensão, sudorese, hipertermia e alteração do padrão ventilatório. As sequelas e as deficiências serão numerosas e acentuadas. Cerca de 50% das vítimas de LAD morrem na fase aguda ou em virtude de complicações do coma prolongado.

As lesões focais decorrem por contato direto e se relacionam a traumas de baixa velocidade e englobam fraturas de crânio, hematomas extradurais, subdurais, intracerebrais e contusões cerebrais.

Segue a tabela de Marshal com a classificação tomográfica das lesões difusas.

Classificação tomográfica de Marshall

Lesão tipo I	Nenhuma patologia visível na TC.
Lesão tipo II	Cisternas visíveis com desvio da linha média de 0-5 mm e/ou lesões de densidade presentes. Lesão mista maior que 25 mL pode incluir fragmentos ósseos ou corpos estranhos.
Lesão tipo III	Cisternas basais comprimidas ou ausentes, com desvio de linha média de 0-5 mm (*swelling*) sem lesões de densidade alta ou mistas maiores que 25 mL.
Lesão tipo IV	Desvio de linha média maior que 5 mm, ausência de lesões de densidade alta ou mista maiores que 25 mL.
Lesão tipo V	Qualquer lesão cirurgicamente evacuada, porém subdividimos entre HSD e HIC.
Lesão tipo VI	Lesão de densidade alta ou mista maior de 25 mL não cirurgicamente evacuada.
Lesão tipo VII	Lesão de tronco cerebral.

Fonte: Revista Brasileira Terapia Intensiva, 2003;15(1).

Bibliografia

1. Khellaf A, Khan DZ, Helmy A. Recent advances in traumatic brain injury. J Neurol. 2019;266(11): 2878-89.

2. Resposta: d

A TC de crânio revelou edema cerebral difuso e ausência de desvio de linha média, sem lesões de alta densidade ou mista, o que confere a classificação tipo III (ver tabela da classificação tomográfica de Marshall no comentário da questão 1).

Bibliografia

1. Koenig MA. Cerebral edema and elevated intracranial pressure. Continuum (Minneap Minn). 2018; 24(6):1588-602.

3. Resposta: d

A afirmativa *d* está incorreta, pois os sinais de fratura de base de crânio são equimose periorbital (sinal do guaxinim), sangramento e saída de liquor pelo conduto auditivo ou pelo nariz, hemotímpano e o sinal de Battle (hematoma na região da mastoide).

Bibliografia

1. ATLS, Advanced Trauma Life Support, 10ª ed, 2019.
2. Tallo FS, Lopes AC. Tratado de medicina de urgência e emergência, 2 vols, 1. ed. São Paulo: Atheneu; 2018.

4. Resposta: b

As alternativas *a*, *c* e *d* estão incorretas, pois o princípio fundamental a ser seguido no atendimento inicial do portador de traumatismo cranioencefálico deve ser evitar a lesão cerebral secundária (hipóxia e hipotensão) que agrava consideravelmente a lesão cerebral traumática e aumenta as taxas de mortalidade.

Bibliografia

1. ATLS, Advanced Trauma Life Support, 10ª ed, 2019.
2. Tallo FS, Lopes AC. Tratado de medicina de urgência e emergência, 2 vols, 1. ed. São Paulo: Atheneu; 2018.

5. Resposta: b

Paciente com ferimento por arma de fogo e transfixante no abdome tem indicação de laparotomia, porém como apresenta trauma de crânio com sinal localizatório, está estável hemodinamicamente. A melhor conduta é realizar a tomografia computadorizada de crânio com tratamento cirúrgico/laparotomia a seguir.

Bibliografia

1. ATLS, Advanced Trauma Life Support, 10ª ed, 2019.
2. Tallo FS, Lopes AC. Tratado de medicina de urgência e emergência, 2 vols, 1. ed. São Paulo: Atheneu; 2018.

6. Resposta: a

A conduta inicial para paciente com traumatismo cranioencefálico menor ou igual a oito e a entubação traqueal na avaliação primária.

Bibliografia

1. ATLS, Advanced Trauma Life Support, 10ª ed, 2019.
2. Tallo FS, Lopes AC. Tratado de medicina de urgência e emergência, 2 vols, 1. ed. São Paulo: Atheneu; 2018.

7. Resposta: d

Os sinais clínicos de hipertensão intracraniana são bradicardia, hipertensão e podem ser acompanhados de sinais de herniação como anisocoria e rebaixamento do nível de consciência. Hipotensão arterial não é sinal de hipertensão intracraniana.

Bibliografia

1. PHTLS. Atendimento pré-hospitalar ao traumatizado-básico e avançado, 9ª ed. Rio de Janeiro: Elsevier; 2018.
2. Tallo FS, Lopes AC. Tratado de medicina de urgência e emergência, 2 vols, 1. ed. São Paulo: Atheneu; 2018.

8. Resposta: b

Nos pacientes com suspeita de fratura de base de crânio não se deve passar sonda nasogástrica pelo risco de inserção da sonda no sistema nervoso central.

Bibliografia

1. PHTLS. Atendimento pré-hospitalar ao traumatizado-básico e avançado, 9ª ed. Rio de Janeiro: Elsevier; 2018.
2. Tallo FS, Lopes AC. Tratado de medicina de urgência e emergência, 2 vols, 1. ed. São Paulo: Atheneu; 2018.

9. Resposta: d

A tomografia computadorizada de crânio é o principal exame para avaliação das vítimas com TCE e está indicada no trauma craniano grave e moderado (baseado na escala de Glasgow). Nos pacientes com trauma craniano leve existem indicações como perda de consciência, vômitos, anisocoria, fratura de base de crânio e outras, porém o trauma craniano leve sem perda de consciência não apresenta indicação de realização de tomografia de crânio.

Bibliografia

1. ATLS, Advanced Trauma Life Support, 10ª ed, 2019.
2. Tallo FS, Lopes RD, Lopes AC, Baitello AL. Atendimento ao paciente vítima de trauma: abordagem para o clínico. Série Emergências Clínicas Brasileiras. São Paulo: Atheneu; 2016.

10. Resposta: d

A tríade de Cushing no trauma craniano corresponde a um mecanismo de defesa para compensação da hipertensão intracraniana. Os sinais evidenciados são: hipertensão arterial bradicardia e bradipneia.

Bibliografia

1. ATLS, Advanced Trauma Life Support, 10ª ed, 2019.
2. PHTLS, Atendimento pré-hospitalar ao traumatizado-básico e avançado, 9ª ed. Rio de Janeiro: Elsevier; 2018.

11. Resposta: c

No paciente traumatizado a hipercarbia deve ser evitada para prevenir a vasodilatação arterial cerebral que promove o aumento da pressão intracraniana.

Bibliografia

1. ATLS, Advanced Trauma Life Support, 10ª ed, 2019.
2. Tallo FS, Lopes AC. Tratado de medicina de urgência e emergência, 2 vols, 1. ed. São Paulo: Atheneu; 2018.

12. Resposta: c

Avaliação da escala de Coma de Glasgow é fundamental para avaliar a gravidade dos pacientes com traumatismo cranioencefálico. Ela avalia três indicadores que são a melhor resposta verbal, melhor resposta motora e abertura ocular.

Resposta			Pontuação
Ocular	Abertura	Espontânea	4
		Após comando verbal	3
		Após estímulo	2
	Ausência de resposta		1
Melhor resposta motora	Após comando verbal	Correta	6
	Após estímulo doloroso	Localiza a dor	5
		Movimento sem localização da dor	4
		Postura decorticada	3
		Postura descerebrada	2
		Ausência de resposta	1
Melhor resposta verbal		Orientado e comunicativo	5
		Desorientado e comunicativo	4
		Palavras inapropriadas	3
		Sons inapropriados	2
		Ausência de resposta	1
Pontuação final (3-15):			

Bibliografia

1. ATLS, Advanced Trauma Life Support, 10ª ed, 2019.
2. Tallo FS, Lopes RD, Lopes AC, Baitello AL. Atendimento ao paciente vítima de trauma: abordagem para o clínico. Série Emergências Clínicas Brasileiras. São Paulo: Atheneu; 2016

Queimaduras

1. Em pacientes com queimadura de 3° grau, acometendo mais de 70% da superfície corporal, a abordagem inicial inclui:
   a) Passagem de cateter de artéria pulmonar.
   b) Assegurar a proteção da via aérea.
   c) O suporte nutricional consiste em dietas hipoproteica e hipercalórica.
   d) Passagem de pressão arterial invasiva.
   e) Albumina endovenosa.

2. Na suspeita de intoxicação por monóxido de carbono, assinale a alternativa correta:
   a) Reposição agressiva de cristaloides, ventilação mecânica não invasiva, bicarbonato de sódio para correção de acidose metabólica.
   b) VNI em todos os pacientes na UTI.
   c) As medidas do oxímetro de pulso são confiáveis.
   d) Reposição volêmica com albumina e máscara de Venturi em todos os pacientes.
   e) Níveis elevados de CO podem evoluir com coma (40-60%). Deve-se monitorar distúrbios metabólicos e hidroeletrolíticos e assegurar a via aérea e oxigenoterapia hiperbárica.

3. Assinale a alternativa incorreta acerca da embolia gasosa venosa:
   a) O gás pode causar obstrução microvascular.
   b) A inserção de cateteres venosos é uma causa possível, mas não frequente.
   c) Hemodiálise é outra causa possível.
   d) As causas menos frequentes são os procedimentos cirúrgicos e traumas.

4. O tratamento inicial para um paciente com 70% de superfície corporal queimada por água quente inclui:
   a) Expansão volêmica com coloide nas primeiras 24 horas.
   b) Há perda da proteção epidérmica, e, assim, para o diagnóstico de infecção de pele, tornam-se necessárias biópsia e cultura do material.
   c) A dieta hipercalórica deve ser feita de forma precoce.
   d) Procedimentos invasivos devem sempre ser evitados.
   e) A profilaxia com heparina está indicada.

5. Marque a alternativa incorreta sobre a insuficiência respiratória no grande queimado:

a) A lesão inalatória cursa com broncospasmo, edema de vias aéreas superiores, obstrução de vias aéreas inferiores e *shunt* pulmonar.

b) O diagnóstico deve ter auxílio de exame complementar, geralmente tomografia computadorizada de tórax.

c) Intoxicação por monóxido de carbono deve ser tratada com oxigenoterapia a 100% e, em casos de carboxiemoglobina acima de 25%, lança-se mão de oxigenoterapia hiperbárica.

d) Os sinais clínicos da intoxicação por monóxido de carbono são subjetivos e podem passar despercebidos, como cefaleia, náuseas, falta de atenção ou até mesmo confusão, dependendo dos níveis do gás.

6. Assinale a alternativa errada sobre as alterações causadas por choques elétricos e raios:

a) A lesão miocárdica tem como causa básica o vasospasmo coronariano e a hipotensão secundária às arritmias.

b) As arritmias cardíacas mais frequentes são a taquicardia sinusal e extrassístoles ventriculares, porém a gravidade destas depende da voltagem e da intensidade da corrente elétrica.

c) A alcalose metabólica é o principal distúrbio metabólico relacionado ao choque elétrico.

d) A parada respiratória pós-choque elétrico é sempre secundária à parada cardíaca, não havendo comprometimento da função do centro respiratório induzido pela corrente elétrica.

7. Em relação aos pacientes vítimas de queimaduras, assinale a alternativa correta:

a) As lesões que põem em risco a vida do paciente com queimaduras devem ser identificadas na avaliação secundária e tratadas.

b) Os cuidados locais com curativos e analgesia deverão ter prioridade após a avaliação primária ter sido completada.

c) Todo paciente queimado deve ser atendido inicialmente como um traumatizado em potencial.

d) O médico deve identificar fatores que definem gravidade do paciente queimado, que são apenas a profundidade e a localização da queimadura.

8. Sobre o paciente vítima de queimadura, assinale a alternativa correta:

a) É critério de queimadura grave queimaduras de segundo grau com extensão de mais de 5% da superfície corporal no adulto.

b) Insuficiência respiratória instalada ou potencial (face e pescoço) não é critério.

c) Caso o paciente possa usar o trato gastrointestinal, toda medicação deve ser feita por via oral.

d) Todos os pacientes devem receber acesso venoso central, transfusão de concentrado de hemácias e albumina.

e) Usar preferencialmente soluções cristaloides aquecidas (fórmula de Parkland).

GABARITO COMENTADO

1. **Resposta: b**

O atendimento inicia-se com a avaliação primária, que visa identificar as lesões potencialmente fatais e tratá-las. A preocupação inicial é manter a permeabilidade das vias aéreas (A), já que a via aérea supraglótica é extremamente suscetível à obstrução na presença de calor. O alto índice de suspeição e conhecimento do mecanismo de trauma (locais confinados, explosões...), aliados ao exame físico com observação de escarro carbonáceo, queimaduras de cílios e vibrissas nasais, estridores laríngeos, rouquidão, traduz a necessidade de mecanismos de permeabilização das vias aéreas, devendo ser considerada a obtenção precoce de uma via aérea definitiva. Na avaliação da respiração (B), deve-se realizar a inspeção de todo o tórax, considerar a necessidade de realização de escarotomias, descartar a presença de pneumotórax e hemotórax. Na circulação (C) são necessários dois acessos calibrosos periféricos com a infusão de solução cristaloide aquecida a 39 °C de acordo com a regra de Parkland: 2 a 4 mL/kg de peso/área corpórea acometida, sendo que 50% do volume total deve ser administrado nas primeiras 8 h e o restante, nas 16 h pós-trauma. A avaliação neurológica (D) deve incluir a Escala de Coma de Glasgow e a avaliação pupilar. Por último, realizamos a exposição da vítima em busca de outras lesões, sem esquecermos da prevenção da hipotermia.

Os antibióticos profiláticos não estão indicados na fase inicial, devendo ser utilizados apenas na vigência de infecção.

Nos pacientes queimados, a nutrição enteral segue como a primeira opção e deve ter início o mais precocemente possível, com o aumento gradativo da oferta nutricional, observando-se sempre a estabilidade hemodinâmica e a tolerância do paciente. As dietas utilizadas são hiperproteicas e hipercalóricas.

A monitorização hemodinâmica dos pacientes queimados, inicialmente, deve incluir a sondagem vesical de demora, com o objetivo de manter o débito urinário entre 0,5 e 1,0 mL/kg/hora e a observação de frequência cardíaca.

A tromboprofilaxia deve ser realizada em todos os pacientes.

Bibliografia

1. Stiles K. Emergency management of burns: part 2. Emerg Nurse. 2018;26(2):36-41.

2. **Resposta: e**

De acordo com a história, deve ser considerada a possibilidade de exposição ao monóxido de carbono (CO) em doentes queimados em ambientes fechados. O diagnóstico da intoxicação por CO é realizado primariamente, pelo mecanismo de trauma (história de exposição). Os sinais clínicos da intoxicação, muitas vezes, passam despercebidos, uma vez que os pacientes podem se apresentar fortemente hipóxicos sem a presença de cianose, apenas com a presença de palidez cutânea e labial. Doentes com níveis de CO inferiores a 20% não costumam apresentar sinais nem sintomas. Níveis mais elevados de CO podem resultar em: cefaleia e náuseas (20%-30%), confusão (30%-40%), coma (40%-60%) e morte (> 60%).

A grande afinidade do CO pela hemoglobina (240 vezes a do oxigênio) faz com que ele desloque o oxigênio da molécula de hemoglobina e desvie a curva de dissociação da oxiemoglobina para a esquerda. Esses pacientes devem ser tratados com oxigenoterapia a 100%, e naqueles com níveis de carboxiemoglobina > 25% pode ser instituída oxigenoterapia hiperbárica o mais precocemente possível.

A meia-vida da carboxiemoglobina é de 250 minutos em ar ambiente e de 40 a 60 minutos, em uma pessoa respirando oxigênio a 100%.

Condição clínica do paciente	Tratamento
Vítimas de incêndio	Oxigênio a 100%
Perda da consciência, cianose, dificuldade de manter a ventilação.	Intubação orotraqueal e oxigênio a 100%.
Carboxiemoglobina > 25% ou cefaleia, fraqueza, vertigem, visão obscura, náusea, vômito, síncope, taquipneia, coma e convulsão.	Oxigenoterapia hiperbárica a 3 atm, repetir caso os sintomas não desapareçam.

Bibliografia

1. Hess DR. Inhaled carbon monoxide: from toxin to therapy. Respir Care. 2017;62(10):1333-42.

3. Resposta: d

Na embolia gasosa venosa há a entrada de gás na circulação venosa sistêmica, fazendo com que o gás seja transportado às artérias pulmonares. Ao chegar na circulação pulmonar, o gás pode causar alterações nas trocas gasosas por obstrução microvascular e por obstrução da via de saída do ventrículo direito, hipertensão pulmonar com sobrecarga de VD e arritmias. A interface de bolhas e sangue ativa mediadores inflamatórios e a cascata de coagulação, agregação de neutrófilos e plaquetas, com consequente lesão endotelial. Entre as causas, podemos citar a inserção/remoção e manutenção de cateteres venosos centrais, hemodiálise, injeção inadvertida de ar por cateter venoso, neurocirurgias (principalmente na posição sentada), barotraumas, procedimentos cirúrgicos e diagnósticos ginecológicos, procedimentos cirúrgicos na laringe e faringe, embolia de gás carbônico nas laparoscopias e toracoscopias e procedimentos endoscópicos diversos que necessitem de insuflação de ar. As causas mais frequentes são os procedimentos cirúrgicos e os traumas. A utilização de cateteres venosos centrais acrescenta um risco potencial de desenvolvimento de embolia gasosa, entretanto, não são frequentes. Podemos observar um aumento do espaço morto e diminuição da $EtCO_2$ em > 5 mmHg.

Bibliografia

1. Asah D, Raju S, Ghosh S, Mukhopadhyay S, Mehta AC. Nonthrombotic pulmonary embolism from inorganic particulate matter and foreign bodies. Chest. 2018;153(5):1249-65.

4. Resposta: a

O atendimento inicial ao grande queimado no ambiente hospitalar segue a sequência do "ABC", com priorização da permeabilização das vias aéreas, oxigenação adequada, observação do padrão ventilatório, ressuscitação volêmica agressiva com cristaloides em acessos venosos periféricos calibrosos, conforme a regra de Parkland (2 a 4 mL/kg/área corpórea – metade da infusão nas primeiras 8 horas do trauma e o restante nas 16 horas subsequentes).

Bibliografia

1. ISBI Practice Guidelines Committee; Advisory Subcommittee; Steering Subcommittee. ISBI Practice Guidelines for Burn Care, Part 2. Burns. 2018;44(7):1617-706.

5. Resposta: b

O diagnóstico da intoxicação por CO é realizado, primariamente, pelo mecanismo de trauma (história de exposição). Os sinais clínicos da intoxicação, muitas vezes, passam despercebidos, uma vez que os pacientes podem se apresentar fortemente hipóxicos sem a presença de cianose, apenas com a presença de palidez cutânea e labial. Doentes com níveis de CO inferiores a 20% não costumam apresentar sinais nem sintomas. Níveis mais elevados de CO podem resultar em: cefaleia e náuseas (20-30%), confusão (30-40%), coma (40-60%) e morte (> 60%).

A maior afinidade do CO pela hemoglobina (240 vezes a do oxigênio) faz com que ele desloque o oxigênio da molécula de hemoglobina e desvie a curva de dissociação da oxiemoglobina para a esquerda. Esses pacientes devem ser tratados com oxigenoterapia a 100%, e naqueles com níveis de carboxiemoglobina > 25% pode ser instituída oxigenoterapia hiperbárica o mais precocemente possível.

A meia-vida da carboxiemoglobina é de 250 minutos em ar ambiente e de 40 a 60 minutos em uma pessoa respirando oxigênio a 100%.

Condição clínica do paciente	Tratamento
Vítimas de incêndio	Oxigênio a 100%
Perda da consciência, cianose, dificuldade de manter a ventilação.	Intubação orotraqueal e oxigênio a 100%.
Carboxiemoglobina > 25% ou cefaleia, fraqueza, vertigem, visão obscura, náusea, vômito, síncope, taquipneia, coma e convulsão.	Oxigenoterapia hiperbárica a 3 atm, repetir caso os sintomas não desapareçam.

A lesão inalatória cursa com edema das vias aéreas superiores, causado pela lesão térmica direta, seguida por broncospasmo e obstrução das vias aéreas inferiores. Esta pode ser causada pela presença de debris e perda do mecanismo ciliar, levando a um aumento do espaço morto e *shunt* pulmonar. O diagnóstico é clínico, e podemos nos basear nos seguintes dados: história de confinamento, queimaduras de face, vibrissas nasais, escarro carbonáceo, edema de via aérea superior e dispneia.

Bibliografia

1. Foncerrada G, Culnan DM, Capek KD, González-Trejo S, Cambiaso-Daniel J, Woodson LC, et al. Inhalation injury in the burned patient. Ann Plast Surg. 2018;80(3 Suppl 2):S98-S105.

6. Resposta: b

As lesões decorrentes de choque elétrico são resultantes da ação direta da corrente elétrica e da conversão da energia elétrica em energia térmica, durante sua passagem pelo corpo, podendo deixar, ainda, pontos de entrada e de saída.

O atendimento imediato da queimadura em razão do choque elétrico se baseia nos princípios do ABC, e a preocupação inicial é com a permeabilidade das vias aéreas; ventilação; circulação, através de acessos periféricos calibrosos em membros superiores e infusão de solução salina aquecida (lembrar a possibilidade de desenvolvimento de rabdomiólise), avaliação do estado neurológico e exposição com prevenção de hipotermia. As vítimas de choque elétrico podem apresentar outras lesões em decorrência de quedas, contrações musculares e fraturas vertebrais.

As arritmias cardíacas mais frequentes são a taquicardia sinusal e a extrassistolia ventricular, podendo se prolongar por mais de 12 h após o evento inicial. A lesão miocárdica pode ser causada diretamente pela passagem da corrente elétrica, por alterações da função celular e pela conversão de energia elétrica na célula. Causas indiretas relacionam-se ao vasospasmo coronariano e à hipotensão secundária às arritmias, causando isquemia miocárdica. A parada respiratória pode ocorrer imediatamente após o choque elétrico, em consequência da passagem de corrente pelo cérebro, gerando a inibição do centro respiratório da medula, contração tetânica do diafragma e da musculatura respiratória e, por fim, parada respiratória concomitante à parada cardíaca. Acidose metabólica e hipovolemia podem ocorrer posteriormente às lesões de pele com destruição tecidual.

Bibliografia

1. Gemelli NA, Carboni Bisso I, Crusat F, Las Heras M, Sinner J, San Roman E. Lesión pulmonar por trauma eléctrico [Lung injury due to electric burn]. Rev Fac Cien Med Univ Nac Cordoba. 2020;77(3):214-7.

7. Resposta: c

As lesões que põem em risco a vida do paciente com queimaduras devem ser identificadas já na avaliação primária e tratadas. Os cuidados locais com curativos e analgesia deverão ter prioridade após a avaliação primária e secundária ter sido completada. O médico deve identificar fatores que definem a gravidade do paciente queimado, como a profundidade, a extensão e a localização da queimadura.

Bibliografia

1. Hermans MHE. An introduction to burn care. Adv Skin Wound Care. 2019;32(1):9-18.

8. **Resposta: e**

São critérios de queimaduras graves:
- Insuficiência respiratória instalada ou potencial (face e pescoço).
- Queimaduras de segundo ou terceiro graus superiores a 10% SCQ (crianças) e 15% SCQ (adultos).

A parte fundamental do atendimento, nesse momento, após a avaliação inicial, é a reposição volêmica, que deve ser controlada. Essa hidratação é regida pela fórmula de Parkland.

Fórmula de Parkland:

$$2 \text{ a } 4 \text{ mL} \times \% \text{ SCQ} \times \text{peso (kg)}$$

Em que SCQ é a superfície corporal queimada.

Usar preferencialmente soluções cristaloides aquecidas (Ringer lactato). Realizar a infusão de 50% do volume calculado nas primeiras 8 horas e 50% R nas 16 horas seguintes, considerando esse tempo a partir do momento da queimadura.

Bibliografia

1. Hermans MHE. An introduction to burn care. Adv Skin Wound Care. 2019;32(1):9-18.

PARTE XII

SEDOANALGESIA

41

Analgesia, sedação e bloqueio neuromuscular na UTI e manuseio da via aérea

1. Qual fármaco a seguir possui efeitos analgésicos e hipnóticos?
   a) Quetamina.
   b) Etomidato.
   c) Dexmedetomidina.
   d) Alfentanill.

2. Qual hipnótico a seguir é considerado relacionado com supressão da glândula adrenal?
   a) Etomidato.
   b) Meperidina.
   c) Dexmedetomidina.
   d) Midazolam.

3. Quais das drogas a seguir têm propriedades hipnóticas que indicam seu uso em pacientes com broncospasmo que necessitam de intubação orotraqueal de urgência?
   a) Haloperidol.
   b) Midazolam.
   c) Cetamina.
   d) Dexmedetomidina.
   e) Succinilcolina.

4. Em relação aos bloqueadores neuromusculares (BNM), é correto:

a) A succinilcolina induz uma despolarização persistente do músculo e é indicada na hipercalemia com sua enzima na placa motora.
b) São eventos adversos potenciais relacionados à succinilcolina: bradicardia e hiperpotassemia.
c) O rocurônio não deve ser utilizado no paciente com estômago cheio.
d) A succinilcolina não possui complicações descritas até hoje.
e) O vecurônio é o bloqueador de menor latência na clínica anestésica.

5. Dos agentes hipnóticos conhecidos, pode-se afirmar que:
   a) Midazolam não pode ser utilizado como fármaco amnésico.
   b) Propofol tem efeito analgésico.
   c) Cetamina tem efeito analgésico.
   d) Etomidato é contraindicado no choque circulatório.
   e) Propofol não causa alterações hemodinâmicas.

6. Em relação à sedação na UTI:
   a) Um período diário de interrupção da infusão deve ser recomendado para

evitar a administração excessiva de sedativos.

b) O tiopental, por ter ação rápida, meia-vida curta (1 a 5 horas) e produzir metabólitos de baixa propriedade sedativa, constitui a principal recomendação para sedação de pacientes agitados em longo prazo (> 24-48 horas).

c) O eficaz efeito sedativo-hipnótico e propriedades amnésicas do etomidato, associado à longa meia-vida e baixa ocorrência de efeitos adversos relacionados à via de aplicação, torna-o uma escolha habitual para administração na UTI.

d) A utilização da escala de Ramsay permite a avaliação do nível de dor, sendo utilizada para o desmame.

e) Os bloqueadores neuromusculares estão sempre indicados para manutenção da ventilação mecânica.

7. Sobre a sedação em UTI, assinale a alternativa correta:

a) As escalas de analgesia nos pacientes profundamente sedados é inadequada, devendo-se, nesta situação, optar pelo monitoramento da atividade cerebral pelo sistema EEG bispectral.

b) O fentanil é o opioide com mais rápido início de ação conhecido.

c) Os opioides bloqueiam experiências potencialmente desagradáveis, por provocarem amnésia retrógrada.

d) Os benzodiazepínicos são fatores de risco para o desenvolvimento de *delirium*.

e) Para sedação por longos períodos de tempo, a infusão contínua de tiopental é recomendada preferencialmente por sua menor solubilidade lipídica, ausência de metabólitos ativos e efeitos hemodinâmicos menos significativos.

8. Qual a melhor opção a seguir:

a) Um efeito adverso comum observado, tanto com o uso de benzodiazepínicos quanto propofol e opioides, é a hipotensão arterial vista especificamente no paciente hipovolêmico.

b) O uso de clonidina sempre está indicado para potencializar os efeitos de opioides e sedativos, bem como para tratar síndromes relacionadas à retirada de drogas na UTI.

c) A dexmedetomidina não pode ser utilizada com outros sedativos ou analgésicos.

d) O remifentanil não pode ser utilizado como analgésico.

9. Na via aérea difícil, o teste de Mallampati modificado é utilizado para avaliar o grau de dificuldade que possa haver durante a intubação traqueal. Um paciente que tenha apenas o palato duro visível, de acordo com o teste de Mallampati modificado, é:

a) Classe I.

b) Classe II.

c) Classe III.

d) Classe IV.

10. Faz parte da avaliação das vias aéreas:

a) Reflexo da tosse, saturação arterial de oxigênio.

b) Estímulo respiratório, reflexos de proteção, integridade da caixa torácica, concentração inspirada de oxigênio.

c) Abertura da boca, distância tireomentoniana, flexão e extensão do pescoço.

d) Concentração inspirada de oxigênio e integridade da caixa torácica.

e) Estímulo respiratório, reflexos de proteção, integridade da caixa torácica.

11. A pressão do *cuff* do tubo orotraqueal está com 45 cmH$_2$O. Qual a interpretação deste dado?
    a) Essa pressão do *cuff* pode estar associada a isquemia e necrose da mucosa traqueal, resultando em traqueomalacia e/ou estenose traqueal.
    b) A pressão do *cuff* está adequada.
    c) A pressão do *cuff* está baixa.
    d) A pressão do *cuff* ideal deve ser ajustada para 5 cmH$_2$O.
    e) Não há importância na pressão do *cuff*.

12. Na abordagem da via aérea, é correto afirmar:
    a) Não é recomendada a utilização de opioides para o acesso à via aérea na UTI.
    b) Parada cardiorrespiratória é uma complicação possível da intubação.
    c) A máscara laríngea não deve ser utilizada na UTI.
    d) A intubação não precisa considerar a possibilidade de broncoaspiração no paciente grave.

13. Na intubação orotraqueal, pode-se afirmar:
    a) Mesmo na urgência, avaliar as vias aéreas pode favorecer a escolha da técnica de intubação.
    b) A mobilidade da coluna cervical deve ser avaliada por meio da flexão e extensão, as quais poderão ser um pouco maiores nos pacientes com artrite reumatoide.
    c) No teste de Malampati, quanto menor o grau, mais difícil a intubação.
    d) As lâminas utilizadas nos laringoscópios são retas para os adultos.
    e) O tubo orotraqueal deve ter, de preferência, um balonete de baixa pressão e alto volume, que deve ser insuflado a uma pressão máxima de 15 mmHg, para que não ocorra isquemia da mucosa.

14. Quanto à cricotireoidostomia percutânea, pode-se afirmar:
    a) Deve ser realizada apenas por cirurgiões.
    b) É realizada por meio da introdução de uma cânula entre a cartilagem cricoide e o primeiro anel traqueal.
    c) Deve ser realizada se a traqueostomia não for possível.
    d) É um procedimento rápido e com baixa complicação.
    e) Não deve fazer parte do treinamento do médico intensivista.

15. Em relação aos fármacos associados ao bloqueio neuromuscular:
    a) Devemos utilizar somente bloqueadores neuromusculares despolarizantes na UTI.
    b) A tireotoxicose apresenta resposta aumentada à succinilcolina.
    c) O vecurônio não é um bloqueador neuromuscular considerado cardioestável.
    d) O atracúrio é metabolizado no rim.

16. Qual fármaco a seguir age nos receptores alfa 2 e possui efeitos analgésicos com baixo efeito em depressão respiratória?
    e) Fentanil.
    f) Propofol.
    g) Tiopental.
    h) Dexmedetomidina.
    i) Alfentanil.

17. Quanto ao uso dos bloqueadores neuromusculares na UTI para acessar a via aérea, assinale a alternativa correta:
    a) Succinilcolina não deve ser utilizada.
    b) Caso haja necessidade de acesso rápido, o rocurônio é uma boa alternativa.

c) O vecurônio é o BNM preferido para a indução e intubação em sequência rápida.

d) O cisatracúrio é o BNM preferido para indução e intubação em sequência rápida.

18. Paciente na UTI sob ventilação mecânica invasiva, recebendo fentanil endovenoso contínuo. Durante a fisioterapia motora aparenta tenso, baixando as sobrancelhas, fletindo os membros superiores e assincrônico com o ventilador. A conduta mais apropriada nesse momento deve ser:

a) Iniciar midazolam.

b) Resgate com fentanil.

c) Resgate com haloperidol.

d) Iniciar dexmedetomedina.

19. O propofol é uma das principais drogas utilizadas para sedação de pacientes criticamente enfermos. Sobre essa droga, assinale a alternativa INCORRETA.

a) O propofol é uma droga de início rápido de ação e meia-vida curta e deve ser preferida em situações em que o paciente necessita de avaliação frequente do nível de consciência.

b) Hipotensão arterial e depressão miocárdica são efeitos colaterais do propofol.

c) Deve ser a droga de escolha em sedações prolongadas (> 72 h) em pacientes sob ventilação mecânica, pois é uma droga segura mesmo em altas doses.

d) Doses altas e por tempo prolongado estão associadas a acidose lática e arritmias cardíacas.

20. Sobre a sedação e analgesia em UTI, assinale a alternativa incorreta:

a) As vantagens da utilização do haloperidol incluem início de ação rápido, ausência de depressão respiratória ou hemodinâmica e possibilidade de manutenção do paciente.

b) A sedação realizada com dexmedetomidina, em pacientes adultos internados em UTI e submetidos à ventilação mecânica está associada a uma menor prevalência de *delirium* em comparação com infusão de benzodiazepínico.

c) Os pacientes devem, preferencialmente, permanecer com nível superficial de sedação (RASS – 1 a 0).

d) A sedação profunda deve ser preferida nos pacientes em ventilação mecânica pelos efeitos adversos da dor no paciente grave

21. Sobre os medicamentos utilizados para sedação e analgesia, no ambiente de terapia intensiva, podemos afirmar que:

a) Propofol é um agonista GABA e tem metabolização renal. Pode estar associado a efeitos colaterais graves como a síndrome de infusão do propofol, de forma independente da dose utilizada e do tempo de uso.

b) Remifentanil é um agonista opioide de início de ação por via venosa rápida (1-2 minutos), não sofre acúmulo com infusões prolongadas e é metabolizado por esterases plasmáticas.

c) A dexmedetomidina sofre acúmulo com infusões prolongadas, sendo taquicardia seu efeito colateral mais comum.

d) Gabapentina e carbamazepina podem ser usadas para controle de dor crônica não neuropática na UTI.

22. Os bloqueadores neuromusculares podem ser úteis para facilitar a sincronia ventilatória, reduzir o risco de barotrauma e diminuir o consumo de oxigênio. Qual das afirmativas abaixo, sobre esses medicamentos, está correta?

a) Pacientes com miastenia gravis são relativamente resistentes aos efeitos da succinilcolina, por isso a dose usual para sequência rápida de intubação deverá ser maior.
b) Cisatracúrio e atracúrio são bloqueadores neuromusculares não despolarizantes e levam à grande liberação de histamina.
c) Pancurônio é um bloqueador neuromuscular não despolarizante que pode ser usado na sequência rápida de intubação orotraqueal com poucos efeitos colaterais.
d) Vecurônio tem ação rápida e meia-vida não influenciada por função renal ou hepática.

Texto para as questões 23 e 24:

Paciente do sexo masculino, 14 anos, portador da síndrome de Down, foi submetido a procedimento no centro cirúrgico, pela necessidade de sedação e assistência ventilatória artificial. Durante o procedimento, começou a apresentar febre alta (42°C), taquicardia, instabilidade pressórica, aumento do CO_2 exalado e rigidez muscular.

23. Quais dos medicamentos abaixo poderiam estar relacionados com esse problema?
a) Rocurônio e cetamina.
b) Succinilcolina e halotano.
c) Remifentanil e etomidato.
d) Propofol e pancurônio.

24. Nesse caso, qual seria a primeira opção terapêutica?
a) Dantrolene.
b) Baclofeno.
c) Bromocriptina.
d) Halotano.

25. Um paciente, com 29 anos de idade, foi internado na UTI por insuficiência respiratória aguda em consequência de broncoespasmo. O quadro clínico mostrou-se complicado devido a desenvolvimento de pneumonia com evolução para choque séptico. O paciente foi submetido à sedação com dormonid, fentanil e bloqueador neuromuscular com vecurônio. Recebeu ceftriaxona e azitromicina como terapia antibiótica, metilprednisolona como broncodilatador, além de fenoterol, heparina, ranitidina. Após quinze dias de internação e apesar do controle da infecção e do broncoespasmo, além da interrupção da administração de midazolam, fentanil, e vecurônio, não foi possível fazer o desmame da ventilação mecânica. Notou-se que o paciente apresentava tetraparesia flácida com preservação do nível de consciência.
a) Assinale a opção que, relaciona os fatores que podem ter provocado a fraqueza muscular no paciente.
b) Vecurônio, metilprednisolona, sepse e sexo feminino.
c) Fentanil, heparina, aminofilina e hiperfosfatemia.
d) Midazolam, heparina, ranitidina, azitromicina.
e) Vecurônio, metilprednisolona, sepse, sexo masculino.

26. Paciente internado na unidade de terapia intensiva está em uso de fentanil 5 mL/hora e não responde ao som da voz, mas movimenta ou abre os olhos aos estímulos dolorosos. Esse paciente pode ser classificado na Escala de Agitação-sedação de Richmond como:
a) 6.
b) 0.
c) −1.
d) −4.

27. FAST HUG é um mnemônico que corresponde a uma forma de identificação e verificação de alguns dos aspectos mais importantes da assistência intensiva, representado por:
   a) Feridas, alimentação, sedação, tromboembolismo venoso, hemoglicoteste, úlcera por pressão e gasto energético.
   b) Fome, ansiedade, estresse, tristeza, higiene, ulceração e gemência.
   c) Ventilação, oxigenação, perfusão, débito cardíaco, índice cardíaco, pressão de pulso e pressão arterial média.
   d) Alimentação, analgesia, sedação, prevenção de tromboembolismo venoso, cabeceira elevada, profilaxia de úlcera por pressão e controle glicêmico.

28. Em relação ao uso de sedativos e de hipnoindutores na UTI, assinale a opção correta.
   a) Os benzodiazepínicos têm efeito poupador de opioides, tanto por suas propriedades analgésicas, como por moderar a resposta à dor.
   b) Por provocar amnésia retrógrada, os benzodiazepínicos bloqueiam experiências potencialmente desagradáveis.
   c) O uso de benzodiazepínicos constitui importante fator de risco de *delirium*.
   d) O midazolam sob infusão contínua é o fármaco de escolha para sedação por período prolongado, visto ter menor solubilidade lipídica, ausência de metabólitos ativos e menos efeitos hemodinâmicos.

29. Assinale a alternativa correta quanto à suspensão de analgésicos e sedativos.
   a) A suspensão diária de analgesia e sedação está associada a maior risco de estresse pós-traumático e isquemia miocárdica.
   b) A síndrome de abstinência aos benzodiazepínicos pode cursar com desinibição paradoxal, taquicardia, agitação psicomotora e convulsões.
   c) O uso de infusões contínuas de analgésicos e sedativos está associado ao menor tempo de duração de ventilação mecânica em comparação ao uso intermitente dessas drogas.
   d) A infusão de clonidina ou dexmedetomidina é a principal estratégia de prevenção à síndrome de abstinência aos opioides.

GABARITO COMENTADO

1. **Resposta: a**
   A cetamina possui marcante analgesia, assim como amnésia e paralisia do movimento, sem perda real da consciência, ocorrendo intensa sensação de dissociação do meio. Uma desvantagem da droga é ocorrência de delírios e comportamentos irracionais na recuperação do efeito. É uma droga de propriedades hipnóticas, analgésicas e sedativas.

Bibliografia
1. Drugs and Lactation Database (LactMed) [Internet]. Bethesda: National Library of Medicine; 2021.

2. **Resposta: a**
   O etomidato é um hipnótico de curta duração. Induz hipnose em poucos segundos (10-20 s) e dura cerca de 5 minutos nas doses intravenosas de 0,2 a 0,3 mg/kg. Tem efeitos mínimos sobre a função cardiovascular. O etomidato parece ser um inibidor da 11-beta hidroxilase que participa do processo de síntese de esteroides suprarrenais. Depois de seu uso, há queda dos níveis de cortisol e aldosterona plasmática. Há controvérsias sobre o uso de etomidato na sepse grave e choque séptico.

Uma metanálise demonstrou aumento de mortalidade na utilização do etomidato na indução em sequência rápida na sepse.

Bibliografia

1. Williams LM, Boyd KL, Fitzgerald BM. Etomidate. 2020. Treasure Island: StatPearls Publishing; 2021.

3. Resposta: c

Diferentemente de outros agentes sedativos e anestésicos, o uso da cetamina geralmente preserva o tônus das vias aéreas e os reflexos laríngeos e faríngeos, porém em crianças com menos de 12 meses de idade, os reflexos das vias aéreas são mais variáveis e imprevisíveis.

A cetamina pode apresentar leve efeito respiratório depressivo por meio da redução da resposta ao aumento dos níveis de $PaCO_2$. Isso é particularmente perceptível após a administração de grandes *bolus* i.v., situação em que foi observada apneia transitória. A cetamina também pode causar broncodilatação, de modo que é o agente indutor de escolha em pacientes asmáticos graves necessitados de ventilação mecânica.

Bibliografia

1. Drugs and Lactation Database (LactMed) [Internet]. Bethesda: National Library of Medicine; 2006–. Ketamine. 2021.

4. Resposta: b

A pseudocolinesterase está presente no plasma e não na placa motora. A neostigmina e a piridostigmina são parassimpatomiméticos de ação indireta que inibem reversivelmente a enzima acetilcolinesterase, aumentando a disposição da acetilcolina.

Bibliografia

1. Aoyama H, Doura T. Selective acetylcholinesterase inhibitors derived from muscle relaxant dantrolene. Bioorg Med Chem Lett. 2020;30(4):126888.

5. Resposta: c

Novamente é explorada a propriedade analgésica da cetamina. O início de ação do midazolam não pode ser considerado dos mais rápidos. O etomidato é um bom hipnótico em situações de instabilidade hemodinâmica. Propofol não tem propriedades analgésicas.

Bibliografia

1. Pisani MA, Devlin JW, Skrobik Y. Pain and delirium in critical illness: an exploration of key 2018 SCCM PADIS guideline evidence gaps. Semin Respir Crit Care Med. 2019;40(5):604-13.

6. Resposta: a

A administração contínua de sedativos é um preditor independente de maior duração da ventilação mecânica, maior permanência na UTI e no hospital. Kress et al. conduziram um estudo randomizado e controlado com 128 pacientes para testar o efeito da interrupção diária da sedação na duração da ventilação mecânica, tempo de estada em UTI e tempo de internação hospitalar. Foi observada redução na mediana de duração de ventilação mecânica em 2,4 dias (p = 0,004) e na mediana de tempo de internação na UTI em 3,3 dias (p = 0,02) no grupo intervenção, comparado com o grupo em que a sedação não foi interrompida.

No entanto, em recente metanálise, com os poucos dados disponíveis, a interrupção diária da sedação não foi associada com uma redução significativa na duração da ventilação mecânica, tempo de unidade de terapia intensiva e internação hospitalar, ou mortalidade. Interrupção diária da sedação foi associada com um risco reduzido de traqueostomia, exigindo (*odds ratio* 0,57; intervalo de confiança de 95%, 35-0,92; P = 0,02; F = 3%), mas não um aumento do risco de remoção do tubo endotraqueal pelos pacientes (*odds ratio* de

1,3; intervalo de confiança de 95% 0,41-4,10; P = 0,65; F = 49%).

As evidências atuais sugerem que a interrupção diária da sedação parece ser segura, mas a heterogeneidade significativa e tamanhos pequenos das amostras dos estudos existentes sugerem que os grandes estudos randomizados e controlados com sobrevivência em longo prazo de seguimento são necessários antes de a interrupção diária da sedação ser recomendada como uma prática de sedação-padrão para pacientes adultos em estado crítico.

Bibliografia

1. Pisani MA, Devlin JW, Skrobik Y. Pain and delirium in critical illness: an exploration of key 2018 SCCM PADIS guideline evidence gaps. Semin Respir Crit Care Med. 2019;40(5):604-13.

7. Resposta: d

Os pacientes submetidos à ventilação mecânica em UTI, normalmente, utilizam sedativos, para assegurar o conforto, minimizar o estresse e tornar os procedimentos toleráveis. Os primeiros sedativos utilizados são quase sempre benzodiazepínicos e opioides. Essa forma de sedação tradicional vem sendo questionada e evidências recentes apontam a possibilidade do aumento do tempo de ventilação mecânica, associação com *delirium* e aumento do tempo de recuperação do doente crítico na UTI com o seu uso.

Bibliografia

1. Pisani MA, Devlin JW, Skrobik Y. Pain and delirium in criticalillness: an exploration of key 2018 SCCM PADIS guideline evidence gaps. Semin Respir Crit Care Med. 2019;40(5):604-13.
2. Mart MF, Williams Roberson S, Salas B, Pandharipande PP, Ely EW. Prevention and management of delirium in the intensive care unit. Semin Respir Crit Care Med. 2021;42(1):112-26.

8. Resposta: a

É interessante ressaltar que a clonidina, quando associada a baixas doses de sedativos analgésicos, pode prevenir ou reduzir o aparecimento de abstinência.

Potencializa o efeito analgésico dos opioides e sedativos dos benzodiazepínicos. Acidoses hiperosmolares associados ao lorazepam normalmente estão associadas a altas doses do medicamento.

Bibliografia

1. Larsson P, Anderson BJ, Goobie SM. Dosing clonidine for sedation in intensive care. Paediatr Anaesth. 2019;29(10):983-4.

9. Resposta: d

Acompanhe na tabela a seguir como deve ser realizada uma avaliação completa das vias aéreas para reconhecimento de uma via aérea potencialmente difícil.

Distância interincisivos	Maior que 3 cm
Classificação de Mallampati	Vide a seguir
Conformação do palato	Não estrito ou ogival
Distância tireomentoniana	Maior que 5 cm
Comprimento dos incisivos superiores	Incisivos curtos
Flexão do pescoço e extensão da cabeça	35° e 80°, respectivamente
Protrusão voluntária da mandíbula	Dentes mandibulares ultrapassam a linha dos maxilares
Comprimento e largura do pescoço	Análise subjetiva

Avaliação da via aérea classificação de Mallampati

Modificada por Samsoon e Young, em 1987, estes autores dividiram em quatro classes para o teste de Mallampati:

- Classe I – palato mole, fauce, úvula e pilares amigdalianos visíveis.
- Classe II – palato mole, fauce e úvula visíveis.
- Classe III – palato mole e base da úvula visível.
- Classe IV – palato mole totalmente não visível.

Bibliografia

1. Mallampati RS, Gatt SP, Gugino LD, Desai SP, Waraksa B, Freiberger D, et al. A clinical sign to predict difficult tracheal intubation: a prospective study. Can Anaesth Soc J. 1985;32:429.

10. Resposta: c

A resposta nos remete à importância de verificarmos se a via aérea encontra-se permeável como prioridade, se o paciente possui capacidade de proteção das vias aéreas ou não. Qual a concentração inspirada de oxigênio necessária para o paciente na situação clínica vivenciada e se o paciente possui estímulo respiratório ou não tudo isso nos fará decidir a melhor forma de assistência respiratória caso ela seja necessária.

Bibliografia

1. Kollmeier BR, Boyette LC, Beecham GB, Desai NM, Khetarpal S. Difficult sirway. Treasure Island: StatPearls Publishing; 2021.
2. Umobong EU, Mayo PH. Critical care airway management. Crit Care Clin. 2018;34(3):313-24.

11. Resposta: a

Para que o paciente submetido à ventilação mecânica não sofra complicações da mucosa traqueal ou broncoaspiração, torna-se necessário observar algumas variáveis, por exemplo, o tempo de intubação e a pressão na parede lateral da traqueia. A pressão de perfusão sanguínea da mucosa traqueal situa-se entre 25 e 35 mmHg. Quando é feita a medida em cmH_2O, esses valores não devem ultrapassar 20 e 30 cmH_2O. Pressões superiores a 30 cmH_2O podem gerar lesões na parede da traqueia e pressões menores que 20 cmH_2O podem levar à broncoaspiração.

Bibliografia

1. Jahshan F, Ertracht O, Eisenbach N, Daoud A, Sela E, Atar S, et al. A novel rat model for tracheal mucosal damage assessment of following long term intubation. Int J Pediatr Otorhinolaryngol. 2020;128:109738.

12. Resposta: b

Os maiores determinantes para um aumento do consumo de oxigênio pelo miocárdio são contratilidade miocárdica, frequência cardíaca e tensão sobre a parede do miocárdio na sístole. Estímulos como a intubação traqueal e a incisão cirúrgica no perioperatório são grandes determinantes de isquemia miocárdica, uma vez que a taquicardia limita o tempo diastólico, responsável pelo adequado suprimento de oxigênio ao endocárdio, enquanto alterações na pressão arterial comprometem a pressão de perfusão coronariana.

Bibliografia

1. Miller PE, Caraballo C, Ravindra NG, Mezzacappa C, McCullough M, Gruen J, et al. Clinical implications of respiratory failure in patients receiving durable left ventricular assist devices for end-stage heart failure. Circ Heart Fail. 2019; 12(11):e006369.

13. Resposta: a

O médico deve usar equipamento para proteção pessoal, testar os laringoscópios, ter vários calibres de tubos endotraqueais em mãos ou acessíveis, aspirador e possível material para vias aéreas difíceis do tipo máscara laríngeas e *fast track*. O paciente deve receber monitorização da pressão arterial, cardioscopia, acesso venoso e oximetria de pulso e o uso de capnógrafo de onda é sempre desejável. O conjunto máscara facial, bolsa inflável, reservatório e fonte de oxigênio, acompanhados das cânulas orofaríngeas, nasofaríngeas, material para fixação do tubo, seringas para insuflação do balonete, fio-guia e material para acesso invasivo à via aérea, além da medicação aspirada, deve estar disponível. O clínico deve lembrar que antes do início do procedimento deve submeter o paciente a uma rápida avaliação da via aérea. Caso, na avaliação, seja prevista uma via aérea difícil, a conduta passa a ser acesso à via aérea com o paciente acordado com a devida preparação prévia. Caso a dificuldade aconteça após, a indução da sedação e analgesia, o médico poderá utilizar a máscara laríngea, o combitube, ventilação a jato transtraqueal ou realizar um acesso invasivo como a cricotireidostomia, daí a importância de se preparar previamente para essa eventualidade.

Deve-se posicionar o paciente em decúbito dorsal horizontal com 30° de inclinação no dorso, em posição de "*sniff*" ou "cheirador". Para Smith, caso haja uma sonda nasogástrica, ela deve permanecer aberta durante o procedimento ainda que este não isente a realização da manobra de Sellick. A compressão da cartilagem cricoide objetiva o fechamento do esôfago para a passagem de ar pela laringe, enquanto a insuflação pulmonar está sendo realizada pela boca. A despeito de sua recomendação, após a ocorrência de casos de aspiração pulmonar sequenciais em pacientes submetidos à manobra, muitos autores têm questionado sua eficácia e a indicação deste procedimento, sendo já proscrita agora para os casos de ventilação sem vias aéreas avançadas invasivas (tubo orotraqueal) por sua ineficiência na proteção da broncoaspiração.

Bibliografia

1. Birenbaum A, Hajage D, Roche S, Ntouba A, Eurin M, Cuvillon P, et al.; IRIS Investigators Group. Effect of cricoidpressure compared with a sham procedure in the rapid sequence induction of anesthesia: The IRIS Randomized Clinical Trial. JAMA Surg. 2019;154(1):9-17.

14. Resposta: d

Algumas complicações estão associadas às técnicas cirúrgicas de acesso à via aérea:

Imediatas: hemorragia; enfisema subcutâneo ou de mediastino; pneumotórax, perfuração de traqueia, mediastino ou esôfago; lesão de corda vocal; aspiração do conteúdo gástrico; rotura de laringe; hipercarbia.

Tardias: estenose traqueal ou subglótica; aspiração; fístula traqueoesofágica; mudança na voz; infecção; sangramento; traqueomalacia.

Mais especificamente da cricotireoidostomia cirúrgica:

- Asfixia.
- Aspiração (por exemplo, sangue).
- Celulite.
- Criação de falso trajeto.
- Estenose/edema subglótico.
- Estenose de laringe.
- Hemorragia ou formação de hematoma.
- Laceração do esôfago.
- Laceração da traqueia.
- Enfisema de mediastino.
- Paralisia de cordas vocais, rouquidão.

Bibliografia

1. McCracken GC. Statistical significance comparing cricothyroidotomy techniques. Anaesthesia. 2019;74(2):249-50.

15. Resposta: b

Os pacientes com tireotoxicose possuem um aumento dos seus níveis plasmáticos de pseudocolinesterase, o que eleva a metabolização da succinilcolina, diminuindo, portanto, sua ação. Os pacientes portadores de miastenia grave possuem aumento da atividade de agentes não despolarizantes e resistência aos despolarizantes.

Bibliografia

1. Hager HH, Burns B. Succinylcholine chloride. Treasure Island: StatPearls Publishing; 2021.

16. Resposta: d

A dexmedetomidina promove diminuição da atividade motora, estabilidade mental, pouca depressão respiratória, possibilitando facilidade no cuidado do paciente pela equipe multiprofissional. As doses para sedação e analgesia variam de *bolus* de 1 µg/kg seguido de infusão de 0,1-0,7 µg/kg/h.

Bibliografia

1. Shehabi Y, Howe BD, Bellomo R, Arabi YM, Bailey M, Bass FE, et al.; ANZICS Clinical Trials Group and the SPICE III Investigators. Early sedation with dexmedetomidine in critically ill patients. N Engl J Med. 2019;380(26):2506-17.

17. Resposta: b

O rocurônio, por sua latência curta e por conferir boas condições de intubação juntamente com hipnóticos como o propofol, pode ser utilizado na necessidade de técnica de sequência rápida. Devido ao seu rápido início de ação, a intubação traqueal com rocurônio pode ser realizada em 60-90 segundos, sendo o tempo de latência diminuído pela administração de doses maiores. Um início de ação mais rápido também na musculatura laríngea, indicando que o rocurônio apresenta um curto período de instalação tanto no adutor do polegar como nos demais músculos.

Bibliografia

1. Guihard B, Chollet-Xémard C, Lakhnati P, Vivien B, Broche C, Savary D, et al. Effect of rocuronium vs succinylcholine on endotracheal intubation success rate among patients undergoing out-of--hospital rapid sequence intubation: a randomized clinical trial. JAMA. 2019;322(23):2303-12.

18. Resposta: b

19. Resposta: c

A administração de altas doses de propofol ($\geq$ 5 mg/kg/h), por tempo maior que 48 horas pode estar associada a falência cardíaca, rabdomiólise, acidose metabólica grave e insuficiência renal. Esse quadro é conhecido como síndrome da infusão do propofol e está associado ao impedimento da utilização dos ácidos graxos e da atividade mitocondrial, com consequente necrose muscular.

Bibliografia

1. Secor T, Safadi AO, Gunderson S. Propofol toxicity. Treasure Island: StatPearls Publishing; 2020.
2. Folino TB, Muco E, Safadi AO, Parks LJ. Propofol. Treasure Island: StatPearls Publishing; 2020.

20. Resposta: d

A sedação profunda no ambiente de terapia intensiva está associada a aumento do tempo de ventilação mecânica, aumento do tempo de internação em unidade de terapia intensiva (UTI) e internação hospitalar e aumento da mortalidade.

Bibliografia

1. Olsen HT, Nedergaard HK, Strøm T, Oxlund J, Wian KA, Ytrebø LM, et al. Nonsedation or light sedation in critically ill, mechanically ventilated patients. N Engl J Med. 2020;382(12):1103-11.
2. Reel B, Maani CV. Dexmedetomidine. Treasure Island: StatPearls Publishing; 2020.

21. Resposta: b

Sobre o remifentanil: o início da ação após administração por via venosa é rápido (1 a 2 minutos), pois o equilíbrio entre o plasma e o local de ação no sistema nervoso central (biofase) ocorre rapidamente. O remifentanil não libera histamina. Apresenta uma cadeia lateral metiléster que permite metabolização por esterases inespecíficas do sangue e dos tecidos (carboxiesterase).

Sobre a dexmedetomidina: foi relatada uma breve resposta cardiovascular bifásica dependente da dose após administração inicial de dexmedetomidina. A dose em *bolus* de 1 µg.kg⁻¹ acarreta um aumento inicial na pressão sanguínea e uma queda de reflexo na frequência cardíaca. Essa resposta é vista com mais frequência em pacientes jovens e saudáveis. Supõe-se que a estimulação dos receptores α-2b no músculo vascular liso seja a causa do aumento da pressão sanguínea. O aumento da pressão sanguínea pode ser atenuado por uma infusão lenta e evitando a administração de bolo da droga.

Bibliografia

1. Afonso J, Reis F. Dexmedetomidina: papel atual em anestesia e cuidados intensivos. Rev Bras Anestesiol. 2012;62:1:118-33.
2. Bevans-Warren TS, Clegg DO Jr, Sakata DJ, Reilly CA. Remifentanil stability. Anesth Analg. 2018;127(3):e51-e52.

22. Resposta: a

Sobre a succinilcolina e a miastenia gravis:

A redução do número de nAchRs traz relativa resistência à ação dos agentes despolarizantes, como a succinilcolina. A dose de succinilcolina recomendada para intubação em sequência rápida em portadores de MG chega a 1,5 a 2 mg/kg. Por outro lado, o uso crônico de anticolinesterásicos e a plasmaferese diminuem a atividade da butirilcolinesterase, o que prolonga o efeito da succinilcolina. O bloqueio tipo fase 2 é mais comum nestes casos.

Bibliografia

1. Mora A, Cortés C, Mateo EM, Pla M, Cabarrocas E. Miastenia grave [Myasthenia gravis]. Rev Esp Anestesiol Reanim. 1990;37(5):284-90.

2. Baldassarre M, Sarcinelli L, Fiaschetti T. Recenti vedute sulla patogenesi della miastenia grave e moderno trattamento anestesiologico e rianimativo del miastenico da sottoporre a timectomia [Current views on the pathogenesis of myasthenia gravis and modern anesthesia and reanimation treatment of myasthenics undergoing thymectomy]. Acta Anaesthesiol. 1966;17(2):189-203.

23. Resposta: b

A hipertermia maligna (HM) é uma desordem farmacogenética, os anestésicos inalatórios, os relaxantes musculares despolarizantes (succinilcolina) são os gatilhos para desencadear um imenso acúmulo de cálcio (Ca^{2+}) no mioplasma, o que leva a uma aceleração do metabolismo e atividade contrátil do músculo esquelético. Esse estado hipermetabólico gera calor e leva à hipoxemia, acidose metabólica, rabdomiólise e um rápido aumento da temperatura corporal, que pode ser fatal se não reconhecida e tratada precocemente.

Essa liberação do Ca^{2+} no mioplasma ocorre por causa de uma despolarização da membrana que induz mudanças conformacionais nos canais de cálcio do tipo-L (CaV-L) (ou receptores diidropiridínicos, DHPRs) que levam à ativação dos canais de liberação de Ca^{2+} do retículo sarcoplasmático (ou receptores de rianodina do músculo esquelético subtipo 1, RyR1). Essa interação funcional entre DHPRs e RyRs, de transformar o impulso elétrico em químico, é comumente referida como acoplamento excitação-contração (E-C).

24. Resposta: a

O dantroleno bloqueia os RyRs, atua diretamente sobre as isoformas RyR1 e RyR3, reduz a ativação do canal pela calmodulina e diminui a sensibilidade do canal ao Ca^{2+}. O RyR2 não é bloqueado pelo dantroleno, o que explica o fato do medicamento não ter efeito ionotrópico negativo sobre o coração. O dantroleno está disponível para uso intravenoso em frascos contendo 20 mg de dantroleno sódico liofilizado adicionados a 3 g de manitol para melhorar a solubilidade em água. O conteúdo dos frascos deve ser dissolvido em 60 mL de água, o que produz uma concentração final de dantroleno de 0,33 mg.mL^{-1} em pH 9,5. A solução alcalina resultante é altamente irritante para as veias periféricas e deve ser injetada em uma veia de grande calibre ou ser infundida rapidamente.

Bibliografia

1. Correia CCA, Silva PCB, Silva BA. Hipertermia maligna: aspectos moleculares e clínicos. Rev Bras Anestesiol. 2012;62;6:820-37.
2. Krause T, Gerbershagen MU, Fiege M, Weisshorn R, Wappler F. Dantroleno: a review of its pharmacology, therapeutic use, and new developments. Anaesth. 2004;59:364-73.

25. Resposta: A

A polineuropatia do paciente crítico é uma polineuropatia axonal sensitivomotora aguda, que se dá principalmente em membros com degeneração axonal, sem evidências de desmielinização e inflamação.

Pacientes com uma síndrome de resposta inflamatória sistêmica grave (secundária a politraumatismos, choque séptico ou outras condições), frequentemente, necessitam de longo tempo de suporte ventilatório, de terapia renal substitutiva, utiliza medicações potencialmente neuromiotóxicas (estatinas, aminoglicosídeos, bloqueadores neuromusculares, glicocorticoides, etc.). Além do quadro clínico grave existe a imobilidade e fatores neurônio-estressantes. A neuromiopatia do doente crítico costuma ocorrer em cerca de 25-70% dos pacientes. Essa condição é multifatorial e parece estar relacionada a alterações microvasculares e hipoperfusão nervosa e muscular, distúrbios da excitabilidade elétrica (mau funcionamento de canais de sódio e cál-

cio) e aumento do estresse oxidativo levando à disfunção mitocondrial e catabolismo. Todos esses fatores juntos levam à lesão nervosa e muscular.

Os principais fatores de risco associados à polineuropatia do doente crítico são:

- Síndrome de resposta inflamatória sistêmica/sepse.
- Falência de múltiplos órgãos.
- Hiperglicemia.
- Diálise.
- Administração de drogas vasoativas, como catecolaminas.
- Sexo feminino.
- Tempo de ventilação mecânica (quanto maior, maior o risco).
- Uso de corticoesteroides.
- Bloqueadores neuromusculares.

O diagnóstico é feito pelo exame de eletroneuromiografia, determinando o padrão da polineuropatia axonal, descartando a possibilidade de lesão medular em pacientes que apresentem fraqueza muscular.

Bibliografia

1. Senger D, Erbguth F. Critical-illness-myopathie und – polyneuropathie [Critical illness myopathy and polyneuropathy]. Med Klin Intensivmed Notfmed. 2017;112(7):589-96.
2. Kramer CL. Intensive care unit-acquired weakness. Neurol Clin. 2017;35(4):723-36.

26. Resposta: d

A escala de agitação e sedação de Richmond (RASS, do inglês *Richmond Agitation-Sedation Scale*) é uma escala utilizada para avaliar o grau de sedação e agitação de um paciente que necessite de cuidados críticos ou esteja sob agitação psicomotora. Consiste em um método de avaliar a agitação ou sedação de pacientes usando três passos claramente definidos que determinam uma pontuação que vai de – 5 a +4.

Escala de agitação e sedação de Richmond (RASS)

Ponto	Classificação	Descrição
4	Combativo	Combativo, violento, representando risco para a equipe
3	Muito agitado	Puxa ou remove tubos ou cateteres, agressivo verbalmente
2	Agitado	Movimentos despropositados frequentes, briga com o ventilador
1	Inquieto	Apresenta movimentos, mas que não são agressivos ou vigorosos
0	Alerta e calmo	
−1	Sonolento	Adormecido, mas acorda ao ser chamado (estímulo verbal) e mantém os olhos abertos por mais de 10 segundos
−2	Sedação leve	Despertar precoce ao estímulo verbal, mantém contato visual por menos de 10 segundos
−3	Sedação moderada	Movimentação ou abertura ocular ao estímulo verbal, mas sem contato visual
−4	Sedação intensa	Sem resposta ao ser chamado pelo nome, mas apresenta movimentação ou abertura ocular ao toque (estímulo físico)
−5	Não desperta	Sem resposta a estímulo verbal ou físico

27. Resposta: d

O mnemônico FAST HUG foi proposto pelo intensivista Jean Louis Vincent. A ideia é ser utilizado para apoio nas visitas de terapia intensiva.

FAST HUG
Feeding (nutrição)
Analgesia
Sedação
Tromboprofilaxia
Head of the bed (cabeceira elevada)
Ulcer prevention (prevenção de úlcera)
Glycemic control (controle glicêmico)

Bibliografia

1. Vincent JL. Give your patient a fast hug (at least) once a day. Crit Care Med. 2005;33(6):1225-9.
2. Monares Zepeda E, Galindo Martín CA. Giving a nutritional fast hug in the intensive care unit. Nutr Hosp. 2015;31(5):2212-9.

28. Resposta: c

Os benzodiazepínicos parecem aumentar o risco de desenvolvimento de *delirium* de uma forma dependente da dose. Em um estudo, o risco de *delirium* aumentou de 60% sem lorazepam para um patamar de 100% para doses maiores que 20 mg de lorazepam. Outro estudo confirmou esses resultados com outros benzodiazepínicos mais comuns na UTI, como midazolam e oxazepam, e mostrou que para cada 5 mg equivalente de midazolam, o risco aumentou 4% com um platô para doses de 150 mg e mais. A associação foi encontrada apenas em pacientes acordados que receberam benzodiazepínicos por infusão intravenosa contínua e o risco aumentado continuou a existir por 2 dias após a exposição. A administração intermitente de benzodiazepínicos não foi associada a um risco aumentado.

Bibliografia

1. Pandharipande PP, Pun BT, Herr DL, Maze M, Girard TD, Miller RR, et al. Effect of sedation with dexmedetomidine vs lorazepam on acute brain dysfunction in mechanically ventilated patients: the MENDS randomized controlled trial. JAMA. 2007;298(22):2644-53.
2. Riker RR, Shehabi Y, Bokesch PM, Ceraso D, Wisemandle W, Koura F, et al.; SEDCOM (Safety and Efficacy of Dexmedetomidine Compared With

Midazolam) Study Group. Dexmedetomidine vs midazolam for sedation of critically ill patients: a randomized trial. JAMA. 2009;301(5):489-99.

29. Resposta: b

A suspensão diária da sedoanalgesia está associada a um menor tempo de ventilação mecânica sem alterações significativas no risco de estresse pós-traumático ou isquemias coronárias.

Sobre os benzodiazepínicos, sua abstinência pode causar como principais efeitos colaterais a diminuição da atividade psicomotora, a tolerância, o prejuízo na memória, a desinibição paradoxal, a dependência e a potencialização do efeito depressor quando em uso de outras drogas depressoras do sistema nervoso central como o álcool, por exemplo. O aparecimento da tolerância aos BZD não implica o aparecimento de dependência.

Bibliografia

1. Forsan MA. O uso indiscriminado de benzodiazepínicos: uma análise crítica das práticas de prescrição, dispensação e uso prolongado. Trabalho de Conclusão de curso: Campos Gerais, 2010.
2. Albertino S, Moreira PF. Benzodiazepínicos: Disponível em: http://www.moreirajr.com.br/revistas.asp?id_materia=1364&fase=imprime Acesso em: 04 de junho de 2017.

PARTE XIII

DISTÚRBIOS HEMATOLÓGICOS

Abordagem dos distúrbios hematológicos na UTI

1. Durante uma transfusão de hemocomponentes, o paciente pode apresentar TRALI (*transfusion related acute lung injury*) ou reação aguda pulmonar relacionada à transfusão. Qual a característica fisiopatológica básica dessa reação?
   a) Anticorpos contra antígenos eritrocitários.
   b) Incompatibilidade de antígenos eritrocitários.
   c) Anticorpos anti HLA ou antígenos dos neutrófilos do receptor.
   d) Anticorpos anti-IgM de mastócitos.

2. Assinale a alternativa que contém a indicação do uso de plasma fresco congelado em pacientes críticos:
   a) Transfusão de mais de 10 unidades de concentrado de hemácias (peso médio de 60 a 80 kg) ou reposição de uma ou mais volemias do paciente.
   b) Deficiência de produção plaquetária.
   c) Hemorragia vigente em pacientes com contagem de plaquetas < 20.000/µL e sangramento ativo.
   d) Reposição de todos os fatores de coagulação.
   e) Correção de coagulograma em pacientes em programação cirúrgica sem sinais de sangramento.

3. Assinale a alternativa correta com relação aos produtos de degradação da fibrina:
   a) São os melhores indicadores de atividade fibrinolítica, resultando da ação da plasmina no fibrinogênio ou fibrina.
   b) O diagnóstico de coagulação intravascular disseminada pode ser feito com esse exame em conjunto com a contagem de plaquetas e a análise do esfregaço de sangue, sem necessidade de exames adicionais.
   c) Um exame que deve ser interpretado com cautela é o teste do dímero D, que sofre influência da fibrinogenólise na amostra do plasma citratado.
   d) Os fragmentos D e E podem sofrer interferência no método de coleta, e, assim, sua presença não significa, necessariamente, presença de fibrinólise.

4. Durante a realização de cirurgias extracorpóreas, é utilizada heparina em altas doses. Esse excesso pode causar as seguintes alterações laboratoriais:
   a) TP ↑, TTPA ↑, contagem de plaquetas elevada, PDF normal.
   b) TP ↓, TTPA ↓, contagem de plaquetas normal, PDF normal.

c) TP ↑, TTPA ↑, contagem de plaquetas normal, PDF normal.

d) TP normal, TTPA ↑, contagem de plaquetas elevada, PDF elevado.

5. Marque a alternativa a seguir que apresenta a causa correta relacionada ao surgimento de coagulação intravascular disseminada:

a) Doença pulmonar obstrutiva crônica.

b) Pós-operatório de gastrectomia.

c) Infarto agudo do miocárdio.

d) Púrpura trombocitopênica trombótica.

e) Descolamento prematuro de placenta.

6. Um paciente apresenta rubor, hipotensão, febre, taquicardia, dispneia e dor torácica, após infusão da primeira bolsa de concentrado de hemácias. Assinale a alternativa que apresenta a principal hipótese diagnóstica desse paciente:

a) Sepse, pois reação transfusional é mais comum com plasma e plaquetas.

b) Púrpura trombocitopênica trombótica com coagulação intravascular disseminada.

c) Reação enxerto *versus* hospedeiro.

d) A reação hemolítica aguda ou intravascular que se desenvolve em razão da incompatibilidade do grupo ABO.

e) Bolsa com sangue contaminado por citomegalovírus.

7. A heparina é uma droga com ação antitrombótica amplamente utilizada desde a década de 1930. Há vários efeitos adversos relacionados ao seu uso: hemorragias, osteoporose, eosinofilia, reações cutâneas, alopecia, alteração dos testes de função hepática e hipercalemia ocasional.

Entretanto, um dos mais importantes efeitos adversos da heparina é a trombocitopenia. Devemos suspeitar de plaquetope-

nia induzida pela heparina nos pacientes que:

a) Apresentam contagem de plaquetas > 100.000 μL.

b) Foram expostos à heparina há 1 semana.

c) Apresentaram eventos hemorrágicos venosos e arteriais novos.

d) Apresentam ausência de reações anafiláticas relacionadas à heparina.

e) Apresentam contagem de plaquetas < 70% do valor basal.

8. Sobre a transfusão de hemocomponentes em pacientes críticos, podemos afirmar que:

a) Durante o processo de armazenamento de hemácias, usualmente ocorrem liberação de CO_2 e redução do pH, o que teoricamente diminui a liberação de oxigênio na periferia.

b) Pacientes jovens e sem doença cardiovascular beneficiam-se quando o gatilho para transfusão de hemácias tem níveis de hemoglobina menores que 10 g/L.

c) A administração de eritropoetina deve ser considerada em todos os pacientes graves (APACHE 25) e com anemia, já que sua utilização está associada a menor necessidade de transfusão de concentrados de hemácias.

d) É indicada a transfusão de plaquetas antes de procedimentos invasivos quando seus níveis séricos forem menores que 150.000/mm³.

e) É baixo o risco de hemólise ocasionada por transfusão de sangue tipo O negativo, mesmo sem realização de prova cruzada.

9. Identifique os elementos da cascata de coagulação representados pelos números 1 e 2:

a) 1 – fator VIII, 2 – t-PA.
b) 1 – fator VII, 2 – fator II.
c) 1 – fator VII, 2 – t-PA.
d) 1 – fator II, 2 – fator X.
e) 1 – cálcio, 2 – fator III(a).

10. Entre os diagnósticos listados a seguir, qual seria o mais provável para um paciente apresentando: plaquetas 200.000/mm³ de sangue, tempo de sangramento 4,5 minutos, TAP 35 segundos, INR 1,12, TTPA 70 segundos, tempo de trombina de 67 segundos, fibrinogênio 267 mg/dL, D-dímero normal?
   a) Doença de Von Willebrand.
   b) Coagulação intravascular disseminada.
   c) Administração de heparina não fracionada.
   d) Intoxicação por cumarínicos.
   e) Deficiência de fator XIII.

11. Paciente portador de leucemia mieloide aguda de diagnóstico recente, interna-se para colocação de cateter venoso central de longa permanência para quimioterapia, programada para amanhã pela manhã. No hemograma coletado na admissão, apresenta contagem plaquetária de 12.000/mm³, sem evidências de sangramento. Qual deverá ser a sua conduta quanto à transfusão de plaquetas?
   a) Transfusão imediata para atingir número total de plaquetas acima de 20.000/mm³ e nova transfusão antes do procedimento para atingir contagem plaquetária mínima de 50.000/mL.
   b) Transfusão imediata para atingir número total de plaquetas acima de 50.000/mm³ e nova transfusão antes do procedimento para atingir contagem plaquetária mínima de 100.000/mL.
   c) Transfusão imediata para atingir número total de plaquetas acima de 50.000/m³, sem necessidade de nova transfusão antes do procedimento.
   d) Não realizar transfusão de plaquetas imediata; realizar somente transfusão profilática, logo antes do procedimento, para atingir contagem plaquetária superior a 50.000/mL.
   e) Não realizar transfusão de plaquetas imediata; realizar somente transfusão profilática, logo antes do procedimento, para atingir contagem plaquetária superior a 100.000/mL.

12. Considerando as evidências atuais sobre a transfusão de concentrado de hemácias em UTI, assinale a alternativa correta:
   a) Há evidências sólidas sobre a necessidade de manutenção de níveis de hemoglobina superiores a 11 g/dL em todos os pacientes.
   b) Há evidências sólidas sobre a necessidade de manutenção de níveis de hemoglobina superiores a 10 g/dL em todos os pacientes.
   c) Não há evidências de que estratégias de transfusão mais restritivas e a manutenção de pacientes com níveis de hemoglobina superiores a 7,0 g/dL aumentam a mortalidade nos pacientes graves sem doenças cardiovasculares graves (insuficiência cardíaca de origem isquêmica).
   d) Todos os pacientes de terapia intensiva com sepse grave devem ser transfundidos nas primeiras 24 horas.
   e) Todas as alternativas são incorretas.

Texto para as questões 13, 14 e 15:

Mulher de 65 anos, branca, adenocarcinoma de cólon, submetida a colectomia há 2 anos e a quimioterapia. Evolui em 2 anos com metástase pulmonar.

Reiniciada quimioterapia 4 dias após última sessão, evolui com quadro de náuseas, vômitos e diarreia intensa. Chega à UTI encaminhada da emergência com sinais e sintomas de desidratação, oligoanúria 160 mL/24h, exames laboratoriais: Cr = 6,0 mg/dL, ureia 280 mg/dL, Na^+ 150 mEq/L, K^+ = 3,0 mEq/L, PO = 6,2 mg/dL, ácido úrico 17,4 mg/dL, DHL = 800 UI/dL. Gasometria pH: 7,25, pCO : 30,2 mmHg, HCO^-: 15,2 mEq/L, lactato: 10 mEq/L

13. Sobre o caso clínico anterior:
    a) A paciente não preenche critérios para a síndrome da lise tumoral.
    b) A hipercalemia nunca está presente.
    c) A hipocalemia presente pode estar relacionada à diarreia.
    d) O ácido úrico na síndrome nunca é maior que 15 mg/dL (exclui a síndrome).
    e) Todas as alternativas são incorretas.

14. Sobre a IRA descrita no caso, assinale a afirmativa correta:
    a) A injúria renal aguda pode estar associada à precipitação de cristais de ácido úrico e/ou fosfato de cálcio nos túbulos e/ou precipitação de xantinas e hipoxantinas com o uso de alopurinol.
    b) A nefrotoxicidade direta da quimioterapia é outro fator possível de injúria renal aguda.
    c) Na patogênese do SLT há alterações hemodinâmicas com diminuição do fluxo sanguíneo glomerular devido a mediadores inflamatórios.
    d) A rasburicase é uma urato-oxidase recombinante que converte o ácido úrico em alantoína, metabólito que é 5 a 10 vezes mais hidrossolúvel que o ácido úrico.
    e) Todas as alternativas são corretas.

15. Sobre a conduta terapêutica para o caso, assinale a alternativa correta:
    a) Solicitar ultrassom de rim e vias urinárias, iniciar SF 0,9% 4000 mL/dia, furosemida 40 mg IV e rasburicase 0,2 mg/kg IV.
    b) O objetivo é uma infusão contínua de volumes de 4 a 6 litros por dia (3 L/m² de superfície corpórea) e débito urinário de 3 L/dia, a menos que haja impedimento clínico de reposição volêmica dessa ordem.
    c) Apesar de poder se relacionar a aumento da excreção de urato, a alcalinização da urina reduz a solubilidade do fosfato de cálcio, e não há essa recomendação formal na SLT.
    d) Não há recomendação para utilização de alopurinol e rasburicase nos pacientes com SLT.
    e) Todas as alternativas são corretas.

16. Mulher de 16 anos é operada de emergência após o diagnóstico de colecistite aguda calculosa. No 3° pós-operatório, apresenta dores intensas difusas em membros e abdome. Ao exame clínico, observa-se piora da icterícia, que já havia melhorado, descoramento intenso e o exame do abdome não mostra irritação peritoneal. O exame pulmonar é normal. Ureia e creatinina são normais. Hemoglobina = 8,9 g/dL, bilirrubina total = 5,1 mg/dL, bilirrubina indireta = 4,1 mg/dL. Qual exame você solicitaria para o diagnóstico?
    a) Teste de antiglobulina direto.
    b) Eletroforese de hemoglobina.
    c) Colangiografia retrógrada.
    d) Tomografia de abdome total.

17. Homem de 16 anos, com diagnóstico de betatalassemia maior, durante transfusão

de concentrado de hemácias filtrado e fe-
notipado, evolui com quadro de febre de
38,1°C após uma hora e meia do início
da transfusão, sem outras queixas e com
exame clínico inalterado.

a) O diagnóstico mais provável é:
b) Contaminação bacteriana.
c) Incompatibilidade ABO.
d) Reação anafilática.
e) Reação febril não hemolítica.

18. Mulher, 64 anos, submetida a cirurgia de
grande porte, com sangramento aumentado no intraoperatório devido a intercorrências cirúrgicas, recebendo mais de dez
unidades de concentrado de hemácias
num período de seis horas. No pós-operatório imediato poderá ocorrer:

a) Hipocalcemia.
b) Hipercalemia.
c) Hipernatremia.
d) Hipocalemia.

19. Mulher, 18 anos, em um pós-operatório de
rinoplastia evidenciou-se tempo de tromboplastina parcial ativado (TTPa) prolongado não observado no pré-operatório.
Refere epistaxes frequentes e equimoses espontâneas desde a infância, e sangramento uterino anormal (ciclos menstruais com duração de mais de 10 dias,
com coágulos e necessidade de absor-
vente noturno contínuo). Mãe com sintomas menstruais semelhantes. Nega outros
familiares com história de sangramentos.
Nega hemartroses. Nega procedimentos
cirúrgicos prévios.
Exame físico sem alterações. Exames laboratoriais: Hb = 11,9 g/dL; VCM = 79 fL;
GB = 6.100/μL; plaquetas = 280.000/μL;
TTPa = 54 segundos (VN < 44,6); TP (tempo de protrombina) = 12,5 segundos
(VN < 17,3).

Qual elemento do sistema hemostático
da paciente mais provavelmente está
disfuncionante?

a) Plaquetas.
b) Fator VIII da coagulação.
c) Fator de von Willebrand.
d) Fibrinogênio.

20. Homem, 50 anos, faz uso cronicamente
de varfarina 10 mg/dia, antecedente de
trombose venosa profunda. Chega a UTI
com sangramento gengival e urinário volumoso. Bom estado geral, FC = 100 bpm,
PA = 112 x 82 mmHg, Hb = 12,6 g/dL,
Ht = 39% RNI = 10.

a) Qual seria sua conduta?
b) Transfundir plasma fresco congelado.
c) Administrar imunoglobulina intravenosa.
d) Administrar vitamina K.
e) Suspender a varfarina e observar.

21. Mulher de 55 anos é admitida na UTI com
suspeita de Covid-19. Por três dias, fez uso
de ceftriaxone, azitromicina, metilprednisolona 2 mg/kg e enoxaparina 1 mg/
kg 12/12 h. Exame clínico: T = 38,3°C,
FC = 84 bpm, FR = 29 ipm, PA = 114 x
79 mmHg. RASS = – 5, em uso de fentanil e midazolam, relação PaO_2/FIO_2 =
118, em ventilação mecânica controlada, sem drogas vasoativas. Secreção traqueal hialina à aspiração. Exame de PCR
para SARS-CoV-2 positivo em secreção
traqueal. Tomografia de tórax: áreas de
vidro fosco bilateral. Apresenta: creatinina = 1,2 mg/dL, ureia = 60 mg/dL, leucócitos = 2.400/mm³, linfócitos = 860/mm³,
plaquetas = 230.000/mm³, D – dímero =
5.500 mcg/L. Assinale a alternativa que
a prescrição deve contemplar.

a) Enoxaparina profilática.
b) Enoxaparina profilática e azitromicina.

c) Enoxaparina terapêutica e azitromicina.
d) Enoxaparina terapêutica.

22. Homem, 54 anos, submetido a hepatectomia, com sangramento aumentado no intraoperatório devido a intercorrências cirúrgicas, recebendo mais de dez unidades de concentrado de hemácias num período de seis horas. No pós-operatório imediato poderá ocorrer:
a) Hipocalcemia.
b) Hipercalemia.
c) Hipernatremia.
d) Hipocalemia.

23. Quando o equilíbrio acidobásico é alterado, o corpo ativa uma série de mecanismos de compensação. Os tampões orgânicos geralmente são capazes de manter o pH normal através da doação ou aceitação de íons H^+. A compensação respiratória acontece pela maior ou menor eliminação de CO_2, enquanto a compensação renal é mais lenta, pela excreção de íons H^+ ou reabsorção de HCO_3. HCO_3^- = 15 mEq/L, o pCO_2 esperado seria aproximadamente:
a) 38 mmHg.
b) 40 mmHg.
c) 22 mmHg.
d) 36 mmHg.
e) 30 mmHg.

 GABARITO COMENTADO

1. **Resposta: c**
A injúria pulmonar relacionada à transfusão (TRALI) é definida como um edema pulmonar não cardiogênico, relacionado temporalmente com a transfusão. É uma das complicações não infecciosas mais graves das transfusões e ocorre dentro das primeiras 4 horas após a transfusão. Sua fisiopatologia envolve os anticorpos anti-HLA ou os antígenos dos neutrófilos do receptor. A TRALI é caracterizada por dispneia e hipóxia, em virtude do edema pulmonar não cardiogênico. Estima-se frequência de aproximadamente 1 para 5.000 transfusões. A terapia é somente suporte clínico.

Bibliografia
1. Semple JW, Rebetz J, Kapur R. Transfusion-associated circulatory overload and transfusion-related acute lung injury. Blood. 2019;133(17):1840-53.

2. **Resposta: a**
Transfusão de mais de 10 unidades de concentrado de hemácias (peso médio de 60 a 80 kg) ou reposição de uma ou mais volemias do paciente estão relacionadas à necessidade de transfusão de PFC. Extensos sangramentos, motivados por alteração dos fatores e coagulação, por exemplo, hepatopatias, CIVD (coagulação intravascular disseminada) ou uso de dicumarínicos, são indicações da transfusão de plasma fresco congelado. Uma unidade de plasma fresco congelado tem entre 200 e 250 mL de volume e é obtida a partir de 1 unidade de sangue total. O principal objetivo é repor todos os fatores de coagulação, inclusive o V e o VIII, que não estão presentes no plasma estocado. Deve-se utilizar como índice terapêutico o tempo de protrombina (TP) ou TTPA. Assim, a normalização desse índice, abaixo de 1,5, e a interrupção do sangramento significam que não há mais necessidade de transfusão de plasma.

Bibliografia
1. Levi M, Sivapalaratnam S. Disseminated intravascular coagulation: an update on pathogenesis and diagnosis. Expert Rev Hematol. 2018; 11(8):663-72.

3. **Resposta: a**
Os chamados produtos de degradação da fibrina são os melhores indicadores de ativi-

dade fibrinolítica, resultando da ação da plasmina no fibrinogênio ou fibrina. PDFs são formados quando a plasmina quebra a fibrina e/ou o fibrinogênio. Os níveis de PDFs estão elevados em 80% a 100% dos pacientes com CIVD. Entretanto, muitas outras condições, como trauma, cirurgia recente, inflamação ou tromboembolismo venoso, podem causar aumento nos níveis desses produtos. Além disso, PDFs são metabolizados pelo fígado e excretados pelo rim, logo, os níveis plasmáticos são dependentes das funções hepática e renal. Testes para detectar especificamente PDFs são mais úteis porque indicam que tanto a coagulação quanto a fibrinólise ocorreram. Os PDFs D-dímeros são derivados da plasmina degradada da fibrina.

Bibliografia

1. Levi M, Sivapalaratnam S. Disseminated intravascular coagulation: an update on pathogenesis and diagnosis. Expert Rev Hematol. 2018;11(8):663-72.

4. Resposta: c

O excesso de heparina como causa de sangramento em pós-operatório de cirurgias com circulação extracorpórea tem como características TP ↑, TTPA ↑, contagem de plaquetas normal, PDF normal. A heparina altera a conformação espacial da antitrombina III, tendo impacto direto nos fatores de coagulação dependentes da mesma. Portanto, os fatores mais importantes inibidos são o fator X e o fator II, o que causará alteração principalmente do TTPA. A contagem de plaquetas e os produtos de degradação da fibrina não se alteram nessa situação.

Bibliografia

1. Hao C, Xu H, Yu L, Zhang L. Heparin: an essential drug for modern medicine. Prog Mol Biol Transl Sci. 2019;163:1-19.

5. Resposta: e

Uma das causas de CIVD é o descolamento prematuro de placenta. Coagulação intravascular disseminada (CIVD) é um processo sistêmico hemorrágico e/ ou trombótico desencadeado por diversas patologias (infecciosa, inflamatória, obstétrica, neoplásica, traumática e vasculares). Deve ser tratada como uma emergência clínica e apresenta alta taxa de mortalidade. A CIVD é secundária a uma desordem de base que causa ativação da coagulação.

Infecção bacteriana	Veneno de animais peçonhentos
Traumas	Hepatopatias
Aneurisma de aorta abdominal	Queimaduras
Síndrome de Kasabach-Merritt	Reação transfusional
Complicações obstétricas	Neoplasias

Bibliografia

1. Levi M, Sivapalaratnam S. Disseminated intravascular coagulation: an update on pathogenesis and diagnosis. Expert Rev Hematol. 2018;11(8):663-72.
2. Iba T, Levy JH, Warkentin TE, Thachil J, van der Poll T, Levi M; Scientific and Standardization Committee on DIC, and the Scientific and Standardization Committee on Perioperative and Critical Care of the International Society on Thrombosis and Haemostasis. Diagnosis and management of sepsis-induced coagulopathy and disseminated intravascular coagulation. J Thromb Haemost. 2019;17(11):1989-94.

6. Resposta: d

No caso clínico descrito anteriormente, a hipótese que melhor explica os sintomas comentados é a reação hemolítica aguda por incompatibilidade ABO, que pode ocorrer durante a transfusão de concentrado de hemácias. As complicações decorrentes da transfusão podem ser divididas em infecciosas e não infecciosas. Riscos infecciosos associados a transfusão incluem os virais (como HIV, hepatites, HTLV) e os bacterianos (principalmente por bactérias Gram-negativas). Entre as complicações não infecciosas constam as relacionadas a imunomodulação, que pode aumentar o risco de infecção, relacionadas a lesão pulmonar aguda e a erros humanos, com identificação incorreta de bolsas-pacientes ou erros na identificação do tipo de sangue, que podem causar reações hemolíticas.

Bibliografia

1. Guarente J, Harach M, Gould J, Karp JK, Peedin AR. Dilution is not the solution: acute hemolytic transfusion reaction after ABO-incompatible pooled platelet transfusion. Immunohematology. 2019;35(3):91-4.

7. **Resposta: b**

Deve-se suspeitar de plaquetopenia induzida por heparina nos pacientes expostos a heparina há uma semana. A trombocitopenia induzida pela heparina (TIH) é uma complicação bem conhecida da terapia com heparina. Ocorre, geralmente, dentro de 5 a 10 dias após o início do tratamento. Se houver exposição prévia (entre 1 e 3 meses), a TIH pode surgir mais precocemente (em 10 horas da aplicação). A incidência é variável e depende do tipo de heparina utilizada e do motivo de sua indicação. O risco de TIH é menor com uso de heparina de baixo peso molecular. O quadro de trombocitopenia se caracteriza por valores < 150.000 mm³, ou queda da contagem plaquetária > 50% do valor basal, após terapia com heparina.

Apresenta dois tipos clínicos:

- TIH tipo I – forma mais comum, não é imunomediada. Apresentação mais branda, com plaquetas em torno de mm³, sem

associação a eventos hemorrágicos ou trombóticos. Não há necessidade de suspensão medicamentosa, pois o tratamento é baseado na observação clínica.

- TIH tipo II – forma mais grave, imunomediada. Caracterizada pela queda acentuada da contagem plaquetária. Está associada a eventos hemorrágicos e trombóticos. Necessita de tratamento específico, com a suspensão da droga.

Bibliografia

1. Arepally GM, Cines DB. Pathogenesis of heparin-induced thrombocytopenia. Transl Res. 2020; 225:131-40.

8. **Resposta: e**

A alternativa correta diz que o risco de hemólise ocasionada por transfusão de sangue tipo O negativo é pequeno, mesmo sem realização de prova cruzada. As demais alternativas estão erradas. Os fatores que modificam a afinidade da hemoglobina incluem o conteúdo do 2,3 difosfoglicerato (2,3 DPG), a concentração de dióxido de carbono no sangue, o pH e a temperatura corporal. O aumento do dióxido de carbono no sangue reduz a afinidade da Hb ao O_2, conhecido como efeito Bohr. Já o aumento do pH sanguíneo aumenta a afinidade da Hb pelo O_2. A anemia é comum em pacientes críticos e resulta em numerosas transfusões sanguíneas. Há poucas evidências de que as transfusões sanguíneas são benéficas a pacientes críticos. Para pacientes críticos que não possuem sangramento ativo ou doença cardiovascular, hemoglobina de 7 g/dL é bem tolerável.

Bibliografia

1. Panch SR, Montemayor-Garcia C, Klein HG. Hemolytic transfusion reactions. N Engl J Med. 2019;381(2):150-62.

9. **Resposta: c**
O fator VII é ativado pela via extrínseca e pelo fator tecidual. O t-PA e o precursor do plasminogênio são inibidos pelo PAI-1. Portanto, a resposta correta é a alternativa c. A figura seguinte traz a cascata da coagulação atualizada.

Bibliografia
1. Furie B, Furie BC. Mechanisms of thrombus formation. N Engl J Med. 2008;359(9):938-49.

10. **Resposta: c**
No caso descrito anteriormente, o paciente recebeu heparina não fracionada, pois houve alteração do TTPA (que está alargado). A heparina altera a conformação espacial da antitrombina III, tendo impacto direto nos fatores de coagulação dependentes dela. Portanto, os fatores mais importantes inibidos são o fator X e o II, o que causará alteração, principalmente, do TTPA. Vale a pena comentar que na intoxicação cumarínica há

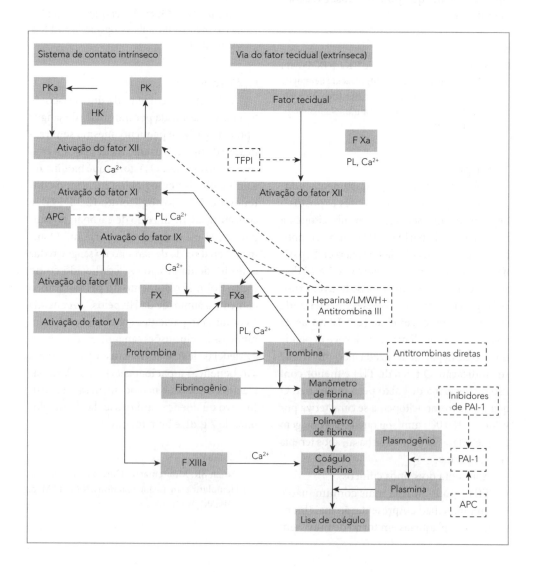

alargamento do RNI, em razão da inibição dos fatores dependentes de vitamina K (fatores II, VII, IX e X). O quadro descrito não é compatível com CIVD, pois nessa síndrome, apesar de não haver um teste específico, o diagnóstico de CIVD é sugerido pela história clínica associada a alguns achados laboratoriais, ilustrados no quadro a seguir.

Exames laboratoriais para confirmar a suspeita de CIVD	
Plaquetas	< 100.000/mm³ ou redução > 50% dos valores basais nas primeiras 24h
Testes de coagulação (TP, TTPa)	Aumentados
Fibrinogênio	Muito consumido
D-dímero	Muito aumentados
Sangue periférico	Esquizócitos
PDF (produtos da degradação de fibrina)	Muito aumentados
Fibrina	Consumida

Fonte: Adaptada Ho et al., 2005.

Bibliografia

1. Levi M, Sivapalaratnam S. Disseminated intravascular coagulation: an update on pathogenesis and diagnosis. Expert Rev Hematol. 2018;11(8):663-72.
2. Iba T, Levy JH, Warkentin TE, Thachil J, van der Poll T, Levi M; Scientific and Standardization Committee on DIC, and the Scientific and Standardization Committee on Perioperative and Critical Care of the International Society on Thrombosis and Haemostasis. Diagnosis and management of sepsis-induced coagulopathy and disseminated intravascular coagulation. J Thromb Haemost. 2019;17(11):1989-94.

11. Resposta: d

Não há necessidade de realizar transfusão de plaquetas muito antes do procedimento e o adequado é transfundir profilaticamente antes do procedimento, para elevar o número total de plaquetas acima de 50.000/mL.

Bibliografia

1. Mones JV, Soff G. Management of thrombocytopenia in cancer patients. Cancer Treat Res. 2019; 179:139-50.

12. Resposta: c

A recomendação é restringir as transfusões a um limite de transfusão (7 g/dL) vs. um limite de transfusão liberal (9 g/dL) em uma população geral de UTI, com ou sem SDRA. Embora a evidência de uma estratégia restritiva seja potencialmente limitada pela validade externa dos dados dos ensaios TRICC mais antigos, esses resultados são consistentes com estudos mais recentes, como TRISS. Nas estimativas, o resultado mais crítico, mortalidade a longo prazo, provavelmente não aumenta com uma estratégia de transfusão restritiva e a maioria dos outros fatores críticos e importantes os desfechos (exceto infecção) podem ser reduzidos ou inalterados com uma abordagem restritiva. No entanto, a evidência é geralmente limitada pela imprecisão. Transfusão restritiva resulta em menor uso de hemoderivados (MD -2,82 unidades, IC 95% -3,13 a -2,51, alta certeza). Além disso, uma estratégia restritiva tornou-se o padrão de cuidado em uma população geral de UTI, com uma variação dessa prática vista principalmente em subgrupos específicos (por exemplo, síndrome coronária). Na prática atual, uma estratégia de transfusão liberal não seria aceitável para a maioria dos médicos da UTI na ausência de outras evidências demonstrando benefício substancial. Na ausência de evidências claras sugerindo um efeito diferente de restritiva transfusão em pacientes de UTI com SDRA, estendemos esta recomendação para pacientes com SDRA.

Bibliografia

1. Kor DJ, Juffermans NP. Transfusion in critical care. Transfus Med Rev. 2017;31(4):203-4.

2. Vlaar AP, Oczkowski S, de Bruin S, Wijnberge M, Antonelli M, Aubron C, et al. Transfusion strategies in non-bleeding critically ill adults: a clinical practice guideline from the European Society of Intensive Care Medicine. Intensive Care Med. 2020;46(4):673-96.

13. Resposta: c

A hiperuricemia é geralmente superior a 15 mg/dL. As alterações bioquímicas que ocorrem no SLT, designadamente hipercalemia, hiperfosfatemia, hiperuricemia e hipocalcemia, refletem a libertação de produtos intracelulares resultantes da destruição celular maciça e que excedem a capacidade depurativa renal.

No caso, a hipocalemia deve estar relacionada a diarreia intensa do paciente, que pode estar relacionada ao quimioterápico utilizado.

Bibliografia
1. Gupta A, Moore JA. Tumor lysis syndrome. JAMA Oncol. 2018;4(6):895.

14. Resposta: e

A rasburicase é uma urato-oxidase recombinante que converte o ácido úrico em alantoína, metabólito que é 5 a 10 vezes mais hidrossolúvel que o ácido úrico. Desse modo, 4 horas após a administração de rasburicase verifica-se uma diminuição significativa da uricemia.

Bibliografia
2. Gupta A, Moore JA. Tumor lysis syndrome. JAMA Oncol. 2018;4(6):895.

15. Resposta: e

A rasburicase é uma urato-oxidase recombinante que converte o ácido úrico em alantoína, metabólito que é 5 a 10 vezes mais hidrossolúvel que o ácido úrico. Desse modo, 4 horas após a administração de rasburicase verifica-se uma diminuição significativa da

uricemia. Demonstrou-se que a administração de rasburicase nos doentes com IRA não oligúrica é mais eficaz que o alopurinol na correção da hiperuricemia e recuperação da função renal. A rasburicase não induz nem inibe o citocromo P 450, não tem interações farmacológicas conhecidas e apresenta baixa incidência de reações de hipersensibilidade. Está contraindicada, somente, na gravidez e no déficit da desidrogenase da glucose-6-fosfato.

Bibliografia
1. Tallo FS, Vendrame LS, Lopes RD, Lopes AC. Tumor lysis syndrome: a review for the clinician. Rev Bras Clin Med. 2013;11(2):150-4.
2. Gupta A, Moore JA. Tumor lysis syndrome. JAMA Oncol. 2018;4(6):895.

16. Resposta: b

A questão sugere uma hemólise pós-operatória. O diagnóstico poderia ser auxiliado por uma eletroforese de proteína.

A esplenectomia e a colecistectomia são as cirurgias mais frequentemente realizadas nos pacientes com doença falciforme. A colelitíase secundária à anemia hemolítica crônica é a principal indicação de colecistectomia, que deve ser feita preferivelmente de forma eletiva, uma vez que pacientes com colecistite aguda nem sempre podem ser submetidos à rotina pré-operatória adequada. A colecistectomia laparoscópica, embora diminua o tempo de hospitalização, não reduz a incidência de síndrome torácica aguda pós-operatória. No caso não há suspeita de síndrome torácica.

O quadro pós-operatório (dor, hipóxia e hipovolemia) poderia desencadear uma crise de falcização da paciente. Já que não parece ter havido uma complicação pós-operatória abdominal.

Aqui também nos cabe lembrar da esferocitose hereditária, uma anemia hemolítica não imune. A anemia e a litíase vesicular constituem as duas componentes principais da morbidade da doença. Uma complicação comum da EH é o desenvolvimento de cálculos biliares de bilirrubina. A probabilidade de colelitíase está diretamente relacionada com a idade do paciente; é incomum antes dos 10 anos, mas está presente em pelo menos metade dos adultos, particularmente aqueles com doença hemolítica mais grave. A incidência de cálculos biliares é aumentada nos pacientes com atividade reduzida da enzima de conjugação da bilirrubina, que é a uridina difosfato-glucuronil (síndrome Gilbert). O teste de Coombs é negativo.

Faz diagnóstico diferencial com as anemias autoimunes.

Bibliografia

1. Comité Nacional de Hematología, Donato H, Crisp RL, Rapetti MC, García E, Attie M. Esferocitosis hereditaria: revisión. Parte I. Historia, demografía, etiopatogenia y diagnóstico. Arch Argent Pediatr. 2015;113(1):69-80.
2. Khurmi N, Gorlin A, Misra L. Perioperative considerations for patients with sickle cell disease: a narrative review. Can J Anaesth. 2017; 64(8):860-9.

17. Resposta: d

Na questão, observa-se um caso de reação transfusional. A reação febril não hemolítica é a mais frequente. Está relacionada com a presença de anticorpos contra antígenos leucocitários, principalmente HLA da classe igG. Desenvolvidos por aloimunização prévia (parto, etc.). O paciente pela natureza de sua doença já teve transfusões anteriores. Os sinais e sintomas mais comuns são de calafrios, tremores, frio e febre. A febre aparece durante ou após a transfusão. Outros sintomas como cefaleia, náuseas, vômitos, hipertensão, hipotensão e dor abdominal junto com o aparecimento de febre devem ser considerados a RFNH.

Concentrado de hemácias leucorreduzido (CHF)

É o CH submetido à filtração e remoção dos leucócitos. A filtração é capaz de remover 99,9% do conteúdo original de leucócitos presentes na bolsa. Para ser considerado leucorreduzido o produto final deve conter um número inferior a 5 x 10^6 de leucócitos. A leucorredução pode ocorrer durante a coleta, no momento do processamento da bolsa de sangue total ou à beira do leito no ato transfusional. CH fenotipadas: concentrado com hemácias com antígenos eritrocitários negativos para determinados grupos sanguíneos. A transfusão de hemocomponente leucodepletado não afasta a possibilidade de ocorrer reação febril não hemolítica.

Na reação anafilática – caso grave da reação alérgica – os sinais e sintomas ocorrem rapidamente, em poucos segundos ou minutos após o início da transfusão. A grande maioria dos pacientes tem envolvimento de pele (90%).

Bibliografia

1. Delaney M, Wendel S, Bercovitz RS, Cid J, Cohn C, Dunbar NM, et al.; Biomedical Excellence for Safer Transfusion (BEST) Collaborative. Transfusion reactions: prevention, diagnosis, and treatment. Lancet. 2016;388(10061):2825-36.
2. Frazier SK, Higgins J, Bugajski A, Jones AR, Brown MR. Adverse reactions to transfusion of blood products and best practices for prevention. Crit Care Nurs Clin North Am. 2017; 29(3):271-90.

18. Resposta: a

Os efeitos do citrato

Em pacientes com perdas sanguíneas importantes, e consequente choque circulatório, há uma diminuição da perfusão hepática. Assim, ocorre um aumento na concentração plasmática do citrato, devido à queda no seu metabolismo. Sendo o citrato um quelante de cálcio, pode ocorrer hipocalcemia, ocasionando arritmias cardíacas.

Quando se fizer necessária a reposição de cálcio, é importante lembrar que não se deve administrar cálcio pela mesma via de administração do sangue, pois pode ocorrer formação de microêmbolos (isto ocorre pela anulação do efeito quelante do citrato).

Bibliografia

1. Rijnhout TWH, Noorman F, Bek A, Zoodsma M, Hoencamp R. Massive transfusion in The Netherlands. Emerg Med J. 2020;37(2):65-72.
2. Sharma S, Sharma P, Tyler LN. Transfusion of blood and blood products: indications and complications. Am Fam Physician. 2011;83(6):719-24.

19. Resposta: c

O diagnóstico da doença de von Willebrand (DVW) baseia-se na presença de três condições: a) história pessoal de sangramentos cutâneos e mucosos; b) história familiar de manifestações hemorrágicas; e c) exames laboratoriais que demonstrem um defeito quantitativo e/ou qualitativo do FVW (fator de von Willebrand).

As manifestações hemorrágicas típicas da DVW são equimoses aos menores traumatismos, epistaxe, gengivorragia e, no sexo feminino, menorragia. Este último pode ser o único sintoma nas mulheres, iniciando mais comumente na menarca e podendo ser incapacitante. Este fato justifica a coleta de uma história detalhada do período menstrual, uma vez que a menorragia pode estar presente em até 93% das mulheres com DVW, segundo alguns autores. A contagem plaquetária geralmente é normal nos pacientes com DVW, exceto no subtipo 2B, que pode apresentar plaquetopenia leve. O TTPA pode ser normal ou prolongado, na dependência dos valores do FVIII.

20. Resposta: c

A meia-vida da varfarina é de 36 a 42 horas.

A primeira conduta é avaliar a gravidade do sangramento do paciente

Sangramentos em sistema nervoso central, tamponamento cardíaco, via área, incluindo epistaxe posterior, hemotórax, intra-abdominal: inclui hematoma retroperitoneal, mas não inclui sangramento do lúmen gastrointestinal, intramuscular, intra-articular.

Presença de instabilidade hemodinâmica: a melhor definição é PAM ≤ 65 mmHg, mas como o método ideal é por monitorização contínua (PAM), ou PA sistólica < 90 mmHg e/ou queda > 40 mmHg em relação ao basal. Taquicardia com hipotensão postural. Queda hemoglobina ≥ 2 g/dL e/ou necessidade de transfusão, concentrado de hemácias ≥ 2 unidades.

O exame TAP é o teste de escolha no paciente em uso de varfarina. Nos demais, não tem utilidade.

A regra geral é suspendê-los temporariamente. O anticoagulante será mantido em casos excepcionais, com muito alto risco para trombose e com sangramento não grave que não necessite de internação nem transfusão.

No caso, o paciente não tem um sangramento grave. A opção é suspensão e utilização de vitamina K. RNI > 8,0: suspensão varfarina 2-4 dias, + vitamina K.

Bibliografia

1. Drugs and Lactation Database (LactMed) [Internet]. Bethesda: National Library of Medicine; 2006.
2. Penka M, Bulikova A, Gumulec J, Matýsková M, Smejkal P, Kissová J, et al. Príprava nemocných na dlouhodobé antikoagulační lécbě kumariny k invazivním zákrokům [The preparation of a patient with long-term anticoagulant cumarin treatment for invasive surgery]. Vnitr Lek. 2006;52(Suppl1):35-40.

21. Resposta: a

Um estudo com três centros médicos na Holanda analisou 184 pacientes com forma grave de doença e relataram uma incidência de 31% de tromboembolismo venoso (TEV), podendo esse número estar subestimado devido à dificuldade de comprovação do diagnóstico. Níveis elevados de D-dímero são um achado comum em pacientes com infecção pelo SARS-CoV-2, e atualmente não garantem investigação de rotina para TEV agudo, na ausência de manifestações clínicas sugestivas desta patologia. O índice de suspeita de TEV deve ser alto no caso de sintomas típicos de trombose venosa profunda (TVP), hipoxemia desproporcional às patologias respiratórias conhecidas ou disfunção ventricular direita aguda inexplicável. A investigação de pacientes graves por meio de exames de imagem habituais pode ser dificultada devido a instabilidade clínica do paciente, necessidade de posição prona e risco de contaminação dos profissionais de saúde. O tratamento anticoagulante empírico sem diagnóstico de TEV não é recomendado pela maioria dos autores do estudo.

O estudo Coalizão II, um ensaio clínico randomizado, aberto, comparou o uso de azitromicina, com o atendimento padrão (hidroxicloroquina) em pacientes graves com Covid-19. Os pacientes precisariam utilizar suplementação de oxigênio em mais de 4 L/min, cânula nasal de alto fluxo ou ventilação mecânica não invasiva ou invasiva para serem incluídos.

No ensaio, 447 participantes adultos foram avaliados. O desfecho primário era o seu estado clínico em 15 dias, avaliado usando uma escala ordinal de seis níveis variando de não hospitalizado a morte. Os participantes foram acompanhados por 29 dias para avaliar a mortalidade neste ponto.

Não encontraram nenhum benefício no uso da azitromicina em resultados clínicos ou mortalidade quando comparado aos cuidados padrão e nenhuma evidência de um aumento nas reações adversas com a adição de azitromicina.

Bibliografia

1. Bikdeli B, Madhavan MV, Jimenez D, Chuich T, Dreyfus I, Driggin E, et al. Covid-19 and thrombotic or thromboembolic disease: implications for prevention, antithrombotic therapy, and follow-up: JACC state-of-the-art review. J Am Coll Cardiol. 2020;75(23):2950-73.
2. Furtado RHM, Berwanger O, Fonseca HA, Corrêa TD, Ferraz LR, Lapa MG, et al. Azithromycin in addition to standard of care versus standard of care alone in the treatment of patients admitted to the hospital with severe Covid-19 in Brazil (COALITION II): a randomised clinical trial. Lancet. 2020.

22. Resposta: a

Os riscos de transfusão maciça são constituídos por:

- Riscos metabólicos: durante a transfusão, em geral, não se observa hipercalemia, entretanto, poderá acometer pacientes com insuficiência renal, com extensa necrose muscular ou em casos de rápida infusão de concentrados de hemácias. Anticoagulante citrato nas bolsas de hemocomponentes poderá, eventualmente, levar à hipocalcemia, principalmente em pacientes hepatopatas e hipotérmicos. Neste caso, deve-se realizar a injeção de gluconato de cálcio 10% (1 mL/100 mL de sangue), em via diferente daquela que está correndo a transfusão. A hipercalemia pode ser decorrente de alta concentração de potássio no CH estocado.
- Alterações do equilíbrio acidobásico: quando ocorrem alterações do equilíbrio acidobásico na transfusão maciça,

elas geralmente estão ligadas à doença anterior do paciente, à acidose nos casos de insuficiência renal ou insuficiência circulatória ou choque e à alcalose em casos em que haja hiperventilação.

Bibliografia

1. Goyal A, Singh S. Hypocalcemia. Treasure Island: StatPearls Publishing; 2021.

23. **Resposta: e**

A resposta fisiológica à acidose metabólica corresponde a: $1,5 \times HCO_3 + 8 \, (\pm 2)$

Bibliografia

1. Raphael KL. Metabolic acidosis and subclinical metabolic acidosis in CKD. J Am Soc Nephrol. 2018;29(2):376-82.

PARTE XIV

ONCOLOGIA

43

Oncologia

1. Com relação à síndrome da lise tumoral, assinale a alternativa correta.
   a) A SLT é uma emergência oncológica causada por alterações metabólicas que ocorrem apenas após o início do tratamento de neoplasias de alto índice de proliferação celular.
   b) Rasburicase não pode ser usada no paciente que apresenta deficiência congênita de G6PD.
   c) A classificação de Cairo Bishop estabelece como critério laboratorial para o diagnóstico dessa síndrome níveis séricos de ácido úrico igual ou superior a 8 mg/dL e de potássio igual ou superior a 6,5 mg/dL.
   d) A necessidade de hemodiálise na SLT relacionada ao linfoma de Burkitt não diminui com o uso de rasburicase, que converte ácido úrico em alantoína de 5 a 10 vezes mais hidrossolúvel do que o ácido úrico e pode ser excretado pelo rim.

2. Assinale a alternativa correta em relação aos bloqueadores neuromusculares (BNM).
   a) A hipercalcemia, a hipomagnesemia e a hipercalemia reduzem a ação dos BNM.
   b) Os BNM bloqueiam a ligação da serotonina à placa motora.
   c) O atracúrio está entre os BNM de escolha em casos de disfunções renal e hepática devido à inativação pela eliminação de Hofmann.
   d) A succinilcolina é um BNM não despolarizante que devido à meia vida muito curta é frequentemente utilizada para facilitar a intubação orotraqueal.

3. Mulher, 32 anos, negra, vem encaminhada do médico da família para avaliação da cirurgia torácica. Sem nenhum sintoma prévio, é realizada tomografia de tórax que mostra lesão de 4,0 cm de diâmetro, sólida, com limites bem definidos, localizada no mediastino posterior junto com a goteira paravertebral esquerda ao nível do 5° arco costal. Qual a principal suspeita?
   a) Carcinoma brônquico.
   b) Timoma.
   c) Bócio intratorácico.
   d) Tumor neurogênico.

4. Homem, 29 anos, tabagista 15a/maço, vem encaminhado do clínico geral para

avaliação da cirurgia torácica. Sem nenhum sintoma prévio, há 4 meses passou a apresentar disfagia. Radiografia de tórax normal. Desconfiado, o colega pediu uma tomografia de tórax que apresentou lesão de 3,0 x 2,1 cm no mediastino anterior, sem infiltração de estruturas adjacentes. Assinale qual hipótese se encaixa mais no quadro do paciente e qual a próxima etapa para o diagnóstico.

a) Tumor neurogênico – biópsia percutânea.

b) Neoplasia de esôfago – endoscopia com biópsia.

c) Bócio intratorácico – dosagem de TSH.

d) Timoma – biópsia percutânea.

5. Paciente de 53 anos, sexo feminino, boliviana, trabalha como costureira. Teve um desmaio durante o trabalho, quando foi socorrida pelo SAMU e atendida em pronto atendimento de hospital terciário. Refere febre diária há 8 meses, acompanhada de perda ponderal, perda do apetite. Nega tabagismo e etilismo. Negava dispneia, hemoptise, tosse.

Durante o atendimento de emergência, foram descartados infarto agudo do miocárdio e tromboembolismo pulmonar, porém a tomografia de tórax continha alterações.

Presença de linfonodos aumentados em tamanho e número em regiões para-traqueal, subcarinal bilaterais e subaórtica. Sem alterações em parênquima pulmonar. Solicitada avaliação da cirurgia torácica. Qual associação entre a principal suspeita e o próximo passo a ser tomado está correta?

a) Tuberculose ganglionar – biópsia percutânea.

b) Adenocarcinoma de pulmão – broncoscopia.

c) Linfoma – mediastinoscopia/videotoracoscopia.

d) Sarcoidose – biópsia percutânea.

6. Homem, 44 anos, pedreiro. Fuma 2 maços de cigarro por dia há 25 anos. Apresenta há 2 meses febre diariamente, perdeu 8 kg no período. Refere fraqueza e muita indisposição para o trabalho. Nega tosse, dispneia ou dor torácica. O médico plantonista do PA solicitou uma radiografia de tórax, mostrando alargamento de mediastino.

Encaminhado para serviço de referência de cirurgia torácica, foi submetido a tomografia de tórax que confirmou a presença de múltiplos linfonodos mediastinais aumentados, nas cadeias paraórtica, paratraqueais bilaterais e infracarinal. Não se observam nódulos ou massas pulmonares.

Qual associação entre possível diagnóstico e o próximo passo na investigação é a mais correta?

a) Linfoma – biópsia por videotoracoscopia.

b) Linfoma – biópsia percutânea guiada por tomografia.

c) Tuberculose ganglionar – colher 3 amostras de escarro.

d) Carcinoma espinocelular de pulmão – broncoscopia.

7. Paciente de 58 anos, tabagista, assintomático respiratório, realizou radiografia de tórax durante exame admissional que identificou nódulo de 2,0 cm, não calcificado e periférico. Diante desta situação, qual seria sua conduta?

a) Solicitar tomografia de tórax para melhor avaliação radiológica do nódulo, visto que o paciente tem fatores de risco para câncer de pulmão.

b) Solicitar broncoscopia para biópsia do nódulo, pois a broncoscopia é indicada para nódulos periféricos.

c) Repetir radiografia em 6 meses para avaliar crescimento do nódulo.

d) Repetir radiografia de tórax em 15 dias e se o nódulo persistir, realizar tomografia.

8. Paciente de 74 anos, pós-operatório de lobectomia inferior direita. Ainda em uso de dreno torácico, no segundo dia após a cirurgia evolui com piora da dispneia. Solicitada angiotomografia de tórax na qual se observa opacidade em lobo médio. Qual complicação comum das ressecções pulmonares é a principal hipótese diagnóstica?

a) Obstrução por coágulo ou secreção.

b) Progressão da neoplasia.

c) Corpo estranho.

d) Secção inadvertida do brônquio lobar médio.

9. Qual a complicação mais comum ocorrida no pós-operatório das ressecções pulmonares?

a) Tromboembolismo pulmonar.

b) Fibrilação atrial.

c) Fístula aérea.

d) Pneumonia lobar.

10. Paciente de sessenta anos com dispneia progressiva há três meses, perda de peso e tabagista há quarenta anos. O exame físico mostrava diminuição do murmúrio vesicular em hemitórax direito, associado a diminuição da expansibilidade pulmonar ipsilateral. A radiografia mostrou extenso derrame pleural à direita. Após a investigação, foi confirmado tratar-se de derrame pleural neoplásico. Neste caso, podemos esperar que:

a) A análise do líquido pleural deve ser um exsudato linfocítico com adenosina deaminase (ada) menor que 40 mg/dL.

b) A citologia do líquido pleural negativa exclui sempre a possibilidade de neoplasia, não sendo necessária a biópsia pleural.

c) Os principais tipos de câncer que levam a metástase pleural e consequentemente derrame pleural são próstata e mama.

d) Pacientes com derrame pleural neoplásico não são candidatos a pleurodese.

11. Homem de 72 anos, previamente hígido, procura atendimento no consultório de cardiologia. Refere dor em queimação em região retroesternal e em rebordo costal direito. Nega febre. Refere perda de 7 kg em dois meses sem dieta. Solicitada radiografia de tórax que mostrou velamento de seio costofrênico direito. Tomografia de tórax mostrava espessamento da pleura parietal e derrame moderado à direita. Realizada toracocentese diagnóstica que mostrou exsudato com predomínio de células linfocíticas. Qual alternativa melhor associa a hipótese diagnóstica e a próxima conduta?

a) Mesotelioma pleural – biópsia de pleura.

b) Mesotelioma pleural – broncoscopia.

c) Derrame secundário a insuficiência cardíaca – ecocardiograma.

d) Tuberculose pleural – pesquisa de BK em escarro.

12. Paciente de 48 anos admitido no pronto--socorro com quadro de hemoptise quantificada durante anamnese em 400 mL há 2 horas. Paciente também refere perda de peso e dispneia há 3 meses e relata estar em uso de quimioterapia para trata-

mento de câncer de pulmão. Ao exame, paciente encontra-se com pressão arterial de 120 x 80 mmHg, frequência respiratória de 16 ipm, saturação de oxigênio de 97%. Após introduzir antitussígeno e realizar radiografia de tórax a beira leito, qual a melhor conduta?
a) Realizar broncoscopia de emergência no pronto-socorro.
b) Realizar arteriografia de emergência devido ao volume de sangue expectorado.
c) Realizar tomografia de tórax para localizar lesão alvo e então definir se o tratamento deve ser por embolização ou broncoscopia.
d) Realizar tomografia de tórax após intubação orotraqueal para proteger via aérea.

13. Para o mesmo paciente acima, caso ele fosse admitido com pressão arterial de 80 x40 mmHg, saturacão de oxigênio de 78% e com rebaixamento do nível de consciência, qual seria sua conduta?
a) Realizar intubação orotraqueal de emergência e suporte hemodinâmico, com posterior broncoscopia.
b) Realizar arteriografia de emergência devido ao volume de sangue expectorado.
c) Realizar tomografia de tórax para localizar lesão alvo e então definir se o tratamento deve ser por embolização ou broncoscopia.
d) Chamar equipe de broncoscopia para realizar intubação orotraqueal.

14. Paciente de 32 anos com dor torácica há 3 meses, perda de peso, sem febre ou sudorese noturna. Há 3 dias evoluindo com dispneia aos mínimos de repouso sendo trazido ao hospital em cadeira de rodas. Ao exame, encontra-se com FR = 32 ipm, saturação de oxigênio de 81%, pressão arterial de 110 x 70 mmHg, estridor laríngeo e tiragem intercostal, além de murmúrios vesiculares diminuídos globalmente e sem edema periférico. Paciente com pouca melhora após uso de ventilação não invasiva. Tomografia de tórax evidencia a lesão a seguir.

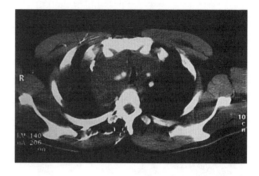

a) Diante deste quadro clínico e radiológico, o motivo da emergência médica deste paciente provavelmente é:
b) Embolia pulmonar.
c) Síndrome de veia cava superior.
d) Obstrução de via aérea.
e) Derrame pleural loculado.

15. Em relação ao caso anterior, a melhor conduta é:
a) Intubação orotraqueal com tubo fino, suporte respiratório e posterior biópsia da lesão guiada por tomografia.
b) Realizar cricotireoidostomia de emergência.
c) Arteriografia com embolização para descomprimir a traqueia.
d) Videotoracoscopia de emergência para tratamento de derrame pleural loculado.

16. Paciente J.P.L., feminina, 35 anos, proveniente de Pouso Alegre (MG), casada, mãe de 2 filhos, trabalhadora doméstica. Deu entrada no ambulatório de clí-

nica médica com quadro de dor torácica há 2 meses. Refere que há cerca de 2 meses vem apresentando dor torácica em peso, com piora progressiva. Informa que a dor é retroesternal e acompanha sensação de opressão. Nega perda ponderal, nega disfagia, nega dispepsia. Refere que no último mês tem apresentado diplopia ao final da tarde diariamente com duração aproximada de 2 horas e melhora espontânea. Vem apresentando dispneia aos moderados esforços na última semana.

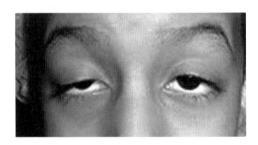

Ao exame físico:
Inspeção facial com o achado acima, hemodinamicamente normal, afebril, eupneica em ar ambiente, anictérica, acianótica, afebril.
AP: MV+ sra.
AC: BCRN com sopro sistólico em foco pulmonar.
Radiografia de tórax:

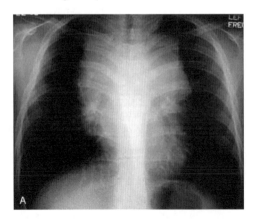

O diagnóstico mais provável é:
a) Timoma.
b) Neoplasia pulmonar estádio 3B.
c) Tuberculose ganglionar.
d) Sarcoidose.

17. Ainda em relação ao caso descrito, a paciente apresenta uma doença paraneoplásica:
a) Síndrome de Horner.
b) Síndrome de Vogt-Koyanagi-Harada.
c) Miastenia gravis.
d) Síndrome de Eaton-Lambert.

18. A síndrome de lise tumoral (SLT) é uma emergência oncológica frequente entre as neoplasias hematológicas (leucemias, linfomas). Considere as observações abaixo com relação à SLT.
    I. A SLT é caracterizada pela tríade: hiperuricemia, hiperpotassemia e hiperfosfatemia.
    II. A SLT é frequentemente deflagrada com o início do tratamento oncológico.
    III. O fluxo sanguíneo alto e a alcalose metabólica reduzem a excreção de ácido úrico.
    IV. A correção da hiponatremia assintomática está indicada no tratamento da LST.
    V. Pacientes com a taxa de desidrogenase lática (DHL) duas vezes maior que o valor superior da normalidade são de maior risco para SLT.

    Quais alternativas estão corretas?
    a) I, II e V, apenas.
    b) I, II e III, apenas.
    c) II, III e IV, apenas.
    d) I, IV e V, apenas.
    e) I, II, IV e V, apenas.

GABARITO COMENTADO

1. **Resposta: b**

A SLT pode ocorrer espontaneamente em casos de neoplasias com grandes massas tumorais, na deficiência de G6PD a rasburicase está contraindicada pelo risco de meta-hemoglobinemia e anemia hemolítica. A rasburicase é considerada tratamento de primeira linha quando a hiperuricemia já está instalada e diminui a necessidade de diálise.

Bibliografia
1. Khan M, Paul S, Farooq S, Oo TH, Ramshesh P, Jain N. Rasburicase-induced methemoglobinemia in a patient with glucose-6-phosphate dehydrogenase deficiency. Curr Drug Saf. 2017;12(1):13-8.
2. Gupta A, Moore JA. Tumor lysis syndrome. JAMA Oncol. 2018;4(6):895.

2. **Resposta: c**
Propriedades farmacocinéticas do besilato de atracúrio

É inativado pela eliminação de Hoffmann, um processo não enzimático que ocorre em pH e temperatura fisiológicos por meio da hidrólise de éster, catalisada por esterases não específicas. A reversão do bloqueio neuromuscular não depende do metabolismo e da excreção hepática ou renal. A duração do bloqueio neuromuscular não é afetada por disfunções hepáticas, renais ou circulatórias.

A succinilcolina faz parte dos bloqueadores neuromusculares despolarizantes e competem com a acetilcolina pelos receptores colinérgicos da placa motora terminal e se ligam a esses receptores para produzir a despolarização. Entretanto, devido à sua alta afinidade pelos receptores colinérgicos e sua resistência à acetilcolinesterase, eles produzem uma despolarização mais prolongada do que a acetilcolina. Isso resulta, inicialmente, em contrações musculares transitórias, seguidas da inibição da transmissão neuromuscular. Este tipo de bloqueio não é antagonizado e pode ser acentuado por agentes anticolinesterase. Com o uso prolongado ou repetido dos bloqueadores neuromusculares despolarizantes, um bloqueio neuromuscular semelhante à não despolarização pode ser produzido, resultando em depressão respiratória ou apneia prolongadas.

Bibliografia
1. Gulenay M, Mathai JK. Depolarizing neuromuscular blocking drugs. 2020. Treasure Island: StatPearls Publishing; 2020.
2. Kim YB, Sung TY, Yang HS. Factors that affect the onset of action of non-depolarizing neuromuscular blocking agents. Korean J Anesthesiol. 2017;70(5):500-10. Erratum in: Korean J Anesthesiol. 2017;70(6):656.

3. **Resposta: d**

Tumores neurogênicos podem se originar em diversas regiões, inclusive no mediastino, sendo mais comumente encontrados no mediastino posterior. Podem ser malignos ou benignos e em sua maioria são passíveis de tratamento cirúrgico.

Bibliografia
1. Duwe BV, Sterman DH, Musani AI. Tumors of the mediastinum. Chest. 2005;128(4):2893-909.
2. Reeder LB. Neurogenic tumors of the mediastinum. Semin Thorac Cardiovasc Surg. 2000; 12(4):261-7.

4. **Resposta: d**

Os tumores mais comuns do mediastino anterior são timoma, linfoma e tumores de células germinativas. Os timomas correspondem a 20% de todos os tumores mediastinais e 50% dos tumores de mediastino anterior em adultos. 90% são localizados no mediastino anterior.

Bibliografia

1. Singh G, Rumende CM, Amin Z. Thymoma: diagnosis and treatment. Acta Med Indones. 2011;43(1):74-8.
2. Duwe BV, Sterman DH, Musani AI. Tumors of the mediastinum. Chest. 2005;128(4):2893-909.

5. Resposta: c

O acesso ao mediastino para a realização de biópsias de massas localizadas nessa região pode ser feito por várias técnicas. A mediastinoscopia clássica pode ser útil na avaliação do mediastino superior, espaço pré e paratraqueal e linfonodos subcarinais. A mediastinotomia anterior permite acesso ao mediastino anterior, aos linfonodos periaórticos e subaórticos e à janela aortopulmonar. Lesões múltiplas ou aquelas inacessíveis a estes métodos podem ser abordadas pela videotoracoscopia.

Bibliografia

1. Campos JRM, Cirino LMI, Fernandez A, Samano MN, Fernandez PP, Filomeno LTB, et al. Diagnóstico e tratamento dos tumores mediastinais por toracoscopia. J. Pneumologia. 2000;26(4):169-74.
2. Rendina EA. Comparative merits of thoracoscopy, mediastinoscopy and mediastinostomy for the medistinal biopsy. Ann Thorac Surg. 1994;57:992-5.

6. Resposta: a

O acesso ao mediastino para a realização de biópsias de massas localizadas nessa região pode ser feito por meio de várias técnicas. A mediastinoscopia clássica pode ser útil na avaliação do mediastino superior, espaço pré e paratraqueal e linfonodos subcarinais. A mediastinotomia anterior permite acesso ao mediastino anterior, aos linfonodos periaórticos e subaórticos e à janela aortopulmonar. Lesões múltiplas ou aquelas inacessíveis a estes métodos podem ser abordadas pela videotoracoscopia.

Na tuberculose ganglionar, o diagnóstico não pode ser feito pelo exame do escarro, pois pode não haver comprometimento pulmonar.

Bibliografia

1. Campos JRM, Cirino LMI, Fernandez A, Samano MN, Fernandez PP, Filomeno LTB, et al. Diagnóstico e tratamento dos tumores mediastinais por toracoscopia. J. Pneumologia. 2000;26(4):169-74.
2. Rendina EA. Comparative merits of thoracoscopy, mediastinoscopy and mediastinostomy for the medistinal biopsy. Ann Thorac Surg. 1994;57:992-5.

7. Resposta: a

Nódulos pulmonares são melhor avaliados por tomografia de tórax. Por ela, é possível se observar as principais características que podem indicar a presença de malignidade. Em decorrência do baixo custo e amplo acesso, a recomendação das principais sociedades médicas internacionais é pela realização da tomografia computadorizada de baixa dose, inclusive em programas de rastreamento em populações de risco. A broncoscopia não é indicada como meio de biópsia para lesões periféricas.

Bibliografia

1. MacMahon H, Austin JHM, Gamsu G, et al. Guidelines for management of small pulmonary nodules detected on CT scans: a statement from the Fleischner Society. Radiology. 2005; 237(2):395-400.
2. Brawley OW, Flenaugh EL. Low-dose spiral CT screening and evaluation of the solitary pulmonary nodule. Oncology. 2014;28(5):441.

8. Resposta: a

Pacientes submetidos a ressecções pulmonares têm risco aumentado para o desenvolvimento de atelectasia e subsequente evolução para pneumonia, com incidência chegando a 6% em alguns estudos. O principal mecanismo é a dificuldade de realização da chamada higiene brônquica, podendo levar à formação de tampões de secreção e atelectasia. Fatores que aumentam o risco de atelectasia são a presença de tosse produtiva, mau controle da dor, função pulmonar limítrofe e fatores anatômicos (coto brônquico longo, alterações da parede torácica e diafragmática). Fatores como fisioterapia respiratória, deambulação precoce, broncoscopia higiênica em pacientes muito secretivos, bom controle da dor e cessação do tabagismo podem contribuir na prevenção desta complicação.

Bibliografia

1. Deslauriers J, Ginsberg RJ, Piantadosi S, Fournier B. Prospective assessment of 30-day operative morbidity for surgical resections in lung cancer. Chest. 1994;106:329S-330S.
2. Ziarnik E, Grogan EL. Postlobectomy early complications. Thorac Surg Clin. 2015;25(3):355-64.

9. Resposta: c

Todas são complicações frequentemente associadas, mas fístula aérea é a principal complicação pós-operatória das ressecções pulmonares, com incidência que varia entre 15 e 18%. Fatores que podem contribuir para a formação e persistência das fístulas são a presença de enfisema, grandes ressecções de parênquima, dificuldade de reexpansão pulmonar e mau funcionamento do sistema de drenagem.

Bibliografia

1. Ziarnik E, Grogan EL. Postlobectomy early complications. Thorac Surg Clin. 2015;25(3):355-64.
2. Rice TW, Kirby TJ. Prolonged air leak. Chest Surg Clin North Am. 1992;2:802-11.

10. Resposta: a

Exsudatos linfocíticos são mais comumente observados nas neoplasias e na tuberculose pleural, sendo que nesta última espera-se que o ADA esteja elevado. Cerca de dois terços dos derrames pleurais malignos são secundários a tumores de pulmão, mama e linfomas. Um dos principais tratamentos para o derrame pleural maligno é a realização da pleurodese. O diagnóstico definitivo de metástase pleural se dá pela biópsia pleural, em alguns casos células neoplásicas podem ser encontradas no líquido pleural.

Bibliografia

1. Teixeira LR, Pinto JAF, Marchi E. Derrame pleural neoplásico. J Bras Pneumol. [internet]. 2006;32(Suppl4):S182-S189.
2. Dixit R, Agarwal KC, Gokhroo A, Patil CB, Meena M, Shah NS, et al. Diagnosis and management options in malignant pleural effusions. Lung India. 2017;34(2):160-6.

11. Resposta: a

O mesotelioma pleural é a principal neoplasia maligna primária da pleura. É considerada uma patologia relativamente rara. É um tumor proveniente das células mesoteliais da pleura e peritônio, com alto grau de malignidade, geralmente com crescimento rápido e difuso e invasão de partes moles no tórax. As metástases mais comuns ocorrem em pulmões, fígado, pâncreas, rins, suprarrenais e medula óssea. Seu diagnóstico se dá por meio de anatomopatológico, obtido principalmente por meio de biópsia com agulha, pleuroscopia ou videotoracoscopia. Nos derrames secundários a insuficiência cardíaca, espera-se a ocorrência de transudato; na tuberculose pleural o diagnóstico também é anatomopatológico (ou pela dosagem elevada de ADA), sendo que na maioria dos casos não há comprometimento pulmonar para ocasionar presença do bacilo no escarro.

Bibliografia

1. Terra RM, Teixeira LR, Beyruti R, Takagaki Y, Vargas FS, Jatene FB. Mesotelioma pleural maligno: experiência multidisciplinar em hospital público terciário. J Bras Pneumol. 2008; 34(1):13-20.

2. Pistolesi M, Rusthoven J. Malignant pleural mesothelioma: update, current management, and newer therapeutic strategies. Chest. 2004; 126(4):1318-29.

12. Resposta: c

Hemoptise em pacientes estáveis deve ser manejada sem intubação orotraqueal. O primeiro exame deve ser a tomografia para detectar o local de lesão sangrante. Nas lesões sangrantes periféricas em pacientes estáveis, devemos optar por tratamento por arteriografia com embolização. Nas lesões centrais, o tratamento deve ser feito por broncoscopia.

Bibliografia

1. Ittrich H, Bockhorn M, Klose H, Simon M. The diagnosis and treatment of hemoptysis. Dtsch Arztebl Int. 2017;114(21):371-81.
2. Jin F, Li Q, Bai C, Wang H, Li S, Song Y, et al. Chinese expert recommendation for diagnosis and treatment of massive hemoptysis. Respiration. 2020;99:83-92.

13. Resposta: a

Nos pacientes com hemoptise associada a instabilidade hemodinâmica, a via aérea deve ser protegida associada ao suporte hemodinâmico e, na sequência, a broncoscopia deve ser realizada para aspiração de coágulos e localização da lesão sangrante.

Bibliografia

1. Kathuria H, Hollingsworth HM, Vilvendhan R, Reardon C. Management of life-threatening hemoptysis. J Intensive Care. 2020;8:23.
2. Radchenko C, Alraiyes AH, Shojaee S. A systematic approach to the management of massive hemoptysis. J Thorac Dis. 2017;9(Suppl 10):S1069-S1086.

14. Resposta: c

O quadro clínico de insuficiência respiratória associada a estridor laríngeo é altamente sugestivo de obstrução de via aérea. A tomo-

grafia confirma a obstrução e mostra a etiologia compressiva. Outras causas de obstrução são estendes traqueais, tumores endoluminais e corpos estranhos.

Bibliografia

1. Li WW, van Boven WJ, Annema JT, Eberl S, Klomp HM, de Mol BA. Management of large mediastinal masses: surgical and anesthesiological considerations. J Thorac Dis. 2016;8(3):E175-E184.
2. Béchard P, Létourneau L, Lacasse Y, Côté D, Bussières JS. Perioperative cardiorespiratory complications in adults with mediastinal mass: incidence and risk factors. Anesthesiology. 2004;100:826-34.

15. Resposta: a

Como se trata de um quadro de insuficiência respiratória grave, com pouco potencial de reversão a curto prazo, a melhor conduta é a estabilização com ventilação mecânica para posterior biópsia da lesão guiada por tomografia.

Bibliografia

1. Murgu SD, Egressy K, Laxmanan B, Doblare G, Ortiz-Comino R, Hogarth DK. Central airway obstruction: benign strictures, tracheobronchomalacia, and malignancy-related obstruction. Chest. 2016;150(2):426-41.
2. Yildirim E. Principles of urgent management of acute airway obstruction. Thorac Surg Clin. 2018; 28(3):415-28.

16. Resposta: a

Alargamento mediastinal na radiografia de tórax deve levantar a suspeita de aneurisma de aorta ou tumores de mediastino. Lembrando que os tumores de mediastino anterior são mais comuns e os principais são linfoma, teratoma, timoma e bócio mergulhante de tireoide.

Bibliografia

1. Almeida PT, Heller D. Anterior mediastinal mass. Treasure Island: StatPearls Publishing; 2020.

2. Shahrzad M, Le TSM, Silva M, Bankier AA, Eisenberg RL. Anterior mediastinal mass. Am J Roentgenol. 2014;203(2):W128-38.

17. Resposta: c

De 30 a 65% das pessoas com timomas também têm miastenia gravis, que é a doença autoimune mais comum associada ao timoma. Nesta enfermidade, o sistema imunológico produz anticorpos que bloqueiam os sinais químicos que fazem os músculos se moverem, provocando fraqueza muscular severa.

Bibliografia

1. Gilhus NE. Myasthenia gravis. N Engl J Med. 2016;375:2570-81.
2. Bernstock JD, Totten AH, Elkahloun AG, Johnson KR, Hurst AC, Goldman F, et al. Recurrent microdeletions at chromosome 2p11.2 are associated with thymic hypoplasia and features resembling DiGeorge syndrome. J Allergy Clin Immunol. 2019;145:358-367.e2.

18. Resposta: a

Os fatores de risco da síndrome da lise tumoral são:

- Neoplasias hematológicas, particularmente linfomas de alto grau e leucemia com alta celularidade.
- Neoplasias sólidas muito quimiossensíveis (tumores germinativos, neoplasias de pequenas células).
- Alta carga tumoral, presenças de massas bulky.
- Desidratação.
- Doença renal crônica preexistente.
- Presença de hiperuricemia ou hiperfosfatemia antes do tratamento oncológico.

Classificação de Cairo-Bishop

SLT laboratorial: principais alterações eletrolíticas:

- Hiperuricemia: ≥ 8 mg/dL ou aumento de 25% do valor basal.
- Hipocalcemia: ≤ 7 mg/dL ou redução de 25% do valor basal.
- Hipercalemia: ≥ 6 mg/dL ou aumento de 25% do valor basal.
- Hiperfosfatemia: $\geq 4,5$ mg/dL ou aumento de 25% do valor basal.

Bibliografia

1. Rahmani B, Patel S, Seyam O, Gandhi J, Reid I, Smith N, et al. Current understanding of tumor lysis syndrome. Hematol Oncol. 2019;37(5):537-47.

PARTE XV

DISTÚRBIOS REUMATOLÓGICOS

Distúrbios reumatológicos

1. Mulher de 28 anos iniciou há cinco semanas dor de garganta, febre de até 39,8°C diária e poliartrite aditiva. Durante a febre, apresenta exantema maculopapular em tronco e membros, evanescente, que poupa palmas e plantas. Usou amoxicilina por oito dias, sem melhora. Exame clínico: oroscopia normal, linfonodomegalias de cerca de 1,5 cm em cadeia anterior cervical bilateral, móveis e dolorosos, fígado e baço não palpáveis. Artrite em punhos e joelhos. Exames laboratoriais: creatinina = 0,9 mg/dL, VHS = 95 mm/h, PCR = 92 mg/L, HB = 10,3 g/dL, leucócitos = 22.000/mm^3, neutrófilos = 20.000/mm^3, linfócitos = 2.400/mm^3, plaquetas = 500.000/mm^3, ferro = 50 mcg/dL, ferritina = 6.500 mg/mL, colesterol total = 210 mg/dL, triglicérides = 99, FAN Hep2 1/360 pontilhado fino denso, FR negativo, anti-CCP negativo, ecocardiograma e biópsia de medula normais.
O diagnóstico mais provável é:
   a) Febre familiar do mediterrâneo.
   b) Artrite reumatoide.
   c) Doença de Still do adulto.
   d) Lúpus eritematoso sistêmico.

2. Mulher de 22 anos refere manchas vermelhas e dores articulares sem sinais inflamatórios em membros inferiores há 18 dias, após quadro gripal ocorrido há um mês e dois dias. Exame clínico: petéquias confluentes em membros inferiores e parede abdominal. Exames complementares: Hb = 12,3 g/dL; leucócitos = 10.200/mm^3, plaquetas = 200.000/mm^3, PCR = 5,20 mg/dL, creatinina = 1,6 mg/dL, ureia = 45 mg/dL, FAN = 1/160 pontilhado fino, C3 e C4 normais; Urina I: proteínas +++, leucócitos = 12.000/mL, eritrócitos = 160.000/mL, com dismorfismo ++; proteinúria de 24 h = 2,25 g. Biópsia de pele: vasculite leucocitoclástica. Biópsia renal: Glomerulonefrite proliferativa mesangial com 10% de crescentes epiteliais; imunoflourescência do tecido renal: depósitos mesangiais de IgG+ IgA++. Depósitos negativos de C3 e fibrinogênio.
O diagnóstico mais provável é:
   a) Púrpura de Henoch-Schönlein.
   b) Arterite de células gigantes
   c) Lúpus eritematoso sistêmico.
   d) Glomerulonefrite pós-infecciosa (GNDA).

44 DISTÚRBIOS REUMATOLÓGICOS 467

3. Mulher, 26 anos, há 3 semanas e 3 dias apresenta edema progressivo, inicialmente perimaleolar, com evolução para todos os membros, associado a urina espumosa. Não possui comorbidades e uso recente de medicações. Exame físico: BEG, hipocorada 3+/4+, eupneica, FC = 89 bpm. PA = 150 x 102 mmHg, edema em membros de 3+/4+. Exames: CR = 2,3 mg/dL, urina I = hemácias 220/campo, proteína 4+ e cilindros hemáticos. Proteinúria = 3300 mg/24 horas. Dosagem de complemento C3 = 0,3 g/L (VR 0,9-1,8) e C4 = 0,04 g/L (VR = 0,1 – 0,4). Qual exame é específico para a hipótese diagnóstica mais provável?
   a) ASLO.
   b) Anti-DNA nativo.
   c) Dosagem sérica de IgA.
   d) p-ANCA.

4. Paciente do sexo feminino, 30 anos foi encaminhada ao pronto-socorro com queixa de perda súbita da visão unilateral e queixas de "feridas" dolorosas em cavidade oral e em região vaginal há 3 meses. Associado a esse sintoma a paciente iniciou com a presença de lesões arroxeadas arredondadas dolorosas em membros inferiores e hiperemia ocular. Internou para investigação. Com base no quadro clínico descrito, assinale a assertiva correta:
   a) A hipótese diagnóstica é síndrome de Goodpasture e as manifestações dermatológicas dos membros inferiores e oculares são respectivamente eritema nodoso e ceratoconjuntivite seca.
   b) A hipótese diagnóstica é doença de Behçet e as manifestações dermatológicas dos membros inferiores e oculares são respectivamente eritema nodoso e uveíte.
   c) A hipótese diagnóstica é doença de Kawasaki e as manifestações derma-

tológicas dos membros inferiores e oculares são respectivamente eritema nodoso e hipópio.
   d) A hipótese diagnóstica é síndrome de Sjögren e as manifestações dermatológicas dos membros inferiores e oculares são respectivamente eritema nodoso e ceratoconjuntivite seca.

5. Paciente com diagnóstico de espondilite anquilosante há 12 anos foi internado na unidade de terapia intensiva com diagnóstico de insuficiência cardíaca aguda. Não tem antecedentes de doença cardiovascular prévia. Qual a melhor hipótese para explicar o quadro clínico deste paciente?
   a) Insuficiência aórtica.
   b) Insuficiência mitral.
   c) Aneurisma dissecante de aorta.
   d) Aortite sifilítica.

6. Mulher 28 anos de idade tem diagnóstico de LES há 2 anos. O quadro inicial apresentou-se com equimoses em membros superiores e inferiores, artrite de mãos e joelhos, leucopenia e FAN + 1/640 padrão homogêneo. Antecedente de trombose venosa em membro inferior direito aos 22 anos de idade e abortamento espontâneo com 20 semanas de gestação aos 25 anos de idade. Atualmente, em uso regular de prednisona 20 mg/dia, hidroxicloroquina 400 mg/dia e azatioprina 100 mg/dia. Vem ao pronto-socorro referindo há 15 dias um abortamento espontâneo (estava gestante 16 semanas) e dor em panturrilha esquerda há 10 dias. Ao exame clínico: hematomas em membros inferiores e petéquias em membros superiores, sinal da bandeira e Homans positivo em membro inferior esquerdo. Os exames iniciais mostravam: hemograma com plaquetopenia de 65.000, linfopenia relativa, anemia normocítica e normocrômi-

ca, VHS = 72, PCR = 5,6, creatinina = 0,9 mg/dL, urina 1 sem alterações. Qual a hipótese diagnóstica para a intercorrência desta paciente?
a) Síndrome antifosfolípide secundária ao LES.
b) Purpura trombocitopênica idiopática.
c) Síndrome antifosfolípide primária.
d) Vasculite hipocomplementêmica secundária ao LES.

7. Paciente de 45 anos, feminina, procura reumatologista com queixa de dores articulares, dispneia intensa e progressiva e fenômeno de Raynaud. Também observou que a pele dos braços e das mãos parece mais espessa, mais dura e com menos pelos. Também observou diminuição das rugas ao redor da boca. Nega outros sintomas. O exame físico confirma as observações da paciente. Realizou prova de função pulmonar que evidenciou padrão restritivo e a tomografia de pulmão mostrava aspecto de vidro fosco bibasal. Qual a hipótese diagnóstica mais provável?
a) Covid-19.
b) Poliangeíte microscópica.
c) Artrite reumatoide.
d) Esclerose sistêmica.

8. Em relação à dermatomiosite, marque a alternativa correta.
a) Diabete é uma associação frequente.
b) O quadro muscular é leve; predominam as manifestações cutâneas.
c) Fenômeno de Raynaud é característico desta doença.
d) A investigação de neoplasia se impõe quando diante de uma dermatomiosite.

9. Sobre a doença coronariana no lúpus eritematoso sistêmico, pode-se afirmar:
a) A inflamação tem participação na formação da placa aterosclerótica.

b) O infarto agudo do miocárdio (IAM) ocorre mais comumente durante a atividade da doença.
c) A presença de anticorpos antifosfolípide não aumenta o risco de aterosclerose coronariana.
d) Infecções recorrentes contribuem com a doença coronariana.

10. Paciente ABS, 25 anos de idade, feminina, negra, natural e procedente de São Paulo, católica, chega ao pronto-socorro com queixa de dispneia, dor torácica ventilatório-dependente e febre há 15 dias. Notou ainda fraqueza generalizada. Refere que há 3 dias notou o aparecimento de dor e inchaço das articulações das mãos e dos joelhos. Nega fenômeno de Raynaud.
Ao exame clínico: paciente descorada, hidratada e acianótica. Linfonodo palpável em região cervical lateral, artrite de mãos e joelhos. PA = 130/80 mmHg; FC = 84; FR = 16. Solicitado hemograma que evidenciou anemia normocítica e normocrômica, VHS = 93; CPK = 1470; Creatinina: 0,6; urina 1 sem alterações. Radiografia de tórax= normal. Radiografia de mãos e joelhos = edema de partes moles sem sinais de erosão.
Trouxe exames realizados em outro serviço: FAN + 1/1280 padrão pontilhado fino, Anti-RNP positivo; CPK = 1.200, biópsia muscular evidenciando miopatia tipo inflamatória. Paciente foi internada e lhe foi prescrito prednisona 1 mg/kg/peso. Evoluiu com piora do estado geral, aumento da creatinina (1,8) e aumento da área do derrame pleural.
Em relação ao caso clínico descrito, assinale a assertiva correta:
a) O diagnóstico é LES.
b) Neste momento o diagnóstico é doença indiferenciada do tecido conjuntivo.

c) O diagnóstico é doença mista do tecido conjuntivo.
d) O diagnóstico é síndrome *"overlap"*.

11. Paciente AAA, 60 anos de idade, masculino, branco, casado, natural e procedente de São Paulo e católico. Chegou ao pronto-socorro (PS) com queixas de dor, inchaço e vermelhidão no membro inferior direito há 15 dias. Refere há 3 dias o aparecimento de febre (SIC) e emagrecimento (não soube precisar quantos kg). Após exames clínico e complementar foi feito no PS o diagnóstico de Erisipela. Prescrita antibioticoterapia e cuidados locais com boa melhora do quadro. Durante a internação notou-se o aparecimento de artrite de cotovelo esquerdo com intensos sinais flogísticos. O paciente referia em seus antecedentes pessoais dislipidemia e hiperuricemia, inclusive com episódio anterior de podagra (artrite da primeira metatarsofalangeana). Qual a principal hipótese diagnóstica para o quadro articular atual?
    a) Artropatia microcristalina.
    b) Artrite reativa.
    c) Artrite séptica.
    d) Osteoartrite.

GABARITO COMENTADO

1. **Resposta: c**

   O diagnóstico de doença de Still em um paciente com sintomas compatíveis, geralmente é feito por exclusão de infecções, neoplasias (hematológicos e alguns tumores sólidos), doenças autoimunes sistêmicas (lúpus eritematoso sistêmico, dermatomiosite, poliarterite nodosa), doença de Castleman, síndromes autoinflamatórias e reação a drogas/síndrome DRESS. O avaliador refere FR negativo, anti-CCP negativo, tratamento antibiótico sem sucesso.

Útil na investigação de doenças autoimunes, a pesquisa de autoanticorpos anticélula (fator antinúcleo ou FAN) é um teste muito sensível, com especificidade clínica restrita. Dessa forma, frequentemente mostra-se positiva fora do contexto de autoimunidade. A taxa de FAN reagente em pessoas aparentemente sadias varia entre 10 e 15%. O padrão nuclear pontilhado fino denso (PFd), associado a autoanticorpos anti-DFS70, responde por boa parte da positividade em pacientes não autoimunes, pois ocorre sobretudo em indivíduos hígidos e raramente em portadores de doenças autoimunes sistêmicas.

Sobre a artrite reumatoide e anti-CCP uma análise global de 8 estudos com pacientes europeus e norte-americanos evidenciou sensibilidade de 78% e especificidade de 96% para os anticorpos anti-CCP contra sensibilidade de 74% e especificidade de 65% para o FR IgM. Ademais, vários estudos têm demonstrado que os anticorpos anti-CCP ocorrem precocemente no curso da doença, podendo até mesmo preceder a eclosão clínica dela.

Há vários critérios para o diagnóstico. Os critérios de Fautrel et al. incluem critérios maiores (picos de febre ≥ 39ºC, artralgia, erupção cutânea transitória, odinofagia, uma porcentagem de células polimorfonucleares > 80% e ferritina glicosilada ≤ 20%) e menores (erupção maculopapular e leucocitose > 10.000/mm^3). Para o diagnóstico são necessários 4 ou mais dos critérios maiores ou 3 maiores + 2 menores.

Em indivíduos saudáveis, os valores da fração glicosilada da ferritina situam-se entre 50 e 80%. Na maioria das doenças inflamatórias, estão entre 20 e 50%, e nos pacientes com DSA, menores que 20%. Valores de fração de ferritina glicosilada inferiores a 20% associado com uma ferritina total cinco vezes maior que o limite superior do normal tem uma sensibilidade de 43% e uma especificidade de 93% para o diagnóstico de Still.

Bibliografia

1. Narváez J. Adult onset Still's disease. Med Clin (Barc). 2018;150(9):348-53.
2. Atzeni F, Talotta R, Masala IF, Bongiovanni S, Boccassini L, Sarzi-Puttini P. Biomarkers in rheumatoid arthritis. Isr Med Assoc J. 2017; 19(8):512-6.
3. Dellavance A, Leser PG, Andrade LEC. Importância do padrão de fluorescência na interpretação do teste do FAN: o caso do padrão pontilhado fino denso. Rev Assoc Med Bras. [internet]. 2007;53(5):439-45.

2. Resposta: a

Na púrpura de Henoch-Schoenlein (PHS) a biópsia cutânea demonstra tipicamente a presença de vasculite leucocitoclástica e na imunofluorescência direta (IFD) observam-se os depósitos de IgA. A vasculite leucocitoclástica recebe esse nome por ser uma vasculite de pequenos vasos em que os neutrófilos depois da degranulação têm fragmentos nucleares depositados nas paredes vasculares (leucocitoclase). A paciente do caso preenche critérios diagnósticos sugeridos para PHS.

As manifestações clínicas dependem da extensão do acometimento vascular e se manifestam na pele em 100% dos casos, nas articulações em 61%, no tubo digestivo em 58% e rins em 15%. É na emergência que geralmente ocorre o primeiro atendimento, com muita confusão diagnóstica com estrófulo, farmacodermia, reação alérgica, verminose, quadro inicial de gastroenterite e artrite a esclarecer.

Bibliografia

1. Hetland LE, Susrud KS, Lindahl KH, Bygum A. Henoch-Schönlein purpura: a literature review. Acta Derm Venereol. 2017;97(10):1160-6.
2. Maritati F, Canzian A, Fenaroli P, Vaglio A. Adult-onset IgA vasculitis (Henoch-Schönlein): update on therapy. Presse Med. 2020;49(3):104035.

3. Resposta: b

A paciente preenche critérios para a glomerulonefrite (GN) lúpica pelo achado de

Critérios de diagnóstico PHS (EULAR/PRINTO/PRES)

Critério mandatório	
Púrpura	Púrpura (habitualmente palpável) ou petéquias, com predomínio nos membros inferiores*, não relacionada com trombocitopenia.

Associado a pelo menos 1 dos seguintes critérios	
1. Dor abdominal	Dor abdominal difusa tipo cólica de início agudo (avaliada por história e exame físico). Pode incluir hemorragia gastrointestinal.
2. Histopatologia	Vasculite leucocitoclástica com depósitos de IgA ou glomerulonefrite proliferativa com predomínio de depósitos de IgA.
3. Artrite ou artralgias	Artrite de início agudo definido por edema ou dor das articulações com limitação funcioanl. Artralgia de início agudo definido por dor articular sem edema ou limitação funcional.
4. Envolvimento renal	Proteinúria > 03, g/24 h ou albumina/creatinina na urina > 30 mmol/mg numa amostra de urina matinal. Hematúria ou cilindros eritrocitários (CE): > 5 CE/ campo de grande aumento ou CE no sedimento urinário ou ≥ 2+ na tira-teste urinária.

* Se púrpura com distribuição atípica, é necessário demonstração histológica de depósitos de IgA.
EULAR: European League Against Rheumatism; PRES: Paediatric Rheumatology European Society; PRINTO: Paediatric Rheumatology International Trials Organisation.

proteinúria maior que 500 mg em 24 horas ou maior que 3 no EAS; ou ainda cilindros celulares no sedimento urinário. Os primeiros sintomas clínicos percebidos pelo paciente com glomerulonefrite lúpica (NL) são edema de membros inferiores (63%), edema de face (43%) e hipertensão arterial (40%). Na quase totalidade dos casos há presença de anticorpo antinúcleo positivo. No decorrer da evolução da doença há elevação de creatinina e o estágio final é a insuficiência renal.

O p-ANCA geralmente corresponde à presença de MPO e são encontrados na poliartrite nodosa microangiopática, na poliangeíte microscópica, na glomerulonefrite necrotizante microscópica e na síndrome de Churg-Strauss. A glomerulonefrite rapidamente progressiva (GNRP) associada ao ANCA (anticorpo anticitoplasma de neutrófilo) é uma das causas de GNRP. A GNRP é definida por rápida perda de função renal com achado histopatológico na biópsia renal de formação de crescentes em mais de 50% dos glomérulos. Não é a evolução do caso da questão. Outras hipóteses, nefropatia por IgA e glomerulonefrite pós-estreptocócica, não correspondem ao caso.

Bibliografia

1. Parikh SV, Almaani S, Brodsky S, Rovin BH. Update on lupus nephritis: core curriculum 2020. Am J Kidney Dis. 2020;76(2):265-81.
2. Musa R, Brent LH, Qurie A. Lupus nephritis. Treasure Island: StatPearls Publishing; 2020.

4. **Resposta: b**
A doença de Behçet é uma vasculite sistêmica que acomete vasos de qualquer calibre e é caracterizada pelo aparecimento de úlceras bipolares recorrentes (orais e genitais), eritema nodoso em até 75% dos casos principalmente no sexo feminino e acometimento ocular, principalmente uveíte, sendo mais comum acometer o trato uveal posterior. Em boa parte dos casos pode levar à cegueira. A síndrome de Goodpasture é uma síndrome pulmão-rim em decorrência da deposição de imunoglobulinas em membrana basal glomerular e alveolar, sendo raras as manifestações cutâneas e oculares. A doença de Kawasaki ou síndrome do linfonodo mucocutâneo é doença da infância, geralmente precedida de quadro infeccioso. A síndrome de Sjögren, cujo envolvimento ocular principal é a certaconjuntivite seca, não se correlaciona a úlceras orais e genitais e a ocorrência de eritema nodoso é rara.

Bibliografia

1. Adil A, Goyal A, Bansal P, Quint JM. Behcet disease. Treasure Island: StatPearls Publishing; 2020.
2. Nakamura K, Iwata Y, Asai J, Kawakami T, Tsunemi Y, Takeuchi M, et al.; Members of the Consensus Conference on Treatment of Skin and Mucosal Lesions (Committee of Guideline for the Diagnosis and Treatment of Mucocutaneous Lesions of Behçet's disease). Guidelines for the treatment of skin and mucosal lesions in Behçet's disease: a secondary publication. J Dermatol. 2020;47(3):223-35.

5. **Resposta: a**
De 20 a 40% dos pacientes com espondilite anquilosante de longa data podem apresentar quadro clínico de insuficiência aórtica em decorrência de calcificações dos folhetos valvares. Quando não diagnosticada pode levar a um quadro de descompensação súbita com sinais e sintomas de insuficiência cardíaca aguda.

Bibliografia

1. Reyes-Cordero G, Enríquez-Sosa F, Gomez-Ruiz C, Gonzalez-Diaz V, Castillo-Ortiz JD, Duran-Barragán S, et al. Recommendations of the Mexican College of Rheumatology for the management of spondyloarthritis. Reumatol Clin. 2021;17(1):37-45.
2. Conesa-Nicolás E, García-Lagunar MH, Núñez-Bracamonte S, García-Simón MS, Mira-Sirvent MC. Persistence of secukinumab in patients with psoriasis, psoriatic arthritis, and ankylosing spondylitis. Farm Hosp. 2020;45(1):16-21.

6. **Resposta: a**
Esta paciente com LES apresenta critérios de definição para síndrome antifosfolípide (SAFO), como eventos tromboembólicos,

plaquetopenia e abortamentos espontâneos entre 2º e 3º trimestres da gestação. A definição de SAFO primária se dá quando não se tem doença subjacente associada ao quadro clínico.

Bibliografia

1. Sammaritano LR. Antiphospholipid syndrome. Best Pract Res Clin Rheumatol. 2020;34(1):101463.
2. Petri M. Antiphospholipid syndrome. Transl Res. 2020;225:70-81.

7. Resposta: d

Os achados de pele endurecida e sem pregueamento; ausência de pelos, microstomia, fenômeno de Raynaud e fibrose intersticial pulmonar são pertinentes ao diagnóstico de esclerose sistêmica. O quadro cutâneo clássico afasta as outras hipóteses apresentadas.

8. Resposta: d

A dermatomiosite é caracterizada pelo acometimento cutâneo e muscular com quadro clássico apresentando sinais como heliótropo, "v" do decote. O quadro muscular geralmente é intenso. O fenômeno de Raynaud pode aparecer mas não é característico e nem tão prevalente como na esclerose sistêmica. É rara a associação com diabetes. A dermatomiosite aumenta em 3-6 vezes o risco de desenvolver neoplasia, principalmente nos primeiros 3 anos de doença.

Bibliografia

1. García-Gil MF, de Escalante Yangüela B, Lezcano Biosca V. Paraneoplastic dermatomiositis: skin lesions and capillaroscopy. Rev Clin Esp. 2020;220(6):384-5.

9. Resposta: a

A inflamação dos vasos, inclusive coronarianos, tem papel fundamental na formação da placa aterosclerótica nos pacientes lúpicos,

contribuindo decisivamente para instalação de doença coronariana. A ocorrência do IAM não tem correlação com atividade da doença. Sabe-se que a presença do anticorpo antifosfolípide aumenta o risco de aterosclerose nestes pacientes.

Bibliografia

1. Yuan SM. Coronary artery bypass grafting in patients with systemic lupus erythematosus. J Coll Physicians Surg Pak. 2020;30(9):961-5.
2. Butt S, Kiran S, Qadir N, Menghani D, Tanzeem H. Cardiac conduction defects in systemic lupus erythematosus. Cureus. 2020;12(10):e10882.

10. Resposta: b

Neste momento, o diagnóstico é doença indiferenciada do tecido conjuntivo, pois a paciente não preenche critérios para nenhuma delas. Tanto pelos critérios antigos (2012) quanto pelos novos critérios (2019) a paciente não preenche critérios para LES. A ausência do fenômeno de Raynaud descaracteriza a hipótese de doença mista apesar do anti-RNP positivo. Apesar da elevação dos níveis de CPK e biópsia compatível com quadro inflamatório, a ausência da fraqueza muscular proximal inviabiliza a hipótese de polimiosite. O conceito de síndrome "overlap" é quando temos critérios diagnósticos definidos para duas ou mais doenças do tecido conjuntivo, portanto não se aplica.

Bibliografia

1. Kiriakidou M, Ching CL. Systemic lupus erythematosus. Ann Intern Med. 2020;172(11):ITC81-ITC96.
2. Loo RJ, Nocton JJ, Harmelink MM, Chiu YE. Anti-Ku antibody-positive systemic sclerosis-polymyositis overlap syndrome in an adolescent. Pediatr Dermatol. 2020;37(5):960-1.

11. Resposta: a

Artropatia microcristalina – pela história de podagra, provavelmente gota. Além disso, quadro de monoartrite de cotovelo, histórico de hiperuricemia. Artrite séptica de cotovelo sem lesões de continuidade ou contiguidade é rara. A osteoartrite primária em cotovelo é extremamente rara e a intensidade dos sinais flogísticos são contrários ao que se vê nas artropatias degenerativas. Em relação à artrite reativa o tempo de instalação muito curto, pós-infecção, não é habitual.

Bibliografia

1. Kolasinski SL, Neogi T, Hochberg MC, Oatis C, Guyatt G, Block J, et al. 2019 American College of Rheumatology/Arthritis Foundation guideline for the management of osteoarthritis of the hand, hip, and knee. Arthritis Care Res (Hoboken). 2020;72(2):149-62.
2. Abramoff B, Caldera FE. Osteoarthritis: pathology, diagnosis, and treatment options. Med Clin North Am. 2020;104(2):293-311.

PARTE XVI

RADIOLOGIA

Ultrassom *point-of-care* (POCUS)

Paciente J.S., masculino, 55 anos, sabidamente hipertenso, tabagista de longa data e cardiopata grave já revascularizado previamente, deu entrada admitido na unidade de terapia intensiva proveniente do pronto atendimento com história de dispneia intensa iniciada há 5 dias associada a tosse produtiva com expectoração amarelo-amarronzada e dor torácica do tipo pleurítica, assim como febre não aferida nos últimos 3 dias.

Medicações em uso: captopril 25 mg 3x ao dia, carvediol 12,5mg 2x ao dia, espironolactona 25 mg 1x ao dia, furosemida 40 mg 1x ao dia, Bamifix 300 mg 2x ao dia e esporadicamente corticoide inalatório pelo alto custo deste.

Ao exame físico encontrava-se pálido ++/4+, taquidispneico (FR = 26 irpm/FC = 120 bpm), PA = 80 x60 mmHg, hipocorado ++/4+, fáscies de dor, consciente e orientado, Glasgow 15 e sem déficit motor focal.

Ausculta cardíaca com bulhas normofonéticas e normorítmicas com sopro holossistólico em foco mitral ++/4+, turgência jugular +/4+. Sem presença de B3.

Ausculta pulmonar apresentando murmúrio vesicular presente associado a crepitação em hemitórax direito em segmento médio e inferior e mínima na base esquerda. Avaliação abdominal sem alterações. Extremidades sem edema, porém com pulsos levemente lentificados.

O eletrocardiograma revela ritmo sinusal e taquicárdico com alteração da repolarização ventricular.

Os exames laboratoriais apresentaram-se com leucocitose de 23.000 com desvio à esquerda e PCR: 230.

Sódio = 135; potássio = 4,0; cálcio ionizado = 1,2; magnésio = 2,0; ureia = 120; creatinina = 1,5; lactato arterial = 4,0.

Gasometria arterial (ar ambiente): pH = 7,20; PCO_2 = 25; pO_2 = 77; HCO_3 = 13; BE = – 10; $SatO_2$ = 80%.

Rx de tórax a beira-leito revelando consolidação pulmonar direita associada a mínimo derrame pleural.

Com base no caso clínico exposto, responda as questões a seguir:

1. Qual o diagnóstico mais provável?
   a) Sepse grave com provável foco pulmonar.
   b) Choque cardiogênico.
   c) Choque hipovolêmico.
   d) Nenhuma das anteriores.

2. Após as medidas clínicas seguindo os protocolos de sepse o médico plantonista estava na dúvida em realizar expansão volêmica pois o paciente era sabidamente cardiopata grave, apresentava crepitação nas bases pulmonares e discreta turgência jugular. Como o médico intensivista tinha experiência em FOCUS (ultrassom cardíaco focado), realizou rapidamente avaliação da volemia através da veia cava inferior (VCI) conforme as figuras a seguir:

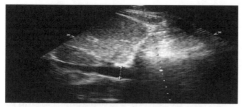
Diâmetro da VCI = 19 mm

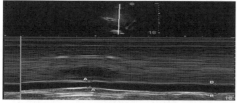
VCI (Dmáx: 29 mm e Dmín: 14 mm)

A avaliação do volume intravascular através do FOCUS demonstrou:
a) Veia cava inferior dilatada e variabilidade < 50%.
b) Veia cava inferior dilatada e variabilidade > 50%.
c) Veia cava inferior com diâmetro normal e com variabilidade < 50%.
d) Veia cava inferior com diâmetro normal e variabilidade > 50%.

3. Diante do exame da questão 2, o médico intensivista de plantão ficou mais seguro em realizar qual conduta?
a) Iniciar noradrenalina.
b) Iniciar dobutamina.
c) Iniciar volume.
d) Fazer 2 ampolas de furosemida.

4. Correlacione os achados de FOCUS com as possíveis etiologias de choque:
I. Choque obstrutivo por tamponamento cardíaco
II. Choque obstrutivo por TEP
III. Choque hipovolêmico
IV. Choque cardiogênico
V. Choque distributivo – séptico

(   ) Distensão do VD e sinal do "D"
(   ) PCP elevada e DC baixo
(   ) VCI colabada e DC baixo
(   ) VCI normal e VE hiperdinâmico
(   ) Derrame pericárdico e colapso do AD e VD

5. Em relação aos achados de choque obstrutivo secundário a derrame pericárdico importante avaliados pelo FOCUS, qual a alternativa correta?
a) Colapso sistólico do AD e diastólico do VD.
b) Variação respiratória acentuada nas velocidades de fluxo através das valvas tricúspide e mitral.
c) Dilatação da VCI.
d) Todas as anteriores.

Com relação ao caso a seguir, responda as questões 6 e 7:

Paciente M.S., 65 anos, sexo masculino, obeso mórbido, hipertenso e diabético foi submetido a cirurgia ortopédica com fixação de prótese de cabeça de fêmur sem intercorrências, sendo encaminhado à unidade de terapia intensiva para cuidados imediatos. Na madrugada evoluiu com episódio de dispneia súbita associado a dor torácica de forte intensidade ventilatório-dependente e seguido de síncope presenciada pelo plantonista.

Ao exame físico apresentava fáscies de dor, pouco sonolento, cianótico ++/+4, hipocorado ++++/+4 e com extremidades frias. PA = 80 x 60 mmHg; FC = 108 bpm; saturação de O_2 = 75% em ar ambiente.

Ausculta pulmonar com murmúrio vesicular presente e sem alterações.

Ausculta cardíaca com bulhas com hiperfonese de B2, normorítmicas sem sopros.

Eletrocardiograma com ritmo sinusal e taquicárdico apresentando padrão S1Q3T3 e inversão da onda T em derivações precordiais (V1-V4).

Pela gravidade do quadro o intensivista procedeu com entubação orotraqueal, iniciou ventilação mecânica, além de demais procedimentos de suporte.

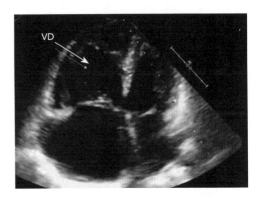

6. Dentre as hipóteses diagnósticas qual é a mais compatível com o quadro clínico?
   a) Infarto agudo do miocárdio.
   b) Dissecção aguda de aorta ascendente.
   c) Choque séptico.
   d) Tromboembolismo pulmonar maciço.

7. Prontamente, o médico plantonista realizou FOCUS sendo evidenciadas as alterações nas figuras a seguir. Além dos achados nas imagens, quais são as principais alterações encontradas pelo FOCUS neste tipo de cenário?

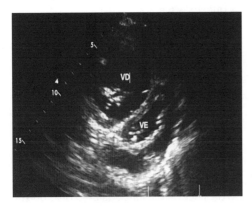

   a) Dilatação do VD; dilatação do VE; cálculo do débito cardíaco através da VSVE normal.
   b) Dilatação do VD; contratilidade reduzida do VD através da medida de TAPSE; movimento paradoxal do septo interventricular reduzindo volume do VE; débito cardíaco reduzido através da VSVE.
   c) Dilatação do VD; contratilidade reduzida do VD através da medida de TAPSE; movimento paradoxal do septo interventricular reduzindo volume do VE; débito cardíaco aumentado através da VSVE.
   d) Dilatação do VD; contratilidade reduzida do VD através da medida de TAPSE; movimento paradoxal do septo interventricular aumentando volume do VE; débito cardíaco reduzido através da VSVE.

8. Qual a melhor definição para movimento paradoxal do septo interventricular ao ecocardiograma?
   a) Movimento septal sincrônico em relação às demais paredes ventriculares.
   b) Movimento septal que acontece na sístole, deslocando-se em direção à cavidade do ventrículo esquerdo, reduzindo seu volume final.

c) Movimento septal que acontece na diástole, deslocando-se em direção à cavidade do ventrículo esquerdo, reduzindo seu volume final.
d) Movimento septal hiperdinâmico.

9. Qual medida anatômica realizada no FOCUS é fundamental para se obter o cálculo de débito cardíaco?
   a) Diâmetro da via de entrada do ventrículo esquerdo.
   b) Diâmetro do anel da valva aórtica.
   c) Diâmetro da via de saída do ventrículo esquerdo.
   d) Diâmetro do anel da valva mitral.

10. A sigla VTI corresponde a qual aspecto ecocardiográfico, importante na estimativa do débito cardíaco?
    a) Integral velocidade-tempo do fluxo sistólico na via de saída do ventrículo esquerdo, ao Doppler contínuo.
    b) Integral velocidade-tempo do fluxo sistólico na via de saída do ventrículo direito, ao Doppler contínuo.
    c) Integral velocidade-tempo do fluxo diastólico na via de entrada do ventrículo esquerdo, ao Doppler pulsátil.
    d) Integral velocidade-tempo do fluxo sistólico na via de saída do ventrículo esquerdo, ao Doppler pulsátil.

11. Escolha a opção que melhor define os aspectos ecocardiográficos qualitativos para estimar uma miocardiopatia dilatada do VE:
    a) Espessura reduzida das paredes (miocárdio) do VE; bordos endocárdicos com movimento sistólico reduzido; ecogenicidade aumentada do miocárdio.
    b) Espessura aumentada das paredes (miocárdio) do VE; bordos endocárdicos com movimento sistólico reduzido; ecogenicidade aumentada do miocárdio.
    c) Espessura reduzida das paredes (miocárdio) do VE; bordos endocárdicos com movimento sistólico aumentado; ecogenicidade reduzida do miocárdio.
    d) Espessura reduzida das paredes (miocárdio) do VE; bordos endocárdicos com movimento sistólico aumentado; ecogenicidade aumentada do miocárdio.

12. Dentre as principais indicações do FOCUS durante a parada cardiorrespiratória, assinale a alternativa correta:
    a) Diferenciar AESP de pseudo-AESP.
    b) Avaliação de derrame pericárdico.
    c) Avaliar dimensão dos ventrículos esquerdo e direito (suspeita de TEP, disfunção ventricular).
    d) Avaliação do volume intravascular para diferenciar hipovolemia como causa.
    e) Todas alternativas.

Com relação ao caso a seguir, responda as questões 13 e 14.

Homem, 61 anos, dá entrada na unidade de terapia intensiva por IRpA. Tem relato de estar evoluindo com dispneia progressiva há 2 dias, sem febre ou outras queixas. De antecedentes, é tabagista de longa data, dislipidêmico e hipertenso.

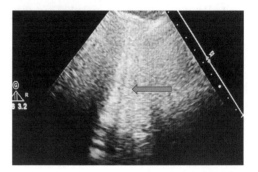

Ao exame físico: hipocorado ++/+4, taquidispneico, (FC = 123 bpm/FR = 36 mrpm); Sat = 83% com Venturi 50%, PA = 160 x 98 mmHg; uso de musculatura acessória, MV reduzido globalmente.

13. Qual o padrão dos achados no ultrassom pulmonar focado (LUS)?
    a) Perfil A.
    b) Perfil B.
    c) Perfil AB.
    d) Nenhuma das alternativas.

14. Após ter realizado LUS para complementar a avaliação, qual o provável diagnóstico etiológico do quadro?
    a) DPOC.
    b) TEP.
    c) Pneumotórax.
    d) Edema agudo de pulmão.

15. Entre as vantagens da utilização do ultrassom para guiar a passagem de acesso venoso central podemos citar:
    a) Redução do risco de hemorragias.
    b) Redução do risco de pneumotórax.
    c) Redução do risco de punção arterial e formação de hematomas.
    d) Todas as alternativas.

 GABARITO COMENTADO

1. **Resposta: a**
   O paciente apresenta sepse grave por provável foco pulmonar (sinais evidentes de disfunção orgânica nos achados acima).

2. **Resposta: d**
   Veia cava < 21 mm (diâmetro normal e com variabilidade > 50%).

3. **Resposta: c**
   Uma vez que o paciente encontra-se em choque séptico e a avaliação de volemia através da veia cava inferior demonstrou *status* volêmico passível de resgate por fluidos.

4. **Resposta: II, IV, III, V, I.**
   O protocolo RUSH (*rapid ultrasound in shock*) considera o sistema cardiovascular semelhante a um sistema hidráulico composto por uma bomba de ejeção (coração), os tubos (vasos sanguíneos) e o reservatório ou volume intravascular efetivo. O FOCUS permite de forma rápida e sistematizada avaliar parâmetros hemodinâmicos que traduzem estes três sistemas comunicantes e que consequentemente permitem avaliar o tipo de choque em questão.

Bibliografia
1. Perera P, Mailhot T, Riley D, Mandavia D. The RUSH exam: rapid ultrasound in shock in the evaluation of the critically Ill. Emerg Med Clin N Am. 2010;28:29-56.

5. **Resposta: d**
   O colapso sistólico do AD é o achado mais sensível e o diastólico do VD, o mais específico. Hemodinamicamente em pacientes com restrição aos enchimentos das câmaras cardíacas se observa uma exacerbação da variabilidade respiratória dos fluxos pelas valvas atrioventriculares e por último a VCI encontra-se na maioria das vezes distendida, pois há um aumento extrínseco das pressões nas câmaras direitas, represando o sangue retrogradamente na VCI.

6. **Resposta: d**
   Tromboembolismo pulmonar provavelmente maciço. Paciente com história recente de cirurgia ortopédica apresentando dispneia súbita seguida de síncope dando entrada na sala de emergência em franca instabilidade clínico-hemodinâmica com necessidade de suporte ventilatório invasivo.

45 ULTRASSOM *POINT-OF-CARE* (POCUS) 481

7. **Resposta: b**

Com a elevação abrupta das pressões no leito vascular arterial pulmonar, secundária a TEP maciço, o VD sofre as consequências por não tolerar altas pressões. O aumento de seus volumes pode ser acentuado, chegando a sobrepujar os volumes do VE. A parede muscular do VD, normalmente fina, reduz seu espessamento sistólico, ocasionando redução do movimento do anel tricuspídeo (TAPSE). O septo interventricular sofre influência maior das pressões elevadas no VD, projetando-se em direção à cavidade do VE (movimento paradoxal do septo interventricular), reduzindo seu volume de enchimento e consequentemente reduzindo o fluxo através da via de saída (débito cardíaco reduzido).

8. **Resposta: c**

No TEP maciço o colapso circulatório acontece quando as pressões no VD estão muito elevadas, ocasionando "achatamento" do septo interventricular, ou movimento paradoxal, que empurra o septo na diástole em direção ao VE, reduzindo seu volume diastólico final.

9. **Resposta: c**

A fórmula utilizada para cálculo do débito utiliza um valor que corresponderia à área seccional de um orifício cilíndrico. Neste caso, a via de saída do VE que é obtida a 1 cm abaixo do plano de coaptação dos folhetos da valva aórtica (anel valvar).

10. **Resposta: d**

A fórmula utilizada para cálculo do débito utiliza um valor obtido ao Doppler pulsátil, na via de saída do VE. É importante lembrar que o Doppler contínuo não é apropriado nesse caso, pois avalia todos os vetores de fluxo sanguíneo antes e após a valva aórtica.

11. **Resposta: a**

No choque ocasionado por falência ventricular esquerda os aspectos ecocardiográficos mais comuns são:
- Redução global do movimento sistólico das bordas endocárdicas (deficiência de "bomba").
- Espessura reduzida (paredes finas) secundária à dilatação ventricular e estiramento das fibras miocárdicas.
- Ecogenicidade aumentada decorrente de alterações morfológicas, por exemplo: apoptose, fibrose intersticial.

Lembrando que este tipo de avaliação precisa de um amplo treinamento por parte do médico emergencista e na grande maioria das vezes necessita da avaliação do ecocardiograma completo realizado pelo ecocardiografista.

12. **Resposta: e**

Durante a parada cardiorrespiratória o FOCUS pode ser de grande valia na avaliação das possíveis causas de PCR, principalmente na AESP e assistolia.

Neste contexto podemos citar: diferenciar AESP (ausência de pulso e atividade mecânica miocárdica) de pseudo-AESP (ausência de pulso, porém com atividade ventricular mecânica); presença de derrame pericárdico e das dimensões dos ventrículos, além do *status* volêmico na suspeita de hipovolemia como causa da PCR.

13. **Resposta: b**

Estamos diante de um perfil B, ou seja há a presença de artefatos verticais em formato de "rabo de cometa" e neste contexto clínico traduzem infiltrado intersticial alveolar que se traduz em congestão pulmonar de origem cardiogênica. Notem que o padrão B (mais que 3 linhas B por espaço intercostal) é encontrado nos dois hemotórax.

14. Resposta: d

O perfil B é definido como padrão B predominante. Este perfil sugere edema pulmonar de origem cardiogênica e praticamente descartos DPOC, embolia pulmonar e pneumotórax.

15. Resposta: d

Todas as alternativas. A utilização da ultrassonografia na monitorização da passagem de acesso venoso central reduz drasticamente os riscos de complicações como: hematomas, hemorragias e pneumotórax.

Bibliografia

1. Labovitz AJ, Noble VE, Bierig M, Goldstein SA, Jones R, Kort S, et al. Focused cardiac ultrasound in the emergent setting: a consensus statement of the American Society of Echocardiography and American College of Emergency Physicians. J Am Soc Echocardiography. 2010;23(12):1225-30.
2. Lichtenstein DA. Lung ultrasound in the critically ill. Ann Intensive Care. 2014;4(1):1.
3. Gaspar A, Azevedo P, Roncon-Albuquerque Jr R. Avaliação hemodinâmica não invasiva por ecocardiograma Doppler. Rev Bras Ter Intensiva. 2018;30(3):385-93.
4. Flato UA, Campos AL, Trindade MR, Guimarães HP, Vieira MLC, Brunori F. Ecocardiografia à beira do leito em terapia intensiva. Rev Bras Ter Intensiva. 2009;21(4):437-45.
5. Assunção MSC (ed.). Ecocografia em terapia intensiva e na medicina de urgência, 1. ed. Rio de Janeiro: Atheneu, 2019.